中医名家名师讲稿丛书

第三辑

陈亦人伤寒论讲稿

陈亦人 著

王兴华 张民庆 石 玮 整理

人民卫生出版社

图书在版编目（CIP）数据

陈亦人伤寒论讲稿/陈亦人著．—北京：人民卫生出版社，2011.5

（中医名家名师讲稿丛书）

ISBN 978-7-117-14201-4

Ⅰ．①陈…　Ⅱ．①陈…　Ⅲ．①伤寒论—研究　Ⅳ．①R222.29

中国版本图书馆 CIP 数据核字（2011）第 030466 号

中医名家名师讲稿丛书·第三辑

陈亦人伤寒论讲稿

著　　者： 陈亦人
出版发行： 人民卫生出版社（中继线 010-59780011）
地　　址： 北京市朝阳区潘家园南里 19 号
邮　　编： 100021
E - mail： pmph @ pmph.com
购书热线： 010-59787592　010-59787584　010-65264830
印　　刷： 北京铭成印刷有限公司
经　　销： 新华书店
开　　本： 710×1000　1/16　**印张：** 21　**插页：** 4
字　　数： 385 千字
版　　次： 2011 年 5 月第 1 版　2025 年 10 月第 1 版第 10 次印刷
标准书号： ISBN 978-7-117-14201-4/R·14202
定　　价： 43.00 元

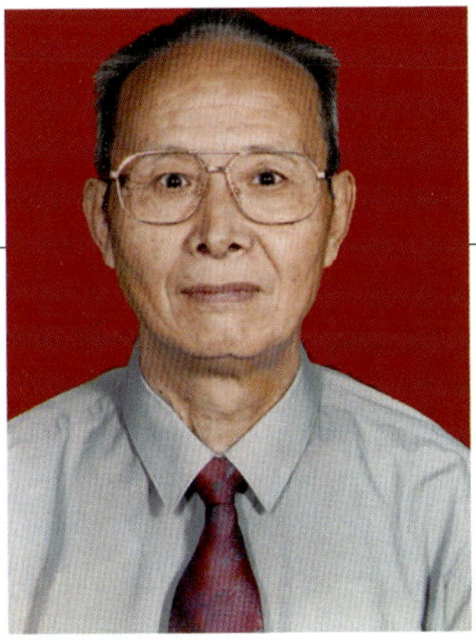

陈亦人先生简介

陈亦人，出生于1924年7月5日，于2004年8月24日逝世。江苏沭阳人。家世业医，14岁随祖父彦三公、父亲平甫公学习中医，3年后拜沭城儒医戴笠耕先生为师。1945年独立悬壶济世，因擅治疑难重症而名闻乡里。1955年入江苏省中医进修学校研习，毕业后留校执教。曾任南京中医学院古典医著教研室副主任、伤寒教研室主任、江苏省中医学会仲景学说专业委员会主任委员等职。1986年晋升教授，同年被聘为博士研究生导师。1992年享受国务院政府特殊津贴，是江苏省名中医。

先生涉足杏苑60余载，医术精湛，医德高尚，擅治各种疑难杂证，尤其是在精神神经疾病、胃肠病、心脑血管病、肝炎等疾病的诊治方面，积累了丰富的经验。在近50年的中医教学生涯中，先后讲授《中国医学史》、《中医诊断学》、《伤寒论》、《温病学》、《中医内科学》等多门课程。经过数十年的磨砺，终于成为中医教育界的一代名师，并总结出一套适合于不同层次人才教学要求的《伤寒论》教学方法。先生是卫生部高等医药院校中医专业教材编审委员会委员，任4版和5版《伤寒论》教材编委，独著的《伤寒论求是》为研究生教学中的精品课程，主编的《伤寒论译释》、《伤寒论教学参考资料》等深受各界好评。先生不仅为本校不同专业、不同层次本、专科生讲授了多门课程，而且培养了伤寒专业的博士研究生十余名，硕士研究生二十余名，不少已成为所在单位医、教、研的带头人。先生还牵头主办多届全国伤寒师资培训班，为全国中医界培养了大批有用之才。

先生一生不仅传道授业解惑，更时刻注重育德树人，力倡《伤寒卒病论集》中张仲景为后人树立的为医品德，要求学生背诵和默写《伤寒卒病论集》，其中饱含着先生树人育德的良苦用心。

先生为南京中医药大学伤寒学科的建设倾注了毕生精力，从人才引进、培养、结构调整，到学科研究方向的确立，无不与先生的奋发努力有关。经过数十年的艰苦奋斗，伤寒学科已建立起一支职称层次合理、知识结构相对全面的医、教、研队伍，跻身于全国伤寒学研究的前列。虽然先生后来因年事渐高而离开了伤寒学科的领导岗位，但作为伤寒学科点的学术带头人，他仍然不知疲倦地发挥着指导作用，即使在生病住院的日子里，他谈得最多的不是自己的病情，而是伤寒学科如何发展的思路和方法。

先生将毕生精力献给了中医药教育事业，他的一生是为中医教育和学术发展作出重大贡献的一生，先生的崇高品德和丰厚学识在伤寒学界乃至整个中医学界有口皆碑，先生的业绩已在中医药学术发展史上描下了厚重的一笔，他的众多著述、医疗经验和学术思想是留给后人的宝贵财富，他的行医为教品德更是我们学习的榜样。

出版者的话

自20世纪50年代始，我国高等中医药院校相继成立，与之相适应的高等中医教育事业蓬勃发展，中医发展史也掀开了崭新的一页，一批造诣精湛、颇孚众望的中医药学专家满怀振兴中医事业的豪情登上讲坛，承担起传道、授业、解惑的历史重任。他们钻研学术，治学严谨；提携后学，不遗余力，围绕中医药各学科的建设和发展，充分展示自己的专业所长，又能结合学生的认识水平和理解能力，深入研究中医教学规律和教学手段，在数十年的教学生涯中，逐渐形成了自己独特的风格，同时，在不断的教学相长的过程中，他们学养日深，影响日广，声誉日隆，成为中医各学科的学术带头人，中医教育能有今日之盛，他们居功甚伟，而能够得到各位著名专家的教诲，也成为莘莘学子的渴望，他们当年讲课的课堂笔记，也被后学者视为圭臬，受用无穷。

随着中医事业日新月异地发展，中医教育上升到新台阶。当今的中医院校中，又涌现出一大批优秀教师。他们继承了老一辈中医学家的丰富经验，又具有现代的中医知识，成为当今中医教学的领军人物。他们的讲稿有着时代的气息和鲜明的特点，沉淀了他们多年的学术思想和研究成果。

由于地域等原因的限制，能够亲耳聆听名家、名师授课的学生毕竟是少数。为了惠及更多的中医人，我们策划了"中医名家名师讲稿丛书"，分辑陆续出版，旨在使后人学有所宗。

第一辑(共13种)：

《任应秋中医各家学说讲稿》　　《任应秋内经研习拓导讲稿》
《刘渡舟伤寒论讲稿》　　《李今庸金匮要略讲稿》
《凌耀星内经讲稿》　　《印会河中医学基础讲稿》
《程士德中医学基础讲稿》　　《王绵之方剂学讲稿》
《王洪图内经讲稿》　　《李德新中医基础理论讲稿》
《刘景源温病学讲稿》　　《郝万山伤寒论讲稿》
《连建伟金匮要略方论讲稿》

第二辑(共8种)：

《孟澍江温病学讲稿》　　《颜正华中药学讲稿》
《周仲瑛内科学讲稿》　　《李鼎针灸文献讲稿》

《张家礼金匮要略讲稿》　　《费兆馥中医诊断学讲稿》

《邓中甲方剂学讲稿》　　《张之文温病学讲稿》

第三辑(共13种)：

《张伯讷中医学基础讲稿》　　《李培生伤寒论讲稿》

《陈亦人伤寒论讲稿》　　《罗元恺妇科学讲稿》

《李飞方剂学讲稿》　　《孟景春内经讲稿》

《王灿晖温病学讲稿》　　《杨长森针灸学讲稿》

《刘燕池中医基础理论讲稿》　　《张廷模临床中药学讲稿》

《王庆其内经讲稿》　　《王永炎中医脑病学讲稿》

《金寿山温病学讲稿》

丛书突出以下特点：一是权威性。入选名家均是中医各学科的创始人或重要的奠基者，在中医界享有盛誉；同时又具有多年丰富的教学经验，讲稿也是其数十载教学生涯的积淀。入选名师均是全国中医药院校知名的优秀教师，具有丰富的教学经验，是本学科的学术带头人，有较高知名度。二是完整性。课程自始至终，均由专家们一人讲授。三是思想性。讲稿围绕教材又高于教材，专家的学术理论一以贯之，在一定程度上可视为充分反映其独特思想的专著。四是实践性。各位专家都有丰富的临床经验，理论与实践的完美结合能给读者以学以致用的动力。五是可读性。讲稿是讲课实录的再提高，最大限度地体现了专家们的授课思路和语言风格，使读者有一种亲切感。同时对于课程的重点和难点阐述深透，对读者加深理解颇有裨益。

在组稿过程中，我们得到了来自各方面的大力支持，许多专家虽年事已高，但均能躬身参与，稿凡数易；相关高校领导也极为重视，提供了必要的条件。在此，对老专家们的亲临指导、对整理者所付出的艰辛努力以及各校领导的大力支持，深表钦佩，并致以诚挚的谢意。

人民卫生出版社

2010年12月

前言

《伤寒论》是中医学中现存的第一部理、法、方、药兼备的经典著作，其辨证论治体系与诊疗方法对临床各科都有指导意义。因其方药的组成严谨，疗效显著，自问世以来，一直被广泛应用于临床，故又有“方书之祖”的称誉，一直被历代医家奉为圭臬，列为中医必读之书。时至今日，仍为高等中医院校必修的主干课程之一。

陈亦人先生是南京中医药大学教授、博士研究生导师，江苏省名中医，卫生部高等医药院校中医专业教材编审委员会委员，国务院政府特殊津贴专家，在仲景学术研究领域中成就斐然。他从事《伤寒论》教学数十年，主编《伤寒论译释》，成为当今伤寒学研究的划时代之作，受到海内外研究《伤寒论》同道的赞誉。作为首席编委参与编写的中医高等院校《伤寒论》数版教材，得到全国伤寒学界的推崇。先生带领教研室一班人编写的《伤寒论教学参考资料》，在国内外广为流传。他一生始终以弘扬仲景学术为己任，发表、出版了众多《伤寒论》研究的论文、论著，《伤寒论》中存在的诸多疑难问题在其笔下冰释。他还利用参加学术会议以及赴外讲学等一切机会，与学术界开展广泛的交流。20 世纪 80 年代，他虽已年逾花甲，仍不辞劳苦，欣然接受新疆中医学院邀请，千里迢迢赴乌鲁木齐，作了多场生动的学术报告，受到当地中医学界的普遍欢迎。从亚洲仲景学术会议大厅到海峡两岸学术交流会场，从本科生的教室到研究生的课堂，处处都留下了先生为弘扬仲景学说而发出的睿说智语。他提出“《伤寒论》非外感病专著”的学术思想填补了《伤寒论》价值研究的空白，以此观点撰写的论文荣获 1990 年度江苏省普通高校优秀教学质量奖。先生创立的“外感内伤合论”理念推动了当代《伤寒论》学术研究的进步，赋予了《伤寒论》应用与研究的新生机。先生严谨治学数十年，其伤寒学研究成果丰硕，在全国伤寒学界享有盛誉。

本书是根据先生在大学生、研究生、进修生等不同层次的班级中讲授《伤寒论》的教学参考资料和课堂笔记等整理而成。原著以明代赵开美复刻宋本《伤寒论》为蓝本。全书顺序为：书名、内容提要、编写说明、目录、正文等。正文主要内容有：绪论、总纲、辨太阳病脉证并治、辨阳明病脉证并治、辨少阳病脉证并治、辨太阴病脉证并治、辨少阴病脉证并治、辨厥阴病脉证并治、辨霍乱病脉证并治、辨阴阳易差后劳复病脉证并治、《伤寒论》相关问题评说，共 11 章。第一章为绪论，简要介绍《伤寒论》作者概况、主要内容、基本性质、学术沿革、学术成就，学术地位、广义伤寒与狭义伤寒、六经所属脏腑经络病理反应的疾病证候、六经辨证与八纲辨证相结合的理论体系、六经传变学说与合病并病等内容。第二章为总纲，介绍《伤寒论》以“三阴三阳”之六经作为辨证纲领，是在《素问·热论》六经分证的基础上，进一步充实发展而来的证候分类方法，但与《素问·热论》的六经并不完全相同。《素问·热论》的六经是指实证和热证，有如《伤寒论》的三阳证，没有虚证和寒证。而《伤寒论》的六经，则包括寒热虚实，此为两者的异同点，也是仲景师古而不泥古，把理论与实践相结合的科学观点。同时介绍了寒热真假辨证，分析病人寒热之表象可假，但喜恶之内情必真，能较为准确地反映疾病的真实本质，以利于辨别寒热真假。第三、四、五、六、七、八、九、十章依次为辨太阳病脉证并治、辨阳明病脉证并治、辨少阳病脉证并治、辨太阴病脉证并治、辨少阴病脉证并治、辨厥阴病脉证并治、辨霍乱病脉证并治、辨阴阳易差后劳复病脉证并治，分别讲述太阳病、阳明病、少阳病、太阴病、少阴病、厥阴病、霍乱病、阴阳易差后劳复病的病因病机与辨证论治，意在使读者通过《伤寒论》原文以及相关内容的学习，系统掌握《伤寒论》的六经辨证理论体系、方药应用方法与临床诊疗技能等，是本书的主要部分。为了便于学习，原文以证归类，按照六经辨证的理论体系，分类编写。部分条文的位置作了适当调整，主要根据证候归类需要，酌情安排，但原文序号保持不变。为了便于学习理解和系统掌握，每章列概论于前，条文分析解说于中，小结于后。原文讲解中有词语释义、辨证提要、内容分析等。词语释义与辨证提要不另外立项，而是贯穿于解说之中，力求简明扼要和准确无误。条文释义忠实于原著，深入浅出，分析精当，平正公允。辨证提要则突出六经辨证的理法方药思路，适应临床诊疗需要，理论联系实际，并提示疑点，讲清难点。每章正文讲解之后，又附加该篇的争议问题讨论，主要是对历代医家的不同学术观点，作出必要分析，并结合临床实践，评说是非曲直。这部分资料都是先生在研究生班所做的专题讲座，有些内容与正文讲解部分重复，但为了准确理解先生晚年对《伤寒论》各篇中存在的疑难问题之认识、见解与评判，以避免误解或扭曲先生的思路与观点，故均予以保留，不做随意删减。第十一章为《伤寒论》相关问题评说，内容包括：张仲景与《伤寒论》、怎样研究《伤寒论》方、略论《伤寒例》、略论孙编《伤寒》、略论《伤寒论》注家中的气化派、叶天士对《伤寒论》方的运用，也是先生在研究生班以及学术会议上所做的专题讲座，能准确反映先生晚年对《伤寒论》相关问题的认识思路、学术见解与终结评判，故予以收录，以供《伤寒论》学习与研究爱好者参考。

孙祥华、姜军选、侯彬、欧杰、吕新华、王光耀、邢晓宁、李诺等参与收集资料、部分内容的编辑整理以及打印校对等工作，在此一并致谢。

编者

目 录

第一章 绪论

同学们好！今天，我们开始学习的课程是《伤寒论》。

这本书原名为《伤寒杂病论》，亦名为《伤寒卒病论》，是东汉末年张仲景的著作。他姓张，名机，字仲景，大约生活在公元150—219年间。这本书是他晚年写成的，大概是公元200—219年期间。由于当时战乱频繁，以至于成书不久即散佚不全。后经西晋太医令王叔和搜集编次，始改名《伤寒论》。晋唐时期，《伤寒论》的流传不广，唐代名医孙思邈一直到晚年才看到比较完整的《伤寒论》传本，他运用"方证同条，比类相附"的方法，进行整理加工，作为《千金翼方》的九、十两卷。王焘编写《外台秘要》时，也引载了《伤寒论》的部分条文，但内容与《千金翼方》不尽相同，这可能是因为其传本有差异。至宋代治平年间，林亿、高保衡等据节度使高继冲所献的《伤寒论》版本校正、印行，全书共分十卷，凡二十二篇，合三百九十七条，除去重复和缺方共计一百一十二方，后人称之为宋版《伤寒论》，此版本得到广泛流传。金代成无己，开始对全文作注，书名取为《注解伤寒论》。其后，注释《伤寒论》的人越来越多，到现在已有数百家。虽见仁见智，争议不少，然均可作为学习和研究《伤寒论》的参考。

(一)《伤寒论》究竟是一本什么性质的医籍

《伤寒论》究竟是一本什么性质的医籍呢？直至现在，尚缺乏一致意见。伤寒学家大多强调《伤寒论》所述是广义伤寒，主要根据是《素问·热论》"今夫热病者，皆伤寒之类也"与《难经·五十八难》"伤寒有五，有中风，有伤寒，有湿温，有热病，有温病"的论述，从而肯定《伤寒论》是一部讨论多种外感热病的专著。温病学家则认为《伤寒论》所论是狭义伤寒，侧重于风寒性质的外感病，因而把《伤寒论》与温病学完全对立起来。前者忽视了后世温病学说的发展、补充，后者贬低了《伤寒论》的理论价值。其实《伤寒论》并不是专论外感病，明代方中行就曾指出"论病以辨明伤寒，非谓论伤寒之一病也"。柯韵伯说得尤其明确："原夫仲景之六经，为百病立法，不专为伤寒一科，伤寒杂病，治无二理，咸归六经之节制，六经各有伤寒，非伤寒中独有六经也。"就临床所见，《伤寒论》中的大量兼证变证，实际都属于杂病，许多配伍严谨的名方，也都是治疗杂病的常用方剂。更主要的是书中所揭示的"具体分析"的辨证方法，"随证治之"的治疗原则与各种治疗方法，以及方药配伍、加减化裁的规律等，对临床各科都具有指导意义。正如王安道说:"读仲景书,当求其立法之意,苟得其所以立法之意,则知其书足以为万世法,而后人莫能加、莫能外矣。"汪廷珍说:"学者诚能究其文,通其义,化而裁之,推而广之,以治六气可也,以治内伤可也。"又如朱丹溪说:"仲景诸方,实万世医门之规矩准绳也,后之欲为方圆平直者,必于是取则焉。"由此可见,《伤寒论》的理论,决不是仅能指导外感病,而是中医临床治疗学的基础,具有普遍性的指导作用。

当代医家认为:《伤寒论》是我国现存的第一部理、法、方、药兼备的医学典籍。据六经分病,以八纲辨证,六经与八纲密切结合,得出主要病机,随机定治选方,因而既不同于专病专方,也不同于一证一方。"不同质的矛盾,只有用不同质的方法才能解决",这正是"辨证论治"的精髓。《伤寒论》的理论来源于实践,是仲景"勤求古训,博采众方"的产物,是一次伟大的医学总结,不应视为一个人的著作。何况经过千百位医家的实践检验,充分发掘,几乎集中了所有医家的智慧,所以,它的价值和作用是任何一部医书都难以比拟的。

(二)《伤寒论》以六经分病,主要是对六经所属脏腑经络病理反应的证候概括

掌握了六经病的临床特点,就能够知病之所在,明确主治方向,避免药石乱投。由于六经病是对人体病理反应的概括,具有物质的客观性,不单是归类方法,无论外感病,还是杂病,都离不开六经,因此,辨六经具有普遍意义。俞根初说:"以六经钤百病,为确定之总诀";俞东扶也说:"仲景之六经,百病不出其范围";这些论点是符合实际的。

太阳经气主一身之表,太阳经络行身之背,所以太阳病以头项强痛而恶寒的表证为主。阳明主里,其病理机制主要与胃和大肠有关,所以阳明病实际指胃与大肠病。少阳经络行身之侧,介于太阳与阳明之间,内属胆与三焦,所以有"少阳为枢"的譬喻,少阳病多表现为"枢机不利"的证候。三阴病均主里,但太阴病多为脾虚寒湿证;少阴病多为心肾阳虚寒盛证,或肾阴虚心阳亢证;厥阴病则多为肝木侮土,犯胃克脾的证候。

(三)六经传变学说与合病、并病等名称

基于脏腑经络是人体互相关联不可分割的整体,患病之后往往互有影响,某一经的病变,常会影响到另一经,为了说明各种不同情况,因而又有六经传变学说与合病、并病等名称。一般来讲,六经传变,阳证大多从太阳开始,然后传入少阳或阳明,如正气不足,亦可传及三阴;阴证大多从太阴开始,然后传入少阴、厥阴,但亦有邪气直中少阴的。阳证传入三阴,又有表里相传的,如太阳之传入少阴,阳明之传入太阴,少阳之传入厥阴,但也不是绝对如此。在正复邪衰的情况下,亦可由里达表,由虚转实,如太阴病转为阳明,少阴病转为太阳,厥阴病转出少阳等。前者是病情进展的传变,后者是病势向愈的转归,所以会有如此不同,这与各种因素有关，归纳起来，主要有三大因素，一是体质状况，二是感邪性质，三是治疗当否。如病人体质衰弱，或医治不当，虽阳证亦可转入三阴，如医治恰当，护理较好，虽阴证亦可转出三阳。总之，病情传变没有固定公式，但也总不出六经的证候范围，故只要分清了六经病证的界限，就不难掌握六经病的传变规律。所谓合病，是指两经病或三经病一起出现；并病，是指两经病证先后出现。事实上，临床这种合病、并病是非常多见的，《伤寒论》所举的合病、并病有十二条，意在提示辨证应知察其重点，也就是抓住矛盾的主要方面。例如太阳阳明合病，重点是太阳；三阳合病，重点在阳明等。

（四）重视八纲辨证

《伤寒论》在六经分病的前提下，十分重视八纲辨证，虽然没有明确提出“八纲”的名称，而八纲辨证精神却贯穿在《伤寒论》的全部内容中。这是因为辨六经只能知病之所在，而每经病都有寒热虚实的不同，如果不辨八纲，就不能确定每一经病的性质，所以在辨六经的同时，必须辨八纲，只有六经辨病与八纲辨证密切结合，相辅相成，才能相得益彰。有些医家认识不到八纲辨证在《伤寒论》中的重要地位和价值，甚至把八纲辨证排除于《伤寒论》之外，显然是错误的。明代陶节庵对此早有认识，如指出“夫伤寒三百九十七法，无出于表里虚实阴阳冷热八者”。稍后，徐春甫更冠以“纲领”二字，如“表里虚实阴阳寒热八字，为伤寒之纲领”。程郊倩更从方法论的角度出发，强调提出：“《伤寒论》乃医门之轨范，其中教人如何辨阴阳表里，如何察寒热虚实。”由此可证，八纲确实是《伤寒论》辨证理论的核心之一，是《伤寒论》辨证体系的重要组成部分。

1. 阴阳是相对属性的分类　凡是疾病的产生，都是由于人体阴阳的偏盛偏衰所致。阳气盛，抵抗力强，则发为热证、实证；阳气虚，抵抗力弱，则发为虚证、寒证。六经病的三阴经病与三阳经病，就其本质来说也离不开阴阳两纲的范围。因此，在诊察疾病之际，应首先分辨阴阳，才能作出进一步的诊断。如论中所说“病有发热恶寒者，发于阳也；无热恶寒者，发于阴也”，就是从有热无热和恶寒的病情上，来辨别疾病性质的属阴属阳，然后再在这一基础上，分析病位的表里，病情的寒热，邪正的虚实，自可明白无误，所以阴阳又是八纲中的总纲。

2. 表里是指病位的浅深　邪在经络肌表的为表证，邪涉脏腑的为里证，发表攻里，就是根据病位浅深而决定治疗的法则，所以太阳表证，宜用发汗解表；阳明里证，宜用清泄里热，或攻下里实。但有时临床表现在表里疑似之间，或表里证同具的时候，那么对辨别表里，尤其显得重要，如论中“伤寒不大便六七日，头痛有热者，与承气汤，其小便清者，知不在里，仍在表也，当须发汗”。又如“伤寒，医下之，续得下利清谷不止，身疼痛者，急当救里；后身疼痛，清便自调者，急当救表；救里宜四逆汤，救表宜桂枝汤”。前者是根据小便情况，来辨头痛发热的属表属里，而决定或汗或下的论治方法；后者是根据大便情况，来分辨表里的缓急，而决定先里后表的治疗原则。如果对表里证辨认不清，或不能掌握其孰缓孰急，必致治疗失当，而造成错误。大凡表里同病的治疗，不外乎先表后里，先里后表和表里同治的三个原则。在表病里虚的患者，是以里虚为急，应先治其里，然后再治其表，如上文所述：先与四逆汤救里，后与桂枝汤治表，便是具体例子，若不先顾里虚而妄用发表，表邪未必能解，而里虚必致更甚，所以必须先救其里，使里虚恢复之后，才能外解其表。在表病里实（邪实）的患者，一般应先解表邪，然后攻里，这样，可以制止表邪传里，避免里实益甚，若违反这一原则而先攻其里，则里实未必除，而反使表邪内陷，更增其他病变。但在里实较甚，病情较急的特殊情况下，虽有表证未解，亦可先攻其里，如病情较重的蓄血证，发狂显著，虽有太阳表证，亦用抵当汤急攻其瘀血，就是属于表病里实而急于治里的权宜措施。如果表里同病而需要兼顾，又可表里同治，如太阳少阴两感证，治以麻黄附子细辛汤，就是温经与解表同用的方法；又如表实里热不汗出而烦躁的大青龙汤证，治以大青龙汤，则是解表和清里同用的方法。

3. 寒热是指病情的性质　凡病势亢奋，阳邪炽盛的证候，多属于热；病势沉静，阴邪偏盛的证候，多属于寒。例如自利不渴者，属于脏有寒，而下利欲饮水的，则为里有热；脉滑而数的属热，脉沉而迟的属寒，这些都是以临床脉证为诊断寒热的依据的。但在寒热极盛的时候，又会出现反常的现象，如“病人身大热，反欲得衣者，热在皮肤，寒在骨髓也；身大寒，反不欲近衣者，寒在皮肤，热在骨髓也”。前者是内真寒而外假热，后者是内真热而外假寒，诊察此等患者，要能不被体表的寒热现象所迷惑，就必须根据病人的喜恶之情及其里证，以探测疾病寒热的真相，才能作出正确的诊断。

4. 虚实是指邪正的盛衰　虚是正气虚，实为邪气实，《黄帝内经》谓“邪气盛则实，精气夺则虚”，就是对虚实性质的原则概括。辨别虚实，是决定扶正或攻邪的主要依据，如论中所述“发汗后恶寒者，虚故也；不恶寒但热者，实也”。前者为汗后阳虚，故不发热而恶寒；后者为汗后邪盛内传，故不恶寒而但热；所以前者可用芍药甘草附子汤以治其虚，而后者则宜调胃承气汤以攻其实。

如上所述，可见八纲辨证的重要性。然而，仅据八纲辨证，如不落实到具体的经络脏腑，究竟是哪一经的寒热，是哪一经的虚实，则未免空泛而不确切，笼统而不精细，同样无法获得正确的诊断。因此，六经与八纲必须密切结合，有机联系，决不能偏废。

以上所谈，是学习《伤寒论》之前需要明确的一些问题。后面，将根据其总的精神，分篇学习和讨论。

第二章 总纲

《伤寒论》以"三阴三阳"六经作为辨证的纲领，是在《素问·热论》六经分证的基础上，进一步充实发展而来的证候分类方法，但与《素问·热论》的六经并不完全相同。《素问·热论》的六经是指实证和热证，有如《伤寒论》的三阳证，没有虚证和寒证。而《伤寒论》的六经，则包括寒热虚实，此为两者的异同点，也是仲景师古而不泥古，把理论与实践相结合的科学观点。

一 阳证和阴证初起辨证

原文第7条：病有发热恶寒者，发于阳也；无热恶寒者，发于阴也。发于阳，七日愈；发于阴，六日愈。以阳数七、阴数六故也。

本条讲辨别阳证和阴证的大纲。

1. 证候分析

发热恶寒——发于阳
无热恶寒——发于阴 } 辨别阳证和阴证的基本原则

发热与无热，是本条辨证的主要关键。但注家对发于阴、发于阳的认识不一致，兹分别在下面讨论。

2. 对发于阴、发于阳的讨论，大概别之有两大类

(1) 病发于阳，指三阳；发于阴，指三阴——程应旄等。

程郊倩说："发热恶寒者，阳神被郁之病，寒在表而里无寒，是从三阳经为来路也；无热恶寒者，阴邪独致之病，寒入里而表无热，是从三阴脏为来路也。"

(2) 病发于阳，指太阳之发热者；发于阴，指太阳之无热者——方有执等。

方有执说："凡在太阳，皆恶寒也。发热恶寒者，中风即发热，以太阳中风言也……风为阳，卫中之，卫亦阳，其病是起于阳也；无热恶寒者，伤寒或未发热，故曰无热，以太阳伤寒言也，发于阴者，言寒为阴，营伤之，营亦为阴，其病是起于阴也。"

以上两说,究竟谁是谁非呢?我认为,两说并不矛盾,因为以阴阳辨证,既适用于六经,也适用于太阳。以六经说,发热恶寒的确是发于三阳,尤以太阳为切合,因为三阳皆发热,而太阳的热型是“发热恶寒”,阳明的发热是“但热不恶寒”,少阳的热型是“往来寒热”。无热恶寒者,是发于三阴,尤以少阴为切合,因为太阴病有手足温,厥阴病有寒热往复,少阴病则无热恶寒。虽然麻黄附子细辛汤证、麻黄附子甘草汤证有发热者,但属于太阳少阴两感之证,非单纯的少阴病。若以太阳而论,则太阳中风起病即发热恶寒,是为病发于阳;太阳伤寒,初起有未发热者,即为病发于阴。

“六日愈”、“七日愈”,是疾病预后的推测,乃根据伏羲氏的河图“水火成数”、“阴阳奇偶”等推演而来,这种推断,只言一般,亦不是肯定的。例如:

天一生水,地六成之。地二生水,天七成之。

阴—水—成数为六(偶数)　阳—火—成数为七(奇数)

水的成数是六,水属于阴,所以说阴属六;火的成数是七,火属于阳,所以说阳属七。

阳证和阴证,虽然有一定脉证作区别,但病邪深入,每有阳极似阴、阴极似阳等假象,所以辨别寒热之真假,有讨论之必要。

二　寒热真假辨证

原文第 11 条:病人身大热,反欲得衣者,热在皮肤,寒在骨髓也;身大寒,反不欲近衣者,寒在皮肤,热在骨髓也。

本条据病人喜恶之情辨别寒热真假。

病人的寒热之表象可假,但喜恶之内情必真,能较为准确地反映出疾病的真实本质。

病人身大热,但却欲得衣被,这是由于机体的真阳虚衰到至极,阴寒内盛,阳气不能潜藏而浮越于外所致。因此身大热必在体表,属外有假热,欲得衣是寒在于里,属内有真寒的“阴盛格阳证”。所谓“寒极似热”、“阴极似阳”即是此证。结合论中条文,可参考第 317 条:“少阴病,下利清谷,里寒外热,手足厥逆,脉微欲绝,身反不恶寒,其人面色赤,或腹痛,或干呕,或咽痛,或利止,脉不出者,通脉四逆汤主之。”

病人身大寒,但却不欲得衣被,这是由于里热亢盛,气机郁遏,阳热深伏于里,不能外达于手足所致。因此身大寒必在体表手足,属外有假寒,不欲近衣是热在于里，属内有真热的“阳盛格阴证”。所谓“热极似寒”、“阳极似阴”即是此证。结合论中条文，可参考第 335 条：“伤寒一二日，至四五日而厥者，必发热，前热者，后必厥，厥深者，热亦深，厥微者，热亦微，厥应下之，而反发汗者，必口伤烂赤。”第 350 条“伤寒，脉滑而厥者，里有热，白虎汤主之。”

在临床上，较为单纯的寒、热、虚、实证候是容易分辨的。但当病情发展到严重阶段，表象与本质不相一致的情况下，则应透过寒热的表象去探求疾病的本质。“皮肤”指人体浅表部位，在这里引申为疾病的表象；“骨髓”指人体内里部位，在这里引申为疾病的本质。临床上尚需结合胸腹是否灼热、口渴与否、喜饮的冷热与多少、舌苔脉象等进行综合分析，才能去伪存真，作出准确判断。

真寒假热证，多表现为面红如妆，口干不欲饮或喜热饮，小便清长，舌质浮胖淡嫩，脉浮大虚数无根。

真热假寒证，多表现为口渴喜冷饮，小便短赤，舌质红绛，脉滑数或洪大，也可见沉伏，但重按有力。

为了便于比较，特列表如下（表 1），以供参考。

表 1　寒热真假辨别参考表

		真寒假热（阴证似阳）	真热假寒（阳证似阴）
望	舌苔	舌苔淡白 舌苔黑滑润	舌苔白质糙 舌绛刺裂
	面部	两颧色红如妆，不红部则白中带青	面色虽灰滞，而目张则炯炯有神
	神情	有时烦躁，状若阳证，但神情委顿	神情昏昏，状若阴证，但有时燥热，扬手掷足，谵语
闻		语声细微，气息低弱 无秽恶气味，大便无臭气	语气扬厉，气粗息壮 热气臭秽喷人，大便秽恶难闻
问		口不渴，或渴喜热饮，或渴不多饮 身大热，反欲得衣，喜近炉火 小便清长，大便自利，或便秘 或有喉痛，但并不红肿	口渴喜冷饮 身大寒，反不欲近衣 小便赤涩，大便燥结，或稀粪旁流，肛门有灼热感
切	脉	虽浮数，按之无力 细微欲绝	虽沉有力 浮取紧数，沉取坚实
	腹	胸腹部按之不蒸手，初按似热，久按则不觉热	四肢虽冷，胸腹部必热而蒸手

第三章

辨太阳病脉证并治

现在我们开始学习太阳病篇。太阳病篇是《伤寒论》六经病篇的首篇，内容最多，计有条文178条，方剂74个，范围广泛，涉及临床医学中理法方药等各方面，因此，能否学习好本篇，是能否学习好其他各篇的前提和关键。在讲本篇之前，先把太阳病的概况向大家介绍一下，以便有个总体的认识。

1. 太阳病的病因、病机及性质　太阳主一身之表，统营卫而应皮毛，太阳之气能卫外为固，为六经之藩篱，当外邪侵袭人体，太阳首当其冲，因此说"伤寒一日，太阳受之"。病则出现"脉浮，头项强痛而恶寒"等症，其病机为外邪束表，正气向外抗邪，营卫不和。此包含正邪两方面的因素。太阳病病位在表，故又称为表证，是外感病的初期。

2. 太阳病的证候类别　由于感邪有不同，体质有差异，所以，同是太阳病，又有自汗，脉浮缓；无汗，脉浮紧；以及发热而渴，不恶寒等不同证候。自汗脉缓的，名为中风，因肌腠疏松，又称表虚证；无汗脉紧的，名为伤寒，因皮毛闭塞，又称表实证；热象偏盛的，名为温病。这些病名不是单纯根据病邪的属性，而是内外因综合，通过取类比象而得出来的名称。中风与伤寒，实际都是风寒之邪，性质都属于表寒证；温病外受温热之邪，所以性质属表热证。

3. 太阳病的兼证、变证和类似证　太阳病篇并非都是太阳病，太阳病本身证治只是其中一部分，另一部分是太阳病兼证，大部分是误治变证，还有一部分是类似证。所谓兼证，是指在太阳病过程中，兼有的其他证候，如喘证、项背强几几等。至于蓄水证和蓄血证，过去作为太阳腑证，其实并非膀胱独有的证候，同样都是太阳病程中发生的兼证，所以不再拘于腑证名称，而作为兼证讨论，以免刻板。所谓变证，大都是因误治、失治所致，发生了虚实、寒热、脏腑等种种的变化，已经不是太阳病。还有一些类似证，也不是太阳病，而是与太阳病作鉴别的，如瓜蒂散证、十枣汤证等。所以学习太阳病篇必须明确主次，分清常变，才能避免混淆不清，才能改善学习效果。

4. 太阳病的治法

表寒证——辛温解表 { 表虚证——调和营卫 ; 表实证——发汗解表 }

表热证——辛凉解表

治病必须“因势利导”，根据“其在皮者，汗而发之”的治疗原则，太阳表证，自当治以发汗解表之法。治寒宜温，治热以清，所以表寒证治当辛温解表。由于有表虚、表实之异，则又有调和营卫和开腠发汗的不同。太阳温病，论中未出治法，既然是表热证，则治宜辛凉解表，这是不难推知的。

兼证中的蓄水证治以通阳行水之法，而蓄血证则治以破血逐瘀之法。至于误治、失治所发生的种种变证、坏证，张仲景提出了“观其脉证，知犯何逆，随证治之”的原则，治或温，或清，或补，或泻，都要根据具体的情况而定。

5. 太阳病的传变

太阳病
- 传→阳明
- 传→少阳
- 传→三阴（与少阴关系尤为密切）

太阳是六经的藩篱，它和各经都有关系。从传经方面说，太阳病既能传入阳明，又能传入少阳，也可能直接传入三阴，并无固定的程序，由邪、正、治多方面因素所决定，究竟传入何经，应以当时的脉证为凭。

总之，太阳病篇的内容非常丰富，涉及的问题非常广泛，确实是《伤寒论》中关键性的一篇，必须全面认识，深入理解，勿为成见所拘，才能抓住精神实质，为学习其他各篇打下基础，铺平道路。

一 太阳病脉证治法大纲

（一）太阳病脉证提纲

原文第1条：太阳之为病，脉浮头项强痛而恶寒。

本条是太阳病的脉证提纲。

条文中的脉浮是脉象浮在表面，轻按即得。项是颈的后部；强音绛，是强直不柔和之意。头项强痛，即头痛伴有后项部强直不柔和之感。恶音误，憎恶之意。恶寒，即厌恶寒冷。

本条开宗明义，概括性地阐述了典型太阳表证的主要脉象和症状。太阳主一身之表，为六经之藩篱，统摄营卫而卫外为固。外邪侵袭人体，首先影响太阳经。因感受外邪而出现的表证，就是太阳病。正邪交争于体表，便出现脉浮、头项强痛而恶寒的脉证。这里所述的脉证，只是太阳病的主要证象，所以称为总纲。以后凡条首冠有太阳病三字，即包含此种脉证。

接下来我们仔细分析一下脉浮、头项强痛和恶寒这三个证产生的机制。第一个证是“脉浮”。外邪侵袭机体，机体的最早反应就是卫气趋向体表以抗邪，气血充盛于外，故脉应之而浮。换言之，“脉浮”是外邪袭表，卫气向外抗邪的表现，同时也揭示病位在表，正气未虚，是表病的主脉。第二个证是“头项强痛”。太阳经脉起于目内眦，上额，交巅，入络脑，还出别下项，因此，头项部是太阳的专位。太阳经脉受邪，气血运行不畅，筋脉拘急不舒，就可出现头痛伴后项部强直不柔和，头项转动不灵活。第三个证是“恶寒”。外邪束表，卫气被遏，不能正常发挥“温分肉、充肌肤、肥腠理、司开合”的功能，所以症见恶寒。“恶寒”是太阳病出现最早并贯穿始终的症状，后人将其作为诊断太阳表证的必有症状，并总结出“有一分恶寒，便有一分表证”的规律和经验。表证提纲中没有提到“发热”一证，这是为什么呢？究其原因，可能是太阳病初起，发热较恶寒出现稍晚，早期未必都能见到。如论中第3条描述太阳伤寒表实证就有“或已发热，或未发热，必恶寒”的说法，提示太阳病发热有迟有早，而恶寒则是早期的必见之症。

太阳病的病理简单概括如下：

症状		病机
脉浮	外邪束表	正气向外抗邪，卫气浮盛
头项强痛		太阳经气郁滞
恶寒		卫阳被遏，阳不外达

“脉浮、头项强痛、恶寒”三证反映了外邪侵袭太阳，人体肌表受邪，正邪交争于体表的病理机转，是太阳病的基本特征，也是表证的共有症状，所以列在太阳病篇之首。太阳病的病理机转既然是这样，但是否每一个人得了太阳病都是出现这些脉证而一成不变呢？上面说过，总纲只是它的主要脉证，由于患者体质不同，感受的病邪不同，就会有其他的复杂证候表现。所以仲景在本提纲证条文之后，接着列举中风、伤寒、温病三种不同病态的类型。

（二）中风伤寒脉证

原文第2条：太阳病，发热汗出，恶风脉缓者，名曰中风。

原文第3条：太阳病，或已发热，或未发热，必恶寒，体痛呕逆，脉阴阳俱紧者，名曰伤寒。

这两条讲太阳中风证和伤寒证的主要脉证。

恶风就是怕风，乃恶寒之轻者。脉缓是脉象和缓而无紧数之意，并非迟缓。

在“太阳病”的前提下言“脉缓”，当是脉浮缓。中音众，有感受之意。中风，是外感病的病证名称，与后世所说的内伤杂病的中风病不是同一概念。阴阳指尺脉和寸脉而言。脉阴阳俱紧是寸关尺三部之脉皆呈紧象。在“太阳病”的前提下言“脉紧”，当是脉浮紧。伤寒在本条是指狭义伤寒。

什么叫太阳中风？即在第1条“脉浮、头痛、项强”的脉证基础上出现发热、汗出、恶风、脉缓等证者称为太阳中风证。本证系因风寒袭表，营卫失调所致。风寒侵袭而风邪偏盛，卫阳因抗邪而浮盛于外，出现病理性亢奋，故发热；风性疏泄，伤于卫阳，使卫外失固，营不内守，营阴外泄，故汗出；汗出肌腠疏松，不胜风袭，故恶风，即轻微恶寒。“恶寒”与“恶风”，一般说没有什么区别，严格地说，也有不同之处：“恶风”是当风则恶，若居密室之内，帷帐之中，则坦然自舒。“恶寒”则虽不当风亦啬啬然而恶也。“脉缓”即脉浮而缓，因“太阳病”三字中已包括脉浮，故知其脉缓为浮缓。“缓”即宽柔和缓的意思，不作迟缓解释。脉浮反映病在肌表，脉缓反映营卫不和，营阴外泄。在太阳中风证的脉证中，尤以汗出、脉浮缓为特征，它们共同揭示了全身肌肤腠理疏松的表象，反映太阳中风证“营卫不和，卫强营弱”的病机，因此后世医家习称其为太阳中风表虚证，以区别于无汗、脉浮紧的太阳伤寒表实证。需要强调的是，这里的“表虚证”仅仅是指风邪侵袭，肌表腠理疏松，有汗出的太阳中风证，不是真正的虚证，是与第3条无汗出的太阳伤寒表实证相对而言的。

什么叫太阳伤寒？在太阳病脉浮、头项强痛而恶寒的基础上，不论发热与否，只要见到体痛、呕逆、寸关尺三部脉象皆浮紧等脉证者，即为太阳伤寒证。“或已发热，或未发热”，说明发热有迟有早，而并非是始终没有发热，是卫阳郁闭较重，尚未及时达表抗邪的缘故；“必恶寒”，说明恶寒必然出现最早，乃风寒之邪袭表，卫阳郁遏的表现；寒主收引，寒性凝滞，风寒之邪外闭卫阳，并使营阴郁滞，经气运行不畅，故出现身体疼痛，脉阴阳俱紧。“阴阳”在这里指的是脉象的尺寸部位而言；“紧”脉脉来绷急，是寒气凝滞，正气欲伸而不得之象。脉浮紧是对脉浮缓而言，其脉象紧张，非如缓脉之宽柔和缓。此外，还应该有“无汗”一证。因为寒邪外束，肌腠必收引凝敛而无汗，且35条麻黄汤证明言“无汗”，与之互相参照可明白。本条虽未明言，但已寓有无汗之意。在这里必须说明：所谓“中风”，是指外感热病中的一种证候，与猝然倒地、口眼歪斜之中风不同。所谓“伤寒”，是指太阳伤寒而言，与书名《伤寒论》之广义伤寒不同；广义伤寒是包括多数外感热病的整个过程，而太阳伤寒只是外感热病初期症状中的一种证候类型。太阳中风的病理特点是卫外不固，营阴外泄，故有汗出；太阳伤寒的病理特点是卫阳郁闭，营阴郁滞，故无汗出，两者在辨证方面尤以有汗与无汗为鉴别要点。

中风与伤寒怎样鉴别?

太阳病{中风——卫外不固,营阴外泄——自汗,脉浮缓(表虚证)
伤寒——卫阳郁闭,营阴郁滞——无汗,脉浮紧(表实证)

关于中风、伤寒,历来注家有许多不同的看法:有的根据病因来理解,认为感受风邪,则为中风,感受寒邪,则为伤寒;有的根据病情来区分,恶风者为中风,恶寒者为伤寒。从表面上来看,似乎条理清晰,但仔细推敲,则显得机械呆板,且与实际不符。事实上风邪、寒邪很少单独致病,风邪伤害人体,多夹寒气,寒邪侵袭人体,必借风力,故风与寒每每相兼为患,不可能截然分开。再如恶寒的病人,一定恶风,恶风的病人,也往往会有恶寒。因此太阳病篇有时中风、伤寒分述,有时中风伤寒并提,有时提太阳中风,脉浮紧,有时又说伤寒,脉浮缓,表明风寒并无严格界限,不应看作绝对。所以仅从外因或者恶风、恶寒的情况来认识中风、伤寒,均不妥当。应根据脉证特征来理解:太阳病,自汗脉缓为中风,因风性散漫,肌腠疏松;无汗脉紧为伤寒,因寒性凝敛,皮毛闭塞。"因发知受",这正是中医病因学的特点,不单是外因,而是内外因的综合,是邪正相争的病理概括。

(三)温病风温脉证

原文第6条:太阳病,发热而渴,不恶寒者,为温病。若发汗已,身灼热者,名风温。风温为病,脉阴阳俱浮,自汗出,身重,多眠睡,鼻息必鼾,语言难出。若被下者,小便不利,直视失溲;若被火者,微发黄色,剧则如惊痫,时瘛疭,若火熏之,一逆尚引日,再逆促命期。

本条讲太阳温病的主要脉证及其误治变证。温病即外感温热之邪,以发热而渴、不恶寒为主要脉证,是太阳病中的一种证型,属于广义伤寒的范畴。身灼热是身热扪之灼手,形容发热严重。风温是太阳温病误用辛温发汗后的一种变证,与后世温病学中的风温病含义不同。脉阴阳俱浮指寸关尺三部脉象均浮盛有力,是热邪鼓动气血,血脉贲张所致。多眠睡是嗜睡状态,为热盛扰神所致。语言难出即语言不清晰,謇涩难出。被火是误用温针、烧针、灸法、熏法、熨法等一类的方法治疗。瘛音炽,收缩之意;疭音纵,松弛之意。时瘛疭指四肢时收时伸,也即阵发性四肢抽搐。若火熏之,如果再使用火熏的方法治疗。也有医家将"若"解释为"像",形容肤色晦暗,像火熏过一样。逆指误治,也有病情恶化的意思。

什么叫太阳温病?太阳温病的发病特点是发热而渴、不恶寒,与太阳中风、伤寒的发热、必恶寒、口不渴等表现截然不同。温为阳邪,最易伤津耗液,温热之邪侵袭人体,早期在发热的同时便有津液被伤的口渴症状出现;而在太阳伤寒的初起阶段，不见口渴，只有邪气入里化热伤津时才见口渴。因温热之邪以伤津液为主，与寒邪伤人阳气，失于温煦不同，故多不恶寒；但此非绝对，临床上有些患者也可有短暂的微恶风寒的表现，旋即表现为但热不寒，伴有口渴、舌红、脉数等热象，应注意鉴别。

温病初起应当治以辛凉解表之法，若医者误用辛温发汗剂，则以热助热，重伤津液，导致变证丛生，风温即是此例。邪热充斥于表，气血外应，则寸关尺三部脉象皆浮盛有力；阳热过盛，逼迫营阴外泄则自汗出；热伤津气则身重；热盛神昏则多眠睡，多眠睡是一种昏睡状态，并不像常人的熟睡；鼻息必鼾、语言难出则是由于风热上壅鼻窍窒塞，所以呼吸而作鼾声；热甚伤津，气机迟滞，故语言不利，"难出"是说话吃力，并不是说不出话。"小便不利，直视"是由于风温再经误下，重伤津液，所以小便少；两目之濡养，根源于肾，误下津伤，两目失养，所以直视；"失溲"，即大小便失禁之意。"微发黄色"由于误用火攻，火热伤营，营败血瘀，被热蒸灼，郁而为黄色；"时瘈疭"由于火攻过甚，病情增剧，两阳相灼，热甚津伤，热极则生风，津伤则筋脉失养，所谓水不涵木，势必发为四肢抽搐。若再用火熏发汗，则热愈炽，而津愈伤，阳极阴竭。正所谓"阴阳离决，精气乃绝"，不死何待！

风温误治变证如下所示：

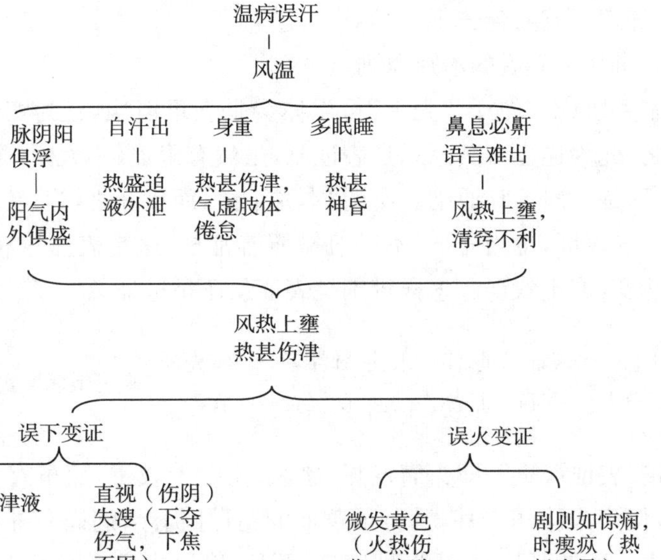

由本条可以看出，温热邪气感袭人体，其发病特征与太阳中风和伤寒有较大区别，若治疗不当则容易产生伤津耗液、热盛扰神、热极生风、瘀热发黄等病理变

化。后世医家受此启发，建立了以卫气营血辨证和三焦辨证为基础的温病学说，这正是医学理论的发展，而不是什么寒温学派之间的对立（表2）。

表2　伤寒、中风、温病、风温证鉴别表

证候分类	脉　象	症　　状	主要鉴别
伤寒	浮紧	发热（或未发热）恶寒无汗而喘，体痛，呕逆	脉浮紧，无汗
中风	浮缓	发热恶风汗出，或鼻鸣干呕	脉浮缓，有汗
温病	动数（补）	发热口渴不恶寒	口渴，不恶寒（初起应当有些恶寒，但为时甚暂）
风温	阴阳俱浮	身灼热，自汗出，身重，多眠睡，鼻息鼾，语言难出	脉阴阳俱浮，身灼热，自汗出

太阳病，法当汗解，中风、伤寒治宜辛温，而温病则宜辛凉，概不可下，尤忌火攻。但这是指单纯表证而言，若表里兼病，则又有可下者。在什么情况才可攻下呢？讨论如下。

（四）汗下先后辨

原文第90条：本发汗，而复下之，此为逆也；若先发汗，治不为逆。本先下之，而反汗之，为逆；若先下之，治不为逆。

本条讲汗下先后的治疗原则。

从本条所说："先汗""先下"可以体会是表里俱病，且为实证。所谓"本发汗而复下之，此为逆也"，其意思是表证急，虽然有里证（不大便，腹微满等），也应该先发汗，这是一般治疗原则。所谓"本先下之，而反汗之，为逆"，意思是里证急时虽仍有一二表证，也当先下，不必机械照着常规，这是表里兼病的变法。我们应该通常达变，庶不致误。怎样辨别是表证急还是里证急？

表证急——表证严重，津伤未甚，脉浮者——宜先汗
里证急——里证严重，津伤已甚，脉沉者——宜先下
}表里俱病属实者之治法

所谓"表证严重"，即头痛发热、恶风、身疼等较重，而虽有里证的不大便，腹微满等，但病人津伤未甚，舌苔虽黄而润，且脉仍浮，病尚有外向之机，当顺其趋势而汗之。所谓"里证严重"，即腹满、便秘、谵语或目睛不了了等已具，且津伤已甚，舌苔焦黄无津而脉沉，病邪绝大部分已结于里，此时虽有一二表证，也不可汗，汗则津愈伤，祸不可言。

上面我们谈过，太阳病有三种不同的病态类型。此外它还有两种不同的转

归，哪两种转归呢？就是“传经”与“不传经”。

二 传经、不传经、欲解时

原文第 4 条：伤寒一日，太阳受之，脉若静者，为不传。颇欲吐，若躁烦，脉数急者，为传也。

原文第 5 条：伤寒二三日，阳明、少阳证不见者，为不传也。

此两条根据脉证，探测病之传变与否。

病的传与不传，其原因是比较复杂的，大概与受邪之轻重、体质之强弱、治疗之是否得当有密切关系。但什么叫“传经”呢？

什么叫传经？所谓“传经”，就是外感病的发展演变，从这一经的证候发展为另一经的证候，按其形式，不外以下两种：

传经：
- 循经而传——按六经次序相传，如太阳传阳明
- 越经而传——不按六经次序相传，如太阳传少阳

循经越经，仅是前人的一种说法，临床诊断，当以症状为主，这些名称不必拘泥。

如何认识太阳病传与不传？

不传经——脉静，无阳明证（不恶寒，反恶热，躁烦等）、少阳证（口苦、咽干、目眩、颇欲吐等）。

传经——脉数急，有阳明证（不恶寒，反恶热，躁烦等）、少阳证（口苦、咽干、目眩、颇欲吐等）。

所谓“脉静”，即脉搏和缓平静，虽有太阳病的头痛、恶寒等，而脉无甚变化，说明病邪甚轻。“脉数急”，数有传阳明之势；“急”即弦数，病有传少阳之势。“躁烦”是将传阳明。“颇欲吐”即喜呕的意思，病将传少阳。这些都是太阳病未传将传的辨证关键，如果已出现“阳明证”或“少阳证”，那就明显而易识别了。

“伤寒一日”，“伤寒二三日”等日数，是根据《素问·热论》“一日巨阳受之，二日阳明……”等而来。仲景视人以脉证断病，日数仅供参考，是师古而不泥古。

“传”视其传向哪一经，若传阳明，照阳明法治疗，若传少阳，照少阳法治疗，以后分别在各论篇论述。但不传的结果怎样呢？可以自愈，其自愈的情况怎样呢？下面论述。

原文第 10 条：风家，表解而不了了者，十二日愈。

本条讲中风自愈之期。

“风家”——谓中风的人，或一向易中风的人（此种人体质较弱）。

风家表解——太阳中风证已罢 ⎫ 正气未复，宜将息调养
不了了——精神尚未了然清爽 ⎭ 不需服药，约十二日愈

为什么要十二日才愈呢？五天为一候，七天为太阳主气之期，其病自愈，不愈者，正为表解而不了了，所以须再过一候，五脏正气回复而愈。

仲景凡用“而”字，皆示人以重点，如大青龙证“不汗出而烦躁”，烦躁就是大青龙汤证的辨证重点。又如小青龙汤证“干呕发热而咳”，“咳”就是小青龙汤证的重点。此条“表解而不了了”，则不了了也是重点，就是在于辨证。若表解而了了者，当然是七日而愈了。

太阳病伤寒的自愈期怎样呢？我认为，还是照原文第7条，初起有发热证的七日愈，无发热的六日愈。因已发热，说明受邪较重，故愈期也较迟缓。但太阳病为什么会自愈呢？下面讨论。

原文第8条：太阳病，头痛至七日以上自愈者，以行其经尽故也。若欲作再经者，针足阳明，使经不传则愈。

本条讲太阳病自愈之理及预防传经之法。

太阳病七日何故自愈？行其经尽故也。对行其经尽的看法，注家认识不一致，大约分为两大类：

⎧ 日传一经，六日传尽六经——方有执等
⎩ 行其太阳本经——周扬俊等

以上两种说法，谁是谁非呢？

柯氏反对前者，而同意后者。理由是：一、仲景《伤寒论》无日传一经之说；二、未有传至三阴，尚有头痛之理；三、“行其经尽”，不是“传”；四、其经指本经。我们认为周、柯之说为是。《黄帝内经》“七日太阳病衰，头痛少愈”，可以证之。

太阳病自愈，何以单指头痛？头为三阳的总会，凡太阳病进退，以头痛的减轻与否，较为显著（当然头痛愈，则脉浮，项强，恶寒等证亦愈。仲景提出以头痛为主要而已）。

欲作再经，何以要针足阳明？太阳传里，阳明受之，针足阳明的“三里”穴，以泄其经热，使经不传则愈。

上面已经谈了太阳病的愈期，但它在什么时间自愈呢？

原文第9条：太阳病，欲解时，从巳至未上。

本条说明太阳病愈时及天人相应之理。

六经皆有欲解时，太阳从巳到未，阳明从申到戌，少阳从寅到辰，太阴从亥到丑，少阴从子到寅，厥阴从丑到卯。三阳解于昼，三阴解于夜（半夜以后），三阳从寅到戌（18 小时），三阴从亥到卯（8 小时）。其所以三阳占 18 小时，三阴占 8 小时，正因为阳道常饶，阴道常乏的缘故，其所谓阳常有余，阴常不足。天道是这样，人禀天道之气，为小天地，也未尝不是这样，此即“天人相应”之理。此条的主要精神是告诉我们：欲知太阳病将解，须在巳至未的时间去观察，此时若头痛减轻，为病欲解。

【小结】

1. 凡脉浮头项强痛而恶寒者，谓之太阳病。

2. 太阳病有三种类型：中风，伤寒，温病。

3. 太阳病脉若静者为不传，伤寒二三日无阳明少阳证者亦不传，反之脉数急，颇欲吐或躁烦者为传也。

4. 太阳病自愈之期：太阳伤寒已发热者约七日愈，未发热者约六日愈，中风亦然，但表解而不了了者，约十二日愈。其将欲解之时，宜从巳至未的时间去观察，其所以自愈的理由，以太阳本经行尽之故，欲作再经，针足阳明三里穴以预防。

三 桂枝汤证

（一）桂枝汤证正局（表 3）

原文第 13 条：太阳病，头痛，发热，汗出，恶寒，桂枝汤主之（本条为桂枝汤的主证）。

原文第 12 条：太阳中风，阳浮而阴弱，阳浮者，热自发；阴弱者，汗自出，啬啬恶寒，淅淅恶风，翕翕发热，鼻鸣，干呕者，桂枝汤主之（本条补述原文第 2 条之中风证，两条参看，对中风脉证的了解更加明晰）。

原文第 95 条：太阳病，发热汗出者，此为营弱卫强，故使汗出，欲救邪风者，宜桂枝汤。

这三条讲太阳中风表虚证的病机、证候特点及其治法方药。

阳浮而阴弱：一指脉象，轻按即得为阳浮，重按见弱为阴弱。也有认为寸部脉浮为阳，尺部脉弱为阴。二指病机，卫气浮盛为阳浮，营阴不足为阴弱。啬啬恶寒：畏缩怕冷之状。啬啬，音色，形容悭吝畏怯之状。淅淅恶风：形容恶风之状如凉风冷雨侵身。淅淅，音析，细雨洒落之状。翕翕发热：形容发热热势轻浅的样子。翕翕，音夕，热势轻浅之状。㕮咀：音腑举，指用口将药物咬碎成小块。须臾：很短的时间。啜：喝，指趁热快喝，以助发汗。温覆：覆盖衣被，取周身温暖，以助汗出。漐漐：音折，形容周身微微汗出潮润的状态。小促其间：稍微缩短服药间隔的时间。周时：一昼夜，即 24 小时。五辛：泛指有辛辣气味的食物，《本草纲目》以小蒜、大蒜、韭、芸薹、胡荽为五辛。

本条当与第 1 条的“脉浮，头项强痛而恶寒”、第 2 条的“发热、汗出、恶风、脉缓”互参。“阳浮而阴弱”，既描述了中风表虚证的脉象特点——轻按即得（阳浮），重按见弱（阴弱）；又揭示了本病发病的基本病机——卫气浮盛（阳浮）而营阴不足（阴弱）。风寒袭表，卫阳浮盛，与邪抗争，故见发热，即所谓“阳浮者热自发”；患者体质不强，肌腠疏松，玄府不密，且卫阳不固，营阴不能内守而外泄，故有汗出，即所谓“阴弱者汗自出”。“啬啬”恶寒、“淅淅”恶风、“翕翕”发热，都说明中风证的恶寒与发热都较为轻浅；鼻鸣是风寒影响肺气，肺气不利的表现；干呕是风寒影响胃气，胃失和降所致。上述诸证是太阳中风证的主要脉证，系风寒袭表、营卫不和、卫外不固、营阴外泄所致，用桂枝汤治疗，是最为合适的。“主之”是说本方为太阳中风证的主方，可放心使用，无需顾虑。

桂枝汤是《伤寒论》的第一方，因桂枝为君药而得名，有滋阴助阳，调和营卫，解肌祛风的作用。方中桂枝为君，味辛性温，温通卫阳，可祛在表之风邪；芍药为臣，苦酸微寒，益阴和营，可固在内之营阴。桂枝配白芍，开中有合，散中有收，在调卫之中又有和营之功。脾胃为营卫之本，营卫为脾胃之标，故又用辛温和胃之生姜、甘缓补脾之大枣升腾脾胃之气，以和营卫。甘草调和诸药，合大枣调养胃气，为发汗之资。

桂枝——辛温，温通卫阳，解肌，祛在表之风邪
芍药——酸苦微寒，益阴和里，固在内之营阴
生姜——味辛，佐桂枝解表
大枣——味甘，佐芍药和里
甘草——甘平，和中，合大枣调养胃气，为发汗之资

}滋阴和阳 调和营卫 解肌发汗

桂枝汤实际上是桂枝甘草汤和芍药甘草汤的合方再加生姜、大枣而成，桂枝甘草汤温阳助卫，芍药甘草汤敛阴和营，在发汗祛邪的同时有敛营止汗的作用，发汗而不伤正，止汗而不留邪，这是桂枝汤发汗的一大特点。诸药同用，不仅外调营卫，而且内调脾胃，不论外感内伤，只要证属营卫不和或脾胃不和者，使用本方皆有效果，因此被后世医家尊为“群方之首”。

为了提高疗效，仲景除了讲究药物的配伍，还非常重视给药的方法和药后的护理，即所谓“如法将息”，包括：药后啜粥、温覆微汗、获效停药、守方继进、药后忌口等方法，值得我们参考和实践。

原文第53条：病常自汗出者，此为营气和。营气和者，外不谐，以卫气不共营气谐和故而！以营行脉中，卫行脉外，复发其汗，营卫和则愈，宜桂枝汤。

本条讲卫不和，自汗出的证治。荣气即营气；和即调和、平和。荣气和指营气功能正常。外指卫气而言；谐即和谐。外不谐：指卫气功能失常，与营气失于谐和。

本条营卫失调的主要方面在于卫气不和。在正常情况下，营行脉中，为卫之守，卫行脉外，为营之使，两者一内一外，一阴一阳，相互协调，则不病。若营气虽和，但卫气却不与之协调，卫气不能固护营阴，营阴不能内守，于是病常自汗出。桂枝汤的作用，主要在资养胃气，以助卫祛邪，邪去则卫气得以固密，营阴得以内守，营卫重新谐和而汗自止。

由此可见，“复发其汗”是治疗自汗的手段，通过发汗达到止汗的目的，正如徐灵胎所析“自汗与发汗迥别，自汗乃营卫相离，发汗使营卫相合，自汗伤正，发汗祛邪，复发者因其自汗而发之，则营卫和而自汗反止矣”(《伤寒论类方》)。这种自汗由于卫分受邪而开阖失司，与纯属卫阳虚而肌表不固的自汗不同，所以既不宜益气固表的玉屏风散，也不宜复阳固表的桂枝加附子汤。

原文第54条：病人藏无他病，时发热自汗出而不愈者，此卫气不和也。先其时发汗则愈，宜桂枝汤。

营卫不和时发热自汗出的证治。

藏，里也。“藏无他病”是指里和能食，二便如常。其时有发热自汗出而不能自愈，究其原因，为卫阳浮盛而发热，营阴不能内守而自汗出。“先其时发汗”，是指在其发热、汗出之前给予桂枝汤，发汗解肌，调和营卫，则发热、汗出自止。为什么要先其时发汗？因为发热汗出未作时，为正邪相争暂时休止，此时用桂枝汤助正可更好发挥祛邪的作用，有利于提高疗效。

原文第42条：太阳病，外证未解，脉浮弱者，当以汗解，宜桂枝汤。

本条讲太阳病脉浮弱的治疗。

太阳病外证未解，是指发热、头项强痛、恶寒等表证依然存在，是伤寒外证未解还是中风外证未解呢？注家多以为太阳中风证未解，但也有认为是伤寒证未解的。首先从仲景的用字特点来看，凡脉证与方证相对者，曰“主之”；与方证不完全相对，有商酌之处者曰“宜”；临时应变，以应其机，然后观其脉证，再作处理，曰“与”。而此条曰宜。若太阳中风证未解，而脉浮弱，当曰桂枝汤主之，此“宜”

字则失当。其次从条文顺序来看，本条原列太阳病中篇，此篇自 31 条葛根汤证起，即叙述太阳伤寒一类证治（本条列小青龙汤下），其云太阳病外证未解，似指伤寒而言。如果此意见正确的话，则此条当是太阳伤寒，经发汗之后，表证未解，但脉不浮紧而浮弱（为营气不足），故宜桂枝汤。我们认为桂枝汤之用，要以自汗脉浮弱为凭，中风，伤寒不必强分。

原文第 44 条：太阳病，外证未解，不可下也，下之为逆。欲解外者，宜桂枝汤。

本条讲表证未解兼里实的治疗。

表证治以汗法，里实证治当以下法。如果既有表证，又有里实的情况下，当遵循先表后里的治疗原则，不可过早使用攻下的治疗方法。如果误用攻下，在里的实邪虽有可能被排出体外，但攻下药物可使表邪随之内陷，导致变证丛生。要想解除表证，宜用桂枝汤。相对于峻汗伤津助热之麻黄汤而言，桂枝汤既解肌散邪，又滋阴和营而无辛燥助热之虞，对表证兼里实者较为适宜（表 3）。

表 3　桂枝汤证正局证治简表

主治	太阳表虚证
脉象	浮缓，浮弱
适应证	1. 头痛，发热，汗出，恶风，鼻鸣，干呕 2. 病常自汗出 3. 藏无他病，时发热，自汗出
治疗作用	1. 解肌发汗 2. 调和营卫

【小结】

桂枝汤的主症是头痛发热，汗出恶风。它所以产生这些症状，主要的病理是营弱卫强。营弱，则阴不内守；卫强，则阳气浮盛，所以发热而汗自出。肌腠疏，风邪外束则恶风，以其发热，风热上壅，故头痛，项强，鼻鸣而干呕。

桂枝汤的灵活应用方法：

1. 太阳病，发汗后，表证已解，惟卫气不和而常自汗出者可用；有时间性的宜在未发热之时，先行发汗。

2. 太阳病，发汗后，表证仍在，脉不浮紧而是浮弱的当用。

（二）桂枝汤证变局

原文第 15 条：太阳病，下之后，其气上冲者，可与桂枝汤，方用前法。若不上冲者，不得与之。

本条讲误下后，根据正气抗病趋势而决定治法。

误下后，如何观察正气抗病的趋势？主要从症状分析。

太阳病，误下后：
- 表邪仍在——正气抗邪于外
- 其气上冲——正气抗邪于上
- 表邪内陷——则成结胸，协热利，痞证

本证即从第二种情况，观察病的趋势，以决定桂枝汤的运用。其气上冲，可与；不上冲者，不可与。

注家对“其气上冲”的看法不一，约有以下三种：

其气上冲：
- 作气逆解
- 作头痛，恶寒等表证解（如丹波氏：“太阳经气上冲，为头项强痛等证。”）
- 作奔豚解

以上三种说法，各有见地，但以第三种的可能性较小。总之，太阳病误下后，正气有向上向外之机，仍宜从表而解。且当表邪将陷未陷之际，一时表证或不并见，而仅有上冲现象，不久，表证当仍出现，故可用桂枝汤；若表证气上冲等全然不见，为表邪已陷，就不可用桂枝汤了。

原文第56条：伤寒，不大便六七日，头痛，有热者，与承气汤。其人小便清者，知不在里，仍在表也，当须发汗。若头痛者，必衄，宜桂枝汤。

本条指出表里兼病的辨证关键，从而决汗下之法。

我们怎样知道表里兼病？头痛发热是表证，数日不大便是里证，但也有数日不大便而仍属表证的，也有里证而有头痛发热的，应该加以辨别。

辨证：

头痛有热，三阳皆有：
- 太阳病
  - 病理——风寒外束
  - 辨证——恶寒发热，小便清
- 少阳证
  - 病理——木火上炎
  - 辨证——往来寒热
- 阳明病
  - 病理——里热上冲
  - 辨证——不恶寒，但热

（少阳证、阳明病）小便清

除了小便和热型之外，更可从脉搏上辨别，如表证脉浮，里证脉沉。

治疗：

不大便六七日，头痛有热：
- 小便清——表证，宜桂枝汤
- 小便黄——里证，宜承气汤

应该用哪一个承气汤？根据这里的证候，应该用调胃承气汤。

“头痛者必衄”一句，应当在“宜桂枝汤”句下解，只是倒装法，意思是说不大便六七天，头痛甚有热，而小便清的，宜桂枝汤。如头痛甚有衄的可能，因里热甚，所谓阳气重故也，并不是衄后还用桂枝汤。“必”字可不作解释。

原文第 45 条：太阳病，先发汗不解，而复下之，脉浮者不愈。浮为在外，而反下之，故令不愈。今脉浮，故在外，当须解外则愈，宜桂枝汤。

本条讲太阳病虽经误下，脉浮者，仍从表治。

此条分两个内容：

太阳病——脉浮者不愈。说明太阳病不应该下（与原文第 44 条同义）
浮为在外——宜桂枝汤。说明太阳病虽经误下，脉仍浮者，当解表

太阳伤寒，发其汗，汗出不解而脉浮者，宜桂枝汤解外，不可下，下之为逆。虽下未成逆者，为正气胜，其脉仍浮，仍宜桂枝汤。

根据“发汗不解”可知仍有表证，因上两条强调辨证，此则强调辨脉。因此“气上冲”，“小便清”，“脉浮”等皆为辨证关键。

原文第 57 条：伤寒，发汗已解，半日许复烦，脉浮数者，可更发汗，宜桂枝汤。

本条讲伤寒汗出余邪未尽，因而复烦，仍宜汗解。

伤寒发汗已解——太阳证已罢，热退脉平。

复烦，脉浮数——余邪未尽，正与邪争。

治疗：宜桂枝汤解表，否则表证必将复见。

太阳伤寒未解，为什么宜桂枝汤，而不宜麻黄汤？因已经发汗，不可再用峻汗的麻黄汤，恐发汗太过，导致伤津或亡阳的变证。

原文第 24 条：太阳病，初服桂枝汤，反烦不解者，先刺风池、风府，却与桂枝汤则愈。

本条讲汤药与针刺合用的优越性。

初服桂枝汤——不得汗（病重药轻）表不解
反烦不解——邪不外达，正邪相争
}先刺风池、风府，泄其经热，复与桂枝汤

所谓“初服桂枝汤”，即一剂分三服，第一服为初服，初服不得汗，所以表不解；其所以反而增烦的原因，并不是初服桂枝汤的错误，乃病重而药力不及的关系。这时宜先刺风池、风府，泄太阳经之邪热，使病势减轻，再给桂枝汤，便汗出而愈。如果不用针刺，仍服用桂枝汤也可愈，只是病人烦热更甚，增加病人的痛苦和恐惧，合用刺法，就可以避免这些瞑眩现象，其优越性也就在此。

“风池”在耳后发际陷中“约入发际一寸”，左右各一，主大风、中风、伤寒、痎疾等。

“风府”在项后入发际一寸，大筋内宛宛中，太阳经脉连于此。

四 桂枝汤禁例

(一) 脉紧无汗禁

原文第16条(下半节)：桂枝本为解肌，若其人脉浮紧，发热汗不出者，不可与之也。常须识此，勿令误也。

本条讲无汗不得用桂枝汤。

脉浮紧，发热无汗——表实证，宜麻黄汤；若误用桂枝汤——衄血，心烦，懊侬。

脉浮缓，发热自汗——表虚证，宜桂枝汤；若误用麻黄汤——厥逆筋惕肉瞤。

表实证，误用桂枝汤，不得汗，反而阳亢，阳盛则衄，或为心烦懊侬。

表虚证，误用麻黄汤，汗出过多，则亡阳而厥逆，伤阴，筋肉失养而筋惕肉瞤。

(二) 酒客禁

原文第17条：若酒客病，不可与桂枝汤，得之则呕，以酒客不喜甘故也。

本条讲湿热素盛之体，不得用桂枝汤。

什么叫酒客病？酒客，平素嗜酒之人；病，即病中风。

酒客中风，何以不可用桂枝汤？酒客胃多湿热，桂枝汤辛甘温散，助热碍湿且其不喜甘，故得之则呕。

桂枝汤原非吐剂，且方中有生姜，具止呕作用。其所以得之则呕，正由于上述原因。得之则呕，则药不能入，故不得与之。

附：临床上也有酒客服桂枝汤不呕者，以其不恶甘故也，此种病人，可与之。若平素恶甘者，陆渊雷谓：去甘枣加葛花，可作参考。

(三) 服汤吐者禁

原文第19条：凡服桂枝汤吐者，其后必吐脓血也。

本条讲温药伤阴的预后判断。

服桂枝汤，何以会吐？这是胃中素有湿热(经常有胸满痛欲吐等)，今复患外感，且与宿疾并发，里有湿热，不适于辛温之剂，因而作吐。

服桂枝汤何以会吐脓血？桂枝辛温，与内热相搏，久则伤及营血，故服后每有吐脓血之患。后的意思是不一定指当时也。

【小结】

桂枝汤的灵活运用方法，在前章已讨论了一部分，指出太阳病汗后，表证已解，而常自汗出，或发热汗出者，可用桂枝汤调理；又伤寒汗后，表证仍在，而脉浮弱者，亦宜用之。今又在桂枝汤证变局中更做了进一步的讨论，凡属以下几种情况者，均可使用本方。

1. 太阳病，误下后，其气上冲的。

2. 表里兼病，而小便清的。

3. 太阳病，误下之后，表证仍在，其脉仍浮的。

4. 伤寒汗后，病解半日许，复烦，脉浮数的。

除此以外，还要注意桂枝汤的禁证：①脉禁无汗；②酒客不喜甘者；③服汤后吐者。如果对以上所述桂枝汤的主证、变证以及禁忌证，能有明确的了解，那么桂枝汤运用也就基本上掌握了。

五 桂枝汤类证变法

(一) 桂枝加厚朴杏子汤证

原文第 18 条：喘家作，桂枝汤加厚朴杏子佳。

本条讲素有喘疾，又病中风之治法。

原文第 43 条：太阳病，下之微喘者，表未解故也，桂枝加厚朴杏子汤主之。

本条讲误下表未解而微喘之治法。

此两条同样有桂枝汤证，又同样有喘证，虽然发病的过程不同，一为素有宿疾，一为误下致喘，然而总的机制还是一致的，因而治疗同样用桂枝加厚朴杏子汤。

喘家中风——外感引动宿疾而喘。

误下微喘——邪未内陷，正气上逆。

一是外感风邪，兼有痰湿而喘；一是下后邪未内陷，正气上逆，和 15 条下后气上冲的病机相同。因此都用桂枝汤解外，复加杏仁定喘，厚朴宽中下气。

(二) 桂枝加葛根汤证

原文第 14 条：太阳病，项背强几几，发汗出恶风者，桂枝加葛根汤主之。

本条讲桂枝汤证兼顾项背强之治法。

太阳病，何以会项背强？

项背强的原因：
- 太阳经脉循项背而行，风寒侵入，经气不舒（《黄帝内经》：邪入于输，腰脊乃强
- 津液不达上，太阳经脉失于濡养

项背强加葛根的理由：葛根其气轻浮，能鼓舞胃气上行以生津液的意思。

方组讨论：本方之麻黄，当有错误，以汗出不当用麻黄，否则与葛根汤无别。方后云"不须啜粥"，亦以啜粥为佳。

（三）桂枝麻黄各半汤证

原文第23条：太阳病，得之八九日，如疟状，发热恶寒，热多寒少，其人不呕，清便欲自可，一日二三度发。脉微缓者，为欲愈也；脉微而恶寒者，此阴阳俱虚，不可更发汗、更下、更吐也；面色反有热色者，未欲解也，以其不得小汗出，身必痒，宜桂枝麻黄各半汤。

本条讲邪微表郁，宜小发汗证治。

本条应分为四节看，太阳病一日二三度发是总冒（即以下三者的共同症状），为第一节。"脉微缓者，为欲愈也"为第二节，是从脉象上来判断其病欲自愈。"脉微而恶寒……更吐也"为第三节，从脉证判断其病为表里两虚，不可再用汗、吐、下三法（本方亦在所禁）。"面色反有热色"以下为第四节，即本方的主治证。为了把它分析清楚，在下面分别讨论。

1. 本证：
- 太阳病（脉浮、头项痛）八九日如疟状，发热恶寒，热多寒少
- 一日二三度发，面色反有热色，身必痒

2. 病理　如疟状一日二三度发——邪正斗争现象。

热多寒少——正气已见回复（热多）
病势渐微（寒少）
面有热色——阳气怫郁在表
身痒——汗欲出不得出，邪郁肌表
→ 邪衰正亦微——治宜小汗

"如疟状"即寒热休作，是邪正斗争的现象，正气奋起，与邪斗争，阳气浮盛，所以发热；正气退，邪留肌表，风寒外束，所以恶寒。

"热多寒少"，发热为正气卫外的现象，热多，说明正气渐盛，恶寒乃风寒外束，寒少说明邪已衰微。然而病已八九日，邪轻正气也衰，所以寒热进退不已，而病不愈。因此虽有恶寒证，也不能用麻黄汤峻汗，只宜小汗法的本方。

“面色反有热色”，由于阳气怫郁不得越，热炎于上，所以微赤色。“身痒”是邪郁肌表，欲汗不得汗的表证，我们在劳动中将汗时，皮下作痒，也是这个原理。

3. 辨证
- 不呕——与少阳证作别
- 清便自可——与阳明证作别
- 脉微缓
  - 微——邪衰
  - 缓——正复
  - （微、缓）欲愈
- 脉微而恶寒——表里俱虚，不可汗、吐、下

“不呕”，寒热如疟，很像少阳热型，但少阳多呕，此不呕，且有太阳证，可以别之。

“清便自可”（清，圊字简写，厕所也），即大便正常，与阳明之胸满便秘作别。

“脉微缓”，微脉，虚寒证有之，但必沉而无神，此微而脉缓（形容和缓）是邪衰正复的脉象，所以为欲愈。

“脉微而恶寒”，即脉既沉微无神，恶寒甚，而发热反少，这是阳虚的脉证，虽有表证，不可以本方发汗，宜桂枝加附子汤。

4. 治疗　桂枝麻黄各半汤。

（四）桂枝二麻黄一汤证

原文第 25 条：服桂枝汤，大汗出，脉洪大者，与桂枝汤，如前法。若形似疟，一日再发者，汗出必解，宜桂枝二麻黄一汤。

本条讲服桂枝汤不如法后的两种转归与治疗。

太阳病，服用桂枝汤发汗，应遵第 12 条方后注所嘱咐的煎服法使用，以“微似有汗者益佳，不可令如水流漓，病必不除”。如服药过量，或汗不得法，可致汗出太多，发生种种变化。

若大汗出，脉由浮缓变成洪大，是脉虽变而证未变，发热恶寒，头痛项强等症依然存在，仍可用桂枝汤解肌祛风，调和营卫，并应遵守第 12 条方后注所嘱咐的煎服法使用。此处的“大汗出、脉洪大”是一次过量服用桂枝汤而产生的副作用所导致，并非阳明里热，应无烦渴、大热等症。

若“形似疟，一日再发”者，与前“如疟状，发热恶寒，热多寒少，一日二三度发”的病机相似而略轻，为太阳病发汗治疗后，余邪犹存，属太阳表郁未尽解之轻证，可用桂枝二麻黄一汤，以更小剂量的辛温轻剂，微发其汗，调和营卫，兼祛微邪。

本方临床应用与桂枝麻黄各半汤略同，但病情更轻微。

对服桂枝汤后脉洪大机制的认识，方中行认为：“风多寒少，风邪欲散而寒持之，两皆不得解而热反甚也”（《伤寒论条辨·辨太阳病脉证并治下》）。尤在泾则

认为:“脉洪大,则邪犹甚,故宜更与桂枝汤取汗”(《伤寒贯珠集·太阳病上》)。

(五) 桂枝二越婢一汤证

原文第 27 条:太阳病,发热恶寒,热多寒少,脉微弱者,此无阳也,不可发汗,宜桂枝二越婢一汤。

本条讲太阳病表邪未透,里有郁热之治法。

太阳病{寒热如疟,热多寒少(微烦渴者)——可发汗,宜本方
　　　{脉微弱(表阳虚微),此无阳也——不可发汗

“微烦渴”,以方测证,本方用石膏,当有微烦、口渴等证。但与大青龙汤证不同。彼表里寒热俱甚,此则表证轻,里热亦微(参看原文第 38 条大青龙汤证)。

“宜桂枝二越婢一汤”句,当在热多寒少句下解,并不是无阳不发汗而反用本方(表 4)。

表 4　桂枝麻黄各半汤、桂二麻一汤、桂二越一汤三方药证比较表

方药	药物用量								适应证	病机	治法	备注
	桂枝	生姜	芍药	甘草	麻黄	大枣	杏仁	石膏				
桂麻各半汤	一两十六铢	一两	一两	一两	一两	四枚	二十四个		太阳病八九日如疟疾,发热恶寒,热多寒少,一日二三度发,面色反有热色,无汗身痒	风寒郁表,表郁较甚	小发其汗	助正散邪之功相等,用于日久无汗
方约	药物用量								适应证	病机	治法	备注
	桂枝	生姜	芍药	甘草	麻黄	大枣	杏仁	石膏				
桂二麻一汤	一两十七铢	一两六铢	一两六铢	一两二铢	十六铢	五枚	十六个		汗后表邪复闭,若形似疟,一日再发	风寒郁表,表郁较轻	微发其汗	助正多于散邪,用于大汗出之后
桂二越一汤	十八铢	一两二铢	十八铢	十八铢	十八铢	四枚		二十四铢	太阳病发热恶寒,热多寒少,兼有口渴烦躁	风寒郁表,郁而化热	外散微邪,里清郁热	用于外有表邪,里有郁热轻证

以上三个汤证,都属于表郁不解,而病机变化则有轻重等不同,所以处方、用药也有差异,其间权衡轻重,辨证投药,颇有指导意义。其一为太阳表实证,

历时较久，失于汗解，正气数与邪争，以致出现寒热如疟，一日二三度发的情况。无汗不宜桂枝汤，邪微不宜麻黄汤，因而用桂麻各半汤，取其调和营卫，轻散外邪。其二是太阳表证汗不如法，大汗后表气复闭，邪郁肌表，正邪相争，寒热一日再发，所以用桂枝二麻黄一汤，以和营卫为主，微发其汗为辅。其三是表郁较久，郁久化热，表仍不解，以致表有寒邪，里有郁热，用桂枝二越婢一汤，微发其汗，兼清里热。

【小结】

凡脉浮头项强痛而恶寒者，谓之太阳病（凡条文中有太阳病三字，即包括此条脉证）。

太阳病有三种病态类型——中风、伤寒、温病。

太阳病脉若静者为不传；伤寒二三日无阳明、少阳证者亦为不传；反之，脉数急，颇欲吐，或烦躁者，为传也。

太阳病自愈之期——太阳伤寒有发热者七日愈，无热者约六日愈，中风亦然，但表解而不了了者，约十二日愈。其将愈得解之时，宜从巳至未时观察。其所以愈的理由，以行太阳本经尽故也。如果欲作再经，针足阳明之三里穴，以预防之。

桂枝汤的主证——头痛、发热、汗出、恶风。

病理机制——风邪伤卫，卫强而营弱，营弱则阴不内守，卫强则不密，故汗出，阳气浮越则头痛、项强、发热，肌腠疏则恶风。

桂枝汤的主要功能——调和营卫，解肌发汗。

表证的治疗原则——外证未解，不可攻下，下之为逆，当先解外。

有关辨证和治疗规律：

辨证：

误下后气上冲——正气祛邪向上向外 小便清者——邪热在表，伤卫传里	解外宜桂枝汤

治疗规律：

汗后脉浮，表未解，邪仍在表，宜本方（桂枝汤）。

伤寒汗后，余邪未尽，复烦，可发汗，宜桂枝汤。

桂枝汤三禁：脉浮紧，发热汗不出。酒客中风。服桂枝汤吐者。

太阳病误下后微喘或喘家中风——桂枝汤加厚朴杏子。

太阳中风，兼见项背强者——桂枝汤加葛根。

太阳寒热如疟：

表邪较甚者(面有热色，身痒)——桂麻各半汤。

表邪轻者(无面有热色，身痒)——桂二麻一汤。

表邪虽轻，而兼里热，见微烦微渴者——桂二越一汤。

六 麻黄汤证

(一) 麻黄汤证正局

在未讨论原文之前，我们先回忆太阳病脉证治法大纲中指出太阳病有中风、伤寒之分。仲景以有汗脉缓的称为中风，主用桂枝汤，前章已进行详尽的叙述。对于伤寒的症状，第 3 条原文指出："太阳病，或已发热，或未发热，必恶寒，体痛，呕逆，脉阴阳俱紧者，名为伤寒。"这句话纲领性地说明了伤寒的主要症状。现在这一部分更为具体地提出了太阳伤寒的脉证及其治疗；但是必须和第 3 条原文前后互参，才能对本证的证治有全面的认识。

原文第 35 条：太阳病，头痛，发热，身疼，腰痛，骨节疼痛，恶风无汗而喘者，麻黄汤主之。

本条讲太阳伤寒的证治。

1. 证候

(1) 头痛发热——(外感风寒一般症状)为阳气向上向外。

(2) 身疼腰痛，骨节疼痛——为寒邪闭表，经气郁束不舒(较桂枝汤证更为严重，因太阳经被寒邪所束，营气不利)。

(3) 恶风无汗而喘——卫阳被遏，腠理闭塞，肺气上逆。因表闭塞卫气不伸，不能御寒，故恶风。营气不能通达于表，玄腑不通，则无汗。喘与无汗有密切关系，因肺主皮毛，皮毛为寒邪所遏，邪气不得外泄，肺气不能宣通，故无汗而喘。

本条虽未提及脉象，但从无汗来看，可知脉必浮紧，与第 3 条"脉阴阳俱紧"互参，更加可以证实了。因寒主收引，营阴郁闭，所以脉紧与无汗，在一般伤寒，常同时并见。因而这两个症状也是本证的辨证关键。

2. 病理机制　从以上症状来看，本证的病理为风寒外束，卫阳外闭，营阴内郁，而成表实之证。不言恶寒而言恶风者，因恶风与恶寒不能截然分开，伤寒可以见恶风，中风可以见恶寒，也就是指出中风与伤寒的辨证不在于恶风与恶寒的分别，应该以有汗无汗去分辨表虚与表实。

麻黄汤证与桂枝汤证的区别：桂枝汤证脉缓自汗，为卫阳浮盛、营阴内弱；麻黄汤证脉紧无汗，为卫阳外闭、营阴内郁。

3．治疗　开腠理，祛寒邪，是太阳伤寒的主治法则；所以用麻黄汤的发汗峻剂。

4．方解

桂枝——入于营分，升腾阳气
↓
↗走表——开毛窍，逐风寒
麻黄
↘入肺——宣肺定喘
↑
杏仁——利肺降气
} 甘草调和诸药

5．调剂和服法的注意点

（1）先煎麻黄去上沫——《名医别录》："沫令人烦。"

（2）复取微汗——这是本方服法的关键，若不温覆，则发汗不能遍身漐漐。

（3）不须啜粥——麻黄汤是发汗峻剂，无需啜粥，不比桂枝汤是调和营卫剂，非啜粥以助其药力不可。

原文第 51 条：脉浮者，病在表，可发汗，宜麻黄汤。

原文第 52 条：脉浮而数者，可发汗，宜麻黄汤。

本条补充麻黄汤证脉象。

脉浮为病在表，太阳脉浮数是表有热，前面讨论了脉浮紧是麻黄汤证主脉，今脉浮和浮数仍用麻黄汤发汗，这又是什么原因呢？我们认为必须将本证条文融会贯通，才能全面领会。同时根据条文"可发汗"可见本证必然无汗，也就是说太阳病无汗表实，即使脉浮或浮数，也可用麻黄汤发汗。

刘宏璧说："但浮不紧何以知其表寒实也，必然无汗始可发也，脉数何以知其未入里也，以脉兼浮故可汗也。"

（二）麻黄汤证变局

原文第 37 条：太阳病十日以去，脉浮细而嗜卧者，外已解也，设胸满胁痛者，与小柴胡汤，脉但浮者，与麻黄汤。

本条说明太阳病十日以去的三种转归。

太阳病十日以去的三种转归 {
脉浮细而嗜卧者——外证已解，正胜邪去，趋向自愈
设胸满胁痛者——转入少阳，与小柴胡汤
脉但浮者——邪仍在表，与麻黄汤

1. 太阳病经过十天以上，脉象不见浮紧而见“浮细”，症状不见发热、恶寒、头痛、身疼，而见嗜卧，这是正胜邪去以后的疲乏脉象，病机向愈的良好转归。

2. 如果外证虽解，而见胸满、胁痛的症状，说明病邪转入少阳，应从少阳论治，宜用小柴胡汤。

3. 如十日以后，其脉但浮不细，汗不出，热不退，则知表证仍在，宜用麻黄汤发汗。

本条的精神实质，是指出太阳病经过一个阶段，可能有以上三种转归，同时提出了三种不同的处理方法。可见仲景是如何细致地辨证施治。

还要补充说明，脉浮细而嗜卧，往往与少阴病的但欲寐、阳明病的嗜卧近似，应该辨别。

脉浮细而嗜卧与少阴“但欲寐”、阳明“嗜卧”的鉴别：

少阴病但欲寐——神气委疲的朦迷状态（非熟睡），脉微细——虚寒。

阳明病嗜卧——神昏气粗，大热大渴，脉洪大——里热。

本证的嗜卧——熟睡状态，舒适而卧，脉浮细——向愈。

原文第 46 条：太阳病，脉浮紧，无汗，发热，身热痛，八九日不解，表证仍在，此当发其汗，服药已微除，其人发烦目瞑，剧者必衄，衄乃解，所以然者，阳气重故也，麻黄汤主之。

原文第 47 条：太阳病，脉浮紧，发热，身无汗，自衄者愈。

原文第 55 条：伤寒，脉浮紧，不发汗，因致衄者，麻黄汤主之。

此三条都说明太阳表实证与衄血的关系。

汗解与衄解的关系：汗与血同属营阴所化，本是同源异名，且心主血，汗为心之液，所以《黄帝内经》说：“夺血者无汗，夺汗者无血。”可以看出汗与血是异名同源，因此，在某种情况下，太阳表实证往往可以从衄而解。在什么情况之下呢？在外不得汗、营气内郁、阳气上盛的情况下，则往往衄血。故古人称为红汗，这就是汗解与衄解的关系，原文第 46 条，就是说明不从汗解而从衄解的病证。

第 46 条：本文分两段讨论，总的精神是说明服麻黄汤后，不从汗解而从衄解。

第一段：“太阳病，脉浮紧，无汗，发热，身热痛，八九日不解，表证仍在，此当发其汗，麻黄汤主之”（麻黄汤主之句应接在“此当发其汗”下），这主要说明，太阳表实仍在，用麻黄汤发汗从汗而解。

第二段：“服药已微除，其人发烦目瞑，剧者必衄，衄乃解，所以然者，阳气重故也”，这一段说明服麻黄汤后表证稍为减轻，但见病人发烦（身热心烦），目瞑（目闭而眩），这是阳气上盛表现，即仲景所说阳气重故也。“剧者必衄”说明阳气极盛，热逼血上逆妄行而衄。总之，其引起鼻衄的原因，是表邪不能尽从外解，因而阳气上盛而致衄；但衄血也是热邪外泄的表现，故衄血而病减。

第47条：说明太阳表证可以自衄而解。

原因与上条相同：为邪热随衄血向外泄，故愈。

第55条：说明失汗致衄，衄后表实未除，可以再用麻黄汤发汗。

表实证没有能及时发汗，势必邪郁更甚，阳气上盛而导致鼻衄，如果邪热能从血分外泄，也就热退病愈。但是表邪郁闭比较重的，即使出现衄血，也可能表证依然不解，此时宜用麻黄汤开表发汗，即邪从外解。不过，衄血之后，引起变证的也不在少数，因此，衄后不解，再行发汗，必须具备再汗的条件，才能使用。

具备了以下三种条件：①表实证仍在；②确无里热；③阴气未伤，才能确断其衄血原因是寒邪外闭，郁热上盛，而用麻黄汤发汗。

若衄后出现了里热症状，这是阳热亢盛，迫血妄行之证，在治疗上辛温发汗就在禁忌之例，而应该考虑清降里热的方法。

若衄血后，阴气已伤，也不宜再用汗法，汗之则阴气更耗，水不制火，必致造成阳亢阴竭的变证。治疗方法宜乎滋阴凉血。

七 麻黄汤禁例

（一）尺中脉迟禁、误下尺中脉微禁

原文第50条：脉浮紧者，法当身疼痛，宜以汗解之，假令尺中脉迟者，不可发汗，何以知然，以营气不足，血少故也。

原文第49条：脉浮数者，法当汗出而愈，若下之，身重心悸者，不可发汗，当自汗出乃解。所以然者，尺中脉微，此里虚，须表里实，津液自和，便自汗出愈。

以上两条，根据尺脉的迟或微，测知里虚而禁汗。

第50条，指出尺中脉迟是营血不足，所以不可发汗。尺中脉——尺脉，尺以候阴，尺脉迟为阴亏血少，若用麻黄汤发汗，则以发汗夺血更伤其阴。

第49条，尺中脉微——阳气虚衰，身重心悸——气虚不运，心阳不振。根据第49条脉证，可知病者阳气已虚，如更发其汗，并虚其表，则里无护卫，必然会导致亡阳之变。本证的治疗，唐荣川主用桂枝加附子汤，可参考。

（二）胃家寒禁

原文第89条：病人有寒，复发汗，胃中冷，必吐蚘。

素体中虚里寒者禁汗。

素体中虚有寒的病人，中阳已经不足，如反发其汗，则损伤阳气，胃中虚冷更甚，蚘失温养而蠢动，必致发生吐蚘。吐蚘为胃寒证。

胃中寒——中阳不足——必吐蚘。

治疗：古人用理中汤加乌梅丸。

（三）咽喉干燥禁、淋家禁、疮家禁、衄家禁

原文第83条：咽喉干燥者，不可发汗。

原文第84条：淋家，不可发汗，汗出必便血。

原文第85条：疮家虽身疼痛，不可发汗，发汗则痉。

原文第86条：衄家不可发汗，汗出必额上陷，脉急紧，直视不能眴，不得眠。

此四条为津亏血弱阴分不足者禁汗。

第83条，咽喉干燥者，为肺胃津液不足，若发汗则津液更伤，咽喉干燥益甚，为咳为咽痛，甚则吐脓血，变证百出。

第84条，淋家长久不愈，非但下焦蕴有湿热，肾阴必然亏损，若发汗，肾阴更伤，导致小便出血。

第85条，疮家虽身疼痛，为痈疽，脓血流溢，损伤阴气，营血不足，筋脉失于濡养，若发汗，重伤血液，势必血虚生风，必发抽搐为痉。

第86条，衄家经常衄血，大多阴虚火旺体质，若发汗则血液更枯竭，经络干涩，而为额上陷，脉急紧，直视不能眴，虚火更旺而为不得眠。

这里要补充说明：前面第55条"因致衄者，麻黄汤主之"，本条衄家又提出禁汗，实因两者的原因不同：

本条为营血不足阴虚火旺，素有衄血病人——不可发汗。

第55条为表邪郁遏不得外泄，阳盛体实病人——故可发汗。

（四）亡血家禁

原文第87条：亡血家，不可发汗，发汗则寒栗而振。

本条讲亡血家不可发汗。

亡血为大量失血。气随血亡而衰乏，必然气血两亏，若强发汗，则阴气不足而阳气更微，故寒战振栗。

尤在泾说："阴亡者，阳不守，亡血复汗，寒栗而振者，阴气先虚，而阳气后竭也。"

亡血家（气血两虚）——误汗寒栗而振（阳气衰微不能支持而寒战噤栗）。

(五) 汗家禁

原文第 88 条:汗家,重发汗,必恍惚心乱,小便已阴疼,与禹余粮丸。

本条讲汗家不可发汗。

汗家——卫阳素来不固的人,重发汗则心肾两阳皆虚。

心阳虚则恍惚心乱——心神动荡不能自持(阳亡神散),神虚意乱不能自主。

肾阳虚则小便已阴疼——虚阳上越,下焦无阳,气弱不利,茎中濇痛。

禹余粮丸方(见《伤寒杂病论义疏》,介绍作参考):禹余粮四两,人参三两,附子二枚,五味子三合,茯苓三两,干姜三两。蜜丸如梧桐子大,每服 20 丸。

【小结】

麻黄汤证脉证及机制:

主证:头痛发热,身疼腰痛,骨节疼痛,恶风(恶寒),无汗而喘。

主脉:浮紧。

辨证:无汗,脉浮紧(表实)。

病理机制:卫阳外闭,营阴内郁——表实。

麻黄汤作用:祛寒邪,开腠理,宣肺定喘。

一般服麻黄汤后,汗出而解,阳气盛者亦可从衄而解。

失汗致衄,衄而表实不解者,宜麻黄汤解表。

麻黄汤禁例九条,总的精神不外中寒、里虚、津亏、血少者禁止发汗(表 5)。

表 5　麻黄汤发汗禁忌证因表

脉　　证	原　　因	发汗后的逆证
下之,身重、心悸、尺中脉微	里虚	里更虚竭
尺中脉迟	荣气不足(血少)	荣血更消耗
胃中冷(兼见表证)	中虚里寒	必吐蚘
咽喉干燥	阴液不足	阴必更亏
淋家	下焦有热,津液亏耗	必便血
疮家(身疼痛)	疮疡破溃,气血不足	痓
衄家	阳亢,阴血亏耗	额上陷,脉急紧,直视,不能眴,不得眠(夺血则无汗)
亡血家	气血阴亏	寒栗而振
汗家	心液亏虚	恍惚心乱,小便阴疼(夺汗则无血)

八 麻黄汤类证变法

麻黄汤类证变法其主要者，有大青龙汤、小青龙汤以及葛根汤证，三者之间，在病理机转上虽都属表实证，但也有很大差异。现在讨论如下。

(一) 大青龙汤证

原文第38条：太阳中风，脉浮紧，发热恶寒，身疼痛，不汗出而烦躁者，大青龙汤主之。若脉微弱，汗出恶风者，不可服之，服之则厥逆，筋惕肉瞤，此为逆也。

说明大青龙汤的主证主脉，并指出阳虚表不固者禁用及误汗后的变证。

“脉浮紧发热恶寒，身疼痛不汗出”是很明显的麻黄汤证。而“烦躁”一证，乃本条之所特有，原因是风寒外束，热邪内郁，不能外越，故烦躁乃作也。

陶节庵说：“烦乃热轻，躁乃热重也。”所谓烦躁者，先发烦而渐至躁，所谓躁烦者，先发躁而后发烦也。

病理机制：从以上的讨论，可知本条之病理机转是：风寒之邪外袭于表，火热之邪闭郁于里所致。

辨证：“烦躁”是六经病皆有的症状，而本证之烦躁，乃是与阳明、少阴鉴别之辨证要点。

阳明烦躁——无表寒但有里热，多汗，脉洪大或沉实有力，由于阳热独盛所致。

少阴烦躁——有但欲寐，吐利，脉微细欲绝，是阴盛格阳之证。

本证烦躁——外有寒邪，里有郁热，无汗脉浮紧，乃风寒外束，热不得泄所致。

治疗：大青龙汤。

误治后的变证：

大青龙汤是治疗无汗、烦躁之表实里热证，如汗出恶风脉微弱，乃表里俱虚之证，若误用大青龙汤，则阳亡于外，阴耗于内，故有厥逆、筋惕肉瞤等之变证。

误治变证：
- 厥逆——阳主四末，阳亡于外，不能布及四肢
- 筋惕肉瞤——不但阳亡于外，且津液外泄，阴竭不得滋养筋肉，阳虚不能温养筋脉

注家对于大青龙汤的运用，有两种不同的看法，如许叔微、方有执说：“麻黄寒伤营，桂枝风伤卫，大青龙汤两伤营卫。”而尤在泾则持不同的意见，他说：“桂

枝主风伤卫则是，麻黄主寒伤营则非，盖有卫病而营不病者矣，未有营病而卫不病也。至于大青龙汤证，其辨不在营卫两病，而在‘烦躁’一证，其立方之旨，亦不在并用麻桂，而在独加石膏。”

我们认为许叔微等的说法是不够全面的，因为外邪侵卫是由表而里，而营行脉中，卫行脉外，营内而卫外，未有营病而卫不病之理。所以还是尤在泾的说法比较切当。总之，对于桂枝、麻黄、大青龙三方的脉证，应该是有汗脉缓的称桂枝汤证，无汗脉浮紧的称麻黄汤证，无汗脉浮紧而烦躁者称大青龙汤证。

原文第39条：伤寒脉浮缓，身不疼，但重，乍有轻时，无少阴证者，大青龙汤发之。

本条指出大青龙汤的另一脉证，并和少阴身重鉴别做出辨证。

大青龙汤证的主证已见上条，本条乃属表寒之轻证，现根据症状分述如下：

脉浮缓，身不疼但重——虽感风寒而较轻浅，且里已蕴热，故脉不浮紧身不疼痛。

柯韵伯认为：“寒有轻重，伤之重者，脉阴阳俱紧而身疼，伤之轻者，脉浮缓而身重。”

乍有轻时——尤在泾认为：“邪气在或进或退之时，故身体有乍轻、乍重之候也。”

辨证：本条的见证，极易与少阴病中之“四肢沉重”混淆，故提出“乍有轻时，无少阴证者”，为辨证之关键。

辨证
- 大青龙汤轻证——脉浮缓，身重，乍有轻时(属实)
- 少阴证——脉微细，但欲寐，四肢经常沉重，这是阴盛阳虚(属虚)

治疗：大青龙汤。

方解
- 麻黄汤——发散在表之寒邪
- 加石膏——清除内郁之邪热

（以上）表里双解

服法注意：

一服得汗即停后服，再服则汗多亡阳，以致可见怕风、不得眠、烦躁等虚脱状态。

汗出过多者，宜以温粉扑之。

附温粉方(《千金方》)：煅龙骨、煅牡蛎、生黄芪各三钱，粳米粉一两。共研细末，和匀，以稀疏绢包，缓缓扑于肌肤。有止汗作用。

（二）小青龙汤证

原文第40条：伤寒表不解，心下有水气，干呕发热而咳，或渴，或噎，或小便不利，少腹满，或喘者，小青龙汤主之。

原文第41条：伤寒心下有水气，咳而微喘，发热不渴，服汤已渴者，此寒去欲解也，小青龙汤主治之。

这两条讲外有表寒里有水饮的证治。

本条的证候，我们认为钱潢的解释比较切当中肯。钱潢说："喘咳者水寒伤肺而气逆也。"《黄帝内经》云："形寒饮冷则伤肺。"以肺主皮毛，寒邪在表，水气停蓄，故伤肺气也；或利者，水寒伤胃而下流也；或噎者，水气寒邪，窒碍胃中，气不通行也；或渴或小便不利者，水寒闭于中焦，则下焦之阳气，不得上腾而为津液故渴，上焦之清气不得下降而为渗利，其升降之气化不行，故小便不利而小腹满也。

小青龙汤 { 主证主脉 { 脉——弦紧；证——干呕发热咳喘 }；或然证——渴利小便不利而少腹满 } 表有寒邪，里有水饮

至于"服汤已渴者"是指服小青龙汤之后，水寒已去，且发热之后，津液未回，所以有口渴证。

治疗：小青龙汤。

方解：本方为桂枝汤之变法，去大枣之甘腻，加麻黄以开玄府，半夏化饮止呕，细辛、干姜、五味子镇咳祛痰，为治表寒而里有水饮双解之剂。

加减法：水饮到处流动，既能上窜犯肺，又能停滞于中而犯胃，更能下趋膀胱，故用药宜注意加减法。

渴去半夏加花粉；微利去麻黄加芫花；噎去麻黄加附子；小便不利、少腹满去麻黄加茯苓；喘去麻黄加杏仁（若表闭而喘则不必去麻黄）。

小青龙汤证需与大青龙汤证鉴别（表6）：

表6 小青龙汤证与大青龙汤证鉴别表

证名	小青龙汤证	大青龙汤证
主证	恶寒、发热、头痛、身疼、咳喘、干呕、不渴（脉弦紧）	恶寒、发热、头痛身痛或（但重，乍有轻时）、不汗出而烦躁，脉浮紧或浮缓
病机	外有风寒，内有寒饮	外有风寒，内有郁热
治法	外解风寒，内散水饮	外散风寒，内清郁热

小青龙汤证还需与麻黄汤证、桂枝加厚朴杏子汤证相鉴别(表7)：

表7 小青龙汤证与麻黄汤证、桂枝加厚朴杏子汤证鉴别表

证名	小青龙汤证	麻黄汤证	桂枝加厚朴杏子汤证
主证	发热、咳而微喘、干呕、不渴	寒热无汗而喘，脉浮紧	恶风自汗而喘
病机	外有风寒，饮邪犯肺	风寒外束，肺气闭郁	营卫不和，肺失宣降
治法	散寒宣肺，温阳化饮	辛温发汗，开肺定喘	和营解肌，宣降肺气

（三）葛根汤证

原文第31条：太阳病，项背强几几，无汗，恶风，葛根汤主之。

本条讲表实证而项背强几几的治疗。

无汗恶风——太阳表实之证。

“项背强几几”是本证的特征，其原因详见桂枝加葛根汤证。

辨证：

与桂枝加葛根汤证的鉴别：

桂枝加葛根汤证——脉浮缓汗出，属于表虚。

本证——脉浮紧无汗，属于表实。

与麻黄汤的鉴别：

相同点——发热、恶风、无汗、脉浮紧。

不同点：
- 麻黄汤证——有喘而无项背强几几。
- 本证——无喘而有项背强几几。

治疗：葛根汤。

方解：葛根味甘气凉，能升胃中津液上行，以滋养筋脉而舒其牵引，麻、姜开玄府腠理之闭塞，发汗解表，少佐桂、芍以和营，同甘草、大枣以和里，为开表逐邪轻剂。

葛根汤是否是阳明经药？后世有人认为葛根汤是阳明经药是值得讨论的。阳明病为里热实证，多津液受伤，故立白虎、承气，以清之或下之，以急救津液。葛根虽具有升津作用，但不能清实热而存津液，如阳明燥热证用之，反使津液更亏，阳热愈炽。所以我们认为葛根汤，用之治太阳、阳明合病，下利之偏于表者则可(合病篇详细介绍)；如认为即阳明经药，是不够切当的。

【小结】

1. 大青龙汤证

症状：发热，恶寒，无汗，烦躁，身疼或不疼但重，乍有轻时。

病理机制：风寒外束，闭热于里。

辨证要点：太阳表证，不汗出而烦躁；无少阴证。

治疗：宜大青龙汤，发汗泄热，两解表里。

2. 小青龙汤证

症状：发热而咳，微喘干呕。

病理机制：表寒外干，水饮内停。

辨证要点：太阳表寒，发热喘咳。

治疗：宜小青龙汤，辛温解表，化饮降逆。

3. 葛根汤证

症状：发热恶寒，头痛，无汗，项背强几几。

辨证要点：无汗，恶寒，项背强几几。

治疗：开表逐邪，舒缓项背筋脉，宜葛根汤。

九 蓄水证

上面我们已经讨论了桂枝汤证、麻黄汤证、大小青龙汤证、葛根汤证等，这些都属于太阳经证，其病变主要表现在体表。如果经证影响到所属的腑，则称之为腑证。病邪偏重于经络，所以称为表证经证，病邪偏重于腑，所以称为里证腑证。太阳腑证分为蓄水证和蓄血证两大证型，现在分别讨论于下。

原文第71条：太阳病，发汗后，大汗出，胃中干，烦躁不得眠，欲得饮水者，少少与饮之，令胃气和则愈。若脉浮小便不利，微热，消渴者，五苓散主之。

本条文主要讲述了太阳蓄水证和汗后伤津胃中干的辨证和治法。

太阳病即前面所说的“太阳之为病，脉浮，头项强痛而恶寒”，这里没有提是隐语。太阳病治疗本当发汗，但因汗不如法，大汗出后发生两种不同的情况，一为汗后表证已经解除，只因胃中津伤受损，以致烦躁不得睡眠，这不是里热津伤，只要注意调护，饮用少量汤水，以滋润胃燥，胃中津液恢复则胃气和，胃和则烦躁自除，且不可大量饮水，因为此时胃气虚弱，大量饮水后易造成蓄水证。这是对病后口渴欲饮调护必须遵循的原则。

二为汗后表邪没有完全解除，仍有脉浮微热，又见小便不利、消渴，这主要是因为大量饮水的缘故，饮水太多而脾虚转输失常，膀胱水蓄则小便不利，津液不能上布则消渴，愈饮愈渴，饮不解渴，所以说是消渴，此时里有蓄水，外兼表邪，治当运脾布津、温阳化气，五苓散为对证方剂，二苓泽泻淡渗利水，白术健脾行水，桂枝通阳解表，总之，五苓散有健脾利水、温通表阳的作用，阳气通调，则表证可解，且有助于气化转输，此正是通里达表的方法，脾的转输功能正常，膀胱的气化功能得利，那么自当小便通利蓄水解除，津液上布口渴缓解。本证的小便不利，与膀胱固然有关，但之所以造成蓄水证，与脾的关系最为密切，许多注家局于经腑之说，将蓄水证专属于膀胱腑证，并把五苓散作为太阳腑证的专方，未免以偏概全。

太阳蓄水证，虽然以脉浮，小便不利，微热消渴等为主证，但有时也会进一步出现脉浮数、心烦或水入则吐、心下痞等证，所以下面几条，更做出补充说明。

原文第72条：发汗已，脉浮数，烦渴者，五苓散主之。

本条是上条脉证的补充说明，即除有上条症状以外，有时也不仅脉浮，而且还会出现浮数；不仅会有消渴，也会有烦渴，烦渴形容渴得厉害而且烦躁。但其形成机制相同，也是因为水蓄气滞，津液不能上布所致，不同于热盛津伤的烦渴，后贤经验，蓄水证唇口虽焦，舌面决不干燥，临床辨证可以参考。临床仲景只提出这些不同的脉证，而省去了微热小便不利等证是一种省笔法。但是这些证候和阳明经证相类似，在临床上应作出区别。

五苓散证烦渴——脉浮数，身热不高，小便不利，舌苔白滑。

白虎汤证烦渴——脉洪大，身大热，面赤，大汗出，舌质干燥。

原文第74条：中风发热，六七日不解而烦，有表里证，渴欲饮水，水入则吐者，名曰水逆，五苓散主之。

本条文主要讲述了蓄水证的另一症状——水逆的证治。

这里的表证指“脉浮或脉数，发热恶风汗出”等，里证指“消渴或烦渴、小便不利、水入则吐”等。太阳蓄水证或蓄水证兼水逆，只不过病情轻重不同，同样有脉浮、身热、口渴、小便不利等表里症状，由于前者是太阳病，已经发汗，表证已轻微，且无水入则吐症状；后者则由于太阳中风，未经汗解，所以表证较重，除有中风证外，尚有水入则吐证，尽管表里证轻重不同，而原因都是表不解而兼气化失职，所以在治疗上同样用五苓散主治。当然它们的病理变化是有所不同的。

膀胱藏津液，气化则能出，而太阳邪热，随经入腑影响膀胱的气化功能，所以水气不能通调，以致小便不利；而水蓄下焦，下焦水气不行，脾不转输，水气不得上腾而为津液，所以口渴；如水气进而影响到胃，胃中水停不化，则出现“水逆”现象。

总的来说，太阳蓄水证有得于发汗后的，也有得于太阳病未经汗解的，它的主要证候是：脉浮、小便不利、微热消渴等表里症状，由于病情有轻重、体质有强弱的不同，因此，所出现的症状，不是机械的，有时会有脉浮数或心烦而渴、水入则吐等病变，而其总的原因，则是表不解而膀胱气化不利，所以治疗上同样用五苓散主治。

在太阳病过程中，也有类似蓄水证的，在下面进行讨论，加以鉴别。

原文第 73 条：伤寒，汗出而渴者，五苓散主之；不渴者，茯苓甘草汤主之。

本条文主要讲述了五苓散证与茯苓甘草汤证的鉴别。

五苓散证，是水停下焦，气化不行，津液不得上布，所以口渴。而茯苓甘草汤证，是水停中焦，所以心下悸，虽然脾阳的输布功能较弱，但尚可维持一定的津液上达，故而不渴，因此不用白术、猪苓、泽泻等健脾利尿之品，而用生姜以温胃降逆。本条文只提出“汗出而渴，五苓散主之”是省文，应该有脉浮（或浮数）、小便不利、微热消渴（或烦渴）等证。而茯苓甘草汤证与五苓散证，大致相同，所不同的主要是渴与不渴，此外茯苓甘草汤证尚有心下悸或呕逆等证。从厥阴篇第356 条可知：“伤寒厥而心下悸，宜先治其水，当服茯苓甘草汤。”此外，太阳蓄水证往往演变而出现心下痞证，类似痞证，临证时也应该鉴别。

原文第 156 条：本以下之，故心下痞，与泻心汤。痞不解，其人渴而口躁烦。小便不利者，五苓散主之。

本条文主要讲述了蓄水之痞与热结之痞的辨治。

本来是由于误下以后，以致心下痞，一般来说，应当是泻心证的，但是也间或有蓄水证而形成的。它们的主要辨证关键在于小便不利，因为痞证是热结心下，决不影响膀胱气化，不会小便不利，此外还有脉浮、身热烦渴等症，同时还应注意与文蛤散证相鉴别，关于痞证的详细证治，以后再作讨论。

原文第 141 条：病在阳，应以汗解之，反以冷水潠之；若灌之，其热被劫不得去。弥更益烦，肉上粟起，意欲饮水，反不渴者，服文蛤散，若不差者，与五苓散。

本条文主要讲述了太阳病误用水潠的病变和治疗。

病在表，虽然身高热，也应该用汗解法发汗退热，不能用水潠或洗，如果误用，不仅表证不解，邪热反而被冷水阻遏，皮上粟起而且烦躁加重，这是因为热不外解的缘故。热邪虽甚，津液未伤，所以欲饮而不渴，这时应当发汗解热，宜文蛤散，文蛤散，只文蛤一味能生津止渴，利小便，无解表作用，柯韵伯、陆渊雷等认为当作“文蛤汤”颇有见地，“文蛤汤”即大青龙汤去桂枝加文蛤，有发汗解表清热除烦止渴等作用。服后汗出而表邪未尽，又合五苓散证的，可与五苓散。

原文第 127 条：太阳病，小便利者，以饮水多，必心下悸；小便少者，必苦里急也。

本条文主要讲述了以小便利与不利，来辨别水停的部位。

一般情况下如果小便畅利而心下动悸，是水停在胃的证候，因胃内停水，胃气不得通畅，所以心下动悸，此外还应有眩冒等证，治疗上宜用茯苓甘草汤温胃散水。如果小便少而且少腹急迫，是水停下焦，膀胱气化不利的征象，属五苓散证，但仍须根据脉证进一步明确诊断。这里主要是辨别蓄水部位，叙证简单，所提出茯苓甘草汤和五苓散也只可供临床参考。

【小结】

1. 蓄水证原因　太阳病，邪热随经入腑，热与水结，膀胱气化失职。

2. 症状　脉浮或浮数，小便不利，微热消渴（或烦渴），汗出，或中风证不解，渴欲饮水，水入则吐。

3. 治疗　五苓散主之。

4. 辨证

（1）太阳病发汗太过，肠胃津伤，烦躁不眠而渴，无表证及阳明证的，适当补给水分，可以自愈，不可与五苓散。

（2）太阳表证汗解后，口不渴而心下悸的，是水停中焦，表阳蓄水证，宜茯苓甘草汤。渴与不渴是辨证的关键。

（3）太阳病，误以水潠、灌，表证仍在，无汗粟起，烦而欲饮不渴的，这时应当用文蛤散发汗清热，不可用五苓散；若服文蛤散汗出表仍未解，口渴而小便不利的，才是五苓散的适应证。

十　蓄血证

蓄血证是太阳腑证的另一种类型，病因和蓄水证有所不同，是邪热与瘀血相互搏结而成的，因为证情有轻重之分，蓄血有新旧的不同，因此在治疗上也有桃核承气汤、抵当汤、抵当丸等的不同。现在分别讨论如下：

原文第106条：太阳病不解，热结膀胱，其人如狂，血自下，下者愈。其外不解者，尚未可攻，当先解其外。外解已，但少腹急结者，乃可攻之，宜桃核承气汤。

本条文主要讲述了蓄血证的病因、症状和治疗步骤。

应该分成两段理解："太阳病不解……下者愈"为第一段，主要说明了蓄血证的来源和自愈证。"其外不解者……宜桃核承气汤"为第二段，说明蓄血证不能自愈的症状和治疗步骤。太阳病在经如果邪热不解，可能随经入腑与血相搏而形成蓄血证。症见“如狂，少腹急结”等，是为热结膀胱。“膀胱”不是指贮尿的膀胱，而是下焦的通称。所谓“其人如狂”就是说还没有到发狂的程度，发狂往往说的是乱说乱动、弃衣而走、登高而歌、逾墙越壁等狂妄现象，如狂则虽有妄言妄动，而不至于狂走；“少腹急结”，就是少腹部有拘急结聚的感觉，这是蓄血证的外候。“其人如狂”，是由于病人血分，上扰神明，而出现神志反常的病理现象，与热犯神明，发为谵语狂妄，症状虽同，而病理却不尽相同。“少腹急结”，是由于瘀热互相搏结阻滞于少腹部所致。少腹：脐以下称为少腹，又称小腹，脐以上称为大腹。

太阳蓄血证，由于病变的不同，治疗上当然也随之有所不同。以本条来说，它们的共同症状是有太阳表证，又有蓄血证的如狂、少腹急结。如果大便自下血的，瘀热可借血行而外解，表证可去，蓄血也可解除，不需服药。因为药物虽有治病的作用，但也有影响正气的作用，今正气既然能祛邪外出，所以不需再用药物治疗。如果没有自下血的症状，说明邪无去路，表证仍在，就应该根据病情，先进行解表，否则误用桃核承气汤等攻下，就有表邪内陷，成为结胸证或痞证的不良后果。用什么方剂去解表呢？根据《伤寒论释义》和《伤寒杂病论义疏》，认为“当先解其外”句下，应有“属桂枝汤证”五字，当然，桂枝汤具有解表和温通血行的作用，《素问·调经》：“血气者喜温而恶寒，寒则泣而不利，温则消而去之。”是可以选用的，但只可作参考，仍须结合当前脉证而决定。如果表证已解，只见“如狂少腹急结”等证，那就可以用桃核承气汤攻下治疗。

桃核承气汤即调胃承气汤加桃仁、桂枝。调胃承气汤，推荡瘀热下行，桃仁化瘀止血，桂枝温通血脉。总之，本方具有去瘀温通推荡的作用，之所以用桂枝，是取其温通血行，而不是解表，所以条文叮嘱，“外解已，但少腹急结者”，才用本方攻下。此外本方适用于新瘀血证，是蓄血证轻而浅的治疗，也不可不知。

原文第124条：太阳病，六七日，表证仍在，脉微而沉，反不结胸，其人发狂者，以热在下焦，少腹当硬满，小便自利者，下血乃愈，所以然者，以太阳随经，瘀热在里故也，抵当汤主之。

本条文主要讲述了蓄血证深而重的治疗。

太阳蓄血证，初得病时，表证较重，脉仍浮的，虽然有如狂，腹急结等证，而正气仍有祛邪向外之机，且瘀滞的时间尚浅，所以仍需照上条的治法，先解表，然后攻其瘀热。如果病情进一步演变，出现脉微而沉，且发狂，而少腹硬满，说明正气已无力祛邪外出，此时病情偏重偏里，所以虽然仍有表证，也应该先攻其里。这是治疗上的变法，不能机械于先表后里的常规。如狂与发狂，少腹急结与硬满以及脉沉微与否，轻重各有不同，是两者辨证的关键。少腹急结是人感觉到小腹部挛急支结不舒服，按之虽然微痛紧张，但不硬满，是瘀血新结不甚的腹证。少腹硬满则不仅病人感觉到满，并且按上去疼痛厉害而且可以触及有形之物。

此外少腹满的原因也有很多，在诊断上也须加以鉴别；大结胸证——从心下至少腹硬满而痛不可近。阳明腑实证——内有燥屎，绕脐痛，小便黄赤。水结膀胱——少腹里急，小便不利。

治疗上用抵当汤，本方由水蛭、虻虫、桃仁、大黄四味药组成，其中水蛭逐恶血久瘀，虻虫、桃仁，推陈致新，大黄荡涤热邪，导瘀下行，全方共有行血逐瘀的功能。

喻嘉言说："蓄血至于发狂，则热势攻心，桃仁承气不足以动其血，非用单刀直入之将（指本方），不能斩关取胜也。"

此外，蓄血证也有见发黄的，治疗上虽然相同，但临床辨证仍另有讲究，我们下面再另行讨论。

原文第125条：太阳病，身黄，脉沉结，少腹硬，小便不利者，为无血也；小便自利，其人如狂者，血证也，抵当汤主之。

本条文主要讲述了蓄血发黄的辨证和治法。

本条的证候与上文大致相同，除了补述蓄血证有发黄以外，更进一步说明了小便利与不利，是辨认有无瘀血的关键。所以虽表证仍在，只要脉沉的就可以攻里，不必拘泥于如狂或发狂的轻重问题。同时说明脉沉，不一定沉而微，也有沉而结的，同样用抵当汤治疗。

关于蓄血与各种发黄的鉴别：血虚发黄——色黄兼微青；脾虚发黄——色黄兼淡白，燥胜发黄——色黄如烟熏；湿热发黄——色黄明如橘子；瘀血发黄——色黄晕如油，其色微熏而溺色不变，且有蓄血症状（《伤寒杂病论义疏》）。

原文第126条：伤寒有热，少腹满，应小便不利，今反利者，为有血也，当下之，不可余药，宜抵当丸。

本条文主要讲述了蓄血缓证的治法。

本条证候和抵当汤相同，同样有脉沉而微或沉结，或如狂等脉证，这也是省文笔法，只是表里证都比较缓，但比桃核承气汤证的少腹急结则较重。正因为病情较缓，所以不需用抵当汤大剂攻下。因此减轻水蛭虻虫的分量，而改用丸剂。但为什么叫"不可余药"呢？关于这个问题，诸家有不同的理解：一是煮而连渣服之（张路玉），二是示其必须用也，余药，即他药，意即非他药所能治，必抵当丸（日人浅田栗园），三是不可过用药（北京中医教材《伤寒论语译》），四是不需太猛烈之药攻下。我们认为第四种说法较为恰当,因为本条证候较之抵当汤证轻缓。不可余药,即对抵当汤较为猛峻而言。

叶天士认为:夏月热久入血,最多蓄血一证,应以谵语神昏、大便色黑为是。

当代医家认为:瘀血者,血失常度,瘀蓄下焦是也。盖邪热壅阻血中,则相搏为瘀,血即水类,故必就下以结少腹。结日浅而病势剧者,桃核承气汤证也。结日深而病势满者,抵当汤丸证是也,但更有轻重,故有汤丸之分矣。

【小结】

蓄血证原因:太阳邪热,随经入腑,热与血互结于下焦少腹部位。

辨证:在部位上有“少腹急结”之证或与“硬满”之证的不同。在神志上有“如狂”与“发狂”之异。小便自利,为辨证关键之一。其他如大便黑而易解、身黄、善忘等证,也可作参考。

方证共同点:病因、狂、小便自利。

方证不同点:桃核承气证:少腹急结(结浅);表解乃可攻里;逐瘀缓剂,服药后大便微利,不一定下瘀血,仅通大便;用于瘀血将结之时,浅而轻者。抵当汤证:少腹硬满(结深);脉沉微或沉结,且里证急,虽有表证,先应攻里;逐瘀峻剂,服药后移时当下血;身或发黄;用于瘀结日久深而重者。抵当丸证:病势较抵当汤证为缓,不可不攻,又不必峻攻,治须缓图,乃瘀结深而病势缓之证。所以说:晬时当下血,若不下者,更服。晬时即周时,一昼夜 24 小时。

蓄血三方证治需作比较(表 8)。

表 8 蓄血三方证治比较表

<table>
<tr><th colspan="2">汤 证</th><th>桃核承气汤证</th><th>抵当汤证</th><th>抵当丸证</th></tr>
<tr><td rowspan="5">不同点</td><td>神志</td><td>如狂</td><td>发狂</td><td rowspan="5">不可不攻,又不可峻攻,其结深而缓,其作用介于二者之间</td></tr>
<tr><td>腹诊</td><td>少腹急结(纯自觉证)</td><td>少腹硬满(兼他觉证)</td></tr>
<tr><td>病机</td><td>瘀血初结之时,浅而轻,尚有下通之机</td><td>瘀血已结之后,深而重,全无下通之机</td></tr>
<tr><td>治疗</td><td>表解仍可攻里</td><td>里证为急,虽有表证亦应先攻其里</td></tr>
<tr><td>药效</td><td>逐瘀缓剂,服后微利,不一定下血</td><td>逐瘀峻剂,服后当下血</td></tr>
<tr><td colspan="2">相同点</td><td colspan="2">小便自利</td><td></td></tr>
<tr><td colspan="2">备注</td><td colspan="2">抵当汤证尚有身黄、脉沉结等脉证</td><td></td></tr>
</table>

十一 汗吐下火迫变证

(一)汗后表虚里实证治

原文第68条:发汗病不解,反恶寒者,虚故也,芍药甘草附子汤主之。

原文第70条:发汗后恶寒者,虚故也;不恶寒但热者,实也,当和胃气,与调胃承气汤。

此两条文主要说明了汗后转虚转实的不同证治。

太阳病用发汗剂,是治疗的常规,但如果汗不如法,或者病人素体阳虚,汗后虽然发热、头痛、体痛等表证解除,但恶寒反而增加重,是由于汗后表阳外泄,腠理开合失司,并且有邪陷少阴之可能,因为太阳与少阴相表里,实则太阳,虚则少阴故也。如果汗出太多,胃中津液受伤,邪热转入阳明,化燥化热。虽然表寒解除而不恶寒,但里热转盛,身热加重。尤以素来阳盛体实之人,汗后最容易得此证候。

发汗之后,既然有转虚(反恶寒)和转实(不恶寒但热)的不同转归,那么在治疗上也就有不同的治疗原则:过汗之后,卫阳外泄,病者虽有反恶寒的症状,但仅为阳虚尚未至亡阳,因此扶之可也,治以芍药甘草附子汤敛阴扶阳,其中芍药酸收敛阴、甘草甘缓和中、附子辛热扶阳;误汗之后,胃津受伤,病邪传里化热,阴液已经亏虚不宜用大小承气苦燥之剂大下,以免再伤津液,只宜以调胃承气微和胃气。

以上是汗后转虚转实的处理方法,如果过汗以后引起阴虚或阳虚的证治怎样呢?下面讨论这个问题。

(二)过汗阴虚阳虚证治

原文第62条:发汗后,身疼痛,脉沉迟者,桂枝加芍药、生姜各一两、人参三两,新加汤主之。

本条文主要说明发汗过多,导致气虚营弱的证治。

这里的身疼痛,是由于过汗损耗阴液,筋脉失养引起,和伤寒无汗身疼痛是不同的,其主要的区别在于:表实,身疼痛,脉浮紧,治疗当以发汗(第50条:脉浮紧者,法当身疼痛,宜以汗解之);表虚,身疼痛脉沉迟,治疗应益气养阴。沉迟之脉,属于阴脉,是汗出过多,津液损耗,气血亏弱,不能濡养筋脉所致。

治疗当以桂枝新加汤,其中桂枝汤调和营卫,加重生姜宣通阳气,鼓舞胃阳;芍药益阴敛液,兼抑姜桂之辛,不使汗出,加人参补益气阴。

本条虽是汗后虚证,但尚未发现肉瞤筋惕、汗漏不止等阳虚之证,故不必用真武汤或桂枝加附子汤救急之法。如果服用桂枝新加汤无效,自当考虑应用附子之剂，以温经回阳。

这一条过汗伤津的证治，如果出现汗后遂漏不止、恶风等阳虚之状，则处理方法便不同了。怎样的不同呢？我们下面再讨论。

原文第 20 条：太阳病，发汗遂漏不止，其人恶风小便难，四肢微急，难以屈伸者，桂枝加附子汤主之。

本条文主要说明了过汗后导致阳虚的辨证和治疗。

误汗之后，表阳受损不能卫外，腠理开合失司，毛孔应闭而不闭，所以汗出不止而且怕风。过汗则津液耗竭，阳虚则膀胱输运失司，故小便难。《黄帝内经》云："四肢为诸阳之本。"又云："阳受气于四肢。"今误汗之后，津液损伤而且阳虚，以致阴不能濡养，阳不能温煦，所以四肢难以屈伸。治疗上用桂枝加附子汤，方用桂枝汤调和营卫，加附子温经回阳。同时应注意桂枝新加汤适合于过汗伤津，未至阳虚，桂枝加附子汤适合于阳虚汗漏，未至亡阳。

以上两条，是汗后阳虚的处理方法，如果病者原属表里俱虚，误用汗法的话，则变证较为复杂，救治更须多样化，究竟变证如何？怎样救治？我们以后再讨论。

原文第 29 条：伤寒，脉浮，自汗出，小便数，心烦，微恶寒，脚挛急，反与桂枝欲攻其表，此误也，得之便厥。咽中干，烦躁吐逆者，作甘草干姜汤与之，以复其阳；若厥愈足温者，更作芍药甘草汤与之，其脚即伸；若胃气不和谵语者，少与调胃承气汤；若重发汗，复加烧针者，四逆汤主之。

本条文主要说明了误汗后随证救逆的方法。

本条文以伤寒冠其首，自然也是外感病，但是临床证候酷似阴阳两虚，所以很容易发生误治，例如脉浮，自汗出，微恶寒，颇似桂枝汤证，但是桂枝汤证不应有小便数，心烦，脚挛急等情况，小便数为阳虚液耗，膀胱输运失司所致，心烦、脚挛急也是阳气阴液两虚，心神失养于上，筋脉失养于下所致，这就给诊断带来了困难，据此推断整个病情，则脉浮，恶风，可能是表阳虚，腠理不固的原因，而不是桂枝汤证。既然不是桂枝汤证，而用桂枝汤，当然是错误的，即使是桂枝汤证，但兼有阴阳两虚证，单用桂枝汤，也同样是错误的，无怪服用桂枝汤后病证加重了。

阴阳两虚而用桂枝汤攻其表，必然导致阳气阴液更虚，阳虚不能输布到四肢则厥冷，阴液不能上承到咽喉则咽中干，阳虚寒盛，阴阳相格，则烦躁吐逆，这时的救逆方法，按理说可以扶阳抑阴，同时同进，但这还不是最佳方案，要想提高治疗效果，最好是采取先扶其阳，再扶其阴的治疗步骤：于是先用辛甘化阳的甘草干姜汤，待厥回足暖后，再用酸甘化阴的芍药甘草汤，阴液复则脚胫自然伸展自如，此时所说的脚，不单指足部，还包括小腿在内。

以下又举出可能发生的另外两种变证，以提示随证救治的方法，有些注家把这两种治法看作固定公式，是不切合实际的。一种是，胃燥而发生的谵语，但毕竟原来阴阳两虚，所以只适合少量饮用调胃承气汤以和胃泄热，这是一种权宜的救逆方法，其中“少与”最有分寸，含有再三慎重的精神在内。至于若重发汗，复加烧针，此处的“重”字读虫音，是再的意思，指再一次发汗，又加烧针，这是一错再错，若与服桂枝汤的变证相接，以致病情进一步加重，出现亡阳的危险证候，那就应该用四逆汤回阳救逆。纵观全文，充分体现了具体分析辨证，随证论治的活法，决不是错误，而是极有指导意义的。

原文第30条：问曰：证象阳旦，按法治之而增剧，厥逆，咽中干，两胫拘急而谵语。师曰：言夜半手足当温，两脚当伸。后如师言，何以知此？答曰：寸口脉浮而大，浮为风，大为虚，风则生微热，虚则两胫挛，病形象桂枝，因加附子参其间，增桂令汗出，附子温经，亡阳故也。厥逆咽中干，烦躁，阳明内结，谵语烦乱，更饮甘草干姜汤；夜半阳气还，两足当热，胫尚微拘急重与芍药甘草汤，尔乃胫伸；以承气汤微溏，则止其谵语，故知病可愈(本条主要是第29条之解释，这里就不作讨论了)。

原文第64条：发汗过多，其人叉手自冒心，心下悸，欲得按者，桂枝甘草汤主之。

本条文主要讲述了发汗过多，导致心阳不足的治法。

叉手自冒心，心下悸，这是心阳素虚之人，或过汗之后，心阳外泄的变证。心中真阳空虚，心下筑筑然悸动不安，因为汗为心之液，汗出过多则心气虚微，所以欲得外护。冒即复的意思，两手交叉复于心胸，自觉稍安。用桂枝甘草汤治疗，其中桂枝助心阳之气，甘草补脾以缓中，两药共起护阳缓中之效。

原文第65条：发汗后，其人脐下悸者，欲作奔豚，茯苓桂枝甘草大枣汤主之。

本条文主要说明了汗后伤及心阳，肾水妄动的辨证和治疗。

这里的脐下悸和上条的心下悸，有其相同之处，但二者病情又有区别，上条为汗后心阳不足；本条则除了心阳不足之外，更见肾水偏胜，有上凌于心的趋势，所以病势较上条为重。这里的欲作奔豚，即肾水妄动于下，而有欲上凌心之趋势，和金匮所说的奔豚证是不同的，因《金匮要略》所说的奔豚证，症状也较严重，例如：“甚则气从少腹上冲咽喉，发作欲死，复还止。”但本证是阳虚水动，还没有成为奔豚，是在将作而未作之时，所以用苓桂甘枣汤温阳培土，以制肾水，其中茯苓通利肾水，桂枝助心阳，甘草、大枣味甘补土，甘澜水取其性柔而缓急。

原文第75条(上半节)**：**未持脉时，病人手叉自冒心，师因教试令咳而不咳者，此必两耳聋无闻也。所以然者，以重发汗虚故如此。

本条文主要说明了多次发汗阳气虚甚可以导致耳聋。

本条通过问诊，而知病人由于再次发汗，阳气更虚导致耳聋。其主要的症状是“手叉自冒心和耳聋”，除前第64条已讨论的叉手自冒心外，还有耳聋的症状，接下来就谈谈耳聋的问题。

一般情况下，耳聋由邪实、体虚，或者局部疮疖所引起。本证的耳聋，是由于重发汗后，导致阳虚精气不能上通于耳所引起的，正如《灵枢·决气》所说："精脱者耳聋"，它和少阳"中风证的耳聋"有所不同。少阳中风，是少阳风火上炎导致的，另外还有胸中满而烦的伴随证，正如第264条：少阳中风，两耳无所闻，目赤，胸中满而烦，不可吐下，吐下则悸而惊。其中"叉手自冒心"是辨证的关键，凡是实证，都不喜按抚。

治疗上原文未出方治，根据魏荔彤的意见，"轻则桂枝甘草汤，重则加参附"，这可以作为我们临床上的参考。

原文第75条（下半节）：发汗后，饮水多必喘，以水灌之亦喘。

本条文主要说明了水寒伤肺所导致的喘证。

汗后津液不足，如果少少饮水，可以补充体液，自然没有问题，如果过饮，此时胃弱不能输化，导致水液停滞而上射于肺。另外汗后腠理开合失司，玄府不密，如果以水沐浴淋洗，则水气乘机而入，因为肺与皮毛相表里，所以首先犯肺而致喘。从这里我们足见病后调摄的重要性了。

治疗上，部分注家认为饮水多所导致的喘，可以用五苓散，以水灌之所导致的喘，可以用小青龙汤，但仅可作为临床参考。

以水灌之所导致喘的病理机制，基本上和第141条上节相同（太阳病，应以汗解之，反以冷水潠之，若灌之，其热被劫不得去，弥更益烦，肉上粟起，意欲饮水，反不渴者，服文蛤散，若不瘥者，与五苓散）。所以我认为，还以文蛤散为宜，如果以小青龙汤治疗，似乎有病轻药重之弊。

（三）汗后虚满证治

原文第66条：发汗后，腹胀满者，厚朴生姜半夏甘草人参汤主之。

本条文主要说明了汗伤脾阳，中虚气滞的证治。

脾为胃行其津液，输送精微于全身各部组织，为后天之本。今脾阳为过汗所伤，所以邪得乘虚而入，中州之气不得宣达，形成腹部胀满。这种症状，只有胀满不适但不硬痛，即使有痛也很轻微，用手按摸则感觉舒服，它和"阳明胃家实腹部硬满而拒按"有所区别。本证腹满，是因发汗阳气外泄，脾阳虚，气机运行失常所致，当然不是实证，但也不是单纯的虚证，而是虚中夹实，所以治以消补兼施，这种处理方法，是根据《黄帝内经》"塞因塞用"的原则而提出的。方用厚朴生姜半夏甘草人参汤，其中厚朴泄满，生姜、半夏宣开，甘草甘缓和中，人参补益气阴。

【小结】

汗后反恶寒——表虚——芍药甘草附子汤。

汗后不恶寒但热——里实——调胃承气汤。

汗后身疼痛，脉沉迟——津伤血虚——桂枝新加汤。

汗后遂漏不止，恶风，小便难，四肢微急——阳虚——桂枝加附子汤。

表里俱虚(脉浮、自汗出、微恶寒、小便数、心烦、脚挛急)，误用桂枝汤后，变证(厥、咽中干、烦躁、吐逆)的救逆方法：先复其阳——甘草干姜汤(辛甘化阳)——厥愈足温。次复其阴——芍药甘草汤(酸甘化阴)——阳回阴复，其脚即伸。若胃气不和，谵语者(起因：用辛温之剂，或阴证回阳，邪转阳明)——调胃承气汤。误用桂枝汤后，重发其汗，复加烧针——亡阳——四逆汤，急救回阳。

发汗过多，叉手自冒心，心下悸欲得按者，为心阳不足——桂枝甘草汤。

汗后脐下悸，欲作奔豚——心阳不足，肾水妄动——茯苓桂枝甘草大枣汤。

重发汗而致耳聋，为阳气虚甚而精气不能上通于耳。根据魏荔彤的治疗："轻则桂枝甘草汤，重则加参附。"

汗后饮水多或以水灌之致喘——水寒伤肺。

汗后腹部胀满——虚满(胀满而软，喜按)，治之宜消补兼施之法——厚朴生姜半夏甘草人参汤。

(四) 汗后胃中虚冷致吐

原文第 76 条(上半节)：发汗后，水药不得入口为逆，若更发汗，必吐下不止。

本条文主要讲述了误汗后胃阳虚而导致的吐下不止。

发汗后胃阳受伤，水饮不能正常转化，气上逆不受，所以水药不得入口。如果一误再误，胃阳更伤，上逆为吐，下渗为泄泻，即陈修园所谓："胃虚阳败，中气不守，上下俱脱，故吐下不止。"所以必吐下不止。原文没有提出治疗，根据发汗后，胃阳更虚，水饮不化的病情来看，当以附桂理中之类温中回阳为妥。

原文第 122 条：病人脉数，数为热，当消谷引食，而反吐者，此以发汗，令阳气微，膈气虚，脉乃数也。数为客热，不能消谷，以胃中虚冷，故吐也。

本条文主要讲述了汗后阳虚致吐表现假象的脉证。

数为阳脉，本是脾胃健旺之象，脾胃既然健旺，自然能消谷引食。但从症状上来看本证的脉数不是阳盛，乃是阳虚，误汗后胃阳虚微，膈气空虚，所以不能消化食物导致呕吐，如此则脉数者，正是虚阳浮越之象，也就是条文中所讲"数为客热，不能消谷"。客热即假热，实则胃中虚冷，故不能消谷而致呕吐。

数脉在本条辨证中占有很重要的地位，所以有进一步讨论的必要：按数脉有虚实之分，凡数而有力，则属实热之数。如果数而无力，多为虚损之数。正如陆九芝说："数脉非热甚即虚极。"实在是宝贵的总结。

治疗上，《伤寒补亡论》主张用小建中汤；曹颖甫主张用甘草干姜汤，临床可供参考。注意：上条是胃阳虚而兼有水饮——温运脾阳而兼利水，本条是纯为胃阳虚——温运胃阳。

（五）汗下后余邪留肺作喘

原文第63条：发汗后，不可更行桂枝汤，汗出而喘，无大热者，可与麻黄杏仁甘草石膏汤。

原文第162条：下后，不可更行桂枝汤，若汗出而喘，无大热者，可与麻黄杏仁甘草石膏汤。

以上两条文主要说明了汗下后余热未清而作喘的证治。

汗下之后，表邪虽然减轻，但余热未清，内迫于肺，肺气失宣而导致喘。无大热不是无热，而是指次于阳明病内外俱热的蒸蒸壮热，因为热灼于里，所以表热不甚。本条与小青龙汤证同有喘咳之象，它们的区别是小青龙汤证表有寒邪，内有水饮，治宜辛温之剂。本证是余热迫肺，治宜辛凉之剂。

治疗用麻杏甘石汤宣肺清热，其中麻黄开泄肺气，石膏直清里热，杏仁降气平喘，甘草甘缓和中。同时应注意以下两个问题：

1. 有汗用麻黄的问题　有汗禁用麻黄，是指麻黄汤而言，因麻黄与桂枝配伍，发汗作用显著，本证仅用麻黄一味，且与石膏配伍，能透发在里之郁热，故有清肺热，宣肺气的作用，其意不在发汗而在于定喘。

2. 无大热用石膏的问题　石膏与知母相配，能清阳明里热，今与麻黄杏仁配伍，能清肺热而平喘，表无大热而里热迫肺者，用之最为恰当。总之，配伍不同，作用也不同，不能执一不化。

关于黄耳杯，据近人考证，即黄色有耳的量器。

喘可见于多个证候，应当予以鉴别（表9）。

表9　喘证证治鉴别表

方　证	相同证	不同证	病　机	治　法
麻黄汤证	喘	寒热无汗，脉浮紧	风寒束表 肺气闭郁	辛温发汗 宣肺定喘
小青龙汤证		表不解 干呕不渴	外寒内饮 寒饮犯肺	解表宣肺 温阳化饮
桂枝加厚朴杏子汤证		恶风自汗 脉浮缓	营卫不和 肺失宣降	和营解肌 宣降肺气
麻杏甘石汤		汗出 表无大热	里热壅盛 肺气闭郁	清热宣肺 定喘

这两条是汗下后，余热未清而迫肺作喘的证治，如果误汗劫津，热传阳明的

话，则处理就不同了。究竟不同在哪里呢？下面就讨论这个问题。

（六）误治劫津热传阳明证治

原文第 26 条：服桂枝汤，大汗过后，大烦渴不解，脉洪大者，白虎加人参汤主之。

本条文主要讲述了汗不如法，内传阳明，胃津被劫的证治。

大汗出后，大烦渴不解说明了胃津损耗，气阴不足，阳明篇说："伤寒三日阳明脉大。"今见到脉洪大，足见病邪已经传入阳明，成为热甚伤津之证。治以白虎加人参汤。方用白虎汤清解里热，加人参补益气阴（详见阳明篇）。

（七）误吐下伤胃液胸阳

原文第 120 条：太阳病，当恶寒发热，今自汗出，反不恶寒发热，关上脉细数者，以医吐之过也。一二日吐之者，腹中饥，口不能食，三四日吐之者，不喜糜粥，欲食冷食，朝食暮吐，以医吐之所致也，此为小逆。

本条文主要讲述了因误吐而导致胃阳受伤，有轻有重的不同变证。太阳病本当恶寒发热，现在虽然自汗出，而且关上脉细数，很想有表传里的里热证，实际上是胃阳受损的虚寒证，很难确诊。条文中首先提出这一变证，是医生误用吐法的后果，接着列举误吐变证的两种情况，一是患病的时间较短，邪气较轻正气不虚，虽然误吐，但胃气损伤不厉害，所以胃中还有饥饿感，而不想吃东西；二是得病的时间较长，病邪较重正气较虚，误吐则胃气损伤严重，导致胃阳虚燥，因此产生了不喜欢吃糜烂的稀粥，而喜欢吃冷东西的假热现象，如果是真热，决不会朝食暮吐，因此，朝食暮吐是辨别寒热真假的主要依据，紧跟于欲食冷食之后，极有辨证意义。所以一般来说食入即吐为胃中有热，朝食暮吐为胃中虚冷。正如尤在泾说："朝食暮吐，谷入于胃而运于脾，脾伤则不能磨，脾不磨则谷不化，而朝食者暮当下，暮食者朝当下，若谷不化，则不得下，不得下必反而上出。"这里的一二日、三四日，应当灵活看待，是初病久病的意思，不可拘泥。总的来说都是误用吐法导致的，吐法有发散作用，所以表证得解，虽然胃气受损，如果能及时给予温中和胃之剂，恢复还不算困难，所以说小逆。

治疗上仲景没有给出方治，常器之说："小半夏或半夏干姜汤。"《金匮要略》中说：半夏干姜散。临床可供参考。

以上是太阳病误吐导致胃阳受伤，而不能很好地消化饮食，还有误吐之后，可以引起不欲近衣、内烦等类似阳明之状，如下面第 121 条就是。

原文第 121 条：太阳病吐之，但太阳病当恶寒，今反不恶寒，不欲近衣，此为吐之内烦也。

本条文主要讲述了误吐而引起的内烦。

本条也是太阳病误吐导致的变证，上条是误吐损伤胃气，表虽解，而出现假热脉证。本条叙述的变证，没有上条具体，仅仅提出，反不恶寒，不欲近衣。不恶寒为表解，这很容易理解，不欲近衣很像恶热，这是误吐发生内烦的表现。如果不欲近衣为真，那么内烦属于津伤里热，但联系前后两条证候都属于真寒假热，结合《伤寒论》“言变多于言常”的特点来看，内烦也可能由于阳虚，因此，不欲近衣也可能属于假热，既然假热不能明确诊断，那就应当结合口渴不渴、脉的虚实、舌的润燥等各方面情况，才能准确地判断。

原文第123条：太阳病，过经十余日，心下温温欲吐，而胸中痛。大便反溏，腹微满，郁郁微烦，先此时自极吐下者，与调胃承气汤。若不尔者，不可与。但欲呕，胸中痛微溏者，此非柴胡汤证，以呕故知极吐下也。

本条文主要讲述了吐下后调胃承气汤证与大柴胡汤证的辨证。本条内容可以分为三个方面：一是患者的日程和现有症状，太阳病过经十余日，说明太阳病已经过了两候还没有痊愈，而现有的症状，心下温温欲吐，而胸中痛。大便反溏，腹微满，郁郁微烦等，既不是太阳病，也不是典型的阳明或少阳病，很难做出确实的诊断。二是突出询问曾经所用的治法，对于正确辨证有一定的作用和意义。根据上述的许多症状，可能是因为治疗不当所引起的变证，如果在前一段用过剧烈的吐下方法，则不难推知，心下温温欲吐，而胸中痛，是大吐所导致的，郁郁微烦等，是大下所导致的，由于误用吐下，导致正气损伤，邪热内陷于胃肠之间，想泄而不能泄，所以才产生这一系列错综复杂，疑似难明的证候，正气受损而邪实未去，因此治疗宜用和胃泄热的调胃承气汤。如果曾经没有用过大吐大下的治疗方法，则不一定是正伤热结，也就不适合用调胃承气汤，根据《医宗金鉴》的意见是属于太阳少阳合病，可以用黄芩加半夏生姜汤。三是补充说明以上症状是极吐下所导致的，不可误认为是柴胡汤证，所以断言不是柴胡汤证，以呕的呕字，应作吐字理解，当包括胸中痛，大便溏等证在内。

【小结】

汗后水药不得入口，或吐下不止，为胃阳素虚，夙有停饮。如脉数不能消谷引食而反吐者，为胃阳虚微，假热外越之象。

汗下后汗出而喘，无大热者，为余热迫肺，治宜麻杏甘石汤。

服桂枝汤后，汗大出，大烦渴不解，为津伤而邪传阳明。治宜白虎加人参汤。

太阳病误吐后，其主要见症为关上脉细数，腹中饥而不能食，或欲食冷食，以及朝食暮吐等。一般初病，误吐胃阳虽伤不甚，久病则胃阳更伤，以久病正虚故也。

太阳病误吐，也有引起不欲近衣、内烦等，此属表解而里不和。

"极吐下"引起温温欲吐,胸中痛,大便反溏,腹微满,郁郁微烦,为表邪陷入胸腹,可用调胃承气汤,否则应另行考虑。同时,此证虽似柴胡汤证而实非柴胡汤证,故大柴胡汤也不可用。

(八)总论误下变证

原文第140条:太阳病,下之,其脉促,不结胸者,此为欲解也。脉浮者,必结胸;脉紧者,必咽痛;脉弦者,必两胁拘急;脉细数者,头痛未止;脉沉紧者,必欲呕;脉沉滑者,协热利;脉浮者,必下血。

本条文主要讲述了太阳病误用下法后脉证变化的总论(以脉测证法)。

促脉,据高阳生脉诀云:"指下寻之极数,并居寸口,曰促,渐加即死,渐退渐生也。"表病误用下法而见脉促,说明邪有外出的趋势;不结胸,说明邪未内陷,所以说此为欲解也。浮脉,指太阳病经用下法后,仍见脉浮,是表邪较盛,虽然经过泻下,仍没有衰减的趋势,必将乘虚而陷入胸中清阳之位,与水饮互结而发为结胸。脉紧主痛,下之后,邪盛于内,损及少阴之络,所以咽痛。弦,是肝弦,两胁是肝胆部位,少阳之脉循胁络于耳,下后邪传少阳,所以两胁拘急。细为虚,数为热,下后虚阳上越,故头痛不止。沉紧脉,主里寒,误下后邪陷入里而不被所容,格拒上逆则欲呕。误下后,里热协表邪而下泻,即所谓协热利。浮滑是气分热炽的现象,热炽气分,内迫营阴,扰动其血,所以主下血。

本条前人解释很不一致,本意费解,我们亦不必在脉上斤斤计较。总而言之,通过本条讨论之后,我们进一步要掌握"辨证论治"的精神,在未确定可下的诊断以前,千万不要滥用攻下法。《黄帝内经》告诉我们说:"不宜下而更攻之,诸变不可胜数。"就是误下后,应当综合多种症状,加以分析归纳,在脉诊互参、四诊并重的原则下,作出正确的结论,再加以治疗,方不致误事。

各家对本条的看法:

认为非仲景原文,乃后人羼入:如陆渊雷、柯韵伯以及日人山田氏、丹波元简皆有此意见,故删而不取。

《医宗金鉴》认为经文传写有误,必须加以更正:①脉促当是脉浮,始与不结胸为欲解之文义相属。脉浮当是脉促,始与论中结胸胸满同义。即:促=浮。②脉紧当是脉细数,脉细数当是脉紧,始合论中两经本脉。紧=细数。

钱潢、尤在泾等,都随文解释,认为这是仲景详言误下之脉证,以尽其变。

王日休对本条增补治法:①脉浮结胸,可用桂枝去芍药汤。②脉紧咽痛,可用桔梗汤。③脉弦两胁拘急,可用小柴胡汤加桂枝。④脉细数头痛未止,可用当归四逆汤。⑤脉沉紧欲呕,可用甘草干姜汤加黄连。⑥脉沉滑,协热利,可用白头翁汤。⑦脉浮滑,必下血,用芍药甘草汤加秦皮。

原文第139条：太阳病，二三日，不能卧，但欲起，心下必结，脉微弱者，此本有寒分也。反下之，若利止，必作结胸。未止者，四日复下之，此作协热利也。

本条文主要讲述了表证兼有寒饮，误下后，导致结胸和协热利的变化。

“寒分”即痰饮寒饮之类。“结”即结满的意思。不能卧，但欲起，心下必结，脉微弱者，为表证兼有寒饮的症状表现。下之后，腹泻停止，则会使表邪内陷于胸膈，与寒饮凝聚，发为结胸；四日复下之，应在没有发生下利之时，否则，已经下利，岂有再用泻下的道理，此处的协热利是协表热而下利的意思，与第163条桂枝人参汤所主的协热而利的精神是一致的，不是真正的热利，多是属于虚寒性。

总之，表证误下，变证百出，本条就举例说明了这样一个问题。误下后，若邪不上结，势必下注，促使我们注意对下法的应用，宜谨慎从事。

（九）误下遂利不止证治

原文第34条：太阳病，桂枝证，医反下之，利遂不止，脉促者，表未解也。喘而汗出者，葛根黄芩黄连汤主之。

本条文主要讲述了误用下法邪陷阳明引起热利的证治。

太阳病桂枝汤证，本不应该用下法，今误用下法以致邪气入里化热，邪热下迫大肠，而下利不止；如脉见急促，说明人体阳气较盛，正气有祛邪外出之势，同时也标志着外邪尚未完全解除；表里之热逼迫于肺，肺失肃降则喘，尤在泾说：“无汗而喘，为寒在表，喘而汗出，为热在里，是其邪陷于里者十之七，而留于表者十之三，其病为表里并受之病，故其法也宜表里两解之法。”热邪蒸腾，迫津外越，所以见汗出。

总之，本条是表证误下后，阳邪入里，里热偏盛之协热下利，其病机仍有外解的趋势；在症状上，当以利下不止，喘而汗出为主证，与邪气外盛，壅遏不解，汗出而喘的麻杏石甘汤证又有不同。

下面的鉴别表可作参考（表10～表12）。

表10　葛根芩连汤证与桂枝人参汤证鉴别表

方证	葛根芩连汤证	桂枝人参汤证
原因	（太阳病，医反下之）太阳病，误下导致协热下利	太阳外证未除而数下之
症状	遂利不止，喘而汗出	利下不止，心下痞硬
病机	误下邪陷，从阳明热化	误下邪陷，从太阴寒化
性质	表里俱热	表有热，里虚寒
治疗	清热解表	温中和表

表 11　葛根芩连汤证与葛根汤证下利证治鉴别表

方　证	共同症	不同症	病　机	治疗关键	备　注
葛根芩连汤证	下利	发热 汗出而喘	表邪内陷 肠热气逆	重在清里	里热盛,舌苔黄,口苦,溲赤
葛根汤证		发热 恶寒无汗	太阳表邪 内迫大肠	重在解表	里无热象。舌淡口和,溲清

表 12　葛根芩连汤证、麻杏甘石汤证、麻黄汤证喘证鉴别表

方　证	病　因	病　机	主要鉴别	治　法
葛根芩连汤证	误下邪陷	里热气逆	下利,喘而汗出	轻清解肌 清肠止利
麻杏甘石汤证	或汗或下	热壅气闭	汗出而喘,无下利	辛寒宣肺平喘
麻黄汤证	风寒外束	肺气郁闭	无汗而喘,无下利	辛温发汗平喘

(十) 误下损及胸中之阳

原文第 91 条:伤寒,医下之,续得下利,清谷不止,身疼痛者,急当救里;后身疼痛,清便自调者,急当救表。救里宜四逆汤;救表宜桂枝汤。

本条文主要讲述了表寒里虚,宜先里后表的治疗原则。

本条在《金匮要略・脏腑经络先后》曾说:“问曰,病有急当救里救表者,何谓也?师曰,续得下利,清谷不止身疼痛者……”,即本条之义。以标本来说,先病者为本,后病者为标,急则治其标,缓者治其本,这是治疗的一般规律。表证误下之后,里气大虚而出现腹泻,竟致完谷不化,其严重程度可想而知,此时虽然有身痛的表证,但不可仅顾及其表,因为里气虚寒,此时如果再行发汗解表,会造成虚脱的险象,所以要用四逆汤先治疗在里之虚寒,待里气恢复之后再用桂枝汤解在表的疼痛,前者即急则治其标,后者即缓则治其本。然而这仅是指表病兼里虚,若是表病兼里实,又当先解表,表解然后再治其里,如第 106 条外有表证,里有蓄血,指出治法“当先解其外,外解已,但少腹急结者,乃可攻之”,则是表里俱实,先表后里的例子。与本条先里后表相比较,其理自明。总之,决定汗下先后的关键,在于正气的强弱,正气旺盛而表里俱盛,则先表后里或表里双解,正气衰弱而里气虚寒的,宜先温壮其里,再治其表。

参考资料:本条讨论时,应结合原文第 90 条:“本发汗而复下之,此为逆也,若先发汗,治不为逆,本先下之,而反汗之,为逆,若先下之,治不为逆。”原文第 92 条:“病发热头痛脉反沉,若不差,身体疼痛,当救其里,宜四逆汤。”原文第 372 条:“下利腹胀满身疼痛,先温其里,乃攻其表,温里宜四逆汤,攻表宜桂枝汤。”互参三条都是说明治疗伤寒表里缓急的法则。

原文第 21 条：太阳病，下之后，脉促胸满者，桂枝去芍药汤主之。

原文第 22 条：若微寒者，桂枝去芍药加附子汤主之。

以上两条文主要讲述了太阳病误下后胸阳被遏的证治。

太阳病误用下法，最易发生表邪内陷的变证。本证的胸满是下后胸阳受损，郁而难伸所致。虽然胸阳受到损伤，但外邪还没有完全内陷，尚有外出的趋势，主要反映在脉势急促上，第 34 条“脉促，表未解也”，第 140 条“太阳病下之，其脉促，不结胸者，此为欲解也”，都是根据脉促推断邪有外出趋势的。这些促脉与阳盛则促，虽然都是促脉，但是促的机制是不相同的，不可混淆。本证的脉促是胸阳不足，阴邪弥漫，所以仍用桂枝汤的辛甘，温通阳气，祛邪出表，因为芍药酸寒，与阳气郁遏不相适宜，去掉芍药有利于更好地发挥温通阳气的作用。如果脉微恶寒，卫阳也有不足，所以又加以辛温大热的附子，以复阳温经。

（十一）下后复发汗表里俱虚

原文第 60 条：下之后，复发汗，必振寒脉微细，所以然者，以内外俱虚故也。

本条文主要讲述了先用下法后用汗法所导致的内外阴阳俱虚。

下之后伤阴所以脉细，发汗后伤阳，所以脉微而且振栗恶寒，以脉测证，是病入少阴。此仅根据治疗方法的先后来推论病机，只能作为参考。

本条文虽然没有给出治法方药，但从脉微细、振寒来看，为内外阴阳俱虚证，可参附子四逆类，以回阳为主，辅以补阴。

原文第 61 条：下之后，复发汗，昼日烦躁不得眠，夜而安静，不呕不渴，无表证，脉沉微，身无大热者，干姜附子汤主之。

本条文主要讲述了先用下法后用汗法所导致的阳虚阴盛的证治。

本条与第 59、60 条都是下后复汗，而变证却大不相同，第 59 条为亡津液，第 69 条为阴阳俱虚，本条为阳虚阴盛，为什么同样的误治，变证有如此大的差异？这主要为病人的体质不同，素体阴虚的就会偏甚于伤阴，素体阳虚的就会偏甚于伤阳，由此可见单纯以误下、误汗作为伤阳伤阴的原因是不切合实际的，是片面的机械的，不应该拘泥，应该根据当时的脉证分析病机，找出病变焦点，然后决定救误的方法，也就是“观其脉证，知犯何逆，随证治之”的原则。本条的主要变证是烦躁，但烦躁的病机各异，必须辨证清楚：首先指出本证烦躁在时间上的特点，为白天烦躁，夜间安静，这是因为白天阳气旺，虚阳趁阳旺之时与阴邪相抗争，所以白天烦躁不得睡眠；夜间阴气盛，衰微之阳无力与阴邪相抗，反而相安无事，所以夜间安静。又举出不呕不渴，无表证，这是排除法，对辨证很有帮助。呕为少阳主证，不呕说明没有少阳证，渴为阳明主证，不渴说明没有阳明证，恶寒发热头痛身痛是太阳表证，这些证候都没有出现，所以说没有表证。因为少阳与阳明都已化热，多兼有烦躁，太阳风寒束表，郁热在经，烦躁也是主证。根据不呕、不渴、无表证，可以肯定不是三阳经的烦躁。但是阳盛阴虚证也有烦躁，此时还不能肯定，脉象沉微则为辨证的关键，阴虚脉盛的脉象决不会沉微，充分说明脉证合参的意义，所以又提出脉沉微作为辨证的依据。病机既然已经确定，那么，无大热的性质就不难判断了，既不是表邪未尽，也不是热潜于里，而是属于虚阳外浮。但是另一方面也表明虽然阳气虚弱但还没有尽脱，还有治疗的余地。从整个情况来看，因误治而阳气大虚，证情突变，证势急迫，治疗应迅速恢复其阳，所以用干姜附子汤药少量轻的单捷之剂，以急救阳气。与四逆汤比较，彼重在厥，所以以甘草先调其中而壮四肢之本，本方重在阳虚，寒极发躁，所以用急救回阳之药，而不用甘草扶其中。柯韵伯说："姜附者阳中之阳也，用生附而去甘草，则势力更猛，比四逆为峻，回阳当急也。"左季云说："虚阳如萤火之将息，复有微光也。"

各家的解释：

成无己认为："阳旺于昼，阳欲复，虚不胜邪，正邪交争，故昼日烦躁不得眠。夜阴为主，阳虚不能与之争，是夜则安静。"

张路玉认为："阴不病而阳病。"

程郊倩认为："阳虚有二证，有喜阳者，有畏阳者，大抵阴亦虚者畏阳，阴不虚者喜阳。此因下后阴亦虚，故反畏阳也。"

我想：本条要点在于烦躁辨证，《伤寒论》上有阳盛之烦躁，有阳虚之烦躁（如本条），有表不解外寒内热之烦躁等。因之有必要举例辨证说明之。

原文第69条：发汗，若下之，病仍不解，烦躁者，茯苓四逆汤主之。

本条文主要讲述了阴阳俱虚烦躁的治法。

本条提出"发汗，若下之"，何谓若下之，是说或者用了下法，而不是一定用了下法。因此注家就完全误用汗下来分析烦躁的病机，如发汗则外虚阳气，下之则内虚阴气，以致阴阳两虚，所以烦躁，这是不符合实际的说法，不足为信。应该注重探讨其烦躁的特点，以及相近汤证的鉴别比较，以便于临床辨证。这里的病不解，与上文的病不解含义相同，并不是指表证不解，这里的烦躁既不同于阳证，也不同于单纯的阴盛阳虚证，而是阴阳俱虚证。阴盛阳虚烦躁多见于白天，而夜晚则安静，本证的烦躁不分昼夜，日夜都烦躁不安，这是不同于单纯阳虚证烦躁的鉴别点之一，当然决不会仅有烦躁一证，一般可从相近方剂中药味主治来求得应当具有的其他脉证。本证主方茯苓四逆汤，就其方药组成来看，是四逆加人参汤加茯苓一味，因此也可以说是干姜附子汤和四逆汤的加味方。那么除烦躁以外，也可以见到这些方剂的主治证候。干姜附子汤证，无表证，脉沉微，四逆汤证厥逆，四逆加人参汤证“恶寒脉微而复利，利止亡血也”，由此，不难推知，阳虚心悸，阴虚小便不利等，都可能是本证的兼见证候。总的来说，不外乎是阳虚液伤，因此以四逆汤以复阳，加人参以复阴，更加茯苓以宁心安神除烦躁(表13)。

表13　干姜附子汤证和茯苓四逆汤证鉴别表

方证	干姜附子汤证	茯苓四逆汤证
病因	先下后汗，阳虚阴盛	先汗后下，阴阳俱虚
病势	病势较急，急宜回阳	病势较缓，救阴扶阳
作用	单捷之剂，回阳急救	大剂复方，补阴复阳

(十二)误汗下导致水气不行

原文第67条：伤寒若吐下后，心下逆满，气上冲胸，起则头眩，脉沉紧，发汗则动经，身为振振摇者，茯苓桂枝白术甘草汤主之。

本条文主要讲述了吐下后，中阳受损，水饮内停的证治。

本条的若吐若下，是指或经过吐，或经过下，而不是既吐又下。吐法、下法都能损伤脾阳，脾虚则水液不能正常输布，停而为饮，饮邪上凌，阻逆于胸脘之间，所以心下逆满，气上冲胸。水饮内阻，清阳不能上升，所以起则头晕，推想可以知道，平躺之时必然也有眩晕，只不过，站立体位发生改变时，眩晕更加厉害而已，外无表证而饮邪内阻，所以脉象沉紧。

如果再用发汗则外伤经脉，经脉虚而饮邪向外侵凌，则经脉瞤动肢体振振摇动，此与第82条真武汤证的身瞤动，振振欲擗地的病机是一样的，都是阳虚水动，只是程度轻重不同罢了。有些注家把“身为振振摇”专纠于阳虚或阴液伤，而丢开饮邪，这样是不全面的。

至于苓桂术甘汤主治，历来有两种看法，一是认为只适合于心下逆满，气上冲胸，起则头眩，脉沉紧等证，而不适合于身为振振摇；二是认为身为振振摇，头眩，脉沉紧等都可治以苓桂术甘汤，我认为苓桂术甘汤和真武汤都是温阳化水之剂，都能治疗阳虚加水病证，身振振摇动既然是阳虚饮邪所引起，那么两方就应该都可使用，要再权衡病情的轻重，如果病情轻，仅是脾阳虚兼有饮邪，苓桂术甘汤为适宜方剂，本方以茯苓淡渗利水，桂枝温阳降逆，白术、甘草运脾益气，茯苓桂枝利膀胱以布气化，崇土之法，不仅治寒水上逆，也治疗饮邪留结，头身振摇。如果病情重，肾阳虚兼有饮邪，则苓桂术甘汤就不能胜任，真武汤就成为必用的方剂了。

苓桂术甘汤与苓桂甘枣汤的主要区别为：苓桂术甘汤的主要症状为心下逆满，气上冲胸，起则头眩，脉沉紧，身为振振摇；病机为脾虚饮停；治法为温脾化饮；方药用白术意在补脾。苓桂甘枣汤的主要症状为脐下悸，欲作奔豚；病机为心阳虚于上，肾水动于下；治法为培土治水；方药用大枣，倍茯苓，意在制水（表 14）。

表 14　苓桂术甘汤证与苓桂甘枣汤证的鉴别表

方证	苓桂术甘汤证	苓桂甘枣汤证
症状	心下逆满，气上冲胸，起则头眩，脉沉紧	脐下悸，欲作奔豚
原因	吐下后，饮停中焦	发汗后，停饮于下
处方	用白术重在培土以制水	倍茯苓重在渗湿以利水

原文第 28 条：服桂枝汤，或下之，仍头项强痛，翕翕发热，无汗，心下满微痛，小便不利者，桂枝去桂加茯苓白术汤主之。

本条文主要讲述了汗下后，表邪未除，水气停滞的证治。头项强痛，翕翕发热，无汗，提示表邪未除。心下满，微痛，小便不利，则因为水气停滞。

本条病机既有外不解的不得汗，又有水内停的小便不利，是内外之邪俱不得排泄，因此单纯的发表，是不能治愈的。根据古人传统的治疗原则，凡是水气停滞中焦兼有表邪未罢，欲使表解水泄，应当以利小便为主，兼以通阳达表。方中苓芍生姜，可以利水散寒。甘枣白术，体现了培土制水的治则。唐容川说："此与五苓散互看自明，五苓散是太阳之气不外达，故用桂枝以宣太阳之气，气外达则水自下行，而小便利矣。此方是太阳之水不下行，故去桂枝重加苓术，以行太阳之水，水下行则气自外达，而头痛发热等证，自然解散，无汗者必微汗而愈矣。然则五苓散重桂枝以发汗即所以利水也。此方重在苓术以利水，利水即所以发汗也。"

关于去桂去芍的问题：本条去桂去芍的问题，是历来各家争论的焦点，兹综合各家的意见，以及我们的看法，以供参考：

各家见解：

认为欲去桂的，如王肯堂、尤在泾、柯韵伯、陈念祖、徐灵胎等。理由：①无汗忌桂；②表邪夹饮，不可攻表，必治其饮，饮去则表自解；③方后有"小便利则愈"一语，可见以利小便为主。

认为欲去芍的——如《医宗金鉴》、日人吉益南涯、尾台氏等。理由：①头痛项强是桂枝汤证（如原文第 166 条：病如桂枝证，头不痛，项不强……当吐之……）；②一方决无去君药之理——经文有桂枝去芍加附子汤，桂枝去芍加蜀漆龙骨牡蛎汤等，其所去皆不过臣佐药；③加苓术逐水气，桂枝散其满，去芍而欲专其力也，以观逐水气之剂，未尝有芍药，故当去之。

不言桂枝去桂或去芍，主张桂枝汤加茯苓白术——如成无已、日人丹波元简等。理由：①外证未解用桂枝汤；②水饮内停小便不利加苓术。

认为本条经文有错简：如钱潢、日人喜多村等。理由：头项强痛，中风伤寒皆有，翕翕发热是中风证，无汗则又是伤寒本证，就此数证，为风寒兼有无疑也。但服桂枝汤是治风未治寒，乃后人传写之误，即用之也不验。

认为去芍去桂均可——阎德润(伤寒论评释)。理由："桂和术同为芳香性健胃药，去彼加此者，亦因其已服桂枝汤不差故也，如以为不去桂枝另加术，则二味发生协同作用其力强矣。亦不必勉强改去桂为去芍，如头项强痛将何以解之乎，故以斥去芍药者亦非也，我以为二味之作用相同，去彼改此，不必取烦。"

我的意见：根据中医学辨证论治的精神，宜参照当时的情况来决定去桂还是去芍。

若汗下后亡津液，而水饮内停者，宜去桂，偏于阴虚。①理由：人体禀赋不同，汗下后阴阳之虚亏也异，故若素体阴虚，汗下后重亡其津液，又兼内有停饮患者，斯时若再辛温发散，则益耗其阴，甘淡渗利则更劫其津，因之当宜去桂，去桂后其方药之组成与药理方面也起了变化。芍药甘草，可以益阴敛津；生姜大枣，可以辛甘化阴；茯苓白术，有渗湿利水的功效，去桂枝之辛温疏散，得芍药甘草之益阴敛津，使姜枣之温散而不伤阴；苓术之利水而不劫津，自可饮去表和，亦即寓有先里后表的意义。②适应证：脉细涩，舌干燥无津。证候：有表不和之头痛、发热、无汗，水气停滞，小便不利，心下满微痛，兼有肌肤不润，肢体挛急等。

若汗下后，阳微停饮而表不和，宜去芍，偏于阳微。理由：阳微停饮而表不和，不宜再用芍药酸敛阴柔之品，桂枝使阳微停饮要药，不可偏废。试观桂枝去芍药加茯苓白术汤方药组成表，即可领会(表15)。

表15　桂枝去芍药加茯苓白术汤方药组成表

桂枝	甘草	大枣	生姜	茯苓	白术	(包含)
√	√					桂枝甘草汤
√	√			√	√	苓桂术甘汤
√	√	√		√		苓桂甘枣汤
√	√		√	√		茯苓甘草汤

从上表可以看出除桂枝甘草汤，是治汗出过多，心阳虚之方以外，其他三方均是《伤寒论》中治疗饮邪的要方，而桂枝芍药更是阳虚治饮的要药，不可偏废。

桂枝去芍药加茯苓白术汤的适应证为脉微弱而沉紧，舌白滑。症见头痛发热，阳微停饮之眩晕，心悸或心下满微痛，小便不利，面白神萎等。

原文第82条：太阳病发汗，汗出不解，其人乃发热，心下悸，头眩身瞤动，振振欲擗地者，真武汤主之。

本条文主要讲述了过汗亡阳，肾阳虚而水气上泛。汗出不解，指发汗汗出，病仍不解，而不是表不解。仍发热，由过汗亡阳，虚阳外越。心下悸，因胃阳虚而水饮停蓄。头眩，是因为阳气不升。《灵枢·卫气》："上虚则眩。"身瞤动，振振欲擗地者，因过汗而亡，致周身经脉无主（此与苓桂术甘汤之发汗则动经身为振振摇者，同一意义，不过真武汤证较重而已）。"身瞤动"即筋肉跳动；振振欲擗地即站立不稳，摇摇欲坠的样子。真武汤中苓术，体现了甘淡培土制水，白芍生姜，酸辛除湿利水，温经散水；附子，辛温温经散寒。

真武汤所治的阳虚，与四逆汤等所治的单纯的阳虚证不同，真武汤所治的阳虚证，同时必伴有水气泛滥于表里的症状，故总的来说，真武汤是温经散水之剂。

真武汤证需与苓桂术甘汤证鉴别（表16）。

表16　真武汤证与苓桂术甘汤证证治鉴别表

方证	真武汤证	苓桂术甘汤证
病机	肾阳虚，水气内动	脾阳虚，水饮内停
症状	发热，心下悸，头眩，身瞤动，振振欲擗地	心下逆满，气上冲胸，起则头眩，脉沉紧
治法	温肾阳，散水气	温脾阳，化水饮
方药	真武汤（茯苓、白术、附子、芍药、生姜）	苓桂术甘汤（茯苓、桂枝、白术、甘草）

（十三）栀子豉汤证及变法禁例

原文第76条：发汗后，水药不得入口为逆，若更发汗，必吐下不止，发汗吐下后，虚烦不得眠，若剧者，必反复颠倒，心中懊憹，栀子豉汤主之；若少气者，栀子甘草豉汤主之，若呕者，栀子生姜豉汤主之。

原文第77条：发汗若下之，而烦热胸中窒者，栀子豉汤主之。

原文第78条：伤寒五六日，大下之后，身热不去，心中结痛者，未欲解也，栀子豉汤主之。

这些条文主要讲述了汗吐下后，余热未净热扰胸膈的证治（栀子豉汤证的成因，症状，治疗加减法）。虚烦，指无实邪之谓，与胃实之硬满而烦，白虎之大热而烦，结胸的硬热而烦等作对比而言，我们不能把它看作阴虚阳虚的虚字来解释，因病经汗吐下之后，实邪虽去，但余热尚扰于胸膈，致令虚烦不宁也。心中懊憹，阳邪内陷，烦心热躁，闷乱不宁之象。王肯堂说："憹即恼字古通用。"日人丹波元简："此后世所谓嘈杂。"烦热胸中窒，可以理解为烦热且窒，较前虚烦等象稍进一步。身热不去，心中结痛，未欲解也，指内外之邪俱不解，心中支结而痛，兼身热不解，较胸窒烦热尤进一步矣。

发汗吐下后，余热留扰胸膈，或未经吐下，表热初传入于胸膈。此虽为表邪内传入里之候，但还未到阳明白虎证的严重程度。

辨证：栀子豉汤证，均见烦窒结痛等象，其与陷胸泻心等证究有何别，故列下表以资识别(表17)。

表17　栀子豉汤证、陷胸汤证、泻心汤证鉴别表

方　证	栀子豉汤证	陷 胸 汤 证	泻 心 汤 证
痛的情况	胸中窒结而痛按之心下濡	按之心下石硬痛不可近	心下痞、痞甚则硬但不痛
主要原因	余热留扰(无形)	热与水结(有形)	邪陷气结(无形)
烦的程度	虚烦(懊侬不眠)	实烦(便秘心下窒少腹硬满而痛)	痞烦为主
治疗原则	清热止烦	荡实逐水	开结泄痞

方义：栀子豉汤。

栀子——苦泻火，寒胜热，清热泄邪
豆豉——轻浮上行，化浊为清　} 宣透解郁清热除烦

治疗：少气，因为中气受损，气少不足以言，栀子豉汤加甘草，和中益气。呕者，虚热相搏，中气上逆所致，栀子豉汤加生姜散逆止呕。

服栀子豉汤后吐与不吐之辨证：

认为是吐剂的理由(柯韵伯、王好古等)：①方后有“得吐者止后服”字样(宋版、成本有此六字)。②瓜蒂散内用香豉。

认为不是吐剂的理由(多数注家)：①临床用之每不见吐(我们在治疗时曾用生山栀豆豉两味各五钱，煎服与病人及常人均不见吐)。②本草所载并未言栀子能吐。③经文瓜蒂散两条必云“吐之”字样，而栀子豉汤条文并未提及“吐”字。④以吐泻后之虚烦，岂有再容复吐之理。⑤条文有栀子豉汤呕加生姜，若为止呕，岂不自相矛盾。

综上观之，栀子豉汤决非吐剂，但我们在临床上使用栀子豉汤时，病或间有因吐而愈者，推其理，因本证是病邪壅结胸膈，邪郁甚时，服栀豉之宣发开郁，可能引起呕吐，是邪上越外出之象，但究属鲜见。

原文第79条：伤寒下后，心烦腹满，卧起不安者，栀子厚朴汤主之。

本条文主要论述了下后邪热内乘壅阻胸腹中的证治。下后出现三种不同情况的心烦腹满：①心烦不满因邪阻胸膈所致的虚烦，治疗用栀子豉汤。②腹满不烦因中焦虚寒所致的里虚，治疗用理中汤。③心烦腹满因邪壅胸腹所致的热陷

气滞，治疗用栀子厚朴汤。

下后心烦不满者，是余邪留扰胸膈之栀子豉汤证；下后但腹满而不烦者，按之濡，或利下不止者，属中阳不运之脾胃虚寒理中四逆等证；下后既烦且腹满，乃邪壅胸腹，热陷气滞的栀子厚朴汤证。

栀子厚朴汤中栀子，有止心烦的作用，厚朴，可以泄腹满，枳实，可以消痞实。三药相合有清热宽中泄满的作用。

本方乃栀子豉汤及小承气汤去豆豉、大黄之合剂。为什么不用大黄、豆豉呢？因不属实烦实满，其证必无燥矢便秘现象，故不用硝黄的攻下，而用栀子的清热除烦。因邪已入里较深，故不用香豉之宣透达表。

原文第 80 条：伤寒，医以丸药大下者，身热不去，微烦者，栀子干姜汤主之。

本条文主要讲述了峻下后导致上热中寒之证治。由于误以丸药峻下导致寒气留中，同时身热不去：微烦不解，形成寒热交错的变局。根据误治后的变局及所用方剂来推测，必然还有其他的症状如上热，身热不去，微烦不解，用栀子清热除烦。中寒，腹痛便溏，肠鸣下利，用干姜温脾祛寒。

原文第 81 条：凡用栀子汤，病人旧微溏者，不可与服之。

本条文主要讲述了栀子豉汤的禁忌证（中阳不足禁用苦寒之剂）。旧微溏，中阳素虚的人，未病之前，大便常常溏薄。禁用苦寒，《黄帝内经》：“先泄而后生他病者，治其本。”若经用苦寒，可能引动旧恙，易伤其阳，加重新疾。后世发展，根据本草书，谓栀子生用泻火，炒黑止血，在《临证指南医案》治外感多用黑山栀，根据临床体会凡用黑山栀（已经炒黑）则寒性已减，在一般使用上尚无大碍，惟虚寒甚宜禁用（表 18）。

表 18　栀子豉汤证及兼证变证表

主方	栀子豉汤	药伍	栀子　豆豉
		功能	泄热化浊，宣郁除烦
主证	① 虚烦不得眠（轻），② 反复颠倒，心中懊侬（重），③ 烦热，胸中窒，④ 身热，心中结痛		
兼证	少气	栀子甘草豉汤	
	呕	栀子生姜豉汤	
变证	心烦，腹满，卧起不安	栀子厚朴汤	
	身热，微烦	栀子干姜汤	
禁忌	大便旧有微溏，肠胃虚寒的人		

（十四）结胸证

上次讨论的栀子豉汤证，是汗吐下后邪热留扰胸膈的证候。它的主证：虚烦不得眠，反复颠倒，心中懊侬，胸中窒，身热，心中结痛等。如兼见少气的加甘草，呕的加生姜，心烦腹满卧起不安的，用栀子厚朴汤，身热微烦的以栀子干姜汤来治疗。总之，随着病情的不同，而予以不同的治疗。

现在讨论的结胸证，在病变部位和症状上与栀子豉汤证似乎有相似之处，但是二者有一定的区别。我们从以下讨论中，就能清楚地鉴别出来。

原文第131条(上节)：病发于阳，而反下之，热入因作结胸。病发于阴，而反下之，因作痞也。所以成结胸者，以下之太早故也。

本条指出结胸证的成因和痞证成因的不同点：发于阴，发于阳。结胸与痞证，都是胸膈间的病变，在条文中指出，皆系误下邪陷所致。但由于个人体质的不同，故同一误下邪陷，而转归亦自不同。发于阴、发于阳正是说明这个问题。关于阴阳二字，历代注家各有不同看法，现举出几个具有代表性的例子来讨论一下：陈修园：阳——发热恶寒(阳经)，阴——无热恶寒(阴经)；柯韵伯：阳——外(形躯)，阴——内(心下胸中)；黄坤载：阳——风伤卫(中风)，阴——寒伤营(伤寒)。以上三种说法，我们都认为是不够全面的，如：第一种说法，阴经受病，误下成痞，势必阴寒更盛阳气更微，但是在治痞证的诸泻心汤中，大都有芩、连苦寒之品，这就无法解释了。第二种说法，指内外，但是痞证也有起于太阳、少阳的。第三种说法，认为风伤卫，寒伤营，但是论中有伤寒与中风互称的，如第158条："伤寒中风，医反下之"，甘草泻心汤证之痞。所以，我们认为：本条阴阳二字不能限于风寒、阴经、阳经、内外等孤立地来解释，应当看得比较广泛一些，它的主要含义，是用对比的方式来说明问题的。具体地讲：发于阳：正实，邪实(主要是邪实)。发于阴：胃气虚，内无实邪。正实不是指正气壮实，系与胃气虚作比较而言。邪实指素有水饮痰浊之类。

正由于病人内在因素的不同，因此误治后的转归，一为邪陷与水饮相结而成结胸；一为邪陷无水饮相结而成痞证。

治病的一般规律，是先表后里，先汗后下，如果表邪尚在，即用下法，会引起很多的病来，本条的结胸与痞证就是一个例子。

原文第128条：问曰：病有结胸，有藏结，其状如何？答曰：按之痛，寸脉浮，关脉沉，名曰结胸也。

本条指出结胸的主要脉证，并举藏结以示辨证。结胸与藏结，在病变部位以及症状上有相似之处，所以仲景并提，以示辨别，但是两者性质不同。结胸，属热属实。藏结，属虚属寒。结胸证，是误下后，太阳之邪热陷入，与水饮痰浊互结而成，所以它的性质属热属实，与藏结之属虚属寒根本不同，决不能混淆，至于藏结的病因、症状等，在后面讨论。

结胸的主证主脉：症状：按之痛说明邪实壅结。脉象：寸浮关沉。寸关脉候上中二焦，寸浮是邪盛于上，关沉为邪结于里，这是实邪介于上中二焦的脉象，其脉势必定有力。

上面所介绍结胸证的主要脉证，尚不全面，应与以下几条合参，方能得其全貌。

原文第134条：太阳病脉浮而动数，浮则为风，数则为热，动则为痛，数则为虚。头痛发热，微盗汗出，而反恶寒者，表未解也。医反下之，动数变迟，膈内拒痛，胃中空虚，客气动膈，短气躁烦，心中懊憹，阳气内陷，心下因硬，则为结胸，大陷胸汤主之。若不结胸，但头汗出，余处无汗，剂颈而还，小便不利，身必发黄。

本条主要讨论表里辨证与表证误下而导致结胸与发黄的两种不同的病理转归。太阳病，脉浮而动数，脉浮主表，动为邪盛主痛，数为体表有热，所以脉浮动数为风邪盛而表热，里无实邪，所以说“数则为虚”，头痛发热为表证，微盗汗出为少阳有热，是表邪已有内传之势，如果表邪完全内传入里，那么自然不应当有恶寒，今仍见有恶寒，则是表证未除，原文用以“反”字突出恶寒是辨证的关键，在表证未完全解除的情况下不能用攻里的治法，这是治疗的原则，由于医生失察而运用攻下的治法，而使表邪内陷导致结胸证，邪陷热结，所以动数之脉变为迟脉，误下则损伤胃气，胃中空虚，热邪动膈，所以膈内拒痛，热邪内陷与水邪相结，心下因而硬满疼痛成为结胸，邪结热扰，同时还可以见到，短气躁烦，心中懊憹，结胸证因热与水结，所以治以泄热逐水破结的大陷胸汤。

误下成为结胸者只是变证的一个方面，但并不是绝对的，因此，接着提出了可能发生的第二种变证，如果没有出现心下硬满疼痛的结胸证，而是但头汗出，剂颈而还，余处无汗，小便也不通利，这是热不得外越，湿不得下泄，阳气内郁熏蒸向上的原因，湿热内郁势必发黄。

原文第137条：太阳病，重发汗而复下之，不大便五六日，舌上燥而渴，日晡所小有潮热，从心下至少腹硬满而痛不可近者，大陷胸汤主之。

本条是结胸与阳明腑实的辨证。太阳病，本应发汗，但发汗必须适度，如果汗出太少，邪必留恋，汗出太多，反伤其正，今大发其汗，如水淋漓，津从外越，复妄行攻下，阴液内伤，内外津液均耗，邪反乘虚入里，以致变证蜂起。文中：不大便五六日提示邪热内结。舌上燥而渴是伤津之征。日晡所小有潮热，热来如潮之有时。从心下至少腹硬满而痛，手不可近是邪热与水饮痰浊互结。

上述症状，很似阳明腑实证，辨别点，在于腹诊方面：腹痛的部位，阳明腑实证，腹胀满绕脐痛；结胸证，从心下直至少腹。

这是两者的根本区别，因为阳明腑实证是燥屎在肠，故虽有腹痛，部位在脐之周围，燥结过甚，虽然临床上也或有心下胀痛证，但这是从下而引及于上，故腹痛还是甚于心下。结胸病变部位在胸膈，因邪结过深，也可影响少腹，必上重于下，这是可以肯定的。治法上由于热与水结之证，非阳明腑实燥屎可比，故主以大陷胸汤。

原文第135条：伤寒六七日，结胸热实，脉沉而紧，心下痛，按之石硬者，大陷胸汤主之。

本条文主要讲述了未经误下，邪热内入，与水饮互结的结胸证治。上述的结胸是由误下后，邪乘虚入。本条云"伤寒六七日，结胸热实"，可体验出未经误下，邪热内传而成。

脉沉而紧，沉为在里，紧为邪结之盛（痛甚），与误下成结胸之脉寸浮关沉稍有不同，由于沉紧之脉，每见于阴寒之证。仲景恐后世医者误认此处之脉为阴寒，故标以"结胸热实"，为脉沉而紧，点清了眉目。程郊倩说"此处紧脉从痛得之，不作寒断"，可说是合乎仲景之意。汪琥说："结胸脉不但可沉紧，甚至有伏而不见者，乌可以脉沉紧为非热耶？大抵辨结胸之法，但当凭证，最为准确。"确是经验之谈。心下痛按之石硬，是水热互结已深的明证，是结胸证的主证。治法上大陷胸汤破其坚结，泄其水热。

原文第136条：伤寒十余日，热结在里，复往来寒热，与大柴胡汤，但结胸无大热者，此为水结在胸胁也，但头微汗出者，大陷胸汤主之。

本条是大柴胡汤证和大陷胸汤证的辨治。伤寒失治，迁延十余日之久，邪离太阳而内传。所说热结在里，是指邪入阳明之腑，寒热往来，为邪在少阳，阳明、少阳两经同病，故治用大柴胡汤双解表里（关于大柴胡汤的详细脉证和方义在少阳篇再予讨论，此处从略）。

如果在外没有寒热往来之少阳证，且热不甚，而有心下硬满而痛手不可近的症状，这就是饮热互结的结胸证，而不是邪在少阳的胸胁苦满。因此用大陷胸汤逐水荡实。

柯韵伯说："发病于阳，热入里，是结胸之因，此言水结，是结胸之本，互相发明结胸病源。"

但头微汗出，正指出了虽无大热，不是阴证，因为三阴经证，一般不得有头汗出，若三阴证而有头汗，即成阳气散越的危候了。本证乃邪气不得外达下泄，水热上蒸所致，故以大陷胸汤峻逐在里水热互结之实邪。由于大柴胡汤证的心下痞硬与结胸证之心下硬满而痛，在部位上有相似之处，仲景恐后世混淆，故在本条中两证并提，以资鉴别（表19）。

表 19　大陷胸汤证与大柴胡汤证鉴别表

方证	大柴胡汤证	大陷胸汤证
成因	邪结于里(阳明)	饮热互结心下
症状	往来寒热(少阳) 心下痞硬,郁郁微烦	外无大热 胸满硬痛,手不可近
治疗	和解攻里	开结逐水

原文第 131 条(下节)**:**结胸者,项亦强,如柔痓状,下之则和,宜大陷胸丸。

本条是结胸邪偏高位的证治。结胸者,指结胸之心下硬满疼痛等证而言。项强,如柔痓,邪结偏高,迫使颈项不能前屈后仰,故项强似痓。真正痓病,不但项强,且会出现角弓反张,手足拘急的全身症状(结胸有偏上偏下之异,从心下至少腹硬满而痛者,是病邪偏于下,本条是病势偏于上,故现项强似痓)。治法上因其邪热与水饮互结于上,故仍主攻下为原则,使水去则紧迫减,外现之项强得松,俯仰转侧得自如矣。不用大陷胸汤而改以大陷胸丸,因病位偏高,肺气不得舒展,故在大陷胸汤的基础上加葶苈子、杏仁以泻肺气。用蜜做丸,有润养之义,且丸性缓,使其留恋胸中,以解上部之结邪。

原文第 132 条:结胸证,其脉浮大者,不可下,下之则死。

本条为结胸证的治禁。以上有关结胸证条文都主攻下,因下之使结开水去热清,病能得愈。本条结胸证见脉浮大,禁用下法,并云下之则死。脉浮大有力提示表邪实,宜祛邪外出,若用下法,邪热再陷,故死;脉浮大无力提示正气虚,应扶正祛邪,若用下法,正气更伤,正不御邪。

总之,本条精神要求我们辨证应正确,治疗宜恰当,无犯虚虚实实,仲景此处不过是举脉示例而已。

原文第 133 条:结胸证悉具,烦躁者亦死。

本条是结胸证的死候。起首即云"结胸证悉具"是包括了结胸证的脉证,如脉沉紧,心下痛,按之石硬,或从心下至少腹硬满而痛,不可近,间又如柔痓状,以及不大便,舌上燥而渴,日晡所小有潮热等证,是病之日久可知,邪之结深自明,久则正气虚,深则病情重,是体衰病重。再见烦躁,是阳气败乱,阴气上逆,阴阳离决之兆,既不任补,又不胜攻,故断为死候。第 134 条,短气躁烦,用大陷胸汤主之,而本条说烦躁则死,其故如下:第 134 条躁烦,饮阻气机,邪扰胸膈,心中懊憹短气,邪势方盛;本条的烦躁,阳气败乱,阴气上逆,正气将竭,御邪无能。

原文第 138 条:小结胸病,正在心下,按之则痛,脉浮滑者,小陷胸汤主之。

本条是小结胸证的证治。它的成因同于大结胸证，误下或未误下，系邪热与痰互结。症状：正在心下：局限于胃脘，影响范围较小，按之则痛：不按不痛，提示病较轻浅。脉象：浮滑，浮为阳邪，滑为有痰（痰热互结）。大小结胸证的鉴别：大结胸证：从心下至少腹（全腹痛）硬满而痛，手不可近。小结胸证：仅在心下（局限于胃脘部），按之则痛，不按不痛。用清热涤痰开结的治法。小陷胸汤，以黄连、半夏、瓜蒌实三味组成。黄连苦寒，清热开结。半夏辛温，化痰蠲饮。瓜蒌实凉润，降气涤痰。

由于大小结胸证的邪结有深浅，症状有轻重，故治疗上也有不同：小陷胸汤黄连之下热，轻于大黄；半夏之逐饮，缓于甘遂；瓜蒌实之润利，减于芒硝，故同名陷胸而有大小之分，就是这个道理。

原文第 141 条（下节）：寒实结胸，无热证者，与三物小陷胸汤，白散亦可服。

本条是寒实结胸的证治。因寒水痰饮所结，聚于胸中所致。如结胸状，有心下满硬，甚至连及少腹，大便不通等，与大小陷胸证所不同的是，无口渴、舌上干燥、潮热等证。故条文云“无热证者”，这也是辨证要点。

本条已明显说出寒实结胸无热证，知其性质是属寒属实的阴证无疑，故以温下以祛寒实为治法。但条文中“与三物小陷胸汤”，使人怀疑，因小陷胸汤有黄连、瓜蒌实为寒凉之品，岂可以治寒实之证；因此历代注家认为小陷胸汤四字有错，我们也认为必有错误，当是三物白散较为妥切。

三物白散由桔梗、贝母、巴豆三味组成。桔梗开肺气，贝母化痰开心胸郁结之气，巴豆为温性峻泻之品，以祛寒实之结。此方主要作用是化水饮，破寒实。由于本方药力峻猛，因此服时不宜过剂，如服后利不止，进冷粥一杯即止；服后不下利，进热粥一杯即利。得冷则性缓，得热则力猛，这是巴豆的特性，在临床运用的掌握上，是很重要的一个问题。

（十五）脏结证

原文第 129 条：何谓脏结？答曰：如结胸状，饮食如故，时时下利，寸脉浮，关脉小细沉紧，名曰脏结，舌上白苔滑者难治。

本条是脏结与结胸的鉴别及预后。脏结虽有结胸状的胸腹部硬痛等证，但脏结是寒结于脏，和结胸之邪热与水饮痰浊互结不同，故脉证似是而实异。饮食如故，时时下利，邪结在脏，胃中无实邪阻结，故虽痛而饮食正常，脏寒不能运化，偏渗于大肠，故时时下利。寸脉浮，关脉小细沉紧，浮乃阳气外越，当是浮而无力，关脉小细沉紧，是阴寒内盛。舌上白苔滑，阳虚不运而阴浊凝结。预后，由于脏结是阳气衰败，阴浊凝结之证，故云难治。但必须说明，难治不等于不治，是指不如结胸之邪实正盛，可以攻下泻实，如能投以四逆理中之类的温阳祛寒之剂，或可挽救其万一。

原文第130条：脏结无阳证，不往来寒热，其人反静，舌上苔滑者，不可攻也。

本条进一步指出脏结之属性。不往来寒热：包括无太阳表热、阳明烦热等证而言。其人反静：以阴主静，故无心中懊侬、烦躁等证。舌上苔滑者：与上节舌上白苔滑者同义。

总之，脏结是阳气衰微不振，内动外达之机俱泯，治疗上救阳尚恐不及，岂有再投攻下之理。故仲景特别指出，不可攻下之禁。

原文第167条：病胁下素有痞，连在脐旁，痛引少腹，入阴筋者，此名脏结，死。

本条文指出脏结的又一证型。虽也称为脏结，实与上两条所说的证候不同。病胁下素有痞，连在脐旁：胁下为厥阴肝经分布之区，云“素有痞”，则病已积年累月，非朝夕所成。连在脐旁，为寒邪深伏厥阴脏气，为之瘀塞不通，逐渐增大，是与脐相平，实属阴寒积聚之类，称为脏结，指脏气瘀结不通而言。痛引少腹，入阴筋者：在原有宿疾的基础上，再感寒邪，寒邪乘原有虚寒而深入厥阴，而厥阴经脉，入阴囊，过阴器，抵少腹，故痛引少腹，牵及阴筋。预后，由于本证阴寒过甚，阳气竭绝，无抵御之权，故死。

结胸及脏结证脉因治的鉴别（表20）。

表20　结胸及脏结证脉因治鉴别表

<table>
<tr><th>类　别</th><th>症　状</th><th>脉　象</th><th>成　因</th><th>治　疗</th><th>备　注</th></tr>
<tr><td>大结胸</td><td>心下痛，按之石硬，甚则从心下至少腹皆硬满而痛，手不可近，或项强如柔痉状</td><td>误下而成的，寸浮，关沉，动数交迟，未经误下的，沉紧</td><td>热与水结（误下或传经，热邪入里）</td><td>宜荡涤逐水，急则用大陷胸汤，缓则用丸</td><td rowspan="4">另有一种宿疾，病胁下素有痞，连在脐旁，痛引少腹入阴筋者，亦名脏结，为阴盛阳绝之死候</td></tr>
<tr><td>小结胸</td><td>正在心下，按之则痛</td><td>浮滑</td><td>热与痰结</td><td>宜小陷胸汤，清热开痰消结</td></tr>
<tr><td>寒实结胸</td><td>症状与大结胸相同，唯不见热象</td><td></td><td>寒与痰水相结</td><td>宜三物白散，化水寒，破结实</td></tr>
<tr><td>脏结证</td><td>饮食如故，时时下利，舌苔白而滑腻</td><td>关脉小细沉紧</td><td>纯阴结</td><td>难治</td></tr>
</table>

（十六）痞证

痞是一个症状，为心下痞塞的感觉，可出现于很多的证候中。如：

第156条五苓散证，水气停积，影响中上焦时，可以成痞。

第152条十枣汤证，有心下痞硬满，这是悬饮致痞。

第163条桂枝人参汤证，利不止，心下痞硬，是胃气虚而致痞。

以上所举之痞，都是证候中常见症状，而现在所讨论的，是以痞为主要证候，所以以痞命名。仲景用五泻心汤来主治，因其在病理上、部位上有其近似的地方，而且在治疗上，也有相同之处，故独立成为一个痞证。

原文第151条：脉浮而紧，而复下之，紧反入里，则作痞，按之自濡，但气痞耳。

本条文主要说明痞之成因及其主证。成因有两个：①误下表邪入里，壅聚心下。②胃气素虚，邪热乘之陷入。侧重从脉象上说明痞之成因。脉浮而紧，为表有寒邪，宜用辛温发汗，今不发汗，而反下之，使浮紧之脉，转为沉紧，也就说明了邪热陷入，壅塞于心下，因而变成痞证。但是痞之形成，除误下外，尚有胃气素虚，邪热乘之而成的。痞，按之自濡，自觉有痞塞之感，触诊却濡软不硬。脉象：沉紧。痞证与结胸证的鉴别：结胸：有形之邪，按之则痛（小），从心下至少腹硬满而痛（大）。痞证：无形之邪，按之濡软不硬，但气痞不舒。

总之，痞证内无痰水实邪，仅热邪入里，妨碍气机升降输化，故仲景云："但气痞耳。"但痞结过甚，也有硬者，但不会达到结胸证"心下痛，按之石硬"那样的严重程度。

以上所提出的是痞证总的概念，包括病因和主证，至于痞证的具体证治及其兼并证的辨治，在以下几条中详细讨论。

原文第154条：心下痞，按之濡，其脉关上浮者，大黄黄连泻心汤主之。

本条是邪热入胃壅滞成痞的证治。心下为胃脘部，痞而按之濡，仅是痞闷，不痛不硬，又无其他症状，乃是无形之邪热入里，壅聚气分，阻结不舒，即上条所说："但气痞耳。"脉象：关上浮——关主中焦，浮是阳邪，乃无形邪热独盛于中焦，与一般脉浮多属表证者不同。因此治疗上也有区别。治法上泄热开结消痞。本方只有大黄、黄连两味组成，《千金翼方》注：此方必有黄芩，后世医家也认为黄芩、黄连合用，消痞热之效果更为显著。今从此说，方中大黄泄热下气开结，芩连消除热痞，大黄一般用于泻下，但本证无邪实结滞，所以它的用意并不在于泻下，观其剂量和用法，就能明确。①只取承气汤的一半（二两）。②不用煎煮，而用麻沸汤浸渍。主要是取其清扬清淡，气味皆薄，有清泄心下邪热之功，非取其攻里荡实之力。《名医别录》上说大黄"调中化食，下气和胃"，说明大黄不仅仅只有下泻实热之功。总之，一种药物的疗效不同，与其用法、配伍、剂量有一定的关系。

原文第164条:伤寒,大下后,复发汗,心下痞,恶寒者,表未解,不可攻痞,当先解表,表解乃可攻痞,解表宜桂枝汤,攻痞宜大黄黄连泻心汤。

本文主要讲述了外有表邪里有痞证的治疗原则。太阳伤寒,先下后汗,在治法上,已是倒行逆施,以致产生一系列的变证。心下痞:误下后,邪热陷入。恶寒者:风热在表,尚未全解。必须了解恶寒两字是代表太阳脉证而言的,所以除恶寒外,可能兼有发热、头痛或身疼、脉浮等证。治法:表证未解,即使已见里证,若里证不急,仍宜遵守先表后里的原则,所以先用桂枝汤解表,后用大黄黄连泻心汤清泄痞热。本证是实证,191条是虚证,因此治疗先后各不相同。

原文第155条:心下痞,而复恶寒汗出者,附子泻心汤主之。

本条是痞热而兼表阳虚的证治。本证心下痞的原因,和大黄黄连泻心汤证同,惟兼有恶寒汗出的症状,这是邪热有余壅结于里,而成痞证,但卫外之阳不足,所以恶寒汗出。本条和上条皆是痞而恶寒,但彼为表未解,此为卫阳虚,其机制各有不同,其辨证为:上条恶寒云表未解,必有头痛、发热、脉浮等证。本证心下痞而后恶寒汗出,并无上述表证仍在,故属阳虚。治法上附子泻心汤,温经回阳、泄热消痞。本方以大黄、黄连、黄芩、附子四味组成,是邪正兼顾之法,寒热互投之方。设单治痞而遗正,则阳气更虚,恶寒汗出更甚;单补阳而遗热,则痞满增剧,附子温经回阳,故用三黄泄热消痞,尤妙在煎法上用麻沸汤渍三黄,附子别煎,分温和服。尤氏说:"寒热异其气,生熟异其性,药虽同行,而功则各奏。"说明了本方寒热互用、补泻并进、两不相悖的妙用。

原文第157条:伤寒汗出解之后,胃中不和,心下痞硬,干噫食臭,胁下有水气,腹中雷鸣下利者,生姜泻心汤主之。

本条指示胃虚食滞痞满而夹水气的证治。本证虽非误下,乃是发汗病解之后,表邪已退,但以胃气未振,余热乘之,水气停滞,所进饮食,难以运化,因而积滞发酵,而成痞证。心下痞硬,干噫食臭,水谷不化,积滞蕴热,腐气上逆。胁下有水气,腹中雷鸣下利,中土未复,水谷不能泌别,清浊不分,因而下注为利。《黄帝内经》云:清气在下,则生飧泄,浊气在上,则生䐜胀。总之,本条主要特点,是肠胃虚弱,邪热入内,水气停滞发酵,上则为痞,下则为利。治法上生姜泻心汤,和胃散水消痞。本方以生姜、炙甘草、人参、干姜、半夏、大枣、黄芩、黄连八味组成。生姜为君,合半夏和胃散水,连芩涤热泻痞,参枣草补脾胃之虚,干姜温中化水治下利,为消补并用之方,具有和胃散水消痞的作用。

原文第158条:伤寒中风,医反下之,其人下利日数十行,谷不化,腹中雷鸣,心下痞硬而满,干呕,心烦不得安,医见心下痞,谓病不尽,复下之,其痞益甚,此非结热,但以胃中虚,客气上逆,故使硬也,甘草泻心汤主之。

本条为胃气重虚之痞证。表证再次误下，因而伤及胃气，中虚气陷，以致出现一系列肠胃功能的反常症状，现将误下及复下之后的变局，分别讨论如下。

误下后的病情：下利日数十行，谷不化：《外台秘要》作水谷不化，中气下陷，脾阳衰弱，不能腐熟运化，异于下利清谷，否则宜四逆汤救之；腹中雷鸣：水谷不化，留置腹中，冲击作响；心下痞硬而满，干呕心烦不安：中土衰微，输布无权，以致清气不升，浊气不降，阻塞于中，气逆于上，此时医者见心下痞硬而满，误认为是热邪壅结的实证，再施攻下，以致胃气重虚，邪气更窒，则犯虚虚之戒。

复下后的病情：复下之后，其痞更甚，充分证实了本证的心下痞硬而满，不是实热壅滞，而是气虚致痞，下之则胃阳更虚，阴寒更甚，从而导致气机不运。推想而知，下利腹鸣等证，势必进一步加重。仲景只提“痞益甚”的目的，在于辨别证候的疑似，从而指明辨证的关键。

这里需要说明的，在复下后，只举出痞益甚一证，至于其他的下利、腹鸣、干呕、心烦等证是否完全消失了呢？不难理解，正气愈虚，证情更为加重。治法上甘草泻心汤，补胃消痞。本方为生姜泻心汤，去生姜人参，增甘草干姜分量，方以甘草为君，与大枣合用，补中和胃，干姜辛温助胃阳止利，半夏降逆，芩连泄痞热，六味成方，具有补胃消痞的作用，但多数注家，认为本方应有人参，如《千金方》、《外台秘要》等书，我们认为亦应当有人参，其理由：半夏泻心汤，生姜泻心汤均有人参；复下之后，胃气大伤，用以补虚；人参为消虚痞之要药；缓客气上逆而除烦。

又本方即生姜泻心汤去生姜，加重干姜，这是生姜泻心汤以治水气为主，故用生姜为君，本证以里虚较重，故重用温中之干姜。

原文第159条：伤寒服汤药，下利不止，心下痞硬，服泻心汤已，复以他药下之，利不止，医以理中与之，利益甚，理中者，理中焦，此利在下焦，赤石脂禹余粮汤主之，复不止者，当利其小便。

本条指示误下致利，应用各种方法，以御其变。本条分为两段：伤寒服汤药，利不止，叙述一误再误的辨证；医以理中汤与之当利其小便，指出服理中汤无效的原因和利在下焦的两种治法。服药后以致下利不止，心下痞硬，选用泻心汤类方剂治疗，原无错误，而医者求愈心切，或见效果不著，复以他药下之，遂致下利不止。若是属于中焦虚寒之证，而理中汤亦为对证，但仍下利不止，可知并不是中土虚弱，而是二次误下，至下焦约束无权，所以关门不利，理中汤不是收涩固脱之剂，所以服后，利下益甚。假使利在于下焦滑脱，当用赤石脂禹余粮汤固涩之剂，若服后仍不止者，当考虑分利之法，利其小便，使肠中水分从小便排出，大便因之而实。由此可见仲景治病的灵活性，决无拘执一方，以御无穷病变的缺点。治法上从以上讨论中，可以体会到：误下成痞的，宜用泻心汤；中焦虚寒的，宜用理中汤；下焦滑脱的，宜用固涩之剂；清浊不分的，宜用渗利之剂。

本条与甘草泻心汤，都是重复的误下，但二者亦有不同之处。甘草泻心汤证误下后“痞益甚”是由于邪热结于心下（胃）；本证误下后“利不止”“利益甚”是由于虚寒在下（肠）。

赤石脂禹余粮汤方义：赤石脂酸温敛气，禹余粮固涩胜湿，两味质皆重坠，直走下焦，有收涩固脱之功。

原文第161条：伤寒发汗，若吐若下，解后，心下痞硬，噫气不除者，旋复代赭汤主之。

本条是胃虚气逆，痰浊不化的痞证。多因痰浊不化的所致，汗、吐、下后中气虚弱。症状为：①心下痞硬，气虚不化，痰浊壅滞于心下。②噫气不除，胃气不和，虚气上逆。治疗上用旋覆代赭汤，和胃降逆，益气化浊。方中代赭石、旋覆花，降气镇逆，人参、甘草、大枣，补虚和中，半夏、生姜，和胃化浊，药物配合，浊气降，清气升，痞证可以消除。

与生姜泻心汤证的鉴别：本证与生姜泻心汤证都属表邪解后，胃气虚弱的病变，同样有痞硬噫气之证，故有鉴别的必要（表21）。

表21　生姜泻心汤证与旋覆代赭汤证鉴别表

汤证名称	病　因	症　状	治　疗
生姜泻心汤证	汗解后，胃气虚弱，食滞不化，胁下有水气	心下痞硬，干噫食臭下利	和胃泄痞
旋覆代赭汤证	发汗若吐若下后，胃虚气逆	心下痞硬，噫气不除	和胃降逆

（十七）火逆证

以上所谈的是汗、吐、下三法的误治变证，其中主要是汗、下两法，现将火逆证介绍于下。

定义：火逆证——误用各种火法所导致的变证。火法，为古代医疗方法之一，由此可以理解，古人的医疗方法是多种多样的，我们应当进一步研究改进，以便更好地掌握运用，并配合药物治疗，从而达到治疗疾病、解除痛苦的作用，如针灸疗法，现在已被广泛运用，获得了良好的疗效，解决了药物所不能解决的问题。我们了解这种火法的内容、应用范围和禁忌，虽然它有一定的疗效，但如果使用不当，可招致不良后果，所以称为火逆。火法内容：包括温针、烧针、熏、熨、灸等。火法的功用：有发汗、散寒、回阳的作用。火法适用范围：凡阳虚寒盛的阴性疾患，宜用火法治疗，阳证、热证则不宜使用。太阳表证，以汤药发汗为宜，用火法发汗，则易产生变证。

火逆的类型：火逆后变证类型，概括可以分为两个方面：

火邪内犯，损及心阳，而使心神浮越（烦躁惊狂）。

火邪内迫，伤及营阴，以致动血伤筋（吐血便血血痹）。

为什么会产生这两类变证呢？前者多见于火法强迫劫汗之误，汗多伤阳，因此重则见惊狂，轻则见烦躁；而后者多见于阴虚火旺或有宿疾（吐血、便血史）的患者，因阴虚之体，往往多虚热，火热相灼，所以会导致吐血、便血等变证。

原文第119条：太阳伤寒者，加温针，必惊也。

本条文主要说明伤寒表证误用温针治疗的变证。温针有发汗散寒的作用，伤寒表证为什么不能使用呢？要知太阳伤寒，虽有表邪，究属阳证，温针既助热邪，又灼营血，所以不但达不到治疗目的，反而产生惊狂的变证。加温针必惊的原因：章虚谷说："用药后，汗则外解而阳伸，妄用温针，不能解表，反使火气入营，内扰于心则必惊，甚则狂也。"心藏神而主神明，营气通于心，温针为火热之气，非但内扰营血，而随经脉内犯神明，故致惊。

原文第118条：火逆下之，因烧针烦躁者，桂枝甘草龙骨牡蛎汤主之。

本条文主要讲述了火逆引起烦躁的证治。对"火逆下之，因烧针烦躁者"的注释有三种不同看法：①认为是经过三误——先火，复下，又加烧针（成氏、尤氏）。②认为是经过两误——先用烧针，后用攻下，后下之（《医宗金鉴》、吴仪洛等）。③认为仅是一误——烦躁是火逆的后果，"下之"两字是衍文，应删去。火逆是总的提纲，而烧针致烦躁，是火逆诸证中的一种（山田氏）。

这三种说法，究竟谁是谁非，我们认为无深究的必要。本证的烦躁由于火逆所致，这是肯定的。魏荔彤说："误治之故有三，烦躁变证则一，立一方以救三误，不必问其致病之由矣。"可称恰当。总的精神，只要属于胸中阳虚，心神浮越的烦躁，就可使用桂甘龙牡汤。

火逆烦躁的机制：如尤在泾所说："火气内迫，心阳内伤，则生烦躁。"本条烦躁，是由于火迫导致心神浮（心阳不足），可从桂枝甘草汤推测，该证由于发汗过多，其人叉手自冒心，心下悸，欲得按者，乃心阳之虚，惟未至于心神浮越，与本证仅有轻重程度的不同。

本方具有复阳安神的作用，即桂枝甘草汤方中加镇摄安神之品，以桂枝、甘草益心阳缓中，龙骨、牡蛎收敛浮越的神气，心阳复而神气宁，则烦躁自除。

章虚谷说："此出救活之法也，虽已下之，而无别证，但因烧针而烦躁者，以桂枝、甘草益心脾之气，龙骨、牡蛎镇摄心肝散越之阳，则魂魄安，烦躁止。或问：火逆下之，津液皆伤，何不用养阴之法？余曰，其表里阴阳气俱已乖逆，若用柔阴之药，反而郁滞不和，更变他证，故以味薄气清者，先收散乱之阳，调和而镇摄之，气和则津液自生，此仲景用法之妙，非常见所能及也。"

原文第112条：伤寒脉浮，医以火迫劫之，亡阳必惊狂，卧起不安者。桂枝去芍药加蜀漆牡蛎龙骨救逆汤主之。

本条文主要讲述了火逆导致亡阳惊狂的证治。这里的亡阳，指心阳而言，即心神被火迫而不内守的意思。它的病机：以热攻寒，邪被火迫，不得外泄，而反内扰神明，发生亡阳惊狂状态。本条亡心阳的证治，与其他亡阳证治不同，应有所区别：①亡卫阳：汗多恶寒，可治以桂枝加附子汤，芍药甘草附子汤等。②亡肾阳：汗多肌厥，下利恶寒，脉微细沉，宜治以四逆汤一类方剂。与上条文的鉴别：①上条：火邪内迫，心神受扰而烦躁，证势尚轻。②本条：火邪迫劫，心神不守而惊狂，证势严重。本方从桂枝汤加减，由于心阳虚而神气外泄，故去芍药，仍用桂枝以复心阳，甘草、生姜、大枣和中调营卫，倍加龙牡，固摄安神，心阳既虚则痰浊易阻，用蜀漆以涤痰逐邪。本方所主的证势紧急，所以方名救逆。

原文第117条：烧针令其汗，针处被寒，核起而赤者，必发奔豚。气从少腹上冲心者，灸其核上各一壮，与桂枝加桂汤，更加桂二两也。

烧针是古代发汗的一种方法，由于处理不当，风寒之邪从针孔处侵入，导致血脉滞涩，针孔处出现红色肿块，风寒之邪引动下焦水寒之气向上攻冲，有如奔豚状，主要是病人自感气从少腹上冲心胸，其病机为心阳虚而肾水上乘，所以用艾灸其红色核块，以温散寒凝的血气，内用桂枝加桂汤和营卫，平冲逆。

关于桂枝加桂的讨论：各家注解不一，有的认为加桂枝，有的认为加肉桂。

加桂枝：①既见桂枝加桂汤，更加桂枝以疏风木而降奔豚（黄坤载）。②桂即桂枝，用桂枝加桂，使桂枝得尽其量（陈修园）。

加肉桂：①……然者，所加者桂也，非枝也（方有执）。②重加肉桂，不特御寒，且制肾水（徐灵胎）。

根据病情决定：若平肾邪，宜加肉桂，如解太阳之邪，宜加桂枝也（章虚谷）。

从以上三方面意见分析，以章氏意见比较全面，若温肾阳宜加肉桂，散外邪宜加桂枝。

用于治疗心阳虚证的方药，须作比较（表22）。

表 22　心阳虚证的证治方药比较表

方证		桂枝甘草汤证	桂甘龙牡汤证	桂枝去芍药加蜀漆牡蛎龙骨救逆汤证	桂枝加桂汤证
主证		心悸欲得按	心悸烦躁	心悸惊狂、卧起不安	奔豚、气从少腹上冲心
病机		心气虚而心阳不振	心阳虚而心神不安	心阳虚而心神浮越	心阳虚而肾邪上凌
治法		温补心阳	温补心阳，重镇安神	温阳安神，兼以祛痰	温心阳，平肾邪泄奔豚
方剂		桂枝甘草汤	桂甘龙牡汤	桂枝去芍药加蜀漆牡蛎龙骨救逆汤	桂枝加桂汤
药物比较	桂枝	四两	一两	三两	五两
	甘草	二两	二两	二两	二两
	芍药				三两
	牡蛎		二两	五两	
	龙骨		二两	四两	
	蜀漆			三两	
	生姜			三两	三两
	大枣			十二枚	十二枚

原文第 114 条：太阳病，以火熏之，不得汗，其人必躁，到经不解，必清血，名为火邪。

原文第 115 条：脉浮，热甚，而反灸之，此为实，实以虚治，因火而动，必咽燥吐血。

这两条条文主要讲述了表热误火，迫血下行或上行的变证。清血，即圊血，便血之意。火熏，劫汗方法，烧坑铺陈洒水取气，卧病人以熏蒸之，使之出汗。到经，柯氏作过经解释。其人必躁，火熏不得汗，表热不解，里热转盛(热无出路)，内扰神明。清血，火热入营，伤及阴格，迫血下行。名为火邪，指出了病为火热所致，确定其诊断，以便于获得正确治疗。脉浮热盛，表热证。实以虚治，表热证本为阳证实证，而反当虚寒之证以灸之。咽燥吐血，阳邪亢极，劫阴夺血之变。

前条以太阳危病，采用火熏方法，不得汗，因而火热内迫，扰及心神则躁，伤及阴络则便血。

本条以脉浮热甚，这是表实之征，应发表散邪，而反用灸法，当作虚寒病来治疗。所谓“实以虚治”而结果是实其所实，两实相合，阳邪亢极，是必然的趋势，等于表热证，而用姜附四逆大辛大温之剂，也可预料到劫阴夺血之变。所以仲景说："因火而动，必咽燥吐血。"动者动其营血也。这两条，都是劫伤营血，但为什么一从上出，一从下出呢？《医宗金鉴》："上条火伤阴分，迫血下行，故令圊血，此条火伤阳分，迫血上行，故吐血也。"《灵枢》："阳络伤则血外溢．血外溢则衄血，阴络伤则血内溢，血内溢则后血。"可作参考。我们的体会，还要根据患者平素体质或宿疾，如患者是阳盛体质，则上行吐血较多，如患者宿有便血之疾，则下行便血较多。表热证误用灸或火熏方法，火伤阳分（阳络）迫血上行可以导致咽燥吐血，火伤阴分（阴络）迫血下行会导致便血。

原文第 116 条（下节）：脉浮，宜以汗解，用火灸之，邪无从出，因火而盛，病从腰以下，必重而痹，名火逆也。欲自解也，必当先烦，烦乃有汗而解，何以知之？脉浮故知汗出解。

本条文主要讲述了误火致痹，并指出自解的机制。腰以下必重而痹的机制：①筋脉失养，脉浮病在表，宜从汗解，如误用火灸，表邪不能从汗而解，反被郁闭，邪热加重，伤及营血，筋脉失却濡养。②湿气留滞，阳气上腾，阴寒下滞，下焦阳气不运，水湿留滞而为痹。烦乃有汗而解的机制：邪气还表，而为烦热，正是正邪分争，祛邪外出的征兆，所以知有汗而解，何以知之？脉浮，即正气欲外达的表现。

原文第 116 条（上节）：微数之脉，慎不可灸，因火为邪，则为烦逆，追虚逐实，血散脉中，火气虽微，内攻有力，焦骨伤筋，血难复也。

本条文主要讲述了微数之脉，禁用灸法，并说明误治后的变证。烦逆——烦闷上逆（虚邪因火上攻）。追虚逐实——虚者更虚，实者更实的意思，血虚被火迫是为追虚，热因火盛是为逐实。微数之脉不可灸的原因：凡热证阳证不可用灸，上面已介绍过，脉见微数之人，为阴虚有热，尤不可灸，若反灸之，则热得火气内攻，而烦闷上逆，阴虚内热之证，更加火逆，这是追虚逐实；阴本虚而加火逆伤阴，热本实而反以火助里热，所以郑重告诫"微数之脉，慎不可灸"。

误灸的危害性：别看艾灸细小，火气虽微，而内攻有力，由于血为火灼，则火毒浸溢于血脉中，筋脉失却濡养，故曰焦骨伤筋，说明火毒为害甚为严重，且难恢复。仲景以此语句形容，示人提高警惕。

原文第 111 条：太阳病中风，以火劫发汗，邪风被火热，血气流溢，失其常度；两阳相熏灼，其身发黄，阳盛则欲衄，阴虚小便难，阴阳俱虚竭，身体则枯燥，但头汗出，剂颈而还，腹满微喘，口干咽烂，或不大便，久则谵语，甚者至哕，手足躁扰，捻衣摸床，小便利者，其人可治。

本条文主要讲述了火逆坏证，从小便有无推知预后。阳热之证，误以火攻，可致阳盛阴虚的变证，这里的阳盛指邪气盛，阴虚指津液不足。其预后在于津液是否竭绝，而诊查津液的存亡，其外候在于小便。本条对于火热坏证，叙述比较详细，主要病情，是邪热转盛，气血耗伤。为了便于理解，分下列三节讨论。第一节："太阳病中风……失其常度。"指出坏证的原因——太阳中风，以火劫发汗，火热之力迫使风邪内陷，风火相煽，气血紊乱，所以失其常度。第二节："两阳相熏灼，……捻衣摸床。"误治后的变证：①发黄，风邪和火邪两阳相并，热蒸血瘀，黄色见于肌表，与阳明发黄有相似之处，但阳明发黄却是湿热交蒸，本证则是血为热蒸，瘀而发黄。②鼻衄，阳盛则上越，迫血上行而为衄。③小便难，阴虚则津液不足于下，火热耗津，水分消失过多。④形体枯燥，是阴阳两耗的表现，外则皮肤筋络，内则脏腑气血，具耗损虚竭。⑤但头汗出，剂颈而还，是火热上迫的表现，由于津液内竭，故周身无汗，但又因火热上迫，水气续被蒸发，所以头出汗，剂颈而还。⑥服满微喘，口干咽烂，或不大便谵语，哕，手足躁扰，捻衣摸床等症状，都是火热炽盛，津液耗竭之候，而且内扰神明，已濒危重阶段。第三节："小便利者，其人可治。"预后的机制，指出小便利，是患者一线生机的关键所在，证明津液尚有来复之机。津液复，阴生则阳亢可退，正气抗病的自愈趋势。治疗上方可任攻下之剂。

由此，可以得出一个结论，对本证的治疗原则，应当以补养津液为第一要义，或者养阴之中，寓以祛邪。

参考资料：柯韵伯说："凡伤寒之病，以阳为主，故最畏亡阳，而火逆之病，则以阴为主，故最怕阴竭，小便利者可为治，是阴不虚，津液未亡，太阳膀胱之气化犹在也。阳盛阴虚，是火逆一证之纲领，阳盛则伤血，阴虚则忘津，又是伤寒一书之大纲领。"

在治疗方面本证无处方，黄竹斋《伤寒论集注》附方：人参地黄龙骨牡蛎茯苓汤方，据"古本"补：

人参三两　干地黄半斤　龙骨三两　牡蛎四两　茯苓四两

上五味以水一斗煮取三升，分温三服。

原文第 113 条：形作伤寒，其脉不弦紧而弱。弱者必渴，被火者必谵语。弱者发热脉浮，解之当汗出愈。

本条文主要讲述了温热病之类，禁用灸法。脉不似伤寒：伤寒脉浮，按之弦紧，今按之反弱（软弱无力），后世所称伏气温病，邪从内发，初起既有按之无力软弱者（素为阴虚体弱）。《医宗金鉴》说应是数脉，而数脉固然是热，但温邪内发，有里虚不足之内因的，按之无力的也有，那么数脉固然不可用灸法，弱脉则更不可用灸法。症状方面也不类伤寒，口渴，此渴也是伏邪内发，与脉弱是有关系的，况且出现在同一因素上。误火后的变证："被火必谵语"，从上述症状来看，温邪得火，邪热愈炽，就会影响神明，而致神昏谵语，这是必然的趋势。脉浮汗出而解的机转：如前所谓表证，脉弱身发热，今又见脉浮，为邪气还表，复归太阳，亦温病从营到卫的病理机转，宜解表之法，汗之而愈，但是这种汗法，不是麻黄桂枝的辛温解表法，而应该从温病的辛凉透表法中去选择有关方剂。

【小结】

火逆证的类型。

第一类是火邪内犯，损及心阳，而致心神浮越。

第二类是火邪内迫伤及营阴，以致动血伤筋。

属于第一类的：

轻者烦躁，宜桂枝甘草龙骨牡蛎汤——复阳安神。

重者惊狂起卧不安，宜救逆汤——复阳安神兼资助中焦，通曳阳气。

肾气上升，奔豚已作，宜用桂枝加桂汤——平冲逆，泄肾邪，兼用灸法。

属于第二类的：

迫血上行则咽燥吐血，迫血下行则便血。

邪无从出，因火而盛，阳盛于上，阴寒滞于下，腰以下筋脉失养，故重而痹。

气血紊乱变为坏证，可治与否，取决于小便之利与不利。

阴虚血少的人，误灸则火毒散于血脉中，可致焦骨伤筋。

温病之类，不宜于温灸之法。

（十八）欲愈候辨证

前面我们谈的是包括汗吐下火逆的变证，下面所讨论的，是虽经误治，而为欲愈候的脉证。

原文第 58 条：凡病若发汗，若吐，若下，若亡血，亡津液，阴阳自和者必自愈。

本条文主要讲述了误治后，阴阳自和的自愈证。

阴阳自和有以下两种情况：一是用生津益血之剂，则阴阳自和而病自愈（柯氏）。二是指人体的生理功能，虽经误治，但不假药力，肌体有自然恢复能力。在临床上如见到脉息均匀，气血调和，食欲渐增，二便正常，即是人体阴阳趋向平衡的现象。

原文第 59 条：下之后，复发汗，小便不利者，亡津液故也，勿治之，得小便利必自愈。

本条文主要讲述了津液来复自愈证。

其中小便不利主要是经汗下后，水分消失过多，津液耗伤而致。勿治之主要包括了两方面的意思：一是禁用利小便之剂，治其小便不利。二是可益其津液，待小便自利。

原文第 110 条：太阳病，二日反躁，凡熨其背，而大汗出，大热入胃，胃中水竭，躁烦，必发谵语；十余日，振栗自下利者，此为欲解也，故其汗从腰以下不得汗，欲小便不得，反呕欲失溲，足下恶风，大便硬，小便当数，而反不数及不多；大便已，头卓然而痛，其人足心必热，谷气下流故也。

本条文主要论述了误火后变证自愈的机制和自解时的现象。

本节可分为两部分讨论：上半节又可分为两个方面：

"……必发谵语……"——说明火热入胃的变证，太阳病不论是伤寒或中风，皆不应有烦躁的情况，患者在发病两日内，就有烦躁的症状，很多注家，认为是表实里热的大青龙汤证，医者不用此法解表，反而用熨背的火热疗法，致大汗伤津，而转属为阳明燥实证候——烦躁谵语。

"十余日，振栗自下利者，此为欲解也"——说明自愈的机制；凡疾病经过了十余日，是会发生演变的。一般证情，有两个转归：一是恶化，一是向愈，这里十余日病情无改变，表示有向愈的机制，人体功能的恢复能力，阴津得到自复，津液四布，外可以从皮腠通汗，振栗鼓邪，内可下通大便，胃热得泄，故为欲解现象。

下半节也可分为两个方面：

"故其汗从腰以下不得汗……及不多"——补叙误治后的变证，也就是未得下利自解以前的变证，无非是阳热亢盛所引起的。"从腰以下不得汗"及"欲小便不得"皆由津液为阳热耗竭，阴气不能达于下而致。"反呕"为阳盛于上，胃热气逆而致。"欲失溲"一方面是由于津耗，失却小便能力；另一方面是因为气不能下达，膀胱失约，收摄力减弱而见尿量少。"足下恶风"是由于阳郁不达于下所致。"大便硬，小便当数不数及不多"又补叙了胃燥津竭的现象。

"大便已……谷气下流故也"是讲述自解时的现象及其机制。本小节说明邪热退，津液复，阴阳气血得舒展周流，初时邪热亢盛，津液内竭，今则阳气下达，亢热已平，足心转热。"大便已，头卓然而痛"，由于先大便硬，阳气不得下通，今突然得通，阳气下降，头中阳虚，正邪抗拒于上部的反应，故卓然而痛，阳气下降，郁阳外达，故足心热。

总的来说，本条说明火逆之后，阳气上盛，阴液受损，其获愈的机制在于阴液来复，阳气下降，即所谓的"阳得阴而和也"。

原文第 93 条：太阳病，先下之而不愈，因复发汗，以此表里俱虚，其人因致冒，冒家汗出自愈，所以然者，汗出表和故也，里未和，然后复下之。

本条主要讲述了冒家汗出自愈证。

这里的冒即冒复，头目不清，如物冒住昏蒙的现象。致冒的转归，一般有两个机制：①浮阳上越，正气欲脱——死候，即《伤寒论》第 297 条少阴病时自冒者死。②正邪相争，欲汗出的先兆——欲解，即本条所讨论的，但怎么引起冒的还必得进一步理解。

致冒的原因：在于表不和的关系。而表不和则是由于经治失宜，次序颠倒，汗下表里俱虚，但表邪依然未净，邪气蔽于外，阳气被郁，值欲解未解之际，因此，患者有头目昏晕不爽的感觉。喻嘉言说："表里俱虚，寒气怫郁，其人因致冒。"

自愈的机制：正气胜邪，汗出邪散，表和自愈。但在临床上，冒家自愈证，多不见于久病患者。因久病的人，正气多虚，绝不致汗出表和而愈，假如里未和，用轻下缓下的方法，和其里气则病愈。

原文第94条：太阳病未解，脉阴阳俱停，必先振栗汗出而解，但阳脉微者，先汗出而解，但阴脉微者，下之而解，若欲下之，宜调胃承气汤。

本条是从脉搏上来判断疾病预后的不同转归和治法。

其中脉停有两种含义：①停：均匀的意思（成、方、喻氏）；②停止，沉浮的意思（程、钱、《医宗金鉴》）。

阳脉、阴脉是指：①浮沉；②尺寸。

对停脉的看法：脉阴阳均匀，正气胜邪，汗出而解，这是可能的，但是当战汗出的证候出现时，其脉象大多不是阴阳均匀的平脉，而是时常出现郁遏沉伏之象。因为战汗虽属于正气胜邪的结果，但当郁极求伸，未能鼓邪外达以前，却以沉伏脉象为多见，所以第二说较为近理。

停脉：①仅一时的反应，瞬间即过，常为欲汗之证。②于下证所见较多，肠有燥矢，腑气不通，里热之甚，脉反沉伏不见，如果常人无故停脉，则多为死候。

"但阳脉微者，汗出而解；但阴脉微者，下之而解"是指：六脉沉伏，若独阳部，即寸脉微微而动提示阳部之邪实盛，当汗出而解。若独阴部，即尺现微微而动提示阴部之邪实盛，当下之而解。这种说法，在临床上是符合的，但攻下时，宜用缓下法——调胃承气汤。

十二 坏病

所谓坏病，也就是丹波氏在《伤寒论释义》中所说的"误治之后，阴阳无复纲纪，证候变乱，难以正名也"，说明误治后所产生变乱的坏象。

原文第16条（上节）：太阳病三日，已发汗，若吐，若下，若温针，仍不解者，此为坏病，桂枝不中与之也，观其脉证，知犯何逆，随证治之。

本条讲述的是误治后的坏证和救误的治则。

可以从以下两个方面理解。

坏病的成因：由于误用汗、吐、下、温针等治疗之后，导致阴阳气血错乱，失其常度，以致引起坏病的严重证候。

坏病的治法：随证治之是救治坏病的原则，证情因误治而变得复杂异常，已非初起的表证可比，所以就不再是桂枝汤所能治疗，必须审慎处理，要根据病情演变和反映的具体证候，然后决定其治疗方法，这就是救误的原则。但不仅坏证如此，“审证求因，辨证论治”，对其他病证，也需如此。

原文第153条：太阳病，医发汗，遂发热恶寒，因复下之，心下痞，表里俱虚，阴阳气并竭，无阳则阴独，复加烧针，因胸烦，面色青黄，肤瞤者，难治，今色微黄，手足温者易愈。

本条讲述了以望诊判断坏病的预后。本条可分两节来讨论。

“太阳病，医发汗……复加烧针，因胸烦。”

烧针前的病情：是已经汗下，表里俱虚，以致邪陷成痞，在太阳表证时，用发汗的方法是对的，但由于汗法不得当，不仅表邪未解，反致卫阳外虚，这时又复误用下法，因而邪热乘虚陷入而成痞证。

“表里俱虚，阴阳气并竭，无阳则阴独。”是申述汗下后的病情，和成痞的机转。误汗伤其阳致表虚，无阳是指表阳虚和胃中阳气不足。误下伤其阴致里虚，阴独是指里有痞而言，里阳不足，邪陷成痞。

烧针后的病变：胸腹部不仅痞满，更加烦闷不安，由于误治后致阴阳两伤，正气衰弱而邪气加剧，形成了痞满的症状，在这个情况下，医者更错误地施用烧针治疗，致火气内攻，不仅胸腹部痞满，而且更加烦闷不安了。

“面色青黄……难治，今色微黄……易愈。”面色青黄——青暗而黄，土虚木乘而致，提示脾胃已败；肤瞤：肌肤瞤动提示了阳气大虚，不能温煦。

“色微黄”为脾土正常颜色，反映胃气尚佳；“手足温”表明阳气来复，温于四末，气血尚充。

原文第160条：伤寒吐下后，发汗，虚烦，脉甚微，八九日心下痞硬，胁下痛，气上冲咽喉，眩冒，经脉动惕者，久而成痿。

本条主要讲的是：误治后阳虚饮搏，筋脉失养，而成痿证。

本条伤寒证是未经发汗，先行吐下不解，又重行发汗，这是治疗程序失当，以致引起很多的变证。可从以下几个方面来认识本条。

误治后的坏证：

气血两虚，血虚则烦，气虚则脉微。

邪搏饮停，心下痞硬胁下痛，气上冲咽喉眩冒是其症状。

一般病到了八九日，正气当复，邪气当罢，但由于正虚邪盛，阳气不布、阴邪停留，搏结于胸胁部分，而成为水饮内停，所以出现心下痞硬，胁下痛，如水饮上泛，则咽喉部有上冲的感觉等。

心下痞硬胁下痛——正虚邪盛水饮内停，发生痞硬，牵引胁下作痛。

气上冲咽喉眩冒——水饮上泛头目昏晕的感觉。

经脉动惕——由于气血两虚，又加饮邪搏结，津液不能布散诸经，筋脉失却濡养，表阳不足，水饮渗于经脉，如真武汤证，上则眩晕，外则振振身瞤动。

久而成痿的机制：经汗吐下后，津液已伤，而复搏结为饮，津液势难散布诸经，经脉失却濡润于前，又不能长养于后，日久不愈，筋弛骨萎，成为痿证。

辨证：

本证为"心下痞硬胁下痛，……经脉动惕。"在水饮未搏结之前，即虚烦脉微，是因为表里阳气俱损，阴分亦伤。

苓桂术甘汤证：心下逆满，气上冲胸，起则头眩，脉沉紧，发汗则动经，身为振振摇，病机是中阳虚水饮内停。

十枣汤证：心下痞硬满，引胁下痛，干呕短气，头痛，汗出不恶寒，或下利呕逆，病机是水饮停在胸胁之实证。

瓜蒂散证：胸中痞硬，气上冲咽喉，不得息，寸脉微浮，心下满而烦，饥不能食，手足厥冷，脉乍紧，痰饮积于胸中，有上逆之势。

治法：

柯氏认为是半夏泻心汤证治之失宜，久而成痿，不能按《黄帝内经》所谓五脏热久而成痿的治疗方法，如用竹叶石膏汤之类则大谬。

魏荔彤说："在未成痿之先，主张用苓桂术甘汤倍桂枝加附子治之。"

舒驰远主张重用附子、人参以及白术、茯苓、半夏、草果、南星、姜黄、虎掌骨之品，多服方能奏效。

十三 里虚证

本篇分四条，一是建中汤证，一是里急先救里的证治，一是炙甘草汤证，一是对结代脉的解释。

原文第 102 条：伤寒二三日，心中悸而烦者，小建中汤主之。

本条讲小建中汤证。

其中悸而烦的原因：本文指出，伤寒表证初起，未经汗下，即见悸烦的症状，足见患者素体阴阳两虚，阳气虚则悸，阴气虚则烦，此气血不足之候。这种病证，即使表邪未解，亦不可纯用解表法。治法：温养中脏，补虚和里，使气血两调，外邪亦能自解，这是寓攻于补的方法。方药：用小建中汤，本方是桂枝汤变法，倍芍药加饴糖，且以此为君，是温养中气、平补阴阳、调和营卫之剂。

原文第 92 条：病发热头痛，脉反沉，若不差，身体疼痛，当救其里，宜四逆汤。

本条讲的是舍症从脉的治疗。

其中脉沉当是沉而微细，才是里虚之证，方宜四逆汤治疗，不然沉数、沉实等，就不适宜，可与第 91 条参看，“伤寒医下之，续得下利，清谷不止……救表宜桂枝汤。”这是表急救表、里急救里的方法。

陆渊雷的补充意见：“若不差，当有阙文，以意推之，当云：发热头痛脉反沉，可与麻黄附子细辛汤；若不差，身体疼痛，下利呕逆者，当救其里，宜四逆汤。”有参考价值。

脉有余而症不足者，则从症，症有余而脉不足，则从脉，有余可假，不足为真，这是符合一般规律的，但也不是绝对的。如“大实有羸状”，就不是从症的不足，本条是症有余而脉不足，故舍症从脉来决定治疗方法。

原文第 177 条：伤寒脉结代，心动悸，炙甘草汤主之。

原文第 178 条：脉按之来缓，时一止复来者，名曰结；又脉来动而中止，更来小数，中有还者反动，名曰结，阴也；脉来动而中止，不能自还，因而复动者，名曰代，阴也，得此脉者必难治。

第 177 条讲的是炙甘草汤证。第 178 条解释结代脉形。

应从以下几个方面来认识这两条。

1. 结代脉形

结脉：缓而中止，止而复还，一止后有若干波动特别加速，即所谓更来小数，虽止而不失至数，但稍有间歇耳。

代脉：止而不还，断而复动，一止后无加速的递补，即所谓不能自还。又，代脉止有定数。

结、代脉都属阴脉。第一条云“脉结代”。但两脉不能并见，其所以并言，不过是歇止的意义。

2. 结代脉的原因　气血凝滞和气血不足皆可以出现结脉。然而又有无病而亦脉结的，此其素禀的异常，无足为怪，在病变中见到，多是气血衰弱，心力不继，故断而复来。

代脉，大病后期得之更属可畏，甚至有由于脏气衰微，力不能继，故脉不至而代者，病多不起。《脉经》：“脉结者生，代者死。”

3. 心悸的病因

(1) 停饮——以饮水多，必心下悸，因水寒伤胃而致，可参考第127条。

(2) 邪热——胃不和则烦而悸，可参考少阳篇第265条。

(3) 中气虚——悸而烦，即本条的小建中汤。

(4) 气血衰微——心动悸。

本症和脉的间歇是一致的，也是和上条各症的区分处，且心下悸，心动悸，心中悸，更不是一种征候，部位也不同。

4. 炙甘草汤　方义：养血滋阴和阳复脉——又名复脉汤。

本方以甘草炙为君。《名医别录》：通经脉，利气血，尤以补中益气之要药，地黄、阿胶、麦冬、麻仁，养血益阴，以上皆阴药，必得人参、桂枝温通阳气，生姜大枣和胃气，清酒为使，宣通百脉流行气血。

《备急千金要方》治虚劳，《外台秘要》治肺痿，后世补虚诸方大多由此化裁而来。

5. 结脉示意图

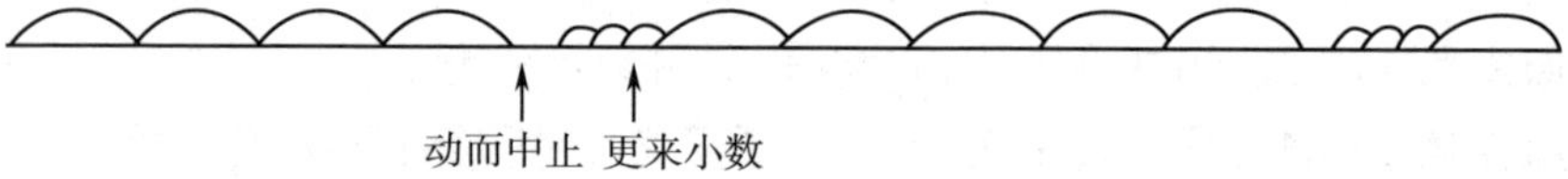

6. 代脉示意图

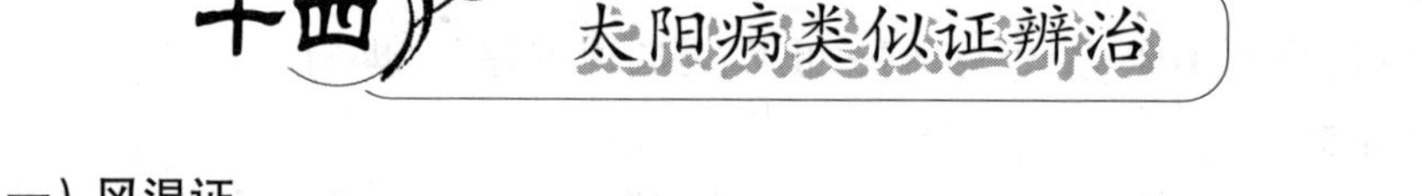

十四　太阳病类似证辨治

(一) 风湿证

风湿病列入太阳篇的原因：风湿证属杂病范围，为外感六淫之一，《金匮要略》记载比较详细，而太阳篇也列入了两条，并不能认为风湿病即一般热病的征候，其所以被列入太阳篇的原因，在于本病感受风湿所致。其临床症状，有骨节疼烦，不能转侧等表现，与太阳篇伤寒或者中风，其性质、症状有类似之处，因此列入本篇以举例说明，而达到二者辨别的目的。

原文第174条：伤寒八九日，风湿相搏，身体疼烦，不能自转侧，不呕不渴，脉浮虚而濇者，桂枝附子汤主之；若其人大便硬，小便自利者，去桂加白术汤主之。

原文第175条：风湿相搏，骨节疼烦，掣痛不得屈伸，近之则痛剧，汗出短气，小便不利，恶风不欲去衣，或身微肿者，甘草附子汤主之。

这两条指出了风湿的成因和证治。

风湿是由于风湿相搏，留着于肌表筋骨之间。证治分为三方讨论。

桂枝附子汤证：

症状是身体疼烦，不能自转侧，是由于风淫所胜，周身疼烦；湿淫所胜，则肢体重着，故难以转侧。本节描述身体疼烦等症状，主要是说明风湿证最普通的主症，也是区别于太阳病的中风伤寒证。不呕不渴则指出风湿之邪在表，无里证。脉浮虚而濇，浮虚即浮而无力，提示表虚；濇即迟滞不流利，湿邪阻滞经络，非血少之证。从脉象上看，本证有汗出表疏之证，若无汗表实，则可用《金匮要略》麻黄加术汤了。

方义：表虚——风湿在表，故用桂枝附子汤，温经散风胜湿止痛。

去桂加白术汤证：

症状是除具有桂枝附子汤证外，有"大便硬，小便自利"。大便硬是由于湿邪伤脾，脾不能为胃行其津液，燥湿不能互化之故（脾湿胃燥），故大便硬。小便自利为小便正常通利，既属正常，何以提出？可见上证可能是小便不利，下焦化源清，水道下输膀胱。

方义：

去桂的意义：方后说："此本一方二法，以大便硬，小便自利，去桂也，以大便不硬，小便不利，当加桂。"以此可以了解去桂的作用，在于对二便的影响。因此去桂的意义，第一，无需桂枝辛温通阳化水，第二，桂枝能利小便，实大便（李赞文）。

加术的理由：白术有行水祛湿的功效，不如桂枝的温且燥，从临床上运用，为补脾胃，益元气之品。《名医别录》记载："逐皮间风水结肿……益津液。"所以白术的行水，是在获得了健脾作用之后，输布津液的结果，与桂枝的温阳化气是有区别的。

甘草附子汤证：

症状："骨节疼烦，掣痛不得屈伸，近之则痛剧，汗出短气，小便不利，恶风不欲去衣，或身微肿。"从症状上看，较以上两个方证，已显示风湿两盛，表里阳气皆虚，病情比较严重。"骨节疼烦，掣痛不得屈伸，近之则痛剧"提示在表之风湿更甚，疼痛症状较前严重，风湿已侵入关节，抽掣引痛，不能运动按摩。"汗出短气，恶风不欲去衣”为风湿相搏，阳虚之证。“小便不利，身微肿”——湿邪阻碍气机，中下二焦阳气不化，故小便不利，因而湿淫肌表，故微肿。

方义：由于表里俱病，证情较重，本方温阳除湿，以甘草为君，妙在缓攻以尽其邪。

本方减轻附子的研讨：前条风湿在外利于速去，本证表里阳气皆虚，病深达关节，意在缓而行之(表 23)。

表 23　风湿三方证治比较表

方名	药物用量						主　证	功　用	备　考
	桂枝	附子	生姜	大枣	甘草	白术			
桂枝附子汤	四两	三枚	三两	十二枚	二两		身体疼烦，不能自转侧，不呕不渴	祛风胜湿温经散寒	脉搏浮虚而濇
去桂加术汤		三枚	三两	十二枚	二两	四两	一身尽痛，大便硬，小便自利	崇土输液温经化湿	大便硬，小便自利去桂，以大便不硬，小便不利当加桂
甘草附子汤	四两	二枚		十二枚	二两	二两	骨节疼烦，汗出短气，恶风不欲去衣，小便不利，身微肿	温阳除湿缓痛祛邪	本方附子减轻剂量以缓行其邪

（二）十枣汤证

原文第 152 条：太阳中风，下利呕逆，表解者，乃可攻之，其人漐漐汗出，发作有时，头痛，心下痞硬满，引胁下痛，干呕短气，汗出不恶寒者，此表解里未和也，十枣汤主之。

本条讲的是外感风邪，引动水饮的证治。

包括三个内容：一是叙述十枣汤的主证：心下痞硬，引胁下痛，干呕，短气，头痛，汗出有时。二是论述治疗步骤：表解者乃可攻之。三是表解的辨证：不恶寒。

本证是风邪引动饮病的十枣汤证，是一种水饮停积胸胁之间的证候，《金匮要略》称之为悬饮。本条是外感风邪所诱发的饮病，故条文上冠以“太阳中风”四字。症状是心下痞硬，引胁下痛，由于水渍胸膈，牵引作痛。呕逆是由于水气犯胃，胃气上逆而致。短气是由于水气上迫于肺而致。漐漐汗出是由于水气外走皮肤而致。头痛是由于水饮上干清阳而致。下利是由于水饮下攻于肠而致。从证象上看来，凡此皆属水饮之邪为病，上中下三焦水气充斥现象。水气既如此严重，上下充斥，内外泛滥，非用攻逐不可，一般利水化饮之剂，已无济于事，故用攻逐水邪峻剂十枣汤。芫花、甘遂、大戟，都是逐水猛药，尤以甘遂性最峻有毒，故用大枣顾其脾胃，缓解峻毒，减轻逐水峻药的副作用。柯氏："预培脾土之虚，且制水势之横，又和诸药之毒，既不使邪气之盛而不制，又不使正气之虚而不支。"

"表解者，乃攻之"，必待解表后乃可攻之，而"不恶寒"适为表解的认证要点；但本条头痛，是饮邪上干的关系，并非表证，而最初是由于外感诱发，有表证汗出恶寒发热等症状，所以指出应在表解后乃可攻之。身体壮实者宜用，不得轻用。药后瞑眩情况，常有恶心、头晕、厥冷等症状。

（三）瓜蒂散证

原文第166条：病如桂枝证，头不痛，项不强，寸脉微浮，胸中痞硬，气上冲咽喉不得息者，此为胸有寒也，当吐之，宜瓜蒂散。

本条指出吐剂的适应证及病因。

"此为胸有寒也"是其病因："寒"一般作痰解，但使用吐法，不是仅限于痰涎浊饮，如《金匮要略》"宿食在上脘者当吐之"。日医浅田氏以为胸中有寒之寒，非寒热之寒，亦不必拘泥寒是痰，意思就是指邪实；如厥阴篇第355条"邪结在胸中"是也。总之，瓜蒂散的应用范围是胸中邪实，但本证确为痰所引起。

主要症状："病如桂枝证，头不痛，项不强"指有汗出恶风等如桂枝汤证，虽然不是主证，在临床上，亦可能见到，不同于桂枝证者，头不痛，项不强，因此本证没有表邪。"胸中痞硬，气上冲咽喉不得息"是本证着眼处，这是痰涎阻塞胸膈，甚至上冲咽喉，影响气机，呈现痰涎上涌之势，故采用"因其势而越之"的催吐方法。方选酸苦涌泄之瓜蒂散。其中瓜蒂味极苦，善吐胸中邪实。赤小豆甘平味微酸，能行水气。使用时应注意以下两点：一是胸中有实邪，并有欲吐之势。二是素有吐血咳血的患者，以及体弱、老年、孕妇当忌之。

（四）针刺期门法

原文第108条：伤寒腹满谵语，寸口脉浮而紧，此肝乘脾也，名曰纵，刺期门。

原文第109条：伤寒发热，啬啬恶寒，大渴欲饮水，其腹必满，自汗出，小便利，其病欲解，此肝乘肺也，名曰横，刺期门。

这两条以五行生克，说明病理变化。其中乘其所胜是相克名曰纵，如水乘火，金乘木。乘其所不胜是反侮名曰横，如火乘水，木乘金。子乘其母是倒施名曰逆，如水乘金，火乘木。母乘其子是相生名曰顺，如金乘水，木乘火。

纵是指肝热移脾。《黄帝内经》："诸胀腹大，皆属于热。"故腹满属土实。《黄帝内经》："肝气盛则多言。"故谵语属肝旺。寸脉浮紧为弦象，辨脉篇："脉浮而紧者，名曰弦也。"弦出肝脉。本证为肝木实热移热于脾，侮其所胜，直犯脾土，此属纵的一类。横是指肝热移肺。发热啬啬恶寒，非表证为肺气不宣。

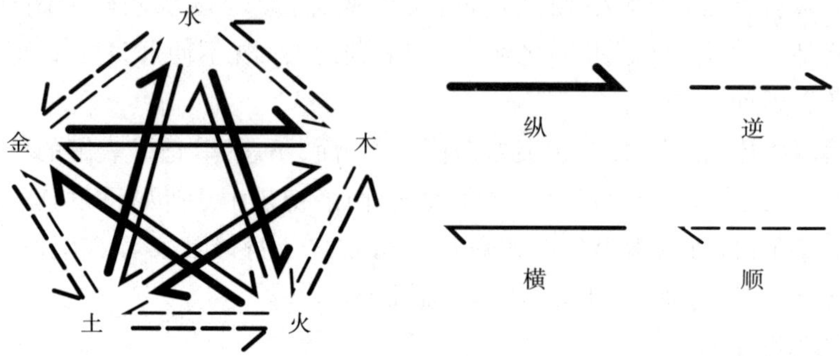

五行生克示意图

腹满渴饮为肺津不布，水停于腹。小便不利，观下节小便利，病欲解，可知为肺气不能通调水道。

本证发热恶寒形似表证，实为肺气不宣，如腹满口渴，多饮，小便不利，非土实的满，此肝旺夹火克金，肺津不上归于肺，肺津不布，故大渴，肺气不能通调水道。饮多而水气不化，故腹满，小便不利，这是侮所不胜，属于横的一类。治疗以刺期门，乳下二肋，肝之募穴。后人有对本条提出疑问。如腹满谵语，近似阳明胃实证，应用承气汤，刺期门，是不能愈其病的理由，我们认为未见阳明沉迟实大的脉搏和潮热腹痛等症状，故不从阳明实证治法。还有明系表寒而兼停水，刺期门，即使腹满可愈，而外证决不解的理由，我们认为未见太阳头痛、项强、发热、恶寒的表证，则不是太阳表证，故不从太阳治法。

总之，这两条的主要精神，以五行生克说明病理变化，仲景仅举此病例，示人以举一反三的方法。我的理解也很肤浅，其中的精奥，尚有待今后的努力。

【小结】

太阳病为热病最初阶段，属外主表，故有太阳为诸经之藩篱的比喻。病在太阳，给予适当治疗，即可获得解除和缩短病程；若治疗不如法，亦往往会促使病邪内传。所以本篇中少阳、阳明以及三阴的证治都有，就是这个道理。太阳病的证候性质是表热证。三阳属热证，三阴属寒证，太阳为三阳之表，故属表热证。至于病因，却是表寒所致，《黄帝内经》“人之伤于寒也，则为热病。”因此，表寒是因，表热是证。伤寒则见发热恶寒无汗脉浮紧。中风则见发热恶寒有汗脉浮缓。温病则发热而渴，不恶寒。

一般来说有三个证型，即伤寒、中风、温病。但伤寒、中风，虽说是风为阳邪，寒为阴邪，其实二者并不是决然对立的。病邪不过在症状上分别表现而已；至于温病则与伤寒、中风差异很大，二者是对立的，中风、伤寒初起有表证，可有辛温解表法；而温病则已化热，只宜于辛凉解表法，由于病因证情不同，故治法亦异，虽然仲景“举证略方”，但是本论有许多方剂，是适用于温病的。后世温病学说，都是从《伤寒论》的基础上发展起来的，并补充了《伤寒论》治疗温病的不足，如果把《伤寒论》和温病完全对立起来，这是不正确的。对于症状的分别并非困难的事，只要遵循“审证求因”、“辨证论治”的原则就可以获得正确的理解。如温病初起必有口渴内热，如第113条“形作伤寒，其脉不紧弦而弱，弱者必渴”，第6条“太阳病发热而渴不恶寒”等，但初起有时也有恶寒，惟时间短暂和轻微一些。

太阳病经证的正治法：伤寒无汗的表实证，用麻黄汤；中风有汗的表虚证，用桂枝汤。

太阳病腑证的正治法：太阳邪传于腑，热与水结的蓄水证，用五苓散；热与血结的蓄血浅证，用桃核承气汤，深而急证用抵当汤，深而溃证用抵当丸。太阳病有经证腑证的不同，经病宜发汗，在腑病宜利水逐瘀，但发汗要分表实、表虚。伤寒无汗而表实的宜麻黄汤，中风有汗而表虚的宜桂枝汤。利水要分部位的在上在下，如水蓄在下（膀胱）的用五苓散，水停于中的用茯苓甘草汤，水寒外阻，里有郁热的用文蛤散。蓄血要区别血结的深浅，如浅的用桃核承气汤，深的宜抵当汤，缓的宜抵当丸。

兼变证的治法：项背强几几之表实，用葛根汤，还可用于表邪外束兼下利者；项背强几几之表虚，用桂枝加葛根汤；喘渴而有汗，用桂枝加厚朴杏仁汤；表寒里热不汗出而烦躁，用大青龙汤；里夹饮邪之干呕发热而咳，用小青龙汤；和营卫小发其汗，用桂麻各半汤，桂二麻一汤；调和营卫清解里热，用桂枝二越婢一汤。

我们知道证候的转变是错综复杂的，决不会一成不变。所以本篇又详述了许多兼证和变证的治法，如太阳病项背强几几无汗用葛根汤；和阳明合病，表邪外束而下利的，也可用本方；有汗的用桂枝加葛根汤；喘家中风或下后微喘的用桂枝加厚朴杏仁汤；外有表邪，里有郁热，不汗出而烦躁的用大青龙汤；内夹水饮，干呕发热而咳的，用小青龙汤解表散水；太阳病延久失汗或汗不如法，寒热如疟，日数度发的，既不适于单用麻黄汤，也不适于单用桂枝汤，则有桂麻各半汤、桂枝二越婢一汤、桂二麻一汤三方，可随证治之。

关于禁例：桂枝汤应用范围非常广泛，但论中禁例三条，亦不可不知。①脉紧无汗之表实证；②内蕴湿热之胃内有痈脓；③服汤吐者之酒客。麻黄汤禁忌有九条，但约言之，不出津亏、血弱、中寒、阳虚这四个方面。

辨证论治可从以下几个方面讨论：

误汗变证。其中因误汗转虚变证：汗后恶寒，阴阳俱虚，用芍药甘草附子汤以固阳益阴;汗后表未解,血气两虚,用桂枝新加汤以调和营卫补充气血;汗后阳虚,汗漏不止,恶风小便难,用桂枝加附子汤急回其阳以固其阴;汗后心阳虚心下悸,用桂枝甘草汤以扶心阳;胁下悸欲作奔豚,用苓桂枣甘汤助心阳利肾水止上逆;脾阳伤而气滞腹胀,用朴姜夏草参汤助脾消胀满;肾阳虚心下悸,头眩身瞤欲擗地,用真武汤温经散水。

太阳病,邪从汗解,固所当然,但治疗失当,或汗出太过,或汗出不彻,或当汗不汗而反下,或既下而复汗,因此一经误投,变证迭出,又因为人之体质强弱不同,虽属一类变证,而病理机转,也有深浅不同。上述证候,都属正虚为主,至于误治转实的证候归纳如下:汗后但热而胃中燥实者,宜调胃承气汤;汗后热邪迫肺,汗出而喘无大热者,宜麻杏石甘汤清解肺热;内传阳明津伤热炽表里俱热汗出烦渴脉洪大,宜白虎汤。误汗转实,有邪不从外解而入里成实的调胃承气汤,有热邪迫肺,喘而汗出表无大热的麻杏石甘汤,有热炽伤津大渴引饮的白虎汤证,这是属于转实的一类。

误吐变证:胃阴受伤,而现反胃关上脉细数的假热症状;发生内烦。前者由于胃阳受伤腹中饥口不能食,或是不喜糜粥,欲食冷食,朝食暮吐;后者因吐后气液已伤,虚烦而热。

误下变证:下利,脉促,表未解者,仍当解表;兼里热喘而汗出,用葛根芩连汤;里寒,虚气内结,心下痞硬,用桂枝人参汤;虚寒至甚下利清谷,用四逆汤。

胸阳受伤,脉促胸满者,用桂枝去芍药汤。

结胸证又可分为以下几个方面。

一是大结胸证,其性质:属阳属实为有形的邪结,较重;成因:病发于阳,因而下之,热与水结,未经误下,传经之热与水互结;脉象:寸脉浮关脉沉,误下见动数变迟,未经误下可见脉沉而紧;症状:膈内剧痛,心下痛,按之石硬甚至从心下至少腹硬满而痛,不可近,间有如软痉状;治疗:荡实逐水用大陷胸汤,峻药缓下用大陷胸丸;禁忌:结胸脉浮大的,不可下,下之则死;预后:结胸证悉具,烦躁者死。

二是小结胸证,其性质:属阳属实,有形的邪结,较轻;成因:误下或未经误下,传经之热与痰互结;脉象:浮滑;症状:正在心下按之则痛,不按不痛;治疗:宜小陷胸汤,清热消痰开结。

三是寒实结胸,其性质:属实属寒而无热;成因:热与痰水互结;脉象:沉紧;症状:与结胸症状略同;治疗:三物白散,化其寒水破其结实。

四是脏结,其性质:属虚属寒,无阳证;症状:证如结胸状,惟饮食如故,时时下利,舌苔白而滑腻,关脉细小沉紧,邪结深入,里阳不振,内劲外达之机俱泯;治疗:难治,宿恙与新邪互结,是阴盛阳绝的死候。

上面所谈到的结胸,是由热邪因误下而内陷,与有形的痰水互结而成,但因其症状有轻重寒热的不同,所以有大小虚实的差异。至于脏结一证,虽类似结胸,实是正阳虚微已极,为难治的证候,与结胸应该分别看待。

五是痞证,其成因:多因误下而成,无形邪热内陷,胃气素虚而邪热陷入;症状:心下痞塞或痞满但按之不痛而濡;治疗原则:表解乃可攻;辨证:大黄黄连泻心汤证——邪热壅滞,心下痞;按之濡,关上脉浮——附子泻心汤证——热邪有余,卫阳不足,前证而复恶寒汗出;生姜泻心汤证——干噫食臭,腹中雷鸣下利;甘草泻心汤证——再度误下,胃气重虚,心烦不安,其痞益甚;赤石脂禹余粮汤证——痞证误下而致利不止,下焦滑脱;旋覆代赭汤证——胃寒气逆,心下痞,嗳气不除。

汗下后变证:内外俱虚可见振寒脉细微;阳虚阴盛可见昼烦夜静,不呕不渴,脉沉微,方用干姜附子汤;阳虚脱液见于汗下后不解烦躁,方用茯苓四逆汤;表邪内饮相搏,服桂枝汤或下之仍头项强痛……小便不利,方用桂枝去桂加茯苓白术汤。

汗吐下变证:胃阳虚,心下逆满,气上冲胸,起则头眩,方用苓桂术甘汤;热扰胸膈可见虚烦不眠,心中懊憹,胸中窒,心中结痛,方用栀子豉汤清热除烦,若少气加甘草,若呕加生姜;心烦腹满,方用栀子厚朴汤除烦泄满;膈热脾寒,方用栀子干姜汤清膈温中。

火逆证:火迫劫汗可引起以下两种病变类型。一为火邪内迫,心神浮越。其中较轻之烦躁,用桂甘龙牡汤;较重之惊狂,用救逆汤;肾气上冲之奔豚,用桂枝加桂汤。二为火邪内迫,动血伤筋迫血上行则咽燥,吐血下行则便血。伤筋阳盛于上,湿寒滞下,而致腰重而痹;阴虚血少误灸而致焦骨伤筋;机制为气血紊乱。而坏证可治与否,取决于小便的利否。

里虚证可分为以下两个方面,一是心中悸而烦,宜小建中汤温中养脏;二是脉结代心动悸,宜炙甘草汤生血复脉。

风湿证:风胜于湿,症可见不呕不渴,脉虚浮而涩,方用桂枝附子汤证;湿胜于风,症可见大便硬,小便利,方用桂枝去桂加白术汤证;湿留关节,症可见骨节疼烦掣痛不得屈伸,方用甘草附子汤证。

桂枝汤类似证有以下两个方面:一是风邪引动胸胁间水饮,心胁下痞硬满痛,短气,方用十枣汤峻逐水邪;二是邪阻胸中,气上冲不得急,方用瓜蒂散涌泄实邪。

刺期门法是根据中医学理论体系中的五行学说,以说明病理变化,从而获得正确的治疗。

太阳篇已经告一段落，它的内容甚多，头绪纷繁，初学时甚不易理解，但只要详细研究，分析判断，就不难找出其常与变，主和次的客观规律，从而作为辨证论治的方法，掌握了这个关键，就能使我们条分缕析，纲举目张。正如仲景自序所说："若能寻余所集，思过半矣。"

附：太阳病篇争议问题讨论

太阳病篇是《伤寒论》六经病篇的首篇，内容最多，计有条文178条，方剂74个，范围广泛，涉及临床医学中理法方药等各方面，因此，能否学习好本篇，是能否学习好其他各篇的前提和关键。那么怎样才能学好本篇？首先应当明确本篇的重点所在。一般认为主要是"四辨"：辨中风、伤寒、温病，辨经证、腑证，辨蓄水、蓄血证以及辨误治变证。也有认为主要是辨"风伤卫、寒伤营、风寒两伤营卫"的三纲。这类主张，似乎极有理致，颇得要领，其实并无多大意义，有些纯属附会。由于与临床实际不符，反而引起"学了用处不大"，甚至"学了无用"的错觉。要充分发挥太阳病篇理论指导实践的作用，对于一些不切实际的说法，虽然传统习惯上已成定局，也应本着实事求是的精神重新认识，并予以澄清、修正，不应当再因袭下去。

1. 太阳病篇并非都是太阳病　关于太阳病篇与太阳病的关系，历来有两种不同意见：一种是简单化，认为掌握了太阳病提纲证及中风、伤寒等证治，就是学会了太阳病篇，结果是挂一漏万，丢掉了大部分极有价值的内容。一种是复杂化，把太阳病篇的所有内容都当成太阳病，结果是纠缠不清，越学越糊涂。

明代的王肯堂认为太阳是三阳之首，阳明病、少阳病都是从太阳病传变而来，因此诸阳证不称名者都列入了太阳病篇。而实际上这些阳证并非属于太阳病，内容上之所以作如此安排，目的是为了让医者更好地理解外感病的发生、发展及传变过程。而后人没有体悟其中的道理，认为太阳篇诸证不称名者亦属太阳病，而乱了太阳病之真。王氏的分析对弄清太阳病与太阳病篇的关系颇有帮助。然而太阳病篇也有寒证、阴证，如第7条就是"发于阳"与"发于阴"并提，而且虚寒证的比例也不小，可见王氏之说还不够全面。

徐灵胎在刚刚开始研究《伤寒论》的时候，也曾经认为书中各篇的条文顺序存在错乱现象，但是经过30年不断的探索，他悟出了"此书非仲景依经立方之书，乃救误之书也"。为什么这么说？首先，徐氏认为伤寒在误治之后，产生的变证错综复杂，不一定会随着六经的顺序传变而产生相应的证候，当时著书不过是随证立方而已，本无一定的次序可言；其次，《伤寒论》中的叙述，是专为庸医的误治而设，所以正治之法，在一经不过三四条条文，其余的条文都是救误之法，因此书中条文常常变动不居，看似错简，实则很有深意。太阳病篇叙述误治的条文最多，徐说用于太阳病篇尤为贴切。然而误治仅是导致变证的条件，同一误治而变证各不同，既可变为阳明证，又可出现三阴证；既可变为虚证，又可变为实证；既可变为寒证，又可变为热证。其目的是通过讨论分析，示人以疾病的辨证方法和施治规律。在今天看来，临床上也决不会有那样多误治，因此，误治仅能作为参考，决不能作为辨证的依据。

总之，太阳病篇并非都是太阳病，太阳病本身证治只是其中一部分，另一部分是太阳病兼证，大部分是误治变证，还有一部分是类似证，如瓜蒂散证，十枣汤证，风湿证等。我们必须区分太阳病篇有以上四个方面的内容，才能避免混淆不清，才能提高学习效果。

2. 重在辨表里，不必拘经腑　现代医家都喜欢以经证、腑证来划分太阳病的证型，比如桂枝汤证、麻黄汤证、桂枝加葛根汤证、葛根汤证等都属于太阳经证，而五苓散证、桃核承气汤证等则属于太阳腑证。但是如果我们仔细阅读太阳病篇，就会发现全篇里并没有一处提到“腑”字，可见仲景当时并没有“经证”、“腑证”的概念。经腑并提，最早见于西晋时期王叔和写的《伤寒例》中：“此三经皆受病，未入于腑者，可汗而已……此三经皆受病，已入于腑，可下而已。”这段文字虽然引自《素问·热论》，但内容已不完全相同，《素问·热论》原文作“未入于脏”，叔和把“脏”字改为“腑”字，并补充了“已入于腑”。不过，叔和所说的“腑”，是指阳明腑实，而不是指膀胱。以膀胱为太阳之腑的，是始于金代成无己对“蓄血证”条文的注释：“太阳经邪不解，随经入腑，为热结膀胱”(106 条)。又“太阳，经也，膀胱，腑也，此太阳随经入腑者也”(124 条)。然而成氏所说也只限于蓄血证，还未牵涉蓄水证，其解释五苓散的作用时，就只提到“和表里，散停饮”，却没有提到膀胱。直到明代方有执的《伤寒论条辨》才把五苓散和膀胱腑联系起来，“谓五苓散两解表里而得汗者，里属腑。腑者，阳也”。清初喻嘉言进一步引申：“邪入于腑，饮水则吐者，名曰水逆。”又说：“自经而言，则曰太阳，自腑而言，则曰膀胱。”由此才逐渐形成太阳经证与腑证的概念。

所谓“经证”，是指经络形证，即外感病邪侵犯某经时所出现的该经循行所过部位的证候，比如《素问·热论》的六经分证，就是依据经络形证而划分的。而《伤寒论》太阳病篇中除了“头项强痛”、“项背强几几”和太阳经络有关外，虽然多次提到“经”字，如“行其经尽”，“过经”，“到经不解”等，实际是指太阳病由盛到衰的病程，而不是经络。“太阳随经”，似指太阳经络，但如果解释为太阳随经络，则于理难通。闵芝庆曾指出：“凡称某经病，以病在此经也。”所以“太阳随经”实际也是太阳病随着病程的发展，（太阳病六七日）邪不得外解而入结于里，条文中先后提出“热在下焦”与“瘀热在里”可资佐证。即使“项强”和“项背强几几”是太阳经络形证，可以称为经证，然而征之临床，太阳经病证一定要具有恶寒，因为恶寒是外邪束表的反应，但不一定都有项强，因此，与其称之为太阳经证，不如称为太阳表证更切合实际一些。

通过以上讨论分析，我们了解到“太阳经证”这个概念的提出有其局限性，并不能恰当地、准确地反映太阳病的病理；那么“太阳腑证”呢？我们又该如何看待？其实早在明代李时珍已经作过研究，他认为“风寒之邪皆由皮毛而入，皮毛者，肺之合也。肺主卫气……”，于是得出“是证虽属乎太阳，而肺实受邪气”的结论，并提出“麻黄汤虽发汗重剂，实发散肺经火郁之药也”的新论点。明代陶节庵也强调太阳病与肺的关系，指出：“气逆作喘，非肺经乎？”喻嘉言虽然极力主张太阳病三纲鼎立之说，但到晚年也赞同“肺实受邪气”的论点，并把李时珍所论证的大段内容，抄录于《尚论·后篇》中。成无己则着眼于营卫与脾胃的关系，提出“胃者卫之源，脾者营之本……脾胃健而营卫通”。李东垣同样提出了“胃为卫之本，脾乃营之源”。温病学家陈平伯在前贤理论的基础上结合自己的丰富实践，总结出：“风温外薄，肺胃内应，风温外袭，肺胃受病，其温邪之内外有异形，而肺胃之专司无二致。”风温如此，风寒又何尝不如此？太阳病篇太阳中风的“鼻鸣干呕”，太阳伤寒的“气喘呕逆”，难道与肺胃无关？只是有些注家囿于太阳经络，不敢联系而已。麻黄汤正是通过开宣肺气，而起到发汗解表的作用，王海藏就曾明确指出“肺主卫为气，故麻黄为手太阴之剂”。服桂枝汤能够微汗而解，主要是调脾胃，但亦与肺有关，诚如徐灵胎所说：“桂枝本不能发汗，故须助以热粥，《内经》云：‘谷入于胃，以传于肺，肺主皮毛，汗所从出’，啜粥充胃气以达于肺也。”综上所述，可见太阳病实际是表证，固然与经络有关，但决非仅限于经络，更不一定是膀胱，而是与肺的关系最切，与脾胃也有一定联系，所以太阳病经证腑证之分是不符实际的。

有人接着就会反驳了，说蓄血证、蓄水证不明摆着就是“膀胱腑证”吗？你凭什么说太阳病经腑之分不符合临床实际？其实蓄血证、蓄水证都是太阳病病程中可能发生的里证，而非“太阳之腑”——膀胱受邪所产生的证候。先来看看蓄血证，文中第 74 条提出了“有表里证”，第 124 条提出了“表证仍在，瘀热在里”。正由于表里证同具，就和单纯表证不同，必须全面分析表里证的轻重缓急，然后决定治法的汗下先后。第 106 条蓄血证较轻，治应先表后里，条文有“其外不解者，尚未可攻，当先解其外，外解已，但少腹急结者，乃可攻之”，就是具体说明。第 124 条表证仍在，竟用抵当汤攻下，又是里急先救其里的例证。有人提出，蓄血证既然不是膀胱腑证，为什么条文说“热结膀胱”？这如果与第124条“热在下焦”联系起来理解，就不难看出膀胱与下焦其实是部位概念，而非指膀胱本身。再则桃核承气汤与抵当汤、丸同属于逐瘀泻下剂，蓄血是从大便而下。所以孙思邈《千金翼方·伤寒门》把桃核承气汤列于承气汤法下，把抵当汤、丸列入杂疗法中。再来看看蓄水证，有人提出，蓄血证小便自利，表明膀胱无病，主张不是膀胱腑证，还能言之成理；蓄水证“小便不利”，怎能说与膀胱无关？这可以从三个方面来看：一是蓄水证原文并没有提及膀胱；二是小便不利并不专属于膀胱，肺气的通调，脾气的输布，以及心阳的温煦等，对小便的形成都有直接的影响；三是五苓散也并非通利膀胱的专剂。历代医家对此都作出了详尽的分析，比如柯韵伯曾经指出：“小便由于气化，肺气不化，金不生水，不能下输于膀胱；心气不化，离中水虚，不能下交于坎，必上焦得通，津液得下。桂枝色赤入丙(小肠)，四苓色白归辛(肺)，丙辛合为水运，用之为散，散于胸中，必先上焦如雾，然后下焦如渎，何有烦渴癃闭之患哉！”陈来章也提出“治秘(指小便不利)之道有三，一曰肺燥不能化气，故用二苓泽泻之甘淡，以泄肺而降气；一曰脾湿不能升精，故用白术之苦温，以燥脾而升精；一曰膀胱无阳不能气化，故用肉桂之辛热，以温膀胱而化阴，使水道通利，则上可以止渴，中可以去湿，下可以泄热也。”从五苓散的临床运用来看，凡属于寒湿病证，不论泄泻、水肿、黄疸，用之都有较好的疗效。此外，对寒饮所致的脐下悸、头眩，水气所致的发白及脱发(《外台秘要》深师方名茯苓术散)，亦有效果。这种脱发，是因水气上泛巅顶，侵蚀发根，使发根腐而枯落，治以补肝肾、益气血、活血化瘀诸法均乏效，只有用淡渗利水法才有效果。根据《伤寒论》原文，蓄水证还有水停于胃的茯苓甘草汤证与水寒外束、表阳被遏的文蛤散证，如果拘泥于太阳膀胱腑证名称，就无法自圆其说。至于蓄血证的辨治理论，临床意义尤其深远，首先是神经、精神病与瘀血的病理联系，虽早见于《黄帝内经》，而具体的诊治方法则始自《伤寒论》。临床特点是狂乱不安，“轻则如狂，甚则发狂”，蓄血的部位在下腹部，所以轻则少腹急结，甚则少腹硬满。病在血而不在气，所以小便自利。蓄血的治法主要是活血逐瘀，轻则用桃核承气汤，甚则用抵当汤、丸。桃核承气汤是治瘀血证的常用方剂，适应的范围广泛，除用于瘀血型的精神分裂症与神经官能症以外，对于跌打损伤，留瘀作痛，以及妇女的痛经、闭经、恶露不下或不尽等都有良效。抵当汤、丸临床应用虽然较少，经实验证明方中主药之一水蛭的分泌物有抗凝血作用，能治脾切除后的血小板增多症。本人曾用水蛭粉加入丸剂治风湿性心瓣膜病与妇女干血痨，均收到较好疗效。随着活血化瘀法的深入研究，临床应用的范围也越来越广，许多不同部位、不同性质的疾病，如脑血管意外的血栓形成，栓塞，痉挛，冠心病，肋软骨炎，肋间神经痛，某些肝、脾、胰疾患，急腹症，静脉炎，动脉炎，血栓闭塞性脉管炎，弥漫性微循环障碍，硬皮病，烧伤，瘢痕疙瘩，肠粘连，宫外孕等，都取得了一定的疗效。虽然处方选药，不完全是蓄血三方，但就其治疗原则来说，实则基于《伤寒论》蓄血证的理论。总之，蓄水、蓄血都是太阳病表证过程中可能发生的里证，固然可见于外感病，但尤多见于内伤杂病，因此，要深入领会其辨证论治理论的精神实质，不应当墨守太阳腑证之说，只有这样，才能更好地发挥其理论对实践的指导作用。

3. 重在辨寒热虚实，不必过分拘于病名，也不必拘于误治　太阳病篇在提纲证条文之后，接着列举出中风、伤寒、温病等病名，无疑是外感分类学的一大进步。然而仲景并不是先提病名、后叙脉证，而是先举脉证，后出病名，如脉缓自汗，名为中风；脉紧无汗，名为伤寒；发热而渴，不恶寒，为温病。很明显上述病名是建筑在发病学的基础上，是根据风性疏泄，寒性凝敛，温性易化热伤津的特性，通过取象比类的方法得出来的概念。正如钱天来所说："受本难知，发则可辨，因发知受。"因此，所谓风、寒、温，就不是专指外邪，而是包括机体反应特征在内，是外因通过内因而起作用的内外因综合，寓有病机性质，这是中医病因学的最大特点，值得深入研究。

关于中风、伤寒，历来有"风为阳邪，寒为阴邪"的区分，一阳一阴，似乎两者泾渭分明，决不可相兼为病。其实，这只能就某一方面相对而言，事实上风邪很少单独致病，阴阳激荡而成风，不是风寒，即是风热。桂枝汤主治的太阳中风属于风寒，所以柯韵伯认为风必兼寒，他说："盖风中无寒，即为和风，一夹寒邪，中人而病，故得与伤寒相类，亦得以伤寒名之。"明确指出了风寒常相因为患，极有见地。然而只强调风寒相兼，忽视了风火相兼，则不够全面。陈平伯指出"风不兼寒，即为风火"，诚能补柯说之不足。事实上太阳病篇的太阳中风，就有的兼寒，有的兼热，如第 111 条"太阳病中风，以火劫发汗，邪风被火热，血气流溢，失其常度，两阳相熏灼，其身发黄，阳盛则欲衄，阴虚小便难……"就是风热之邪，因为误火之后发生一系列阴虚火盛的危恶证候；再如第 143、144 条的妇人中风，也应属于风热，所以一用刺期门法，一用小柴胡汤。仲景的目的就是要告诉人们，对于太阳中风，应该全面理解，具体分析，而不可拘执于一面。正由于风必兼夹，所以太阳病篇有时中风、伤寒分述，有时中风伤寒并提，有时提太阳中风，脉见浮紧，有时又说伤寒，脉见浮缓，表明风寒并无严格界限，不应看作绝对。王叔和深知此义，所以他在《伤寒例》中就笼统提出"凡伤寒之病，多从风寒得之"。孙思邈《备急千金要方》也说："夫伤寒病者，起自风寒，入于腠理，与精气分争，营卫偏隔，周身不通而病。"

关于太阳病篇，还有一个很著名的“三纲鼎立”说，以风伤卫，寒伤营，风寒两伤营卫三纲来划分太阳病的病理机制，曾一度受到许多医家的热烈追捧。那么我们该如何正确看待？首先我们要弄清楚“三纲鼎立”说的来龙去脉。宋代朱肱在《类证活人书》中提出：“大抵感外风者为伤风，感寒冷者为伤寒……桂枝主伤卫，麻黄主伤营，大青龙主营卫俱伤故也。”继而许叔微在其《伤寒百证歌》中编了这么一个歌诀：“一则桂枝二麻黄，三则青龙如鼎立。”明代方有执的《伤寒论条辨》更是根据三者来重新划分太阳病篇，以卫中于风而病者为上篇，以营伤于寒而病者为中篇，以营卫俱伤风寒而病者为下篇。到了清初的喻嘉言，在方有执立论的基础上，更进一步宣扬三纲分篇的优点，提出：“夫足太阳膀胱病主表也，而表有营卫之不同，病有风寒之各异，风则伤卫，寒则伤营，风寒兼受则营卫两伤，三者之病，各分疆界，仲景立桂枝汤、麻黄汤、大青龙汤，鼎足大纲三法，分治三证，风伤卫则用桂枝汤，寒伤营则用麻黄汤，风寒两伤则用大青龙汤，用之得当，风寒立时解散，不劳余力矣。”由此可见，“三纲鼎立”说倡始于朱肱，而底定于喻嘉言。近来还有人考证“三纲鼎立”说源于《伤寒论·辨脉法》第 20 条：“寸口脉浮而紧，浮则为风，紧则为寒，风则伤卫，寒则伤营，营卫俱病，骨节烦疼，当发其汗也。”殊不知成无己在注释本条时，已经明确交代“当与麻黄汤发汗则愈”。而王叔和所著的《脉经》，及其重辑的可发汗篇都有这一条的内容，在其末尾均作“可发其汗，宜麻黄汤”。可见风寒两伤，营卫俱病，是阐述麻黄汤证的病机，竟以此为“三纲鼎立”说的立论根据，未免张冠李戴。又有人提出“三纲鼎立”说源于唐代孙思邈，其根据是孙氏曾有“夫寻方之意，不过三种，一则桂枝，二则麻黄，三则青龙，此之三方，凡疗伤寒不出之也”的结论。其实孙氏已将“营卫俱病”条编入“太阳病用麻黄汤法”项内，可见这一推论为断章取义，也不能成立。

尽管有许多注家附和方、喻之说，沿用三纲来划分太阳病篇，但也有一些注家持相反意见，并且从不同角度对三纲说进行了剖析和批判。如张隐庵认为后人所谓“风必伤卫，寒必伤营”的说法，是犯了以偏赅全的错误，其实“寒亦可伤卫，风亦可伤营，不思既在营卫，何以复病骨节，既病骨节，何以复当发汗，只袭糟粕，而违圣理，致本论终于蒙蔽也”。又如柯韵伯精辟地指出仲景治太阳表证，“只在麻桂二法，麻黄治表实，桂枝治表虚，方治在虚实上分，不在风寒上分也”。并且认为风寒两证，病性有虚实，病位有浅深，可涉及营分和卫分，“大法又在虚实上分浅深，并不在风寒上分营分卫也”。论中“言中风脉浮缓，亦有脉浮紧者，伤寒脉浮紧，然亦有脉浮缓者，盖中风伤寒，各有浅深，或因人之强弱而异，地之高下而异，时之乖和而异，证既不可拘，脉即不可执”。他还指出仲景在凭脉辨证时，“只审虚实”，应指有力者为实，脉弱无力者为虚。而那些妄说大青龙汤是为风寒两伤营卫而设者，是不知其乃为两解表里设，尤其是方中的石膏一味，是用来治什么的呢？为治风？还是治寒？是营分药？还是卫分药？其实都不是，只为热伤中气，用来清解内热罢了。可见柯氏之说深得仲景心法，其中的“大法在虚实上分浅深，并不在风寒上分营分卫”，对于正确理解和把握太阳病篇内容尤为重要。再如尤在泾认为风寒之邪侵袭人体时尚可有卫病而营不病的情况，而决无营病而卫不病之理，因此说桂枝汤主治风邪伤卫倒还说得过去，但是说麻黄汤主治寒邪伤营则为妄说了。至于大青龙证，尤氏认为其辨证要点不在营卫两病，而在烦躁一证，指出：“其立方之旨，亦不在并用麻桂，而在独加石膏……须知中风而或表实，亦用麻黄，伤寒而或表虚，亦用桂枝，其表不得泄而闭热于中者，则用石膏，其无热者，但用麻桂，此仲景之心法也。”

正如张、柯、尤诸氏所析，太阳统营卫，病则俱病，由于营行脉中，卫行脉外，邪自外袭，间可单单卫病而营未病，决不会单单营病而卫无病。营卫两者相较，不管桂枝证的卫强营弱，还是麻黄证的卫闭营郁，其病理矛盾的主要方面都是卫而不是营，所以不仅把大青龙证说成两伤营卫是不确切的，说麻黄证是寒伤营也是错误的。早在元代王海藏已经认识到这一点，不再营卫并提，而是专责于卫，提出了卫实与卫虚的概念，在他所著的《汤液本草》中指出“麻黄治卫实之药，桂枝治卫虚之药”，实开后世温病学说“卫分证治”的先河。由太阳病营卫并提，到温病学专主肺卫，这正是医学理论的发展，而不是什么对立。就麻黄、桂枝、大青龙三方主治的病情来看，三证均属于风寒表证，一为风寒表实证，故用麻黄汤，一为风寒表虚证，故用桂枝汤，一为风寒表实兼郁热证，故用大青龙汤。在太阳表证的基础上，如以寒热区分，则麻黄、桂枝两证属于表寒证，大青龙证属于表寒里热证。太阳温病的热象偏重，则属于表热证，至于温病误用辛温发汗而致的风温，又应是表里俱热证了。

以上仅就表证而言，太阳病篇的里证尤多，这些里证只有少数是由表证传变而来，大多数条文皆冠以误治，因而许多注家都依据误治来解释病机，如解释麻黄杏仁甘草石膏汤证的气喘，是因汗下后余热留肺；解释干姜附子汤证与茯苓四逆汤证的鉴别，前者是因先下后汗，后者是因先汗后下，真是十足的教条。从论中原文来看，往往误治之因相同，却有许多不同的变证，例如同样是发汗不如法，有的发生虚证，如气阴两虚之身痛证，卫阳虚之汗漏不止证，心阳虚之心悸证等；有的发生热证，如胃热津伤的大烦渴证；有的发生虚实夹杂证，如中虚气滞的腹满证。同属于误下，有的成为热实的水热结胸证，有的成为里热下利证，有的成为虚寒下利证，有的成为虚寒痞证，有的成为中虚热结的痞证。又如因误火而致的火逆证，既有阴伤火炽证，也有心阳损伤证等。所以会有这样大的差异，主要取决于机体的素质，阳盛体质的人，容易从阳化热而形成热证，阳虚体质的人，容易从阴化寒，出现虚寒证。再加上饮食、嗜好以及宿恙等因素，所以绝没有千篇一律的变证。因此，临床辨证，关键在于辨寒热虚实，至于是否误治，是用何法误治，只能作为参考，绝不能作为辨证依据。例如“发汗后，恶寒者，虚故也。不恶寒，但热者，实也”(70 条)。又如“下之后，复发汗，必振寒，脉微细，所以然者，以内外俱虚故也”(60 条)。又如“伤寒十三日，过经谵语者，以有热也”(105 条)。又如“病人脉数，数为客热，不能消谷，以胃中虚冷，故吐也”(122 条)。这些条文，都表明寒热虚实，是辨证的核心，四者加上表里，再加上总括里寒虚与表热实属性的阴阳，就是通常所说的“八纲”。由此可见，太阳病篇不但是表里辨证，而且有阴阳辨证，寒热虚实更贯穿在全部内容中，所以，学习太阳病篇同样应着重学习寒热虚实辨证，而不必拘于病名，更不必拘于是否误治。就里证来说，离不开脏腑的病理反应，太阳病篇中的里证，几乎涉及所有脏腑，因此，太阳病篇实际也寓有脏腑辨证。

4. 掌握主要汤证，明确配伍意义，不拘何经，随证化裁　《伤寒论》方剂配伍非常的严谨，法寓于方，方有主证，论中有桂枝证、柴胡证等名称，这种以方名证，是仲景的创举。由于许多方证是经过长期的实践验证，具有一定规范性，只要方与证相合，就会有显著的疗效。《伤寒论》共有方剂 112 张，而太阳病篇方剂就有 74 张之多，约占三分之二，也就是具有 74 个汤证，因此，掌握汤证，明确各方的配伍意义，又是学习太阳病篇的另一重点。那么对于这些汤证，我们该如何掌握和运用？首先，要牢牢树立这样的观念，即仲景的方是与一定的证相对应的，有是证便用是方，而不必拘于是哪条经的病证。柯韵伯这样说过：“仲景之方，因证而设，非因经而设，见此证便用此方，是仲景活法。”事实也是如此，太阳病篇的多数方剂都与太阳病无关，即使治太阳表证的主方，也不局限于太阳病，如麻黄汤除用于太阳风寒表实证以外，对于风寒束肺，肺失宣降的气喘，风寒外伤经脉，营血郁滞的周身关节疼痛，用之都有疗效。桂枝汤的运用范围更广，凡属于营卫或脾胃功能失调而致的病证，都可使用。其次，对于经方，要根据实际情况进行灵活加减，而不是全盘照搬照用。到现如今，还有不少人认为使用经方最好不要加减，这是一种似是而非的说法，徐灵胎就主张：“能识病情，与古方合者，则全用之。有别证则据古法加减之。如不尽合，则依古方之法，将古方所用之药而去取损益之，必使无一药之不对证，自然不悖于古人之法，而所投必有神效矣。”指出了如果病情和经方完全相合，则可以全方照用；如果不全相合，则根据经方之法，进行适当加减，这样投方才能取得较好的临床疗效。唐容川说得尤其明确：“仲景凡以某方为主者，皆有加减出入，世谓经方不可加减，皆读书未化之故，须知仲景亦常有加减之方，明明示人加减之法，要在会通其理，然后可议加减。”日医特别重视汤证，不拘病在何经，不管外感内伤，一以证为前提，随证投方，不断取得新的进展，对于扩大经方的运用，颇有借鉴意义。但他们使用经方比较机械，较少加减化裁，又是其不足之处。

就 74 方的主要作用，约可分为九类：

解表类 10 方（麻黄汤、桂麻各半汤、桂二麻一汤、桂二越一汤、大青龙汤、葛根汤、葛根加半夏汤、桂枝汤、桂枝加葛根汤、桂枝加朴杏汤）。

和解类 6 方（小柴胡汤、大柴胡汤、柴胡加芒硝汤、柴胡桂枝汤、柴胡加龙牡汤、柴胡桂姜汤）。

清热类 11 方（栀子豉汤、栀子甘草豉汤、栀子生姜豉汤、栀子厚朴汤、栀子干姜汤、葛根芩连汤、黄芩汤、黄芩加半夏生姜汤、白虎汤、白虎加人参汤、麻杏甘石汤）。

泻心类 7 方（大黄黄连泻心汤、附子泻心汤、半夏泻心汤、生姜泻心汤、甘草泻心汤、黄连汤、小陷胸汤）。

攻下类 8 方（调胃承气汤、桃核承气汤、抵当汤、抵当丸、大陷胸汤、大陷胸丸、三物白散、十枣汤）。

温阳祛寒类 15 方（桂枝甘草汤、桂甘龙牡汤、桂枝去芍加蜀漆牡龙救逆汤、桂枝去芍汤、桂枝去芍加附汤、桂枝加附子汤、桂枝加桂汤、桂枝人参汤、干姜附子汤、四逆汤、茯苓四逆汤、桂枝附子汤、桂枝附子去桂加术汤、甘草附子汤、甘草干姜汤。）

补益类 5 方（芍药甘草汤、芍药甘草附子汤、桂枝新加汤、小建中汤、炙甘草汤）。

利水化饮类 9 方（五苓散、桂枝去桂加苓术汤、茯苓甘草汤、苓桂甘枣汤、苓桂术甘汤、真武汤、小青龙汤、文蛤散、旋覆代赭汤）。

其他类 3 方（瓜蒂散涌吐、赤石脂禹余粮汤固涩、朴姜夏草参汤消补兼施。）

以上分类并不完全确切，鉴于麻杏甘石汤与小青龙汤都是治喘名方，前者清宣肺闭，后者温肺化饮，不论有无表证都可使用，所以分别归入清热类与化饮类中。又温阳类也有补益作用，但温阳能够祛寒，不同于单纯补益，所以另列一类以资区别。瓜蒂散涌吐在上实邪，石脂余粮汤固脱涩肠，朴姜夏草参汤消补兼施，各有特点，但仅有一方，所以归为其他类。

总之，太阳病篇的内容非常丰富，涉及的问题非常广泛，确实是《伤寒论》中关键性的一篇，必须全面认识，深入理解，勿为成见所拘，才能抓住精神实质，为学习其他各篇打下基础，铺平道路。

此外，太阳病篇痞证的内容比较完整，火逆证的原文较难理解，在此再就这两方面内容略作讨论，以供学习参考。

5. 关于痞证　痞证是什么呢？是以胃脘部闷满痞塞为主证的证候名称，是临床常见的证候之一，不管是外感内伤，也不论是寒热、痰水、正虚还是邪实，只要是胃气壅滞，都可能发生痞证。正因为痞证的病理机制如此之复杂，所以治疗痞证的时候，绝非一种方法或一张方剂所能通治得了的。太阳病篇里对于痞证有比较详备的论述，对于如何辨证，如何施治，如何立法选方，都极有临床指导意义。然而后世注家意见分歧较多，增加了许多枝节，造成人为的障碍。如有的主张"心下痞，按之濡"，应当改作"按之硬"；有的提出半夏、生姜、甘草三泻心所主痞证的病机是"寒热相结"，也有认为其病机是"上热下寒"；还有的认为泻心汤的作用是"泻心火"，也有认为不是泻心火，而是泻心下之痞，等等，众说纷纭，究竟孰是孰非？我们应当实事求是地探讨，不应盲从附和。

（1）痞证的特点：徐灵胎说："痞有二义：痞结成形之痞是病，胸膈痞满是证。痞结之痞，即积聚之类，痞满之痞，不拘何病，皆有此证。"他将"痞"分为有形之痞结和无形之痞满两种。而《伤寒论》中的痞证，主要是指病人自觉心下痞满不舒，按之濡或硬，但不疼痛的一组证候，成因尽管各异，而总的病机都是胃气壅滞。在这里要注意同结胸和支结相鉴别。如果心下痞硬疼痛则属于结胸，而不属痞证。如果仅觉心下烦闷，则属于支结，而不属于痞证。有人认为心下痞按之"濡"属虚，而心下痞按之"硬"属实，看起来似有道理，其实经不起推敲。那么心下痞按之濡，为什么不属虚而属于实？论中"按之自濡，但气痞耳"，就是对原因的说明。由于是无形气滞，所以按之濡，胃气壅滞不利，所以属实。柯韵伯根据大黄黄连泻心汤的作用推论其病机，得出"濡当作硬"，似乎合情合理，实际并不恰当。首先他把大黄黄连泻心汤作为急下峻攻剂，就非常片面，前提已经错误，怎么可能有正确的结论？而且把"濡"全责于虚，"硬"全责于实，缺乏具体分析，既违背《伤寒论》原文精神，也不符临床实际。事实是心下痞硬固多实证，但尤多虚证。柯氏于甘草泻心汤证的心下痞硬而满，也不得不承认"痞为虚痞，硬为虚硬，满为虚满"。临床经验证明，治气虚致痞必须益气，所以吉益东洞的《药征》有"人参主治心下痞硬也"的论述。

论中对痞证的成因，大多责之于误下，如"病发于阴，而复下之，因作痞也"（131 条）。"脉浮而紧，而复下之，紧反入里，则作痞"（151 条）。"伤寒中风，医反下之……心下痞硬而满"（158 条）。误下致邪陷于里而成痞证，确实有这种情况，但不是绝对的，临床上不因误下而发生痞证并不少见，所以误下与否，只能作为参考，不能作为根据。要综合全部病情，辨证施治。痞证的病位不在膈上，而在心下，"心下"是部位概念，实际指胃脘部，所以"胃中不和"（157 条），不单是生姜泻心汤证病机，也是所有痞证的病位、病机。

(2) 热实痞证的辨治

1) 热痞的病机是热聚于胃,胃气壅滞。由于不是有形的实邪内结,所以虽然心下痞满,按之却濡软不硬。但这仅是与结胸证有形邪实的心下痞硬比较而言,假使胃气壅滞的程度严重,也可能心下痞硬。

热痞的脉象既可能是沉紧,也可能是关上浮,同样是热痞,为什么会有截然不同的脉象?前者表明热结胃脘,后者标志着胃热独盛,这是一证多脉,临床常常有这种情况,脉虽不同,而所主的病机是一致的。然而必须结合证候具体分析,单单据脉象不可能得出正确的诊断。

2) 仲景治疗热实痞证的时候,为什么不用辛寒、甘寒,却用苦寒的大黄黄连泻心汤?这是因为辛主散,辛寒药物能达热向外,适用于无形散漫之热,痞证属于邪热内聚,所以不用。甘主滋,甘寒药物能滋养津液,适用于胃阴虚而余热未尽,痞证热壅气滞,胃阴不虚,所以不用,且甘寒腻滞,有恋邪之弊。苦主燥,能直折壮火,清泄内聚之热,所以治疗热痞宜用苦寒。有人接着会问,使用苦寒的芩连已能胜任,为何又用大黄?况且痞证并非有形热邪内结,而且病位偏上(肠腑未实),用大黄岂不会诛伐太过而损伤正气?论中已有"阳明病,心下硬满者,不可攻之"的禁例。(205 条)岂不是自相矛盾?要知本方之用大黄,不同于承气汤之用大黄。吴又可曾将大黄与黄连比较,得出黄连苦而性滞,寒而气燥,与大黄均为寒药,大黄走而不守,黄连守而不走,一燥一润,一通一塞,相去甚远。因此,大黄与黄连黄芩配伍,目的在于增强清泄痞热作用,而不是泻下有形之结。如何才能收泄痞之功,而避免泻下之弊?关键在于给药方法。仲景不用煎剂,改用浸剂,有着重要意义。具体操作上是用麻沸汤二升渍泡,片刻后绞去滓,分温再服。这样就变苦寒沉降为轻扬清淡,取其气而不取其味,既可避免药物直走肠道,药过病所,又可增强清热泄痞的效力,从而达到扬长避短,受功免弊的目的。这种给药方法又叫做"浊药轻投"法。这里有一个值得注意的问题,那就是必须掌握浸泡的时间,所谓"须臾"就是片刻的意思,假使泡的时间略长,就达不到轻扬清淡的要求。至于原文方中药仅有大黄黄连两味,林亿校定时提出"恐是前方中亦有黄芩",可是后世注家的意见不一,根据庞安常《伤寒总病论》载大黄黄连泻心汤方中有黄芩,应当以有黄芩为是。由于本方有轻清泄降之功,所以临床上用以治疗吐血、衄血,眼目赤肿、口腔生疮,以及湿热黄疸等,都有一定疗效。本人曾治肺结核大咯血数例,皆是咯血反复发作,多次注射脑垂体注射液,咯血均暂止复作,颇感棘手。根据病人咯血鲜红,咳嗽头汗,时时火升面红,胸脘痞闷,不欲进食,大便干结不畅,舌红苔酱黄而腻,脉数有力,诊断为肺胃蕴热,气火上逆,遂用大黄 9g,黄连 3g,黄芩 9g,开水渍泡须臾,去滓分多次频服,服药后咯血之势渐缓,由鲜血转为暗红色血,大便依然不畅,续方增入全瓜蒌 12g,海浮石 12g,黛蛤散 15g,茜草炭 9g。连进三剂,痞除便畅,火升面赤消失,咯血全止,继续观察两周,咯血未再发。按:大黄黄连泻心汤止血不如脑垂体注射液快速,但效果持久,又非垂体注射液所能及。然而该方所治为热实证,若气阴已伤,则不可使用。治宜补气摄血,或兼敛阴止血。必须辨证用药,方能避免虚虚实实之弊。

热实痞证也有不宜大黄黄连泻心汤,而宜用大柴胡汤的。根据原文精神,"伤寒发热,汗出不解,心中痞硬,呕吐而下利者,大柴胡汤主之"(165 条),大柴胡证具有三个特点,一是发热汗出,二是心中痞硬,三是呕吐下利。表明病势不全在里,病位较高,胆胃气滞较甚,所以心中痞硬,胆胃气逆则呕,邪热下迫则利,呕利相较,呕当较甚,利必不爽,所以不宜纯用苦泄,而宜用既能泄邪于中,又能达邪于外的大柴胡汤。方中虽然也用大黄(《伤寒论》原文无大黄),但与升清达邪的柴胡同用,且伍以芩芍的清肝胆,佐以姜枣枳半的和中焦,尤其是柴胡大黄升降同剂,柴胡升而散外邪,大黄降而泄内实,既不同于小柴胡汤,也不同于大黄黄连泻心汤,更不同于三承气汤了。

(3) 虚寒痞证的辨治:虚寒痞证,是由于胃阳损伤,寒凝气滞,以致心下痞硬。它与热实痞证完全相反,不但大黄禁用,黄连黄芩也严格禁用,治宜温中阳祛寒邪,以理中汤为代表方。论中所谓"理中者理中焦",即指主治虚寒证而言。关于理中主治的痞证性质如何?仲景虽未具体论述,但从桂枝人参汤证"太阳病,外证未除,而数下之,遂协热而利,利下不止,心下痞硬"(163 条)来看,桂枝人参汤即理中汤加桂枝,里寒夹表热,故说"协热而利",用桂枝和表以治表热,用理中温里以治痞利,一般只着眼于理中治利,而忽视了它的治痞作用,是不全面的。旋覆代赭汤所主治的痞证,虽然也属于虚寒性质,但是兼有痰饮,胃气滞而上逆,所以"心下痞硬,噫气不除"(161 条),治宜温中降逆化痰和胃的旋覆代赭汤。该方即小柴胡汤去柴胡、黄芩,加旋覆花、代赭石。用于胃炎、贲门痉挛及神经官能症所致的嗳气、呃逆、呕吐等证,只要病机属于中焦虚寒,痰气上逆,均有较好的疗效。

(4) 邪实正虚痞证的辨治:邪实正虚痞证,是指既有邪实,又有正虚的痞证。附子泻心汤主治热痞兼卫阳虚,半夏、生姜、甘草三泻心汤主治寒热夹杂痞证,都属于邪实正虚之痞,但它们的主治病证各有不同。

1) 附子泻心汤证:附子泻心汤所治的痞证是"邪热有余,正阳不足",为虚实并见,寒热错杂,如果纯用三黄泄热消痞,则伤及阳气而恶寒益甚,如果单用附子温经扶阳,则痞热愈增,所以须寒热并投,邪正兼顾,一方面用三黄的苦寒来清泄邪热,一方面用附子的辛热以温经复阳。然而苦寒有碍于阳虚,辛燥又不利于胃热,怎样才能发挥各自的作用而并行不悖呢?其给药方法颇有帮助。三黄用麻沸汤渍须臾，取其轻扬之气，以泄胃中之痞热；附子别煮浓汁，取其辛温醇厚之性，以扶阳固表。正如尤在泾所云："设治邪而遗正，则恶寒益甚，或补阳而遗热，则痞满愈增，此方寒热补泻，并投互治，诚不得已之苦心，然使无法以制，鲜不混而无功矣。方以麻沸汤渍寒药，别煮附子取汁，合和与服，则寒热异其气，生熟异其性，药虽同行，而功则各奏，乃先圣之妙用也。"此外，舒驰远不拘泥于原文，从"上热下寒"来说明："此汤治上热下寒之证确乎有理，三黄略浸即绞去滓，但取轻清之气以去上焦之热，附子煮取浓汁以治下焦之寒，是上用凉而下用温，上行泻而下行补，泻取轻而补取重。"原文恶寒汗出是卫阳虚，用附子意在温卫阳；而舒驰远提出方中附子治下焦之寒，而并不限于卫阳虚，体现出求实精神，这种精神值得我们学习。

2）三泻心汤证：半夏、生姜、甘草三泻心汤所治的寒热夹杂痞证，为热痞兼中气（阳）虚，所以在用芩连泄热的同时，佐人参炙甘草大枣补益中气，更佐半夏干姜辛开散结，以加强治病的作用。因为临床表现寒热夹杂，方剂又是寒热并用，因此有许多注家提出三泻心主治的痞证是"寒热相结"。试问寒与热是两种性质相反的致病因素，怎么能够结于一处？也有认为是"上热下寒"，或"胃热脾寒"，上热可以肯定，下寒的指标是什么？一般认为下寒是指肠鸣下利等证。果真如此，热性下利，三泻心能否使用？事实做了回答，三泻心也能治疗热性下利。所以把上热下寒作为三泻心汤证的病机，并不符合实际。元代戴原礼曾概括指出"泻心诸方，取治湿热最当"。叶天士就药物的性味功能来分析三泻心的作用，提出"苦寒能清热除湿，辛通能开气泄浊"。这些对深入理解三泻心汤证治，都有启发意义。至于柯氏把三泻心汤所主的痞证，分属三阳，"仲景立泻心汤以分治三阳，在太阳以生姜为君者，以未经误下而心下成痞，虽汗出表解，水气犹未散，故微寓解肌之义也。在阳明用甘草为君者，以两番妄下，胃中空虚，其痞益甚，故倍甘草以建中而缓客气之上逆，是亦从乎中治之法也。在少阳用半夏为君者，以误下而成痞，邪已去半表，则柴胡汤不中与之，又未全入里，则黄芩汤亦不中与之矣。未经下而胸胁苦满，是里之表证，用柴胡汤解表，心下满而胸胁不满，是里之半里证，故制此汤和里，稍变柴胡半表之治，推重少阳半里之意耳。名曰泻心，实以泻胆也。"虽然言之成理，终嫌失之机械。因为三泻心汤的药味并无多大差异，半夏泻心汤中的甘草用量略增，即甘草泻心汤，干姜的用量稍减，再加入生姜，即生姜泻心汤。这在宋本《伤寒论》附子泻心汤方后记载的"本云，加附子，半夏泻心汤，甘草泻心汤，同体别名耳。生姜泻心汤，本云，理中人参黄芩汤，去桂枝、白术，加黄连，并泻肝法"足资佐证。其中有三点值得注意，一是三泻心汤同体别名，说明主要作用是一致的，都具有苦寒清热，辛温开结，甘温益气的作用。二是理中人参黄芩汤为三泻心汤的基本方，换言之，三泻心汤是理中人参黄芩汤的加减方。三是在汉晋时代已知泻心汤有泻肝作用，长期以来，未引起《伤寒论》注家及广大医家的重视，实为憾事！柯氏能明确提出“泻心实以泻胆”，与宋本《伤寒论》的“并泻肝法”颇为近似，真所谓“先圣后贤，其揆一也”。这正是柯氏迥出诸家的卓见。但是把“泻胆”全属之半夏泻心汤，则不够全面。

由于《伤寒论》甘草泻心汤方中无人参，多数注家皆就原方解释，对于未用人参提出了许多理由，如喻嘉言说：“客邪乘虚结于心下，本当用人参，以误而再误，其痞已极，人参仁柔，无刚决之力，故不用也。”汪苓友说：“骤以人参补之，反助其上逆之客邪。”柯韵伯说：“中虚而不用人参者，以未经发汗，热不得越，上焦之余邪未散，与用小柴胡汤有胸中烦者去人参，同一例也。”又说：“心烦是太阳里证，即是阳明之表证，故虽胃中空虚，完谷不化，而不用人参，因心烦是胃实之根，太阳转属阳明之捷路也……仲景之去人参，以预防胃家之实欤！”尤在泾说：“甘草泻心，意在下利不止与客气上逆，故不用人参之增气，而须甘草之安中也。”这些理由皆似是而非，既然是胃气重虚，岂有反而去参之理？且人参与甘草相较，人参能大补元气，增甘草而减人参，于理欠通。其实林亿在校正《伤寒论》时已经通过多方面考证，得出“知脱落无疑”的结论。他在甘草泻心汤方后说：“臣亿等谨按上生姜泻心汤法，本云理中人参黄芩汤，今详泻心以疗痞，痞气因发阴而生，是半夏、生姜、甘草泻心三方，皆本于理中也，其方必各有人参，今甘草泻心汤中无者，脱落之也。又按《千金要方》并《外台秘要》治伤寒慝食，用此方皆有人参，知脱落无疑。”林氏的校勘翔实可从。

甘草泻心证中的“下之其痞益甚”是审证眼目，吴又可由此引申，得出“下后痞即减者为实，下后痞反甚者为虚”，用作痞证辨虚实的参考，极有意义。下之为什么其痞益甚？论中“此非结热，但以胃中虚，客气上逆，故使硬也”就是仲景自己给出的答案。然而什么叫做“客气”？却较难理解，有的解释为“虚气”，有的解释为“邪气”，都比较含混。个人认为本条的“客气”是指因正虚不运而致的病气，既有虚的一面，也有实的一面。所谓“此非结热”，乃是突出“正虚为主”，而不应理解为完全无热，否则，怎么能用芩连？甘草泻心汤证的胃气重虚，除了“其痞益甚”以外，“腹中雷鸣”也是中虚的主要症状。《黄帝内经》早有“中气不足，肠为之苦鸣”的论述。当然，也可兼有水气，生姜泻心汤证“胁下有水气，腹中雷鸣”，胁下乃部位概念，实际指肠间水气。总之，半夏、生姜、甘草三泻心证都是中虚热结成痞，所以都用苦寒以泄热，辛温以开结，甘温以补中。

叶天士最擅使用泻心法，仅《临证指南医案》以泻心法主治的就有 60 余案例，不论外感内伤，凡属消化系统（胆胃脾胰）湿热阻滞的病证，均用泻心法化裁，确实是深得仲景精髓，从而可见经方派与时方派之分是人为的偏见。本人曾治一工人，男，34 岁，有肝炎、胃与十二指肠溃疡史，胃痛发作 2 周，持续剧痛 4 天，恶心，呕吐酸水。西医检查：上腹剑突下压痛，未及包块，肝胆区无压痛，用阿托品、异丙嗪肌内注射，疼痛未止，转服中药，根据形瘦色萎，脘腹痞塞，疼痛拒按，气窜吐逆，嗳呃，饮食不进，苔薄黄滑腻，脉沉细弦，诊断为中虚气滞，木横侮土，治以苦泄辛开，益气平肝。方用：党参 10g 干姜 6g 川黄连 3g 枳实 10g 白芍 10g 延胡索 10g 川楝子 6g 丹参 15g 乌贼骨 10g，3 剂。

复诊：据说服头煎药后，满腹响动，脘痛即觉减轻，3 剂药服完，脘痛全除。惟尚不欲食，苔薄微黄，脉沉细。前方化裁续进，3 剂。痛未再发。

本案是以苦泄辛开甘补为治，加入金铃子散与乌芍散清热平肝，更加丹参活血和络，竟收到显效，可见原文所述泻心证的特点，脘痞不痛，也并非绝对。

另治一女性，33 岁，患慢性肠炎多年，大便每日 3～6 次，稀溏夹有不消化食物，便色深黄，很臭，心下痞闷，腹中鸣响，苔薄黄，脉沉，辨证为中气虚而湿热蕴滞，治以苦寒清泄湿热，辛甘益气和中。处方：黄芩 9g 黄连 3g 半夏 9g 茯苓 9g 党参 9g 干姜 5g 炙甘草 3g 枳实 5g，3 剂。药后大便成形，便次减少为 1 天 2 次，臭秽之气亦显减，面色萎黄。原方加大枣 4 枚。共服药 9 剂，基本痊愈。

本案的下利夹有不消化食物，属于“邪热不杀谷”，它与下利清谷的性质不同，痞与利均属于邪热，面色萎黄，肠鸣，属于气虚，故施泻心法加减，加茯苓通阳利水，枳实行气除痞。且茯苓与人参、半夏同用，又能“通补阳明”，补而不滞。由于方证吻合，数年宿恙很快获痊，足证经方的精当。于此案也可证实三泻心主治的下利属热而不一定属寒，把下利专属于下寒，显然是不对的。

（5）其他痞证：论中所载，还有痰食阻滞与水蓄气滞亦能致痞，前者治宜涌吐，“病如桂枝证，头不痛，项不强，寸脉微浮，胸中痞硬，气上冲喉咽不得息者，此为胸有寒也，当吐之，宜瓜蒂散”（166 条）。后者治宜温阳利水，“本以下之，故心下痞，与泻心汤痞不解，其人渴而口躁烦，小便不利者，五苓散主之。”表明痞证的临床辨证，也必须从证理出发，具体分析，切忌先有成见。以上两种痞证，就非泻心汤所能治，所以，有认为泻心剂为治痞的专方，也是不恰当的。

（6）结语痞证和其他证候一样，都有寒热虚实之异，所谓寒热相结之痞，实际是正虚邪实。治疗痞证，除了应遵循治病求本与因势利导的原则以外，简而言之，虚寒证治宜辛甘温益气温阳，实热证治宜苦寒泄热，代表方剂即理中汤与大黄黄连泻心汤。中虚热结的痞证，可以两方同用化裁加减。因有气逆的干噫、干呕，故去白术，因有气陷的肠鸣下利，故不用大黄，因中虚加大枣，因气滞加半夏，即半夏泻心汤；兼水食不化加生姜，即生姜泻心汤；如中虚较甚则加重甘草的用量，即甘草泻心汤。假使热结于里而病势尚偏于外，但于三黄中去守而不走的黄连，加半夏枳实开泄，加姜枣和中，再加柴胡升阳达邪，则是大柴胡汤。

此外，还有许多病证也有心下痞硬，但因另有主证，如十枣汤证虽然有心下痞硬满，却有“引胁下痛”(152条)，这是悬饮的特征，所以不叫痞证。又如“病胁下素有痞，连在脐旁，痛引少腹，入阴筋者”(167条)，这是有形痞块，邪结正败的脏结，预后极其不良，所以也不叫痞证。又如大、小结胸证，是水热相结或痰热相结，虽然也有心下痞，但以痛为主证，所以也不名痞证，而名为结胸证，以资鉴别。

6. 关于火逆证　火逆证不是一个证或一组证候名称，而是指误用火法所致的许多变证的统称。因为论中114条有“名为火邪”，110条有“名火逆也”，118条有“火逆”等名，于是注家把误火而导致的变证，统称火逆证。论中专门讨论火逆证的原文总计有10条(110～119)，另有数条也涉及火法与误火的变证，如第6条“若被火者，微发黄色，剧则如惊痫，时瘛疭”与“若火熏之”等。误火的变证，不但有阴伤火炽证，而且有阳伤神越证，这主要因体质因素与感邪有别的缘故。由于火逆证所出的三张方剂都是温阳，较难理解。而且有些条文的内容非常复杂，因而有的注家主张把这些条文删除，或存而不论。如《医宗金鉴·伤寒论注》就把110条列于存疑篇。《伤寒论》三版教材也放弃了三条(110、119、116下半条)。从辨证角度来看，被删除的条文并非毫无价值，而是颇有价值。现在让我们来简单分析一下110条、116条内容，以供学习参考。

【原文】(110条)太阳病二日，反躁，反熨其背，而大汗出，大热入胃，胃中水竭，躁烦，必发谵语。十余日振慄自下利者，此为欲解也。故其汗从腰以下不得汗，欲小便不得，反呕，欲失溲，足下恶风，大便硬，小便当数而反不数及不多。大便已，头卓然而痛，其人足心必热，谷气下流故也。

太阳病篇开篇就提出太阳病有中风、伤寒与温病的区分，本条太阳病两日就见到烦躁，当不是风寒而属于太阳温病，治以熨背方法，犹如抱薪救火，必然促使病变丛生。接着分述了可能发生的两种不同变证：第一种变证是大汗出，大热入胃，胃中水竭，也就是胃热炽盛，胃津损伤严重，所以不但躁烦更甚，而且必发谵语。病经十余日，突然发生振慄，自下利，这不是病情恶化，而是转危向安的佳兆，所以特提出“此为欲解也”。意在示人不可误认为是病情加剧，因为振慄是正(阴)气来复祛邪，正邪剧争而引起的反应，自下利是邪有去路，所以“此为欲解”。其振慄下利的机制与战汗一样，只是出路不同而已。然而我们怎样知道下利不是病变加重？这是通过对病情的具体分析而得出的，因为下利发生在振慄的同时，如果单发生下利，却未见振慄，这种下利可能是热移大肠，而不是欲解。第二种变证的病情更为复杂，虚实夹杂，寒热疑似，实际是真实假虚，真热假寒。如何才能不被假象所迷惑，就需要抓住能揭示病变本质的症状，“从腰以下不得汗”就是火邪内壅的审证眼目。火性炎上，火内壅而上炎，故上部多汗而气逆欲呕，火壅炎上则阳气不得下达，故身半以下无汗，阳气不达于下，则在下的阳气相对不足，所以有足下恶风。有的认为本证是“上实下虚”，有的认为本证是“上热下寒”，似乎颇符病情，但是没有交代下虚、下寒是假象，则难免混淆不清，假使误作真虚真寒治疗，必然错上加错。王孟英指出：“热壅于上，气不下行，而见下寒者，不可误认为火虚”(《重庆堂随笔》)。极为中肯。临床上的确可以看到这些情况，舌苔、脉象和许多症状都是热证，惟有足冷，切不可误认为下焦阳虚，其病机与热厥相近，只是一则阳气不得外达四肢，一则阳气不达下肢罢了。本证既有欲失溲，又有欲小便不得，似颇矛盾，其实也是阳气不得下达的缘故，阳气不得下达，以致膀胱功能障碍，膀胱开合不利，因而出现欲失溲与欲小便不得的矛盾状态。它和第6条“小便不利，直视失溲”的机制基本相同。个别注家认为“失溲”与“小便不利”不能并见，提出“失溲”不是指小便，而是专指大便失禁，未免武断。再联系本条中“大便硬”一证，大便既硬，怎么能够失禁？可见“大便失禁”的解释是不能成立的。至于小便不数不多，不仅是因为阳气不得达于下，更是因津液的损伤严重。它与“阳明病小便数者，大便必硬”存在着一定的区别。反之，阳明病的大便硬，如果津伤过甚，小便也不一定数而多，所以也当活看。在上述情况下，假使大便得通，其内壅之火得除而阳气流畅，又是欲解的佳兆。然而大便得通后为什么会头卓然而痛？成无己解释为“阳气降下，头中阳虚”，黄坤载解释为“火从上散”，并以“炉底壅塞，火焰不升，一通则火即上炎也”为喻。成氏所说的“头中阳虚”乃与阳气降下相对而言，不是阳气真虚，尤在泾亦宗成说，提出“阳气暴降而头反痛”。在黄氏之前，陶节庵已有“头痛为火热上乘，足冷为脾气不下”的解释。黄氏的形象化譬喻，更有助于理解。总之，成氏着眼于正气，黄氏着眼于邪气，都说到了问题的一面，如果合起来则更加全面。必须分清这种“头痛”，为暂时性的生理反应，而不是病变增重。其他注家对于“头卓然而痛”的机制，还有许多不同解释，如张路玉说：“然后身半以下之阴气得上而反头痛。”魏念庭说：“胃家之阳，斯得浮而上达。”就整个病情来看，皆嫌不够贴切。何以知“大便已，头卓然而痛”不是病态而是欲解之兆？“其人足心必热”为主要根据。何以知“其人足心必热”？“谷气下流”又是推理判断的主要依据。通观全文，皆是示人对危重病人疑似病情如何透过假象抓住本质的辨证方法，示人如何判断病势进退及其预后的辨证方法，充满了具体问题具体分析精神，这类条文，决不是什么讹误，而是极有指导意义。

【原文】(116条)微数之脉，慎不可灸，因火为邪，则为烦逆。追虚逐实，血散脉中，火气虽微，内攻有力，焦骨伤筋，血难复也。脉浮宜以汗解，用火灸之，邪无从出，因火而盛，病从腰以下必重而痹，名火逆也。欲自解者，必当先烦，烦乃有汗而解。何以知之？脉浮，故知汗出解。

本条是论述误用灸法的两种变证。一是阴虚里热证误用灸法的严重后果。因为灸法只适用于虚寒证，如属阴虚里热证，则严禁灸法。误灸则伤正而为火邪，不但会发生烦逆变证，而且“追虚逐实”，阴更伤而热更炽。阴伤则血少，血液不能充盈于脉中，因此艾火虽然微小，而耗损正气却很有力，火炽津枯，势必带来焦骨伤筋，血难恢复的遗患。二是表证误灸的变证，及自解的先兆。以灸法治表证，违反了因势利导的治疗原则。误用灸法，邪无去路，反因火而盛，邪气闭阻，营血运行不畅，遂发生腰以下重痹。但不同于一般痹证，而是表闭热郁所致，所以有自解的可能。自解必有先兆，“欲自解者，必当先烦，烦乃有汗而解”就是对汗解先兆的说明。然而汗解之前为什么会发烦？喻嘉言曾以“天地郁蒸而雨作”为譬，其机制与战汗大致相同。但是必须正气有祛邪向外之势，才有可能从汗而解，否则，是不可能汗解的。由此可知，正气有否祛邪向外之势，是能否从汗而解的先决条件，那么，“脉浮”就是预断汗解的重要依据。最后提出“何以知之？脉浮故知汗出解”，正是极其可贵的经验总结。文中只说“脉浮，宜以汗解”，未出治法，如与 113 条“形作伤寒，其脉不弦紧而弱，弱者必渴，被火者必谵语，弱者发热脉浮，解之当汗出愈”互参，不难推知应当用辛凉解表的方法。

此外，还有 111 条、114 条、115 条皆是热证误火，劫津动血的变证。注家大多随文顺释，泥定太阳病为风寒，而忘记掉太阳病亦有温病。

【原文】(111 条)太阳病中风，以火劫发汗，邪风被火热，血气流溢，失其常度。两阳相熏灼，其身发黄。阳盛则欲衄，阴虚小便难。阴阳俱虚竭，身体则枯燥，但头汗出，剂颈而还，腹满微喘，口干咽烂。或不大便，久则谵语。甚者至哕，手足躁扰，捻衣摸床。小便利者，其人可治。

本条夹叙夹议，对临床表现的各种症状，都作了客观的分析：如两阳相熏灼，其身发黄，阳盛则欲衄，阴虚小便难，阴阳俱虚竭，身体则枯燥，以及但头汗出，剂颈而还，腹满微喘，口干咽烂等。而且根据病势推断出将来可能出现的症状，如“或不大便，久则谵语，甚者至哕，手足躁扰，捻衣摸床”等。这样危重的证候，预后怎样？是否还有治疗余地？这时的小便情况为辨证关键，所以说“小便利者，其人可治”。假使小便不利(无尿)，就难以挽救了。于此可见温热病的预后良否，取决于阴液的存亡，阴存者生，阴竭者死。而阴液之竭与未竭，又以小便利否为主要标志。这一变证的病情虽然非常严重复杂，但总的病机是“邪风被火热，血气流溢，失其常度”。综观上述证候，完全符合后世温病学所说的“气血两燔证”，假使仲景当时没有治过这种病证，不可能对病情叙述得如此细致，对病机分析得如此透彻。再与温病误治的风温相较，内容几乎一样，所以本条所述，实际就是温病。王叔和所说“桂枝下咽，阳盛则毙”，可能就是指本条这样太阳病中风。由于未出治法、主方，以致造成误解，或置而不论，未免可惜！

114 条与 115 条是论述由气入血的血分证，因为火邪伤络，迫血妄行，则或大便下血，或咽燥吐血。叶天士总结的血分证特征与治疗原则：“入血就恐耗血动血，直须凉血散血。”正是对这两条原文内容的阐发和补充，叶天士真是仲景的功臣。因文中有“到经不解”一语，有些注家附会为经络，其实这一“经”字是指病程的日期，例如太阳病一般解于六七天之间，到当解的日期，病仍未解，就有下血的可能。所以“到经不解，必清血”，是据理推断病情的演变趋势，对提高辨证的预见性很有帮助。

至于心阳损伤，烦躁惊狂及发作奔豚，又是火逆证中另一类变证，它与火热炽盛，劫津动血的火逆证完全相反。注家在讨论这一类火逆证时，仍然从火立论，如认为是火邪内迫。其实，这种误火只是致病的条件，而不是火邪直接损伤，所以会出现虚寒证，主要取决于体质因素。118 条与 112 条皆是心阳损伤，一则程度较轻，仅出现心神烦扰的烦躁，一则程度较重，遂出现心神浮越的惊狂，卧起不安。因此，两证皆治以温通心阳，重镇安神。一则用桂枝甘草龙骨牡蛎汤，剂量很小，一则用桂枝去芍加蜀漆牡蛎龙骨救逆汤，实际是桂枝甘草龙骨牡蛎汤用量增大的加味方，加生姜大枣以调补脾胃，加蜀漆以劫痰开结。

烦躁、惊狂皆是精神症状，根据“心藏神”的脏象学说，应属于心病范围。临床上有些妄言妄见的精神病与神经官能症，凡是符合心阳虚而心神烦扰的病机，使用桂甘龙牡汤化裁，都有较好的疗效。由于 118 条有“火逆，下之，因烧针”字句，以致注家有两误三误之争，并无实际意义，不必拘泥。又 119 条“太阳伤寒者，加温针必惊也”叙证太简，未出方剂，对于惊的性质如何，也存在争议。结合以上两证，当亦属于心阳损伤，心神不安。可是有许多注家联系温针解释病机，如“邪受火迫，热扰于心，神明瞀乱而惊”，以及“刺伤经脉而惊”，“恐惧烧针而惊”等等。究竟属于何证，应根据全部病情作具体分析，空争实无裨益。

117 条因烧针发汗，针处被寒引起的奔豚证，采用艾灸与汤药结合的治法，肯定可以提高疗效。不过，奔豚并非都是烧针所引起，有时单用桂枝加桂汤亦有良效。只是因条文为“更加桂二两”，而方药却写作桂枝五两，以致又引起加桂究竟是“桂枝”，还是“肉桂”的争议。其实桂枝有平冲逆作用，一般重用桂枝即能收效，如果肾阳虚较甚，则以加肉桂为宜，要在随病情而定。

太阳病篇有价值的条文很多，仅举痞证与火逆证略作探讨，原书及注释俱在，在此不再列举，以免重复。

第四章

辨阳明病脉证并治

阳明病在三阳经发病过程中是一个比较严重的阶段，也就是说，是正邪相争最剧烈的时期。阳明病是外感病过程中，阳气亢旺，邪热最盛的极期阶段，按证候的性质来说属于里热实证。

古人对阳明的解释是“两阳合明”，也就是指太阳病少阳病进一步发展，而阳热亢极之义。阳明病的病理机制，主要是“胃家实”，“胃家”是泛指肠胃而言，“实”即邪盛之意，并不是专指有形的实滞。凡外感病传入手足阳明肠胃两经，此时必阳气旺盛，因此容易化热化燥，成为邪热亢旺的热证实证。由于病不在表而在肠胃，所以阳明病为里热实证。假使胃气虚，阳气衰弱，病邪传里必乘虚化寒而为虚寒性的三阴病，古人所说“阳明为三阴之外蔽”，确是经验之谈。

依据病理机制的不同，阳明病分为经证和腑证两大类型，邪传入里，仅是无形邪热，肠中并没有燥屎阻结的，称为经证；邪热内传，与肠中糟粕搏结而成燥屎的，是为腑证。一般来说，阳明腑证较之经证为严重。从病的发展来说，往往多由经证的邪热进一步亢盛，灼烁津液，导致肠中干燥而成。因此有些病变，可能经证未罢，而腑证已成，当然也有始终是邪热散漫无形的经证而不转腑实的，也有病初入里，即成腑证的。由此可知经证和腑证乃是阳明病发展过程中的两种类型，其主要区别，仅在燥屎之有无而已。

由于阳明病有经腑之分，它的治疗也就有清、下两个方法，阳明病经证的无形邪热以清解里热为主，《黄帝内经》所谓“热者寒之”是热证的治疗法则；腑证的有形实热，以泻下实邪为主，《黄帝内经》所谓“留者攻之”是实证的治疗法则。因此清热、泻实是治疗阳明病的两大法则。但必须明确阳明病是燥热之证，最易耗伤津液，津液受损，则邪热更炽，所以，保存津液又是治疗阳明病的第一要义。清热泻实固然是保存津液的积极措施，但另一方面也该注意，凡是与津液有损的治疗方法，如发汗、利小便等，在原则上都应禁用或慎用。关于清法和下法的具体运用，后面再作详细叙述。

一 阳明病大纲

原文第180条：阳明之为病，胃家实是也。

本条概括地指出阳明证的病理机制。

以胃家实列入提纲，足见阳明病没有不是胃家实的。在这里首先要说明的是胃和实的含义。

胃——阳明篇里的胃是泛指肠道而言。例如原文215条："胃中有燥屎五六枚。"原文217条："以有燥屎在胃中。"人尽皆知燥屎是结在大肠而不会在胃里的。另外，阳明经有手阳明大肠、足阳明胃之别。本篇所讲之阳明是统括手、足阳明，即指全部胃肠在内。《灵枢·本输》："大肠小肠皆属于胃。"于此可以明白胃的含义了。

实——邪气旺盛之意。《黄帝内经》："邪气盛则实。"余无言说："食物积滞而实者实也，食物积滞者承气证，热邪积滞而实者白虎证。"根据上述，我们可以清楚地知道这里的胃家实是包括经、腑两证，有的注家认为是单指腑证而言，这是因为在一般情况下，"胃家实"多是代表腑证而言，但是在讲阳明病时单指腑证，这是不全面的，因为本条为阳明病之提纲，是统括经、腑两证的。

原文第179条：问曰：病有太阳阳明；有少阳阳明，何谓也？答曰：太阳阳明者，脾约是也；正阳阳明者，胃家实是也；少阳阳明者，发汗、利小便已，胃中烦躁实，大便难是也。

本条指出阳明病的三种主要成因和病证表现。

论中说："阳明居中主土，万物所归。"这说明了阳明病的来路是多方面的，不仅三阳经之病邪向里发展可以成为阳明病，即使是三阴经病，当正气恢复，阳胜阴退，也有转为阳明病的可能。每一证候的产生，必有它一定的条件。阳明病的形成原因，主要有三个方面：①由于所感受的病邪比较严重，虽然经过发汗解表，未能逐邪外出，依然传里化热。②病者阳气素虚，感受外邪之后，最易入里化热。③由于误治伤津，过用辛温发汗，汗出太多，或早用攻下，耗伤阴气，促使阳邪转盛。

这是三阳来路的病变，或从太阳，或从少阳，或阳明本有邪热，所以《伤寒论》中将阳明病分为太阳阳明，少阳阳明和正阳阳明三种类型。

由于它们的成因不同，因此在治疗上亦应有所差别，太阳阳明的脾约证可用麻仁丸润下；正阳阳明的胃家实证用承气类攻下；少阳阳明的大便艰涩难出，用润导法润下。但是总的原则不外乎：夺液致燥者，使用滋燥；热盛致燥者，治以攻实。其具体用法，后面还要做详细的介绍，本条重点讨论的是阳明病的三种成因。

原文第 181 条：问曰：何缘得阳明病？答曰：太阳病，若发汗，若下，若利小便，此亡津液，胃中干燥，因转属阳明；不更衣，内实，大便难者，此名阳明也。

此条是说明太阳病亡津液而转属阴阳。本为太阳病，太阳病而用发汗，原是正常的治疗。但是发汗太过或早用攻下或误利小便，治疗不当，耗伤津液，以致表邪易于传里化热而转成本病的。例如：服桂枝汤，大汗出后，大烦渴不解，脉洪大者，白虎加人参汤主之。即是汗多伤津转属阳明的病例。

少阳病邪介于表里之间，误伤津液更易化热传里，所以说："少阳不可发汗，发汗则谵语，此属胃。"又说："少阳阳明者，发汗利小便已，胃中燥烦实，大便难是也。"都说明了误伤津液是促使太少之邪传里化热的一个主要因素。这就是前面所说夺液致燥的一种。

误治后果：不更衣，内实，大便难，成阳明腑实证。误治伤津液后会出现几种不同的病情，主要与伤津程度之轻重、体质之强弱和宿积的有无等有着密切关系。但必须说明这三者只是在症状上轻重的不同，在性质上并无区别，都是肠中干燥，阳明腑实之证。

原文第 182 条：问曰：阳明病外证云何？答曰：身热汗自出，不恶寒反恶热也。

本条指出阳明病的外证主要是身热汗自出，不恶寒反恶热。

外感热病发展到阳明阶段，无论经证腑证一般发热均较高，按之灼手如蒸，热盛于里，迫液于外，因而身热汗自出。由于在表的风寒已解，传里的邪热独盛，所以不再恶寒反见恶热。由于阳气亢旺，邪热盛，故脉形多见盛大洪数鼓指有力。假如脉形按之虚弱无力，那是正气虚微，就不能作实热看待。其总的病理机制是胃家实，换句话说：胃家实是病根，发热汗自出，不恶寒反恶热是症状。

本条发热汗自出的证候，与太阳中风有相似之处，因此有必要鉴别一下。太阳中风为翕翕发热〔扪之则热〕，汗少恶风，口不渴，脉浮缓。而阳明病的蒸蒸发热〔近之即热〕，汗多恶热，口不渴，脉洪大。

原文第 183 条：问曰：病有得之一日，不发热而恶寒者，何也？答曰：虽得之一日，恶寒将自罢，即自汗出而恶热也。

原文第 184 条：问曰：恶寒何故自罢？答曰：阳明居中主土也，万物所归，无所复传，始虽恶寒，二日自止，此为阳明病也。

这两条主要说明阳明病恶寒的原因和自罢的机制。

恶寒原因：本经自感外邪。因为初期表气被阻的关系，故有轻微的恶寒现象。由于它的性质与太阳表寒不同，所以有以下两个特点：①时间短暂；②不药自罢。可见本经自感与太阳表证之恶寒是完全不同的。

论中说："阳明居中主土，万物所归，无所复传。"这说明了阳明病的来路是多方面的，不仅三阳经之病邪向里发展可以成为阳明病，即使是三阴经病，当正气恢复，阳胜阴退，也有转为阳明病的可能。这三句话恰到好处地从根本上说明了恶寒自罢的病理机制，这是以取类比象的说法，引用阴阳五行学说来解释的。因为胃为阳土，位居中央，化水谷生五味以营四旁，而四旁有疾皆能入胃。譬如土生万物而后又重归于土，故曰"万物所归"。换句话说，就是不论三阴三阳任何一经之邪都能传入阳明。又因胃为阳土，传入之邪皆从燥化热化，所以开始虽然恶寒也能不药自罢。至于"无所复传"一句则又指出了阳明病的另一特征，六经之邪传至阳明化燥成实之后，每多一下即愈而不会再传他经，故曰"无所复传"。同时也说明阳明经的预后一般是良好的，所以陆九芝先生有"阳明无死证"之说。不过，必须说明这是相对而言的，只能领会它预后的佳良，决不是概括所有的阳明病都是不会传变，或没有死证的。

原文第185条：本太阳，初得病时，发其汗，汗先出不彻，因转属阳明也。伤寒发热，发汗，呕不能食，而反汗出濈濈然者，是转属阳明也。

本条是表证失治，主要是因为发汗不够或邪气太盛而邪热内传而转属阳明的。

病在太阳时，治不如法或者失治，使邪热内传变为阳明。太阳病失汗或汗出不透，表邪不从外解，势必郁而化热，论中有"本太阳，初得病时，发其汗，汗先出不彻，因转属阳明也"，就是属于发汗不充分，以至留邪而传里化热的一个例子。

有些注家认为有"呕不能食"的是少阳转属阳明，也有人认为这是太阳表证当汗不汗，失治而邪热传里。以为太阳伤寒亦有"呕逆"一证。少阳半表半里之邪，失于和解，不能透邪外达，也能传里化热而成本病。或者由于本有宿食，或素体阳盛，蕴有伏热，当感受外邪之后，内外相合，引邪入里，里热转盛，论中所述"病有得之一日，恶寒将自罢，即自汗出而恶热也"，就是素有蕴热使风寒外邪迅速化热的例子。

太阳转属阳明的特征是"汗出濈濈然"(即连绵不断之意)。我们认为不管是太阳还是少阳，都有转入阳明病的可能。总之，从太阳病、少阳病的无汗或汗出不爽，而转为汗出濈濈然的，就是转属阳明的特征。

原文第187条：伤寒脉浮而缓，手足自温者，是为系在太阴。太阴者，身当发热，若小便自利者，不能发黄，至七八日大便硬者，为阳明病也。

原文第188条:伤寒转系阳明者,其人濈然微汗出也。

此两条叙述太阴病转属阳明的机制。

三阴经证转成阳明病的,主要以太阴病为最多见,因为太阴属脾,而主湿土,阳明属胃,而主燥土,脾胃阳虚,则湿盛而成太阳病,脾胃阳亢则化燥而成阳明病,所谓实则阳明,虚则太阴,即是说明阳明与太阴随人体的虚实而相互转化。因此太阴病的下利腹满,小便不利等证,如得脾阳恢复,湿邪化燥,以致大便转硬,邪热转盛,就有转成阳明病的可能。如论中所说:"伤寒脉浮而缓,手足自温者,是为系在太阴。太阴者身当发黄,若小便自利者,不能发黄,至七八日大便硬者,为阳明病也。"就是由太阴病脾阳转盛,成为阳明腑实证的病例。

病在太阴的表现是:脉浮而缓,手足自温,为太阴证——太阴脾湿之脉大多浮缓无力,与太阳中风之浮缓有力不同。况且太阳中风必有发热、头痛等表证,本证手足温而不发热,足见不是阳经病证。同时也与厥、少二阴之手足厥冷不同。故原文曰:"属太阴。"发黄——因为太阴属脾主湿土,脾病则湿邪郁滞,故小便不利致使邪无出路而发黄。反之,若小便自利,则邪有出路不致发黄了。由此可见,发黄与否和小便的利与不利有着密切的关系。

七八日后正气来复,虚证转实,湿邪化燥,大便转硬而成为阳明。"濈然微汗出"是补充说明转属阳明病后所表现的特征。

原文第186条:伤寒三日,阳明脉大。

本条说明阳明病的脉象。可从两方面来探求其脉大的原因。生理上阳明经为多气多血之经,正盛邪实,阳气最旺,病理则阳明病为表里俱热,因此,脉象大而有力。

二 阳明病欲解时

原文第193条:阳明病欲解时,从申至戌上。

本条预测阳明病欲解时刻,与太阳病欲解时同义,可参考太阳病欲解时。

三 阳明病清法

阳明病有经腑两证之分,治疗大法以清热和攻下为主。

所谓清法，就是借助药物的能力，清除机体内部过亢之无形实热，使生理功能恢复到正常状态的一种方法，如白虎汤、栀豉汤之类。至于适应证候和具体的运用方法，下面分别讨论。

（一）白虎汤证

原文第 176 条：伤寒脉浮滑，此以表有热，里有寒，白虎汤主之。

本条指出阳明经证的脉象、证候性质和治法。

浮——浮为表热，滑——滑为里热。浮滑为表里俱热。

表有热——由里热熏蒸而来，非外感风寒之表热。里有寒——当作里有热，否则和表里俱热的脉浮滑是不相符合的。但是各注家对于里有寒的理解并不一致。下面举出两个例子做重点讨论。

方中行认为“里有寒”这个“寒”字是指发病原因，意思是说寒是病因，热是症状。

程郊倩认为根据 350 条（《伤寒论释义》）：“脉滑而厥者，里有热也，白虎汤主之”一条中之厥字，表里二字应当互易，即改为“里有热，表有寒”。

我们认为这两种看法都有其片面性。现在分析一下其具体内容。首先看方中行的说法，里热由表寒传变而来当然没错，但是既已传里化热之后再称为寒，似乎就不通了。反过来讲假如真正是内里有寒的话，则又为腹满吐利之太阴病了，更非白虎汤所宜。让我们再进一步举两个例子来证明吧，如本论 225 条是表热里寒；317 条是里寒外热（《伤寒论释义》），这两条都是表热里寒证；他们都没有用白虎汤，前者用的是四逆汤，后者用的是通脉四逆汤，都是以温中回阳救逆为主，由此可知本条非里寒。

其次，再看程郊倩的说法，表里互易后，里有热当然没有错，但是表有寒就又解释不通了，本论 350 条是“热厥证”与“表有寒”是有区别的。热厥证四肢虽然厥冷，胸腹依然是灼热的，所以不是表寒。其脉必沉浮而滑，本条为浮滑之脉，非热厥可知。反过来讲如果真正是表有寒的话，那就成为 38 条表寒里热的大青龙汤证了。

我们认为既非表有寒，也非里有寒，而是表里俱热证。其具体症状如：表热——不恶寒，反恶热；里热——烦渴，汗出。

表里俱热的根据是首先从前面所讲的脉浮滑来看，毫无疑问是表里俱热，若是里有寒就一定不是脉滑了。其次从以药测证的方法来看，白虎汤为辛凉重剂，清解火热之方，非表里俱热的阳明经证，断不可用。

总的来说，在本条应该明确阳明经证的主脉是浮滑，证候性质是表里俱热，治疗宜白虎汤。

白虎汤方义功效：本方是清热剂的主方。石膏辛寒，清里热透肌表；知母苦润，除胃热，生津液；粳米、甘草养胃气生津液，使大寒之药无损伤脾胃之虑。若阳明经证由于吐下之后，误伤津液或大汗出后，心烦口燥，渴饮不止，舌质绛，苔干燥，背微恶寒或时时恶风，这是热伤气阴，汗出过多所致，宜用白虎加人参汤，清热养阴，生津益气。凡见到汗大出、脉浮大而芤、微喘甚则鼻煽等证候都应给以本方。白虎汤的禁忌：阳明病表证未解，不可径用清热，应当先解表邪，然后清里。假使清热过早，反致表邪被遏不易透达，贻误病机。所以仲景说："伤寒脉浮，发热无汗，其表不解者，不可与白虎汤。"

（二）白虎加人参汤证

原文第170条：伤寒脉浮，发热无汗，其表不解，不可与白虎汤；渴欲饮水，无表证者，白虎加人参汤主之。

本条指出白虎汤的禁忌与白虎加人参汤的适应证。

主要说明使用白虎汤的宜忌，可以分以下两点：

1. 表不解，不可与白虎汤　因病邪在表，尚未传里化热，应当辛温透散，使邪从外解，而白虎汤是辛凉重剂，误用之，其后果如下：用之徒伤正气。正阳被抑，表不易解或中阳受损，形成里寒的变证。

2. 渴欲饮水，无表证者（即无恶寒发热无汗等证），白虎加人参汤清热生津（里热伤津）。假设复有恶寒发热无汗之表证，则为大青龙汤证。

此条下半句"无表证"一句，它说明在有表证的情况下亦可以出现渴欲饮水，从这里足见仲景之立法是非常精湛的。白虎汤所能主治，必须表证全罢，纯属里热方能使用。如里热而伤及津液者，则又宜在白虎汤中加入人参以生津止渴。但本条重点是讨论白虎汤的宜忌，白虎加人参汤的主证后面再详细介绍。

原文第169条：伤寒无大热，口燥渴，心烦，背微恶寒者，白虎加人参汤主之。

原文第168条：伤寒若吐若下后，七八日不解，热结在里，表里俱热，时时恶风，大渴，舌上干燥而烦，欲饮水数升者，白虎加人参汤主之。

此两条探讨里热炽盛、伤津化燥的证治及白虎加人参汤证的形成原因及其病理机制。现在分述如下：

阳明经热炽盛，导致气阴两伤（169条）或吐下伤津，传里化热（168条）而导致里热炽盛、伤津化燥的现象。

口燥渴、心烦、大渴、舌上干燥而烦等俱是阳热过盛，津液受伤的表现。从渴欲饮水数升及心烦不安来看，便知其里热伤津的程度是相当严重的。里热迫津外泄，表热随之放散，因此肤表之热，反而不高，但并非里无大热；汗出过多而无大热;汗多则腠理开泄,表气虚因而时时恶风有微恶风的感觉故背微恶寒。这均非表证未解,这些症状,都是由于里热过亢,气阴大伤所致,不是单独的白虎汤所能治疗,应用白虎加人参汤,以达到清热与补气生津的要求。上面我们讨论过表不解者,不可用白虎汤。现在这两条的症状有时时恶风,背微恶寒,无大热的现象,欲用白虎加人参汤治疗,其原因就在于此。

此外我们要注意对恶风的辨证:首先要了解下阳虚与阳盛的证治:阳虚——口中和,脉微细,四肢厥冷,宜附子汤;阳盛——口燥渴,脉洪大,汗多,心烦壮热,宜白虎汤。而太阳中风——脉浮发热,汗出不多,无里热证,宜桂枝汤。

我们前面讨论的:背微恶寒和时时恶风,很易与太阳表证之全身恶寒尤其是少阴阴盛之背恶寒相混,因此,有提出鉴别的必要。本条背微恶寒和时时恶风,较轻(多微字),口燥渴,心烦,脉洪大,属阳盛,治宜白虎加人参汤。少阴病的背有恶寒,为重(少微字),但欲寐,口中和,脉微细属阳虚,宜附子汤加灸。

(三)栀子豉汤证

原文第 228 条:阳明病,下之,其外有热,手足温,不结胸,心中懊憹,饥不能食,但头汗出者,栀子豉汤主之。

本条为阳明病下后,余热留扰胸膈的证治。

"外有热,手足温"说明本证下后余热未清。手足温是指很轻微的热,不同于白虎证的壮热,但也不是太阴病的手足温,因太阴病是没有发热的,本证是外有热。把外有热、手足温连起来看,可知是余热未清。"心中懊憹,饥不能食"是本条重点,为下后余热留扰胸膈之间的明证。

本证是散漫无形之邪热:"不结胸"是提出来作为辨证用的,因为太阳病有误下邪陷而出现心胸硬满疼痛的结胸证者,这里提出"不结胸",就是告诉我们本证没有心下硬痛之证,不是有形之实邪。因此,虽然也是病在胸膈之间,但仅是散漫无形的热邪,与结胸证不同。"但头汗出"是胸膈间的郁热上蒸所致。治疗上用栀豉汤宣郁除烦(前面已讲过不再复述)。

(四)阳明病清法辨证

原文第 221 条:阳明病,脉浮而紧,咽燥口苦,腹满而喘,发热汗出,不恶寒,反恶热,身重;若发汗则躁,心愦愦,反谵语;若加温针,必怵惕,烦躁不得眠;若下之,则胃中空虚,客气动膈,心中懊憹,舌上苔者,栀子豉汤主之。

原文第 222 条:若渴欲饮水,口干舌燥者,白虎加人参汤主之。

原文第 223 条:若脉浮发热,渴欲饮水,小便不利者,猪苓汤主之。

此三条论述阳明经证误行汗下温针后的变证及辨证治疗,分本证和变证两部分来进行探讨。

原有阳明经热独盛症状：太阳伤寒脉浮紧，应不出汗，今发热汗出而脉浮紧，是属阳明邪热亢盛，以浮为阳盛，紧为邪实，不必以脉浮紧定属于表寒；里热灼津而咽燥口干；热盛于里，故腹满而气粗如喘，本证腹满按之并不硬满疼痛，与腑证腹满按之硬痛者不同；发热汗出，不恶寒，反恶热为阳明里热辨证要点；阳明主肌肉，热甚故觉身体困重。从上面一系列症状来看，完全是阳明经热独盛的症状，虽然原文中未举出治疗方法，但是不难看出应当用白虎汤清解里热。不幸的是医者反而用了发汗、攻下或温针的方法来进行治疗，因而造成了一系列严重的病变。

阳明发汗，必致夺液伤津，胃燥成实，因而出现“心愦愦谵语”等证；若以温针，以火济火，火气助热，灼伤津液而使阳邪更甚，内犯神明，因而引起惊惕、烦躁不眠等心神不安的现象，与 119 条“加温针发惊”的意义相同；误下可致：余热留扰上焦胸膈，故出现懊侬不安，舌上有苔等证，宜栀子豉汤轻宣上焦邪热或邪热客于中焦，胃津被灼，故见口舌干燥、渴欲饮水之证，宜白虎加人参汤清热生津或邪热客于下焦，肾阴胃液被劫，而又水气不行。因而小便不利，渴欲饮水宜猪苓汤滋燥利水（表 24）。

表 24　白虎加人参汤证与猪苓汤证鉴别表

方证	白虎加人参汤证	猪苓汤证
原因	热甚灼津，气阴两伤	阴虚有热，水气不利
症状	汗多，小便自利，脉洪大，燥渴不止	汗少，小便不利，脉浮，渴欲饮水
方义	清热，补气生津	育阴，清热，利水
禁忌	表不解者禁用	津伤口渴者忌用

猪苓汤方解：猪苓、茯苓淡渗利水；泽泻、滑石清热利水；阿胶滋阴；五药共奏育阴清热利水之功。

原文第 224 条：阳明病，汗出多而渴者，不可与猪苓汤。以汗多胃中燥，猪苓汤复利其小便故也。

此条指出猪苓汤的禁忌证，汗多禁用猪苓汤。

“汗出多而渴”是邪热内盛，津液外泄的燥渴，非属水气不化，不是利小便所宜。假设误用猪苓汤再利其小便，则津液势必更趋耗衰，故在禁忌之例。

为把本条各个部分之间的关系分析得更加清楚，须对一些类似症状从本质上加以鉴别和说明。

1. 渴欲饮水

白虎加人参汤——热盛伤津，引水自救（汗多，小便利）。

猪苓汤——阴虚内热，气化不行(汗少或无汗，小便不利)。

2. 脉浮发热

猪苓汤——阴虚内热——滋阴利水。

五苓汤——表邪未尽——化气利水和表。

表25　清法三方证鉴别表

方证	主治证			治疗		禁　忌
	病位	症　　状	病　机	作　用	方法	
栀子豉汤证	上	手足温，不结胸，饥不能食，心中懊侬，舌上苔，但头汗出	热扰胸膈	清热除烦	宣	病人旧微溏
白虎加人参汤证	中	口干，舌燥，烦渴，大汗	热盛津伤	清热生津	清	表不解，里热不盛
猪苓汤证	下	脉浮，发热，小便不利，渴欲饮水	阴虚水停	滋燥利水	渗	汗多胃中燥

上表(表25)简明扼要地鉴别了清法里所讲述的三个方剂，对分析和理解是有着一定作用的。

【小结】

白虎汤为辛凉重剂，清大热之方，表不解，解后无大热(或里热不盛)者均不可轻投。白虎加人参汤——必须在热盛伤津的情况下才可使用。栀子豉汤是治疗汗、吐、下后余热留扰胸膈而设，里热盛者用之无效。猪苓汤是治疗阴虚内热、小便不利、渴欲饮水的方剂，汗多烦渴者禁用。

四　阳明病下法

(一) 承气汤证论述

阳明病有经证腑证之分，凡是属于无形散漫之邪热，像大热、大汗、大渴、脉大(阳明经病四大证)称之为阳明经证，就需要以白虎汤一类的清法去治疗。凡是属于有形的热实，像大便秘结、小便数、蒸蒸发热、或日晡所潮热、手足濈然汗出、绕脐痛、烦躁发作有时、脉沉实等症状，就称为阳明腑证，那就需要以承气汤一类的下法来治疗了。下法的使用范围是比较广泛的，如蓄血、结胸等证，都可用下法治疗。阳明病的下法乃是泻下肠胃燥实。《黄帝内经》上说“中满者，泻之于内”，也就是泻下法运用的原则。

原文第 239 条：病人不大便五六日，绕脐痛，烦躁，发作有时者，此有燥屎，故使不大便也。

原文第 218 条：伤寒四五日，脉沉而喘满，沉为在里，而反发其汗，津液越出，大便为难，表虚里实，久则谵语。

此两条论述阳明腑实证燥屎内结的主要症状，及误汗伤津而致大便秘结成实的变化。

1. 燥屎内结的辨证　症状：不大便五六日——腑气不通，若一般的大便不通，也无其他不舒服的感觉，即使再多数日，亦无问题，待其津液来复，其便自通（如热病初愈津亏便闭）。至于便闭而兼有绕脐痛、烦躁发作有时等症状，必是肠中有燥屎之象。

绕脐痛——肠有燥矢壅结不通使无出路，所以绕脐而痛。但本证之绕脐痛，一定伴有里热症状，如不恶寒反恶热、潮热、谵语等。与《金匮要略》腹满寒疝宿食篇，瘦人绕脐痛及寒疝绕脐痛有显著的区别。例如《金匮要略》：“腹满时减，复如故，此为寒，当与温药。”“夫瘦人绕脐痛必有风冷，谷气不行，而反下之，其气必冲，不冲者，心下则痞也。”“寒疝绕脐痛，若发则白津出，手足厥冷，其脉沉弦者大乌头煎主之。”阳明腑实的绕脐痛为里热实证（伴有腹满痛拒按烦躁等象），寒疝的绕脐痛为里虚寒证（伴有喜按得温则减手足厥冷等征象）。

烦躁谵语——燥屎内结、阳热炽盛、扰及神明则生烦躁。

喘满（腹满而喘）——宿食内阻、气郁不通则腹满，浊气上干，影响及肺则喘，肺与大肠相表里，故气粗似喘也。

汗出为津液外越。

脉象沉（实而有力）。

2. 喘满的辨证　喘满有表实（麻黄汤）及里实（承气汤）之分。

表实的喘满——脉浮喘而胸满为太阳表实的麻黄汤证，宜汗不宜下（参阅36条原文太阳与阳明合病喘而胸满者不可下，麻黄汤主之）。

里实的喘满——脉沉（有力）腹满而喘，为阳明里实的承气证，宜下不宜汗（参阅本节218条）。

误治：假使见到脉沉喘满的阳明里实证不用下而反发其汗，则其导致津液越出，表虚里实，大便为难，燥热不下，久则谵语。

表虚里实：虚字与实字作对待言，即表已解里成实。

大便为难：误汗伤津，肠燥屎结，热实不下，扰犯神明，久则谵语。因此柯韵伯说：“发汗是胃燥之因……便难是谵语之根。”说明发汗、胃燥、便难、谵语之间有一定的关联性。

(二)调胃承气汤证

原文第248条:太阳病三日,发汗不解,蒸蒸发热者,属胃也,调胃承气汤主之。

原文第249条:伤寒吐后,腹胀满者,与调胃承气汤。

原文第207条:阳明病,不吐不下,心烦者,可与调胃承气汤。

此三条论述太阳初传阳明或误吐下后,胃中燥热的调胃承气汤证。

调胃承气汤证主要由于汗吐下亡津液,胃中干燥而转属阳明(例如:248条"太阳病三日,发汗不解,蒸蒸发热者,属胃也",249条云"伤寒吐后,腹胀满者,调胃承气汤主之")或由太阳过经自传阳明(例如:105条"伤寒十三日过经谵语者以有热也……"207条"阳明病,不吐不下,心烦者,可与调胃承气汤")导致的。

脉象:脉不浮而实大。

证:全身症状:蒸蒸发热——表邪已解,热聚阳明的特征,与太阳的翕翕发热,少阳的往来寒热,应作区别。蒸蒸者,犹蒸笼之热聚于内,气蒸于外也。所以阳明之蒸蒸发热,同时必伴有汗出。

神志方面:心烦多因胃有郁热,若误吐下后传入阳明,往往是郁郁微烦;谵语也是阳明实热的特征。

腹部症状:腹微满或腹胀满。

二便方面:小便数赤;大便秘结,有时便溏(溏垢)。

治疗上宜用调胃承气汤,润燥通便。组成方义:大黄苦寒泻下,荡涤实热;芒硝咸寒润燥,通便软坚;甘草甘以缓中,协和硝黄。

本方的主要作用是润肠软坚、和胃荡实,是泻下的缓剂。本方适应于燥实内阻而痞满较轻,燥屎内结而较轻之证,故不用破气的枳朴。本方有硝黄,且芒硝之量,大于大承气汤,不称攻下是由于:①本方未用行气之品,且更有甘草之甘缓,对泻下力量已减轻了;②在服法上也有区别,如29条方后说明:"少少温服之。"不令其顿服,亦不是分温再服,是不取其峻下,只取其留在胃肠里发挥它的清热濡燥作用,达到热清燥濡,胃津回复,胃气自和,胃调则诸气皆顺,故名调胃承气汤。本方在量重顿服时也未尝不可达到泻下作用。在临床上使用时也不专限于燥屎内结而后方用之,意义即在于此。

原文第105条:伤寒十三日,过经谵语者,以有热也,当以汤下之。若小便利者,大便当硬,而反下利,脉调和者,知医以丸药下之,非其治也,若自下利者,脉当微厥,今反和者,此为内实也,调胃承气汤主之。

本条论述阳明实热证，误用温下，形成下利，复从脉象辨别下后的虚实。

本证主要是由于邪传阳明，里热谵语，医以丸药误下而导致下利。虽见下利，乃是旁流溏垢其内实犹在。为什么说是内实旁流，而不是下后脾胃虚寒之下利呢？这可以从脉象上来鉴别：丸药误下之旁流下利，脉调和（指脉仍是内实现象，沉而数或沉实有力，也就是脉证相符）。而脾胃虚实之自下利，脉当微厥（不可下篇“脉初来大，渐渐小，更来渐大”，乃是虚寒脉象也）。

治疗上仍宜用调胃承气汤。但仲景在经文中曾说过“下利而谵语者，有燥屎也，宜小承气汤”。为什么这里不用小承气汤呢？其理由：本条既经丸药峻下，虽内实未去，但脾胃中气已伤可知，并且燥实而痞满不甚，故以调胃承气汤相宜也。

（三）小承气汤证

原文第250条：太阳病，若吐、若下、若发汗后，微烦，小便数，大便因硬者，与小承气汤和之愈。

原文第213条：阳明病，其人多汗，以津液外出，胃中燥，大便必硬，硬则谵语，小承气汤主之。若一服谵语止者，更莫复服。

原文第214条：阳明病，谵语，发潮热，脉滑而疾者，小承气主之。因与承气汤一升，腹中转气者，更服一升，若不转气者，勿更与之。明日又不大便，脉反微涩者，里虚也，为难治，不可更与承气汤也。

此三条从阳明伤津化燥成实的机制，论述小承气汤的主要脉证及其服法与变证。

便硬内实的主要原因是由于伤津化燥（如250条云：“太阳病若吐若下若发汗，微烦，小便数大便因硬。”以及213条之“阳明病，其人多汗以津液外出，胃中燥大便必硬”），因伤津化热，继即便硬燥结腑热不下扰及神明，必致轻则微烦，重则谵语（如213条“……胃中燥，大便硬，硬则谵语”）。

小承气汤的主要脉证：

脉：滑而疾（沉的基础上出现滑而疾的脉象）。症状：微有潮热，汗多，微烦或见烦躁，腹胀满，大便硬，小便数。

小承气汤探测燥屎法。

腹中转矢气者，更服一升说明肠中燥屎内结的阳明腑实证，是服药后药力不逮，屎未出而气先下趋，所以再服一升。

若不转矢气者，勿更予之说明大便虽硬未实，必初硬后溏，故不可再与之。

小承气汤证预后：第214条文：“服承气汤后，明日又不大便，而脉反微濇者，里虚也为难治。”小承气汤证应当是脉滑而疾，今反见微濇，这是因脉微是气虚，濇是血虚，气血两虚，而邪气犹实，大便又不通。因而补正则碍邪，祛邪则碍正，攻补两难，所以说难治。难治不等于不治，我认为可以扶正祛邪，攻补兼施。如后世陶节庵黄龙汤之类可以进服，录此以备参考。

小承气汤方义功效：

组成：大黄通地道；厚朴除胀满；枳实消痞实。三者共奏通便消痞除满之功。煮法：三物同煮不分次第，分温二服，初服更衣后勿服（即 213 条所说，“一服谵语止者，更莫复服”，亦即中病即止之意，谨防攻伐太过）。本方重在胀满痞实，便闭而燥屎将结之际，有别于调胃承气汤之燥实而痞满不甚。其不用芒硝，即大便闭而未坚（芒硝咸能软坚）。又不同于大承气汤之芒硝枳朴俱用，乃燥实痞满坚全备，故后世称小承气汤为和下剂。

（四）大承气汤证

原文第 215 条：阳明病，谵语有潮热，反不能食者，胃中必有燥屎五六枚也，若能食者，但硬耳，宜大承气汤下之。

原文第 217 条：汗出，谵语者，以有燥屎在胃中，此为风也，须下者过经乃可下之，下之若早语言必乱，以表虚里实故也，下之愈，宜大承气汤。

原文第 255 条：腹满不减，减不足言，当下之，宜大承气汤。

原文第 241 条：大下后六七日不大便，烦不解，腹满痛，此有燥屎也，所以然者本有宿食故也，宜大承气汤。

原文第 238 条：阳明病下之，心中懊憹而烦，胃中有燥屎者可攻，腹微满，初头硬，后头溏，不可攻之，若有燥屎者宜大承气汤。

原文第 242 条：病人小便不利，大便乍难乍易，时有微热，喘冒不能卧者，有燥屎也，宜大承气汤。

原文第 212 条：伤寒若吐若下后不解，不大便五六日，上至十余日，日晡所发潮热，不恶寒，独语如见鬼状；若剧者，发则不识人，循衣摸床，惕而不安，微喘直视，脉弦者生，濇者死。微者但发热谵语者，大承气汤主之，若一服利则止后服。

上述七条论述阳明腑实证燥屎内结的辨证、大承气汤的主要脉证及其运用和禁例以及阳明燥实热炽伤津的预后。

燥屎内结的辨证如经文“反不能食者，胃中必有燥屎五六枚也”用大承气汤。“能食者但硬耳”为胃中气化自行，腑气未实则宜小承气汤。

在 215 条原文中已经论述：阳明病其外候已见到潮热谵语，一般的看法，属燥屎内结无疑，但仲景又指出了必须通过深一步的问诊，来决定其燥屎的有无和腑实的轻重程度，然后决定治疗的原则。“反不能食者”是由于燥屎内结，气机壅滞不通，所以反不能食。阳明腑实到燥屎内结的阶段，临床上的表现多是不能食。那么为什么又称是“反”呢？因前人有胃热则消谷善饥之说，今因热伤胃津，气化不能下行，燥屎阻滞于里，故云反不能食。又山田氏认为“反”字当作烦，因声近而误。并说伤寒谵语有潮热理应不能食，岂得谓之反乎，例如238条，心中懊憹而烦，胃有燥屎可攻。214条烦不解腹满痛者此有燥屎也，说明了烦与燥屎的关系密切。“胃中”系泛指肠中而言，“五六枚”是假定之数。此处的腹满而痛当是拒按或腹满不减，减不足言的。如241条原文说明了腹满是燥屎内结的特征，腹满不减，减不足言，又区别于太阴虚满的时满时松。

喜按，拒按，按之痛与不痛，舌苔之黄白，均可作为燥屎有无的依据。不大便烦不解，腹满痛兼有潮热谵语等有燥屎；而无所苦则非燥屎，不可攻。不大便是腑气不行，地道不通，但不一定都是燥屎内结。必须视其兼证情况来做决断。如241条：“大下后六七日不大便烦不解腹满痛者，此有燥屎也。”又如239条：“病人不大便五六日，绕脐痛烦躁，发作有时者，此有燥屎。”均可为例。至若不大便多日无所苦，没有其他显著的燥实症状，决非燥屎实证者可比，不可滥施攻下。

阳明腑实燥屎内结，其形成之初，必出汗多，小便数，伤津化燥，然后成实。所以在仲景经文中一再指出：“小便利，屎定硬乃可攻之，小便少者未定成硬”等语，但当阳明热炽伤津的时候，临床上也能出现小便不利，燥屎内结，如242条所云即是。但可以从大便乍难(燥屎)、乍易(旁流)，喘冒不能卧等证作为辨证要眼。在临床上也可以触诊辨别，手按其腹必有硬块作痛拒按等出现。

大承气汤主要脉证为脉沉迟、实大、或迟而滑；症状主要有潮热，汗出多，喘冒不能卧，手足濈然汗出。谵语，懊憹，烦不解，目中不了了，睛不和，循衣摸床。腹满痛，绕脐痛。大便硬，小便数，自利清水色纯青。

212条所述是阳明腑实的危候，该证经过吐下不解，不大便五六日至十余日，邪势既盛，正气已虚严重的病证，除了潮热、谵语等一般大承气汤证之外甚至“发则不认人，循衣摸床，惕而不安，微喘直视”。不但阳明本腑燥热内实，而且热迫心神，阴液内竭，使神明受扰肝风内动。当此生死关头，可从脉象上进行诊察。脉弦者阴气尚存正确治疗会转危为安；脉涩者为阴血枯竭预后不佳。

凡表里俱病之证必须过经里实太阳证罢，方可用大承气汤下之。如217条：“汗出谵语者以有燥屎在胃中，此为风也，须下者，过经乃可下之。”汗出——此为风也(太阳中风之表虚证)表里俱病须下者，过经乃可下之，以表虚里实(即表和无病，谵语——燥屎在胃中阳明里实)故也。若下之过早则会引起正气虚而神不守舍的语言错乱之证。

大承气汤方义功效：

组成：大黄、芒硝、枳实、厚朴共奏开塞通闭、攻坚泻实的作用。本方合调胃承气小承气诸药于一方，乃三承气中最峻猛之一方，即后世所称峻下剂。适用于阳明病痞、满、燥、实、坚具备之时，乃可用之。方中厚朴之量，倍于大黄，是否与临床实践相符，抑或传写有所差误，尚待研究。

三承气汤药物组成和主要功用的分析（如下所示）：

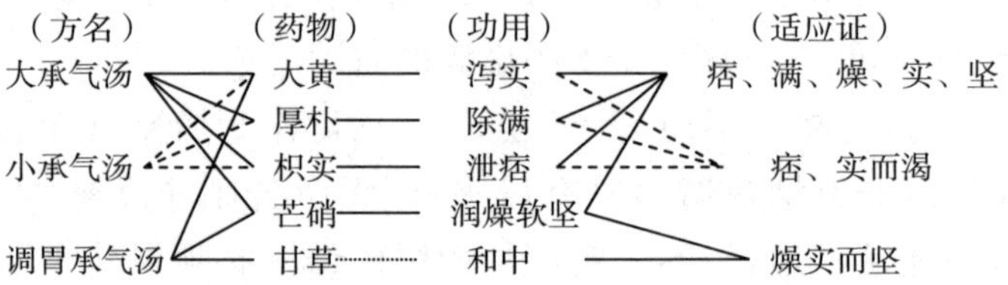

原文第 253 条：阳明病发热汗多者，急下之宜大承气汤。

原文第 254 条：发汗不解，腹满痛者，急下之宜大承气汤。

原文第 252 条：伤寒六七日，目中不了了，睛不和，无表里证，大便难，身微热者，此为实也，急下之宜大承气汤。

此三条论述阳明三急下的证治。

急下是指急引火热从大肠而出，使津液不致尽劫，所以有“釜底抽薪”，“急下存阴”的解释。急下的范畴和时机：

253 条：“阳明病发热汗多者急下之。”此“阳明病”三字必包含胃家实三字的意义在内（腑实见证），否则与阳明经病白虎汤证之热渴汗多没有区别。本条重心是在汗多，若再延宕，恐内热甚而逼阳于外，将有液脱阳亡之虞。因此，在阳明胃实可下的时候，再见到发热汗多是阳亢阴竭之候，宜以大承气汤急下之。

254 条：“发汗不解腹满痛者急下之。”阳明病本有若发汗则燥之诫，又有汗多急下之法，今其病发汗不解，则知其汗之误矣。斯时再见到腹满实而痛大便秘结，必转入阳明腑实燥屎内结无疑矣，宜急下之。

252 条：“伤寒六七日，目中不了了，睛不和，无表里证，大便难，身微热者，此为实也，急下之。”其重心乃在“目中不了了，睛不和”。凡病至危急，必察两目，《黄帝内经》：“视其目色以知病之存亡也。”“五脏六腑之精气皆上注于目。”“热病目不明，热不已者死。”可知两目的神色对内脏的变化有密切关系。

“目中不了了”是患者两目视物不明，由于阳亢阴竭的关系。睛不和者，是医生视病人之睛光昏暗散乱。《医宗金鉴》：“目中不了了，睛和者，阴证也，睛不和者，阳证也。此热结神昏之渐危恶之候，急以大承气汤下之，泻阳救阴，以全未竭之水可也。睛不和者，谓睛不活动也。”大便难，乃其燥热不从下泄，热潜在里，故外见身微热，此时亦无表里证（半表半里证），所以说此为实也，当宜急下之，釜底抽薪，以保存其仅有一息的阴气，亦符合《黄帝内经》上所说的“病在上，而取诸下”的治疗原则。

但此处腹满痛与66条厚朴生姜半夏甘草人参汤之汗后腹胀满不同（气虚按之并不坚痛苔不黄燥等），与78条栀子厚朴汤之由于大下之后，身热不去，心中结痛者又不同（热结胸中无硬满现象），需要大家注意辨别。

各家见解：

钱璜：“潮热自汗、阳明胃实之本证也，此曰多汗，非复阳明自汗可比矣。里热炽盛之极，津液泄尽，故当急下，然必以脉证参之，若邪气在经，而发热多汗，胃邪未实，舌苔未干厚而黄黑者，未可下也。”成无己：“发汗不解邪热传入腑，而成腹满痛者，传之速也，是须急下之。”

高士宗、张令韶、张隐庵等氏认为阳明三急下证，乃由悍热之气使然，非仅肠胃之燥实，因此，不一定痞、满、燥、实、坚悉具，然后可下。我们认为阳明病之三急下，病因都由于阳亢，阴竭，胃燥，津枯，而其病机则都是由于腑气不通，里热不下，所以在这个时候要因势利导，急下存阴。以上三条之阳明病、腹满痛、大便难都可为例。

（五）下法辨证

原文第203条：阳明病，本自汗出，医更重发汗，病已差，尚微烦不了了者，此必大便硬故也。以亡津液，胃中干燥，故令大便硬。当问其小便日几行，若本小便日三四行，今日再行，故知大便不久出。今为小便数少，以津液当还入胃中，故知不久必大便也。

本条文主要讲述了误汗伤津所导致的大便硬结，并以小便的多与不多来诊断大便硬与不硬的方法。

柯韵伯说：“阳明主津液所生病，故阳明病多汗，因而阳明之治，白虎之清热，承气之泻下，皆为保护阳明津液而设也。”自汗出一般有两个原因：一为太阳表虚；二为阳明里实。本条因辨证不明，错误把阳明里实当做太阳表虚而用汗法。汗后“病已差，尚微烦不了了”是便硬之征。“差”不等于痊愈，应作病势减轻解释，也就是说阳明病的不恶寒、反恶热、汗出多等症，均已经减轻，而见微烦不了了的症状。这是由于误汗伤津，胃中干燥，邪热归并入腑，所以发烦。烦是燥热外征，即大便硬结所导致。若小便日三四行，今日又行，所以知其不久必大便，小便次数减少，津液回复则胃不燥而便自下，即经文所云津液当还入胃中。总之，通过本条的讨论有这样三点体会：①大便不通，有燥结实邪者可攻之。②津液不足的大便秘结，则重在滋养津液。③特别指出小便次数与大便坚硬的相互关系。

原文第209条:阳明病，潮热，大便微硬者，可与大承气汤，不硬者不可与之。若不大便六七日，恐有燥屎，欲知之法，少与小承气汤，汤入腹中转失气者，此有燥屎也，乃可攻之。若不转失气者，此但初头硬后必溏，不可攻之，攻之必胀满不能食也。欲饮水者，与水则哕，其后发热者，必大便复硬而少也。以小承气汤和之，不转失气者，慎不可攻也。

本条文主要讲述了用小承气汤来试探有无燥屎的方法。

本条内容有三个方面：一是大承气汤的适应证、禁忌证以及误用后的变证，大承气汤为峻下剂，使用得当则疗效确定，使用不当则易损伤胃气而发生变证。日晡潮热，是阳明燥热结实的征象，这时只要大便微硬，就可以用大承气汤攻下，如果大便未硬，就不可以应用。二是当里实程度尚未确诊时，可用药物探查，假如病人不大便已有五六天，要想知道肠中燥结的情况，可以运用少量服用小承气汤的试探方法。如果服用后有屎气转动，则是燥屎已成，由于病重药轻，屎未动而气先行，此时可以用大承气汤峻下，如果服用后不转屎气，则是肠内燥屎未成，初头虽硬，后必然溏薄，那就不可用大承气汤峻下了。如果不当攻而用攻法，势必损伤中气，发生胀满不想吃饭，甚至水入则吐逆的变证；攻之后所以又见发热，是由于余邪复聚，再次成实的原因，但毕竟发生在下后，大便虽硬数量必然不多，所以只适合用小承气汤和下，这又说明药味的多少，药量的大小，应随具体的病情而定。

本条重点：仲景再三叮咛不转矢气者，慎不可攻，也就是启示后人以矢气的转与不转，作为运用大承气汤的标准。由此可进一步体会在服泻下药后，患者矢气频而便犹未下者，说明药力不逮，当酌情而加重其剂。

原文第208条:阳明病，脉迟，虽汗出不恶寒者，其身必重短气，腹满而喘，有潮热者，此外欲解，可攻里也。手足濈然汗出者，此大便已硬也，大承气汤主之。若汗多微发热恶寒者外未解也，其热不潮未可与承气汤。若腹大满不通者，可与小承气汤微和胃气，勿令至大泄下。

本条文主要讲述了辨别阳明可攻与否的方法。

本条说明了三个问题：一是表证已经解除，燥屎严重的可以用大承气汤峻下。脉迟一般主寒，本证肠中燥屎阻结，气血阻滞，也可以出现脉迟，而且迟而有力，不仅不主寒，而且是燥实重证。汗出不恶寒，表证已经解除，肠腑壅滞，外则影响经脉，所以身重，内则阻碍气机，所以腹满短气而喘，午后申酉时为阳明经气当旺，所以在此时发生潮热，从而判定证属里实，治疗应用下法。如果同时看到手足濈然汗出，则为肠中燥屎已成，必须用大承气汤。二是表证未解，里实尚轻，禁用攻法。汗出多，微发热恶寒，为表证未解，里热不潮为里实尚轻，所以说不可用承气汤。三是虽然气滞腹满，甚至大满不通，其热不潮，表明燥热的程度还不是太严重，只可以用小承气汤以和胃气，不可峻攻，以免大泄损伤胃气。这种全面审查病机的动态分析方法与随证论治选方的原则和规律极有指导意义，值得深入研究。总之，本条反复论述运用大小承气汤鉴别。主要着眼点就是：①不恶寒；②潮热；③手足濈然汗出。

原文第 251 条：得病二三日，脉弱，无太阳柴胡证，烦躁心下硬，至四五日，虽能食，以小承气汤，少少与微和之，令小安，至六日，与承气汤一升，若不大便六七日，小便少者，虽不能食，但初头硬，后必溏，未定成硬，攻之必溏。须小便利，屎定硬，乃可攻之，宜大承气汤。

本条文主要讲述了从有无太阳少阳证，和小便的利与不利，以诊断燥结程度的轻重。得病两三天，没有太阳证、柴胡证，这是一种排除的辨证方法，说明邪不在太阳和少阳，那么，烦躁，心下硬必然属于阳明胃实，然而仅有烦躁、心下硬，却不见脘腹胀满，可见肠无燥屎，只是胃气壅滞。一开始就提出脉弱，意在突出患者的体质较弱，以引起注意，不能作为单纯的实证治疗，到四五天，患者能食，根据常规辨证，便硬能食，为小承气汤证，自然应当用小承气汤治疗。然热病人体质素虚而且脉弱，不可贸然给药，而应当慎重考虑，文中能食之前加“虽”字，含有深一层的辨证意义，然而里证已具，下法又不能不用，因而，在给药方法和时间上做了适当的改变，不是分温两服，而是少少给予少量而微和胃气，使得小安。到了第六天，再增量服下一升。这样既可收攻下之效，又可避免损伤正气。

不大便六七天，不能食，按常规辨证，是大承气汤证，自然应用大承气汤治疗，但是不能仅根据这一点而下燥屎已成的诊断，还需参考小便情况，如果小便少，虽然不能食，大便也未全硬，往往是初硬后溏，若误用攻下必然大便溏薄，必须小便利，大便才完全干硬，才可以用大承气汤。

(六) 润导法

润导法的意义：

润法：津伤有热便秘，用麻仁丸内服，以润燥泻热。即《黄帝内经》“燥者濡之”的治疗法则。

导法：津液枯竭致大便燥结至直肠而难于排出肛门者，外用蜜煎或猪胆汁土瓜根润窍滋燥，导而利之。《黄帝内经》“其下者引而竭之”即是此意。

原文第 247 条：趺阳脉浮而涩，浮则胃气强，涩则小便数；浮涩相搏，大便则硬，其脾为约，麻子仁丸主之。

本条文主要讲述了脾约证的病理转机与主治方剂。

趺阳脉在足背上，是胃经冲阳穴位处，也是诊脉部位之一，常用以诊察脾胃病变。“浮则胃气强”，浮为阳脉，见于趺阳为胃热气盛；“涩则小便数”，见于趺阳为脾阴不足。脾不能输布津液，故小便短数。浮涩相搏，大便则硬。浮为胃热气盛，涩为脾阴不足，脾不能为胃输布津液，胃气更盛，大便因之而硬。脾约的含义：因脾津亏损引起大便秘结，所以称为脾约。此种便秘不同于阳明腑实的实热亢盛，故治疗也有所异。

治疗上用麻子仁丸，养液润燥、泻热通幽。本方以麻仁、芍药、枳实、大黄、厚朴、杏仁、蜜和丸而成。麻仁、杏仁、白蜜润燥通幽，芍药敛阴和脾，大黄、厚朴、枳实泻热导滞。故本方有养阴润燥、泻热、通幽的作用。

原文第 233 条：阳明病，自汗出。若发汗，小便自利者，此为津液内竭，虽硬不可攻之；当须自欲大便，宜蜜煎导而通之。若土瓜根及大猪胆汁，皆可为导。

本条文主要讲述了肠中津亏便秘，可以用外导法。“阳明病，自汗出”，热盛逼津外越，若再用发汗则津液更伤。“小便自利”津从下泄，则体内津液自然衰少，津液亏乏则不能濡润大肠，所以大便发硬。但这一种大便发硬，主要是津液不足，非阳明实热，燥屎内结可比，所以禁用攻泻之剂，并且必须等待病人自己想解大便，而不能自下的时候，这时硬屎已至直肠，由于肠道缺乏津液，所以滞涩难下，那么此时采用外导方法，因势利导，自然能收到良好的效果。

治疗：津液不足而便秘用蜜煎导。津伤有热而便秘者用猪胆汁导，用大猪胆一个，破后取汁另用醋二两和匀，取半数灌肠中，少顷便即下。猪胆汁苦寒而滑，能胜热润降，热性病、大便秘结者用之最为适宜。

（七）不可下脉证

原文第 204 条：伤寒呕多，虽有阳明证，不可攻之。

本条文主要讲述了呕多病势向上的情况下不能用攻法。

呕多不可攻：呕是少阳主证，虽然见到阳明不大便的症状，是病邪尚未完全归并于阳明，且呕是病机向上，正气有抗邪外出的现象，故呕多者禁用攻下。本论 230 条不大便而呕用小柴胡汤治疗，就是病邪未全入腑，邪气尚有枢转外解的关系。由此，我们便可以体会治病必须顺其病机，不能逆其所治，若不应攻而攻之，必然变成坏病。正如喻嘉言所说：“呕多诸病不可攻之，不特伤寒也。”

原文第 205 条：阳明病，心下硬满者，不可攻之。攻之，利遂不止者死，利止者愈。

本条文主要讲述了邪气尚浅肠未燥实的情况下不可以用攻法。

心下硬满：心下指胃部，胃部硬满有虚有实，虚则痞塞不舒，实则硬满而痛，今只硬满而不言痛，是属虚证。再从部位来说，心下硬满是邪结于上，而未达于肠，故不宜使用攻下。如果辨证不明，误用攻法，则脾胃无故受伐，正虚气陷，而成下利。利不止，是脾胃之气虚而败绝，所以为死候，下后利止，中气尚能自复，故为自愈之佳象，这是误下后的两个不同转归。

原文第206条：阳明病，面合色赤，不可攻之。必发热，色黄者，小便不利也。

本条文主要讲述了热郁于经，误用攻下而导致的发黄变证。

阳明病，面合赤色：是无形之邪热，郁而不宣，与本论23条"面色反有热色者"及48条"面色缘缘正赤者"同一病理机转，都属于无形邪热而不是有形结滞，所以不是攻下之剂所适合的。发热，色黄者，小便不利也，是误下后的变证。陈逊斋认为"不可攻之"四字下面，当有"攻之"二字，病本为无形邪热，郁而不宣，攻之使邪热内陷不得分解，所以热反更甚，故小便不利则水气不得下泄，水热郁蒸则为发黄。

原文第189条：阳明中风，口苦、咽干、腹满、微喘、发热、恶寒、脉浮而紧。若下之，则腹满小便难也。

本条文主要讲述了阳明中风兼表，禁用下法。

风必兼杂，中风有兼寒兼热的不同，太阳中风证是风寒之邪，所以用桂枝汤。风寒之邪必待化燥传入少阳，才会出现口苦咽干；阳明中风为风热之邪，所以初病就可以见到口苦咽干的少阳胆热症状，阳明热壅气滞，所以腹满微喘。至于发热恶寒、脉浮而紧，是外兼太阳表证，证情比较复杂。已经出现阳明里热证，辛温发表之剂自然不能运用，但是热而未实，下法也不适宜，假使误用下法，表邪内陷，胃气壅滞，则腹满必然加重，误下伤津，那么小便就会更加不利。

原文第194条：阳明病，不能食，攻其热必哕。所以然者，胃中虚冷故也。以其人本虚，攻其热必哕。

本条文主要讲述了胃中虚冷者不可以用攻下法。

不能食，是中土衰弱，脾不健运，但也有腑结太甚而不能食的原因。例如215条谵语潮热，胃中有燥屎，故亦不能食。本条无此症状，所以不是腑实而是胃中虚寒。中气本已虚寒，又用苦寒攻下，虚以实治，胃气更伤，虚寒之气上逆，所以产生哕，其声低怯不连续，在久病或大病后见之，多为中土败坏的死候（表26）。

表 26　攻下禁例表

条文	病　证	禁攻原因	误攻变证
204	伤寒呕多	病势向上	
205	阳明病心下硬满	胃实而肠不实	利不止者死
206	阳明中风	外证未解	腹满甚,小便难
189	阳明病面赤	无形热郁	发热,小便不利,发黄
164	阳明病不能食	胃中虚冷	哕

五　兼太阳少阳病证治

(一) 太阳病未罢证治

原文第 234 条:阳明病,脉迟、汗出多、微恶寒者,表未解也,可发汗,宜桂枝汤。

原文第 235 条:阳明病,脉浮、无汗而喘者,发汗则愈,宜麻黄汤。

这两条是关于阳明病兼太阳表虚表实证的治疗。

下面我们分条来讨论。

先说第 234 条,这一条说的是阳明兼太阳表虚证。“阳明病脉迟”,脉迟在《伤寒论》中分为有力无力两种,迟而无力的是虚寒证,迟而有力的是实热证。这里的脉迟是属于哪一种呢? 一定是迟而有力的,实大脉,因为它是由食滞内阻,气机不畅所致。血流缓慢,脉象见迟。阳明病应该是汗出多而不恶寒,而这里是微恶寒,表明太阳之邪未解,所以说表未解也。

怎么治呢? 条文说“可发汗宜桂枝汤”,这是因为病机偏重于表,所以用桂枝汤先解表邪,待表解而里未和时,再用下法。

第 235 条说的是阳明兼太阳表实证。“脉浮”表明邪郁于表,这是太阳病的主脉,“无汗而喘”是由于寒束于外,肺气不宣所致。虽然有不大便等阳明病症状,但病的重心是在表而不是在里。

关于治疗,条文说“发汗则愈,宜麻黄汤”,该证是阳明兼太阳表实证,无汗应该发汗,使邪从外解,所以就选用麻黄汤了。

上面这两条均为阳明病兼有表证,所以治疗上用麻桂先行解表,但一定是在里热未盛之时才可使用,如果里热已盛,就要慎用麻桂发表了,因为辛温发散容易助热劫阴。

原文第240条：病人烦热，汗出则解；又如疟状，日晡所发热者，属阳明也。脉实者，宜下之；脉浮虚者，宜发汗。下之与大承气汤，发汗宜桂枝汤。

这条讨论的是根据脉搏虚实和热型的不同，以确定汗下的治疗方法。

原文可分两节来讨论。

第一节讲的是表证未罢："病人烦热汗出则解"，这是因热而生的烦，正气欲祛邪外出，无汗，所以热不能随汗而解，热郁在里。汗出则热随着而减，烦也就自然而解了。"又如疟状"：指烦热而言，是说汗出热减烦除后，又发作像以前一样。"脉浮虚者"：浮虚的"虚"字，当作缓字解，与下文的"脉实"相对，是表邪未尽的意思。

治疗上，条文说"发汗宜桂枝汤"，因为有汗出，脉浮虚所以不用麻黄汤，而用桂枝汤。

第二节是阳明证具："日晡所发热者，属阳明也。""潮热"是阳明腑实之征，是大承气汤的主证之一，所以说"属阳明也"。"实"为有余之脉，与阳明腑实证相符，脉证俱实所以攻下。

怎么治疗？条文说"下之宜大承气汤"，因为它有阳明腑实证的潮热症，脉又实而有力，所以用大承气汤攻下治疗。

总之，本条大意是告诉我们治病须脉证合参，病在表者应当解表；脉证俱实者，才能用承气汤攻下。

原文第244条：太阳病，寸缓、关浮、尺弱，其人发热汗出，复恶寒，不呕，但心下痞者，此以医下之也。如其不下者，病人不恶寒而渴者，此转属阳明也。小便数者，大便必硬，不更衣十日，无所苦也。渴欲饮水，少少与之，但以法救之，渴者，宜五苓散。

这条论述的是太阳病转属阳明和内传膀胱腑证的辨证治疗。

这条我们分四节来讨论。

第一节说的是病在太阳，因误下而成痞。"寸缓关浮尺弱"：即脉搏浮缓而弱，这是太阳病中风的脉象。"发热汗出复恶寒"：属于太阳中风表虚证。"不呕"：指出无少阳证。因为发热汗出复恶寒的热型有点类似与少阳病的往来寒热，心下痞又有点像柴胡证的"胸胁苦满"，所以仲景提出"不呕"两字作为鉴别，意在说明邪气未涉及少阳。"但心下痞者，此以医下之也"：是说误下伤胃，邪热因而内陷而成痞。

第二节是讲太阳转属阳明。"如其不下者，病人不恶寒而渴者，此转属阳明"：如上述表证，虽然未经误下，但却失于治疗，以致邪热入里，热灼津伤，造成口渴，原先恶寒而变为不恶寒，显然是表邪传入阳明，所以说"转属阳明"。

第三节讲的是津伤便秘与燥屎证的区别。“小便数者大便必硬”:小便不数,津液尚能返归胃中,就不会导致大便硬。小便数,则津液下泄,大肠失调,大便因此而硬。如果是阳明燥实热结的便秘,必定有腹满痛谵语潮热等证,本证仅因为津液不足而使大肠失调,所以“不更衣十日,无所苦也”,也就是不大便十日也无痛苦。

最后一节是口渴的辨证治疗。渴欲饮水、徐徐饮服,使易于吸收,待津液得还,病自然就好了,但如果饮之太过,反而使停而不化,水饮阻遏,津液不能上承,所以就口渴益甚,就当用五苓散化气利水。“但以法救之”是倒装句,就是指出上述的不同,而应当给予不同的治法。

(二)少阳病未罢证治

原文第229条:阳明病,发潮热、大便溏、小便自可、胸胁满不去者。

这条论述的是阳明未实,少阳未罢的证治。

“阳明病发潮热”,潮热这是阳明腑实证的特征,应当伴有小便数、大便硬、腹部胀满疼痛的症状,而现在是“大便溏,小便自可”,脘腹部满痛之苦,这就说明燥热不甚,阳明腑实证尚未形成。同时伴见少阳主证的“胸胁满”,“不去”可知原来就有此证,表明病邪由少阳而内传阳明,但是阳明腑实未结,而少阳之邪未罢,所以虽然有潮热症状,仍当以小柴胡汤和解少阳为主,这是遵循先表后里的原则。

所以治疗就用小柴胡汤和解,使上焦得通,津液得下,胃气因和则诸证自解。

原文第230条:阳明病,胁下硬满,不大便而呕,舌上白胎者,可与小柴胡汤。上焦得通,津液得下,胃气因和,身濈然汗出而解。

这条论述的是虽有大便不通的阳明证,但是少阳之邪独盛,所以仍要从少阳论治。

这一条是承上条而言。上条见潮热,而大便不实,所以不可下,本条虽不大便,而少阳之邪独盛,病邪还没有完全归阳明之腑,所以仍不可下。阳明实证见不大便,少阳证见胁下硬满而呕,舌上白苔,是邪虽传里,而尚未热化的明证。所以虽有不大便之阳明证,但以少阳症状为主,所以仍与小柴胡汤。

“上焦得通,津液得下,胃气因和,身濈然汗出而解”:这是用了小柴胡汤后的良好转归。因为小柴胡汤有和解枢机,宣通三焦气分的功能,上焦宣通,津液得以输布,从而到达全身,所以能“身濈然汗出而解”。胃得津液之润则胃气和而下降,不通其便而便自通调,内外上下既和,所以病就自解了。

总之,本条内容说明,诊治疾病应分析全局,掌握关键,才能收到良好的效果。

原文第231条：阳明中风，脉弦浮大，而短气，腹都满，胁下及心痛，久按之气不通，鼻干，不得汗，嗜卧，一身及目悉黄，小便难，有潮热，时时哕，耳前后肿，刺之小差，外不解，病过十日，脉续浮者，与小柴胡汤。

原文第232条：脉但浮，无余证者，与麻黄汤。若不尿，腹满加哕者，不治。

这两条论述的是三阳合病，邪郁不得宣泄，宜先针刺以泄邪热，余邪未尽者再随证论治。

先来讨论第231条。“阳明中风，脉弦浮大”：弦是少阳脉，浮是太阳脉，大是阳明脉，三阳之脉都已出现。“短气腹都满”：邪热壅盛，阳明全腹胀满，影响气机升降，所以出现短气。“胁下及心痛”：少阳经循行胁下，邪气闭郁少阳，所以胁下痛楚，连及心胸部。“久按之气不通”：不按气已短促，按之气更加不通，是由于邪热充斥。“鼻干”：是因为阳明热盛。“不得汗”：邪气郁闭，不得宣泄。“嗜卧”：阳明里热炽盛上蒸神明，所以昏昏欲睡，有昏迷趋向。“身及面目悉黄”：是由于湿热熏蒸于内，土色外现。“小便难”：是因邪热闭郁，三焦气化不行。“潮热”：这是阳明腑热之征。“时时哕”：这是由于热盛而中气败逆。“耳前后肿”：阳明少阳经脉循于耳前后，经热不得宣泄，所以耳前后肿。

综合以上诸证，都是以邪热郁闭，充斥内外，不得宣泄为病机的，虽然症状错综复杂，但是以阳明为主，少阳为次，太阳又次之。在这样的情况下，通过针刺治疗经热外泄，所以能使病情减轻，针刺穴位在下面讲述。病过十日，脉续浮者与小柴胡汤。这里的脉浮，不能当太阳表证解，是说明病虽经过一段时间，条文说的十天是个约数，而邪气尚未传里，尚有向外的趋势。所以用小柴胡汤和解以清少阳邪热。《医宗金鉴》认为这里“脉续浮者”的“浮”字为弦字，可以作为参考。

再来看232条。“脉但浮，无余证者，与麻黄汤”，这是接着上文说明太阳脉独见，阳明、少阳证已罢，病机向外，所以用麻黄汤发汗，独治太阳。“若不尿，腹满加哕者不治”：由小便难而发展到不尿是下焦气化已绝。“腹满加哕”为胃气已绝，《黄帝内经》说“病深者其声哕”，先后两天俱绝，且又邪气闭塞，所以说“不治”。

六　阳明病虚寒证治

原文第226条：若胃中虚冷，不能食者，饮水则哕。

这条论述的是胃中虚寒，阳气不化而影响食欲。

这里的“不能食”，是由于阳气衰微，不能蒸腐水谷；“饮水则哕”，是因为水属阴性为寒，胃阳既虚，饮水则中寒益甚，水寒上逆就会哕。

不能食不一定是阳明虚寒证，因为在阳明病燥屎内结的情况下，也会有不能食的情况，但是它必然会伴有其他实热见证，比如说腹满痛、拒按、潮热、苔黄口燥等等，现在是不能食而无腑实见证，而且又有饮水则哕的症状，所以为胃中虚冷。清末医家章虚谷也认识到这一点，他说：“如不哕则非虚寒；其不能食，则必有所因也。”所以说饮水则哕，是本条的辨证要点。

文中仲景没有列出治疗的方子。后世的《医宗金鉴》认为可选“理中汤加丁香吴萸”治疗，本方具有温中降逆的作用，与本证病情相合，临床上可以参考。

原文第380条：伤寒大吐大下之，极虚；复极汗者，其人外气怫郁，复与之水，以发其汗，因得哕。所以然者，胃中虚冷故也。

这条边叙边议，说的是病经误治，中焦虚寒气逆作哕。

吐、下都可以伤及脾胃，所以说“大吐大下”，是本证中焦虚寒的成因。

中焦虚寒而又有现外气怫郁，也就是说表证未解而里气已虚，照常理来讲，当先温里，然后再行治表，现在反而用水法发汗，所以会引起其他变证。这里说的水，也是古人治疗方法之一，一般分为两种使用方法：热水用以发汗，冷水以散体表之热，这里用来发汗，应该是热水。

中虚夹表而用水法发汗，阳气不能固表就会导致大汗出，大汗出则会使里阳更虚、中寒更甚，以致哕逆频作，“所以然者，胃中寒冷故也。”正是道出本证原因。本条和上条讲的都是因水寒致哕，可相互合参，义理就会更为明显。

根据本证病理机转，可用理中汤加丁香吴萸。

通过上两条讨论可知阳明病虽然是热盛化燥证，但中气虚者也可转为阳虚中寒证，因此，也不能麻痹于阳明病无所复传的这种认识，而忽于治疗。

原文第243条：食谷欲呕，属阳明也，吴茱萸汤主之。得汤反剧者，属上焦也。

这一条是论述中气虚寒，浊阴上逆的证治以及上焦有热致呕的辨证。

“食谷欲呕”，这里是由于胃气虚寒则不能熟腐水谷，又加上浊阴上逆，所以往往欲呕。胃气虚寒而又浊阴上逆，用吴茱萸汤温中补虚降逆治疗，病应该痊愈。而现在“得汤反剧”，这是由于上焦有热，以热拒热，所以呕吐反而变得剧烈。清代的魏荔彤也持这种观点，他认为中焦固然有寒，但是上焦有热，吴茱萸、人参辛温，虽然适合中焦的虚寒证，但是不适合上焦的热证，所以他说“此吴萸之所以宜用而未全宜用耳”，根据他这种说法，这种上热下寒的呕吐，可与黄连汤互用，甘苦兼施较为符合病情。

吴茱萸汤是温中补虚降逆，止呕的一张良方。方中吴茱萸、生姜，温中散寒，降浊止呕。人参、大枣用以补虚和胃。汪苓友对这个方的配伍意义说得很好，他说呕是因为气逆，气逆就必须用辛药散之，吴茱萸辛苦下泄，治呕最为合适，而且生姜又为呕家圣药，不用干姜，是因为它守而不走。因为呕的原因是胃中虚寒，如果温而不补，病根不除，那呕也就不会终止，所以“用人参补中、合大枣以和脾也。”

七 阳明病辨证

(一) 中风中寒辨

原文第190条：阳明病，若能食，名中风；不能食，名中寒。

这条是从能食与不能食来辨是中风还是中寒。

历代注家对中风中寒的见解很不一致，归纳一下，主要有以下几个意见，现在我们分别来讨论于下：

成无己只说了中风中寒二者之能食与不能食的原因，而没有说出中风中寒二者本身的原因。

关于中风中寒的原因，有三种说法：

第一种观点认为阳明中风中寒，是感受风邪和寒邪的不同。这种说法虽然叙述了能食与不能食的原因，但实际上无论风邪还是寒邪，传入阳明，都是从热化燥化，就像成无己说的“风为阳邪，寒为阴邪，阳能杀谷，故能食；阴不能杀谷，故不能食”。实际上既然是阳明病，也就没什么阳邪与阴邪的区别。如第183条：“病有得之一日，不发热而恶寒者，何也？虽得之一日，恶寒将自罢，即汗出而恶热。”就是阳明感受寒邪随即化热化燥的明证。由此我们可以看出阳明中风中寒，不完全决定于感受寒邪和风邪的不同。

第二种说法是中风中寒是胃气盛衰的代名词。能食，名中风，代表的是胃气旺盛。不能食，名中寒，是代表胃气衰弱。

我们认为这种说法也不够恰当。众所周知阳明病的确是受外邪所致，如果仅仅胃气旺盛或衰弱，而没有外邪传胃是不能引起阳明病的。

最后一种说法是内因决定外因。也就是第一种说法“感受外邪”的外因，和第二种说法“胃气盛衰”的内因的结合，所以胃气衰弱而不能食，受外邪后就从寒化，成为阳明中寒。胃气旺盛而能食，感受外邪后就从热化，为阳明中风。这种说法较为合理。中风中寒不是单指的六淫的外因，而是内外因综合的病机概念。

原文第191条：阳明病，若中寒者，不能食，小便不利，手足濈然汗出，此欲作固瘕，必大便初硬后溏。所以然者，以胃中冷，水谷不别故也。

这条论述的是阳明病中焦虚寒欲作固瘕与燥实的辨证。

阳明病中寒证，多是由于患者平素胃阳不足，又新感寒邪，或者是中焦阳虚，寒从内生，从而使脾胃受纳、腐熟、转输的功能受到障碍，出现不能食和小便不利的症状。手足濈然汗出的原因是什么呢？一是由于阴寒内盛，阳不外固，再一个就是因为四肢禀气于脾胃，中焦湿盛阳微，水湿就不能偏渗于膀胱，外溢于四肢，所以就会出现手足濈然汗出的症状。什么是“欲作固瘕”呢？“欲作固瘕”，是因胃中虚冷，水谷不消而结积的病患，特点是大便初硬后溏。中阳不能健运，转输失职，所以会出现这种小便不利，大便初硬后溏的欲作固瘕的症状。追溯它的发病原因和机制，正如条文中说的“所以然者，以胃中冷，水谷不别故也”。

本条虽然以胃寒为主，但是因为有些症状和燥实证相同，比如说两者都可以有小便不利、手足濈然汗出的症状，因此，就有辨证的必要。下面我们谈谈它和燥实证的鉴别。

首先是辨小便不利。本证的小便不利机制是中焦虚寒，脾气失于运化，小便不利但没有热象。燥实证到了津液涸竭的时候，也会造成小便不利，但必另有更明显的燥实症状，如谵语，发狂等等，所以两者不难鉴别。再说大便辨证。燥热证的大便的情况有秘结不通或热结旁流，而这里的大便先是硬，继而就是溏，它是由于小便不利，水走肠间，所以会初硬后溏。

本证与大承气汤证都有不能食，手足濈然汗出，却有本质的不同，大承气汤证是由燥屎内结，热迫液外泄所致；本证乃阳虚寒结，水湿外溢所致，临床必须仔细辨别(表 27)。

表 27　阳明中寒与肠腑燥实证鉴别表

类别		症状		病机	病性
		相同点	不同点		
阳明病	中寒证	不能食 手足濈然汗出	小便不利，大便初硬后溏	中虚寒结 水谷不别	属虚属寒 无里热实证
	燥实证		燥屎内结，腑气壅实	燥热内结 腑气壅实	属实属热 有潮热谵语腹满等证

(二) 汗出自愈辨

原文第 192 条：阳明病，初欲食，小便反不利，大便自调，其人骨节疼，翕翕如有热状，奄然发狂，濈然汗出而解者，此水不胜谷气，与汗共并，脉紧则愈。

这一条论述的是阳明病水湿郁表，胃气旺盛，则从战汗而解。

这一条总的病机是水湿之邪郁滞。“骨节疼”表明表证未解，邪侵关节。“小便不利”，是水湿郁滞于内，这也可以引起骨节疼。“初欲食”，“大便自调”，说明胃气正常，这是可能有自愈转归的条件。也就是说正能胜邪，所以张仲景说“此水不能胜谷气也”。谷气，水谷的精气，也就是胃气、正气。“奄然发狂”是胃气转旺与邪相争的表现，也是脉紧战汗的先兆。正如近代的陈逊斋说的“正气来与邪争”，正气胜邪，所以就“濈然汗出而解”。

脉紧则愈，邪正决战剧烈时的脉象，这是补充说明病将解时的脉象。脉紧实有力，表明正气不虚，足以祛邪外出。我们要脉症合参，可不要误认为这里的脉紧是邪气盛，柯韵伯说得很有道理，他说：“脉紧者对迟而言，非紧则为寒之谓。”

（三）身如虫行皮中状证因

原文第196条：阳明病，法多汗，反无汗，其身如虫行皮中状者，此以久虚故也。

这条是说久病液亏，不能化汗祛邪。

“阳明病，法多汗”，阳明属胃，胃主津液，热盛则迫津液外出，所以多汗。“反无汗”说明病久了，耗伤津液，津液不足。“其身如虫行皮中状者”，是因为邪留肌表，津液不足不能化汗达邪，欲汗不汗，所以引起皮肤作痒。

大家回忆一下在太阳病篇里也有身痒的论述，第23条说“以其不能得小汗出，身必痒，宜桂枝麻黄各半汤”，这和本条有什么不同呢？虽然本条的身痒和桂枝麻黄各半汤的身痒症状类似，可它们的病机那是完全不一样的。桂麻各半汤是重在邪郁肌表，无汗不能透达，所以要小发其汗以祛邪；而本条是正气虚弱，津液不足，所以不能化汗达邪，治疗应该是滋养津液。

（四）头痛咽痛辨

原文第197条：阳明病，反无汗，而小便利；二三日呕而咳，手足厥者，必苦头痛，若不咳不呕，手足不厥者，头不痛。

这条论述的是阳明中寒，兼夹水饮之证。

本条可以分为两个部分来讨论，第一个是发病。这是属于阳明中寒证，寒饮聚于中焦，中阳不能健运，水气不得宣化，所以说“反无汗”。寒饮内蓄，胃失和降，如果上逆就会呕，射肺就会咳。阳气虚不能达于四肢，就会手足厥冷。这里的厥指的是手足寒冷。我们知道头为诸阳之会，水饮上犯清阳，就会发生头痛。由于病变部位偏重于上，膀胱气化功能没有受到影响，所以小便利。

第二个部分是向愈，也就是说病向好的方向转化。如果胃气转旺，阳气温煦四肢，四肢就不会厥冷了，脾胃不虚，水饮清除，就不会咳而呕了。清阳得升，浊阴得降，就不会头痛。

本条和上一条都说到“反无汗”，有什么不同吗？上一条我们谈到那是由于久病正气虚弱,津液不足,不能化汗祛邪,表现为身痒。而本条是中焦虚寒,阳虚不能化汗,两者的病机不一样,这一点我们要注意。

阳明中寒与太阴中寒有什么不同呢?一般来说,阳明与太阴,都属于中焦,所以阳明与太阴的虚寒证,都是中焦虚寒证,但阳明属胃,太阴属脾,所以两者的见症确有不同。

先说阳明虚寒。胃主下降,阳虚则不降而上逆,临床表现为呕、咳、头痛。治疗宜温胃降逆。例如我们知道食谷欲呕要用吴茱萸汤,这就属于阳明虚寒的证治。

再来说太阴虚寒。脾主上升,阳虚就会不升而降,表现为下利,腹满时痛,治疗宜温中散寒,四逆汤理中汤为治疗太阴虚寒的代表方剂。

原文第 198 条:阳明病,但头眩,不恶寒,故能食而咳,其人咽必痛。若不咳者,咽不痛。

这条论述的是阳明风热上扰证。

本条也分为发病和向愈两个机转。先来说发病。“不恶寒”说明病不在表,这也是阳明热证的外候;“能食”,阳明病若能食,名中风,也可以看作胃阳未伤的表现,说明胃中不寒。热邪上干于头则头眩,邪热犯肺就会咳。

再说向愈。“不咳者咽不痛”,肺无风热之邪,所以不咳同时咽也不痛。

本条和上一条都有咳的症状,我们来分析一下它们的不同。上条中焦虚寒,水饮射肺而咳,伴有手足厥冷的症状,病性是属寒的;而本条是因风热犯肺而咳,伴有不恶寒能食,属于热,临床上我们结合其他脉证,是不难鉴别的(表 28)。

表 28 阳明病中寒、中风鉴别表

证名	症 状	病 机
中寒	不能食,手足厥,咳而呕,头痛,无汗小便利	中寒夹饮上逆
中风	能食,不恶寒,咳而咽痛,头眩	中风夹热上扰

(五)谵语郑声及谵语死候辨

原文第 210 条:夫实则谵语,虚则郑声。郑声者,重语也。直视谵语、喘满者死;下利者亦死。

这条论述的是谵语郑声以及死候的辨证。

谵语指的是语无伦次,声雄气粗,这是阳明邪热极盛,上迫神明所致。因为里热实证,所以说是实则谵语。郑声是指声音低微,言语重复,《黄帝内经》中说:“言而微,终日乃复言者。”也就是说虚则郑声之类的,多见于虚寒重证的后期阶段,主要是由心气虚,神不守舍所致。

"直视谵语"这是由阳热极盛，阴液将竭，精气不能上注于目所致。病发展到这个地步，就属于危候了。柯韵伯也认识到这一点，他说："脏腑之精气，皆上注于目；目不转睛，不识人，脏腑之气绝矣。"病已经属于危候，如果再出现喘满，阴竭而阳无所依附，正气将脱于上，就是死候，所以仲景说"喘满者死"。这个时候再下利，情况就更不好了，我们知道下利会使阴津内竭，液从下脱，也是死候。

原文第 211 条：发汗多，若重发汗者，亡其阳。谵语脉短者死，脉自和者不死。

这条是论述亡阳谵语凭脉搏以测预后吉凶的。

上一条我们说的谵语是邪热内盛所致扰乱心神所致。本条就不同了，这一条的谵语属于虚证。发汗多，重发汗——心阳外亡，我们知道汗为心之液，如果"发汗多"再"重发汗"，那就会伤及心阳，神不守舍，就会出现谵语。脉短，这里是说上不及寸，下不及尺，只有关脉。心主脉，心气虚所以脉短者死。脉自和表明心气渐复所以不死。

《黄帝内经》里说"至虚有盛候，大实现羸状"，在这里我们应该是有所体会的。虚证而见谵语，就是虚极而出现假实的现象，所以在临床上必须仔细辨证，不要被假象所误。

（六）潮热盗汗辨

原文第 201 条：阳明病，脉浮而紧者，必潮热发作有时，但浮者，必盗汗出。

这条是从脉测证，推测阳明腑实与经热亢盛的必然现象。

本条以脉"浮紧"和"浮"来区别阳明经腑两证。

"脉浮而紧"，这里的"脉浮"表明是热盛，"紧"为邪实，说明阳明腑实已成，所以必潮热发作有时。如果是"脉但浮"，那就是表明阳热亢盛而未成腑实，热迫津液外出，所以就盗汗。盗汗就是张目时无汗，闭目时出汗。正如吴又可所说，人张目时卫气行于阳，闭目时卫气行于阴。行于阳时卫气就升发于表，行阴时就敛降于内。如果有伏热，"而又遇卫气，两阳相搏，热蒸于外，则腠理开而盗汗出矣"。

阳明腑实则脉浮紧，阳明经热盛则盗汗出，这是阳明病的变证、变脉，可能会出现这种现象，不是必然的情况。因此不能以脉浮紧就判定为阳明腑实，也不能仅有阳明脉浮就推断必有盗汗。

脉紧有多种不同的原因，可以反映多种不同的病情，我们要善于总结。首先在太阳病麻黄汤证里我们就见到过脉紧，太阳伤寒证实证，表实无汗。另外紧主寒痛，寒邪腹痛，疝痛，胃痛都可见到紧脉，再如第 195 条，脉紧战汗，表示邪正剧争。再就是本条，提示的是实邪亢盛。

（七）阳绝津亡脉候

原文第 245 条：脉阳微而汗出少者，为自和也；汗出多者，为太过。阳脉实，因发其汗出多者，亦为太过。太过者为阳绝于里，亡津液，大便因硬也。

这一条是论述过汗津伤便秘，也就是脾约的成因。

这里“阳微”、“阳实”的“阳”是指切脉浮取而言。阳脉微意思是脉浮取有微弱和缓之象，阳脉实，指脉浮而充实有力，是对阳脉微而言。“阳绝于里”，这里的“绝”意思同“极”，是说阳热亢极于里。

脉微与实是相对而言，并不是指正气衰弱的脉微，而是邪气不甚的意思，邪郁肌表，应当采用汗法，但汗出宜遍身微似有汗为佳，如水淋漓，病反不除，所以说汗出少者为自和，汗出多者为太过。脉实虽然是邪甚，但汗出也应该以少量为佳，如果汗出过多则津液受伤，而热盛于里，就会导致脾约便秘，所以说阳绝于里，亡津液，大便因硬。

津液因汗多而外洩，肠失濡润而便硬，所以不可用承气剂攻下，麻仁丸润肠通便，适合于本证病情。

原文第 246 条：脉浮而芤，浮为阳，芤为阴，浮芤相搏，胃气生热，其阳则绝。

这一条是论述脾约证脉象的。

这一条是承接上条的，反复辨析胃热津亏的脉证。芤脉，是指中空无力的脉象，提示的是阴血虚，浮脉为阳，说的是阳气盛。邪热亢盛必伤津液，津伤则邪热更盛，二者互相影响，所以说“浮芤相搏”。浮芤相搏，胃热炽盛，阴津内竭，所以说“其阳则绝”。“其阳则绝”是阳邪独治，和阳绝于里是同一个意思。

（八）衄血先兆

原文第 202 条：阳明病，口燥，但欲漱水，不欲咽也，此必衄。

这一条论述的是邪热入营，血循经上溢而为鼻衄。

我们知道阳明病如果是渴而能饮，那是提示热在气分。而现在是“口燥，但欲漱水，不欲咽也”，这是热入营血则荣气上腾，而未耗及津液，所以说但欲漱水而不欲咽。例如温病口渴，热入血分后反不欲饮，同一个意思。阳明之脉起于鼻，阳明经热盛，血循经上溢则衄血。

原文第 227 条：脉浮发热，口干，鼻燥，能食者则衄。

这条是辨阳明经热甚，迫血致衄。

“脉浮发热”有点像太阳表证，但是仅发热而不恶寒，而且口干鼻燥，所以不属于表证，而是热在阳明气分。热盛于经而不得外越，波及血分，气血两燔，灼伤阳络，就会衄血。

上条是邪热入营致衄，出现但欲漱水而不欲咽的症状；而本条是阳明经热迫血致衄，所以能食而无漱水不欲咽的情况。

从太阳篇第 46、47、55 三条及阳明篇第 202、207 两条中，我们可以作出衄血证的鉴别。

太阳伤寒邪在浅表，得衄则邪从外解，所以又称红汗。如衄后邪去未尽，仍可用麻黄汤发汗解表。阳明血热已重，虽热但不能解其热，需要用犀角地黄汤之类清解血热。阳明经热在里，虽衄但热去不多，需要用白虎汤清解里热。

八 发 黄

（一）发黄证因

发黄是说遍身眼睛都发黄，也就是人体皮肤表面有黄的颜色出现，尤其是黑眼珠以外白的部分黄色更为明显。

发黄的原因一般来说有湿热、寒湿、被火、蓄血四种。我们分别来讨论。湿热，湿与热合相互郁蒸引起发黄。寒湿主要是脾虚，寒湿不化，湿郁发黄。被火是说阳证误用火法致瘀热发黄。蓄血，是说瘀血阻结营气不能敷布而致发黄。

发黄临床上可以分为阴黄、阳黄两大类型。阳明篇主要讨论阳黄，其中也说到了阴，那是便于和阳黄比照。关于发黄病名如酒疸，女劳疸以及谷疸等，在《金匮要略》里详细介绍，这里不再讲述。

原文第199条：阳明病、无汗、小便不利，心中懊侬者，身必发黄。

原文第200条：阳明病，被火，额上微汗出，而小便不利者，必发黄。

这两条是叙述阳明发黄的证因的。我们分两节讨论。

第一节，阳明病发黄机制。

无汗，则阳明里热不得外泄；小便不利，则湿无去路。阳明病如果自发汗，则热从外泄，虽然小便不利，湿邪不与热相合，也不致发黄，但如果既无汗而又小便不利，那么湿热阻而郁蒸就会发黄。

湿热郁蒸于内，心中就会烦闷不安，也就是条文中说的“心中懊侬”，这条是发黄之兆，临床上我们要特别注意。《黄帝内经》中说：“湿热相交民病疸。”

第二节，阳明病误治转黄证因。

“阳明病被火”，火法主要用于温经回阳，阳明病为阳盛实热证，如果再用火法治疗，就好像抱薪救火，火与热相合，必然会导致阳热更盛。

“额上微汗出”，可知身上无汗，邪热不能外达，则里热更甚。

“小便不利”，则湿无去路，与热相合就会构成发黄原因。

这两条都是因无汗，或额上微汗，小便不利，造成发黄，可见湿热相蒸是阳明发黄的主要原因。

为了便于重点讨论阳黄，所以先把茵陈蒿汤证、栀子柏皮汤证、麻黄连翘赤小豆汤证讨论一下，然后再介绍阴黄。

(二) 寒湿发黄(阴黄)

原文第 259 条：伤寒发汗已，身目发黄，所以然者，以寒湿在里不解故也，以为不可下也，于寒湿中求之。

这条论述的是太阴寒湿发黄。

这一条的辨证关键是“发汗已，身目发黄”，就不是湿热之邪所致。郁而发黄当属于寒湿之黄。如果属于湿热内阻，汗出热越就不会发黄，现在是汗出后而身目为黄，显然不是湿热内阻。

寒湿为什么会发黄呢？这是因为寒湿在里，汗后中气更伤，脾阳益虚，寒湿愈滞，所以发为阴黄。

关于治疗，仲景认为“不可下也”，因为这是寒湿不运之腹满，而不是腑气内阻，所以不可下。那该怎么治呢？条文中说“于寒湿中求之”，这就给我们指出了大法。寒则宜温，湿则宜燥化，所以寒湿发黄治疗应该温中化湿，如茵陈四逆汤之类。不能误为湿热阳黄而用苦寒治疗，所以说“于寒湿中求之”(表 29)。

表 29　阳黄阴黄脉因证治鉴别表

证名	阳　黄	阴　黄
病因	阳明热盛，湿邪留滞，湿热蒸郁而成	脾胃中阳衰弱，寒湿阻滞
症状	黄色鲜明，多有烦渴、大便秘结或不畅、身热、腹满、小便黄赤不利，烦闷、呕吐、舌苔黄腻或黄燥	黄色晦暗，大便溏薄，口淡，舌苔滑润，身无大热，口不烦渴，纵渴亦喜热饮，小便自利(也有阳虚不能化水，而小便不利者)
脉象	脉滑数，或濡数	脉沉或迟
治疗	清热利湿	温阳化湿

(三) 欲作谷疸脉证

原文第 195 条：阳明病脉迟，食难用饱，饱则微烦头眩，必小便难，此欲作谷疸，虽下之腹满如故，所以然者，脉迟故也。

这是论述欲作谷疸的脉证。

谷疸，指的是因水谷之湿郁而发的黄疸，有虚实之别。本条谷疸是脾虚不运，属于虚证，实证我们可以参见《金匮要略》黄疸病篇。

阳明病脉迟，是说因阳气虚弱，脉搏必定迟而无力，这与阳明腑实的脉沉有力相比，显然是有很大不同的。“食难用饱，饱则微烦头眩”，脾虚不运，谷气不化，所以“食难用饱，饱则微烦”，清气不升则为头眩。为什么说“必小便难”

呢？这是因为中虚脾不健运，水液不能充分下注，所以会小便难。阳虚气弱，寒湿不化，所以腹满，下之就会损伤中气，寒湿未去，所以说“虽下而腹满如故”。

综上所述，这里的谷疸，应该属于寒湿阴黄之类。现在我们来总结一下阴黄阳黄的因证治疗。寒湿发黄属于阴黄，表现为黄色晦滞，治法应是温阳化湿；而湿热发黄则属于阳黄，表现为黄色鲜明如橘，治疗应该清热利湿。

(四) 茵陈蒿汤证

原文第 236 条：阳明病发热汗出者，此为热越，不能发黄也，但头汗出，身无汗，剂颈而还，小便不利，渴饮水浆者，此为瘀热在里，身必发黄，茵陈蒿汤主之。

原文第 260 条：伤寒七八日，身黄如橘子色，小便不利腹微满者，茵陈蒿汤主之。

这两条论述了茵陈蒿汤的主证。

“发热汗出”，汗出则热随汗泄，热势向外宣达，仲景把这叫做“热越”。热不与湿相合就不会发黄，所以说“热越不能发黄也”。上条无汗，小便不利是发黄的原因。本条因汗出热越，所以不发黄。

“但头汗出剂颈而还”，身不出汗则热就不会不外泄。里热上蒸，所以但头汗出。湿热内郁而不得下行，所以小便不利。热盛于里则口渴，若饮水浆则又会加重湿邪。湿热熏蒸，身必发黄。所以仲景说“此为瘀热在里，身必发黄”。

“身黄如橘子色”，如橘子色是说黄色鲜明，这是阳黄的特征。清代医家张石顽概括得比较好，他说：“湿气胜则如熏黄而晦，热气胜则如橘黄而明。”

“腹微满者”这是湿热郁结不解，腑气不通，并不是由于燥屎结滞，所以满而不痛。

治疗用茵陈蒿汤。茵陈、栀子、大黄这三味性皆苦寒，苦能燥湿，寒能清热，而且茵陈、栀子均有利小便的作用，而茵陈尤能导黄色从小便出，湿热除黄色去，则病自愈。

(五) 栀子柏皮汤证、麻黄连翘赤小豆汤证

原文第 261 条：伤寒，身黄发热，栀子柏皮汤主之。

原文第 262 条：伤寒，瘀热在里。身必发黄，麻黄连翘赤小豆汤主之。

这两条论述的是温热阻于三焦和发黄兼表证的治疗。

这两条原文病证叙述得都比较简单，所以我们只能以药测证。

先说栀子柏皮汤，这个方就栀子、黄柏皮、甘草三味药，组成比较简单。栀子、黄柏清宣湿热而利小便，甘草和中，所以本方所治仅是湿热内阻而并无腑气内滞的腹满，并不适用于兼有表证的发黄。《医宗金鉴》认为：甘草应为茵陈，也有它的道理，若茵陈蒿汤证无腹满者，也可用栀子柏皮汤治疗。

麻黄连翘赤小豆汤主要功用发表清热利湿。麻黄、杏仁、甘草辛温宣发，解表散邪。连翘、赤小豆、生梓白皮苦寒清热除湿以退黄。炙甘草、大枣甘平用以和中悦脾。

本方梓白皮，现在药店里多没有这种药，徐灵胎改用茵陈蒿，陆渊雷改用桑白皮，临床应用时可作为参考。本方煎药时有点特别之处，它要用潦水煎服。潦水也就是下雨时地面上流动的雨水，古人认为它味薄不助水气。

根据方药的组合来测，其证必有邪郁肌表，发热恶寒无汗，脉浮肢痛肤痒等症状，同时也必定有湿热内阻、小便不利等现象。

原文所说瘀热在里，是相对皮毛肌腠而言，并不是指茵陈蒿汤腹微满的里证。

【小结】

阳黄治疗主要是清热利湿，若微兼表证的用麻黄连翘赤小豆汤治疗，如兼腑气内阻而腹满的要选用茵陈蒿汤，外无表证又没有里证腹满，仅是湿热郁蒸的发黄就用栀子柏皮汤。尤在泾概括得很好，他说："茵陈蒿汤是泻热之剂，栀子柏皮汤是清热之剂，麻黄连翘赤小豆汤是散热之剂"（表30）。

表30　湿热发黄三方证候鉴别表

方　名	功　用	主　治	特　征
茵陈蒿汤	泻热利湿	发热，身黄，小便不利，无汗，或头部微汗出，腹微满，渴饮水浆，大便不畅或秘结	偏里实
麻黄连翘（轺）赤小豆汤	散热利湿	身黄，发热，无汗，身痒，小便不利，或可见恶寒、身疼、脉浮	偏表实
栀子柏皮汤	清热利湿	发热、身黄，小便不利，无汗，或见口渴，心烦懊侬	外无表，里无实，热重于湿

九　蓄血证

原文第237条：阳明证，其人喜忘者，必有蓄血，所以然者，本有久瘀血，故令喜忘，屎虽硬，大便反易，其色必黑者，宜抵当汤下之。

这条论述的是阳明蓄血的成因和证治。所谓蓄血证，就是血液停留不行与邪热结合而形成的病证。

喜忘也就是善忘，这是内有瘀血的缘故。左季云："心主血，血凝则心气结，失其功能知有瘀也。”对于善忘我们要特别注意，它是有瘀血的主证之一。“屎虽硬，大便反易”，这怎么解释呢？如果是纯属阳明里热，那么肠胃燥结，大便必难，而这里就不同了，它还有瘀血，燥屎得瘀血之润，所以大便反易。另外我们也要认识到这与大便乍难乍易之热结旁流是不同的。条文中说到“其色必黑”，我们要辩证地看，也就是我们要仔细辨证。张路玉说过，大便色黑虽然是瘀血的见症，但是热邪燥结之色未尝不会黑。并且指出了它们的区别。他说：“但瘀血则黏黑如漆，燥结则晦黑如煤，此为明辨。”临床上我们根据色泽是不难辨别的。

抵当汤，是行瘀逐血的峻剂，瘀血去则邪热自除。本条指出蓄血证有三个主要症状：第一，善忘，是由于久有瘀血；第二，大便虽硬反易，是肠胃有瘀血相润的特征；第三，便色漆黑而且有光泽。这一点我们要好好掌握。

原文第257条：病人无表里证，发热七八日，虽脉浮数者可下之。假令已下，脉数不解，合热则消谷善饥，至六七日，不大便者，有瘀血，宜抵当汤。

原文第258条：若脉数不解而下不止，必协热便脓血也。

这条是说热在阳明血分，应用下法泄热之后，引起蓄血与便脓血的两种不同转归。这两条文气连接所以在一起讨论，共分三节如下：

第一节，我们来分析一下症状。

“病人无表里证”是说外无头痛恶寒等太阳表证，内又无潮热谵语等阳明里证的症状。“脉浮数”：浮为阳盛，数为有热，脉象告诉我们这是阳热亢盛。

“可下之”：下证并未全具，在可下可不下之间，如果下证都具备了就可选用下法。

第二节，我们来讨论下后引起蓄血证的转归。

“下后脉数不解”说明热仍未去；“合热则消谷喜饥”，这是因为邪热与瘀血相合，胃中无实邪且胃热盛，所以就会消谷喜饥。正如《黄帝内经》中说的：“胃热则消谷喜饥。”

“至六七日不大便”，结合前证，应该是能食易饥，这是由于蓄血瘀热内阻，所以仲景说“有瘀血，宜抵当汤”，瘀血内结之证，宜用抵当汤破血消瘀。

第三节，谈谈下后引起便脓血的转归。

“脉数不解”说明邪热犹盛。

“下不止，必协热便脓血”中气伤就会下利不止，邪热炽盛，热逼营阴，血不循经而从肠道排出，所以说“协热便脓血”。

如果是蓄血证可用抵当汤治疗，协热便脓血就不适合用抵当汤了，可用白头翁汤清热止利。

十 热入血室

原文第 216 条：阳明病下血谵语者，此为热入血室，但头汗出者，刺期门，随其实而泻之，濈然汗出则愈。

这条是说阳明邪热入于血室的证治。

“下血”：阳明邪热迫于血室。

谵语，这里主血，血热则神明被扰，就会言语错乱。热入血室的谵语没有腹满便秘等证，所以与阳明腑实证的谵语不同。“但头汗出”，邪热郁蒸不解，熏蒸于上所以“但头汗出。”

怎么治疗？刺期门。我们知道期门是肝之募穴，在乳下两肋空隙处，刺期门可以泄肝经邪热，所以“濈然汗出则愈”。

关于“血室”究指什么，在少阳篇热入血室证中我们再详细介绍。

【小结】

阳明病的性质是里热实证。发病原因主要是平素液亏，或者是误治伤及津液，或者是阳盛体质，内有宿食，邪热与宿垢搏结。也有从太阳而来的，比如太阳病发汗，汗出不彻，邪郁化热转入阳明。太阴虚寒证，寒湿化燥，脏邪还腑，也可转为阳明病大便硬之证。

阳明病的外候是身热，汗自出，不恶寒，但恶热。阳明病本证可分为经证和腑证。经证是无形的热实，表现为大热大汗，口舌干燥，烦渴引饮，脉浮滑或洪大；腑证是有形的热实，表现为大便秘，小便数，蒸蒸发热，甚则日晡潮热，或微热。

关于阳明病的治法，经证和腑证是不同的。经证主要用清法，如果是阳明热盛气阴两伤，口干舌燥，渴欲饮水的，用白虎加人参汤清热生津；如果是下之过早，热扰胸膈，心中懊憹、舌上苔的，用栀子豉汤宣清郁热；如果是热扰津亏，水气不行，津液不能上承，渴欲饮水，小便不利的，宜猪苓汤育阴润燥，清热利水。

需要特别注意的是如果无汗表不解，没有里热的，不可用白虎汤，汗多胃燥的口渴，也要禁用猪苓汤，因为猪苓汤虽然能够育阴润燥，但是以通利小便为主，会更伤津液。

腑证以下法为主，如果出现了肠有燥屎，潮热谵语，腹满痛，手足濈然汗出，不能食，脉迟，说明燥结已成，就要用大承气汤峻下热实，涤除燥结；如果是阳明腑实虽有潮热谵语，但是以痞满为主的，或者是没有潮热以腹大满不通的，用小承气汤；如果出现不大便，蒸蒸发热，不吐不下心烦，吐后腹满，表明燥实较重痞满较轻，用调胃承气汤泄热和胃，润燥软坚。

脾约证是由胃热肠燥津亏所致，虽然列在阳明病篇里，但是没有潮热、谵语等实热证象，主证是大便硬，“不更衣十日，无所苦也”，宜用润下法，如果是津液内竭的大便硬，主证是“当须自愈大便”，宜用导下法，如蜜煎、大猪胆汁等方都可以根据病情选用。

阳明病除有实热证外，还有虚寒证，如果是胃阳不足、浊阴上逆而食谷欲呕的，用吴茱萸汤温中散寒，降逆止呕。

此外阳明病还有兼证。如果是阳明里热未盛，兼表证，有汗的用桂枝汤，无汗的用麻黄汤。如果是兼半表证，大便溏，小便自可，胸胁满不去的，用小柴胡汤以期邪从外解。

湿热发黄的机制是热与湿合，湿热郁结于中焦不解，因而发黄。它的特征是身、目、小便一身尽黄，黄色鲜明，并且还伴有身热、口干、心烦懊侬、胸脘痞闷、身体倦怠、舌苔黄腻、脉象濡数等，用栀子柏皮汤清热除湿退黄。如果是腹部胀满，大便不畅，里实热偏重的，用茵陈蒿汤；如果外兼表邪，用麻黄连翘赤小豆汤。寒湿在里而发黄的属于阴黄，特征是面色灰暗，并伴有畏寒喜暖，大便溏薄，脉沉迟缓等，治疗应当温中复阳以化寒湿。

阳明为多气多血之经，邪入阳明，可造成血热证。血分热证的特征是口干，但漱水不欲咽，必衄，这和气分热证的口渴欲饮不同。阳明蓄血证是由于阳明病患者旧有瘀血的缘故。它的特点是喜忘，大便虽硬但是排便不难，色黑，和阳明腑实不同。

阳明病多燥热实证，如果见到阴伤阳亡，邪实正虚，预后多不良。

附：阳明病篇争议问题讨论

阳明病篇的篇幅仅次于太阳病篇，争议的问题不多，但也不是毫无问题，首先对阳明病的性质如何，就值得探讨研究，是否都是里热实证，有没有虚寒证？阳明病是否都是外感病，有没有杂病？还有经证腑证之分是否合理？白虎加人参汤证是否必须四大证悉具？三承气汤的运用标准是否一定要依据痞满燥实？兹就这些问题分别讨论如后，不一定妥当，希望得到批评教正。

1. 阳明病与温病的关系　一般认为阳明病的性质为里热实证，太阳风寒之邪未及时外解，则内传而化燥成实，演变成为阳明病，少阳及三阴经病传至阳明亦可成为阳明病。以阳明性燥，居中主土，所以不论何种外邪，只要传到阳明，必然化燥成实。根据阳明病“身热，汗自出，不恶寒，反恶热也”的特点，风寒之邪传入阳明固可见到，而温病热变最速，尤易出现阳明病。因此，温病中的气分证实包括阳明病在内。有些医者拘于伤寒、温病名称，不从实质上去研究，长期陷于寒温对立的局面，完全是人为的偏见。柯韵伯曾指出："寒去而热罢，即伤寒欲解证，寒去而热不解，是温病发矣。"又说："夫相火寄甲乙之间，故肝胆为发温之源，肠胃为市，故阳明为成温之薮。"柯说颇有见地。根据仲景自序，撰写《伤寒杂病论》的动机是鉴于当时疾疫流行，宗族死亡于伤寒者十居其七，感往昔之沦丧，伤横夭之莫救，则《伤寒论》中应当载有治疗疫病的内容在内，然而论中除在太阳病篇提到了温病、风温的名称与证候以外，其他五经都未提及，而且没有治法、方药，以致误认为仲景只知诊治风寒性质的外感病。殊不知仲景著书的目的是揭示所有外感病的诊治规律，而不拘于病名。戴北山曾经分析指出："瘟疫一证，历代名哲具有成方，如仲景有大青龙汤、阳旦汤、越婢汤、黄芩汤、麻黄升麻汤诸条，列瘟疫之见证，如汗法、和法、双解法，轻重浅深，纤毫备具，特散见于诸经条中，而未尝指其名为瘟疫，非不欲明言也，其书为伤寒立论，而互为区别之书，非专论瘟疫之书，且上古文辞简易，详于辨证，而不详于立名，欲人从证上细辨，则不必于名上区别，而自无混治之失"(《广瘟疫论》自序)。观阳明病篇清下两法，也是治疗温病的主要方法，后世善治温疫的名医吴又可、余师愚，一个善用承气汤，一个制清瘟败毒饮，实际是阳明清、下两法的扩充和发展，这就充分说明了《伤寒论》虽没有治温病之名却有治疗温病(瘟疫)之实，这正是《伤寒论》理论的超越处。有些医家不于精神实质上探讨，只于伤寒、温病名称上做文章，把伤寒与温病截然对立起来，这种态度显然是错误的。但是，有些"伤寒家"为了强调《伤寒论》理论体系的完整，把阳明病与温病等同起来，不承认后世温病学说对《伤寒论》理论的补充和发展，这种态度也同样是错误的。

2. 阳明病不单是热实证，也有虚寒证　里热实证是阳明病的主要方面，但不是惟一方面，也有里虚寒证。把阳明病与里热实证完全等同，是不恰当的。阳明病是指病在胃与大肠，并不确指病的性质，因为任何一经病，都有寒热虚实的不同，所以，现代的教材把阳明病的性质，规定为里热实证，是值得商榷的。其实阳明病篇就有许多条文论述了阳明虚寒证。如 190 条"不能食者，名中寒"，191 条"阳明病，若中寒者，不能食，小便不利，手足濈然汗出，此欲作固瘕，必大便初硬后溏，所以然者，以胃中冷，水谷不别故也"，194 条"阳明病，不能食，攻其热，必哕，所以然者，以胃中虚冷故也。以其人本虚，故攻其热必哕"，226 条"若胃中虚冷，不能食者，饮水则哕"，又如 195 条"阳明病，脉迟，食难用饱，饱则微烦，头眩，必小便难，此欲作谷疸，虽下之，腹满如故，所以然者，脉迟故也"。从所述阳明虚寒证的临床症状，有些与阳明腑实证的症状完全一样，例如"不能食"、"手足濈然汗出"、"脉迟"与大承气证同，"腹满"更是阳明腑实的必见症状。如不仔细辨证，就会诊断错误而发生治疗错误，所以在叙述虚寒证的时候，多次提到误治的变证，如“攻其热必哕”，“虽下之腹满如故”等。为什么会发生误治，是因为辨证不清的缘故。论中不仅突出了阳明病的病机“胃中虚冷”，而且提出了治法与主方，如243条“食谷欲呕者，属阳明，吴茱萸汤主之”。阳明病篇在论述阳明热实证的同时，又论述了阳明虚寒证，颇符一分为二的辩证法精神，是完全正确的。但由于有些注家只强调一面，以致逐渐形成阳明病是单纯里热实证的概念，把阳明虚寒证统属于太阴病，于是提出了“实则阳明，虚则太阴”，意谓阳明太阴均属于中焦病，凡是实证都属阳明，凡是虚证都属太阴。似乎条理分明，易于掌握。实际不符合阳明与太阴的生理、病理。“实则阳明，虚则太阴”，只说明两者是可以相互转化的关系，决不是机械的等同。要知胃司纳、主降，脾司运、主升，性质是完全不同的。叶天士曾概括指出：“脾宜升则健，胃宜降则和。”这是中医临床辨别脾病与胃病的起码知识，某些“伤寒家”却坚持“阳明虚寒就是太阴”的说法，实似是而非。

3. 阳明病不都是外感，也有杂病　阳明病篇所述的阳明病，其实热证多见于外感，其虚寒证多见于杂病，但也不是绝对的，实热证也可见于杂病。从阳明病主治的方剂来看，白虎加人参汤之用于消渴；栀子豉汤之用于失眠、胃痛、咳嗽；猪苓汤之用于血尿、肾盂肾炎；承气汤之用于各种急腹症；茵陈蒿汤之用于黄疸；麻黄连翘赤小豆汤用于皮肤瘙痒、荨麻疹等，吴茱萸汤更是杂病的常用方剂。

综上所述，可见阳明病不但可见于狭义伤寒，尤多见于温病；不但是实热证，也有虚寒证；不但可见于外感，也可见于杂病。所以，阳明病篇的理论，同样具有广泛而普遍的指导意义。

4. 阳明病为胃肠病变，均属于腑，而非经证　《伤寒论》阳明病篇并没有经腑证名称，乃是由注家逐渐引申附会而形成经、腑证的概念，其间经过一个颇为曲折的过程。在明代方有执著《伤寒论条辨》的时候，还没有阳明经证之名，他在阳明病篇原文之前指出“阳明者，胃经也。其法不以经病为例，而例以胃家实为正”。清代喻嘉言始提出阳明病有经、腑的区分，他在《尚论篇》中说：“然其邪复有在经在腑之不同，在经者与太少为邻，仍是传经之邪；在腑者则入胃而不传经。”又说：“凡属阳明之证，病已入胃腑，故下之而愈；其有胃不实而下证不具者，病仍在经。”又说：“在经之邪不解，必随经而传少阳。”可见喻氏经腑并提，乃就病势传变与否而言，还不是阳明经证，所以更没有涉及治法。明确提出了阳明经治法的注家是刘廷实，他说：“阳明一经，有经腑之分，在经者可汗，如尺寸俱长，身热目痛鼻干不得卧是也。”由此许多注家皆宗刘说主张用葛根汤治疗阳明经证。然而《伤寒论》阳明病篇内容，并无目痛鼻干不得卧，显然是引自《素问·热论》与王叔和的《伤寒例》，但目痛鼻干不得卧的性质属热，怎么能用辛温发汗的葛根汤？未免张冠李戴。刘氏主张尽管有误，但与阳明经络毕竟还有联系，至于以白虎汤主治阳明经证，简直与阳明经络毫无关涉，全由附会而来，如秦皇士在《伤寒大白》中说："若邪热入于阳明之经，汗出而渴，脉洪而数，白虎汤清之。"这样一个不符实际的错误概念，偏得到许多人的附和，长期得不到纠正，实为遗憾！也有一些医家对阳明经证用白虎汤的说法提出了商榷，如张路玉说："故白虎汤为热邪中暍之方，虽为阳明解利之药，亦解内蒸之热，非治在经之热也"（《伤寒缵论》）。钱天来说："此但外邪入里，为无形之热邪，用寒凉清肃之白虎汤，以解阳明胃腑之热邪也"（《伤寒溯源集》）。尤在泾所著《伤寒贯珠集》把白虎加人参汤证编入阳明正治法阳明腑证节内，强调指出："白虎、承气并为阳明腑病之方，而承气苦寒，逐热荡实，为热而且实者设；白虎甘寒，逐热生津，为热而不实者设，乃阳明热邪入腑之两大法门也。"这些分析，论点明确，论据充分，足以破疑解惑。然而未能引起重视，可能是因成见作梗的缘故。白虎证与承气证均属于阳明腑证，不仅伤寒注家中有所认识，临床家也不例外，如程钟龄对于阳明经腑问题曾作过专题讨论。他在《经腑论》中说："夫经者，径也，行于皮之内，肉之中者也；腑者，器也，所以盛水谷者也。伤寒诸书，以经为腑，以腑为经，混同立论，惑人滋甚！吾特设经腑论而辨之。"指出："然则以白虎治腑病何谓也？夫以白虎治腑病者，乃三阳之邪初入胃腑，表里俱热，邪未结聚，热势散漫，而无胃实不大便之症，故用白虎汤内清胃腑，外透肌表，令表里两解。"他在论消渴证治时又指出："阳明经证亦无渴，不过唇焦漱水耳。其有渴者，则阳明腑病也。邪未结聚，其热散漫而口渴者，白虎汤；邪已结实，腹胀便闭而口渴者，承气汤，此阳明腑证之治法也"（《医学心悟》）。温热家戴天章提出运用白虎、承气的主要标志是：前者有热无结，后者有热有结，堪称要言不烦。总之说明一个问题，白虎与承气均是阳明腑证，把白虎证说成阳明经证，是不对的。1983 年全国中医高校新订的《伤寒论》教学大纲，阳明病不再划分经腑，只分热证实证，意取无形之热与有形之实，这种从实际出发的精神值得赞赏！只有实事求是，才能坚持真理，纠正错误，才能使《伤寒论》这部光辉著作，更有效地发挥指导实践的作用。

也有人认为经腑有表里之意，阳明病篇载有用桂枝汤、麻黄汤的条文，如 234 条："阳明病，脉迟，汗出多，微恶寒者，表不解也，可发汗，宜桂枝汤。"235 条："阳明病，脉浮，无汗而喘者，发汗则愈，宜麻黄汤。"都以阳明病冠首，而且都提出可发汗，说明阳明病本身也有表证，所以用麻桂发汗。然而阳明病的病位既然在里，怎么又有表证？阳明病既属热实证，怎么能用桂枝汤、麻黄汤？岂不怕"桂枝下咽，阳盛则毙"，麻黄汤劫津夺液？阳明病与太阳病的最大区别就是：太阳病必恶寒，大多恶寒与发热并见，阳明病则"身热，汗自出，不恶寒，反恶热也"。判断太阳病是否已传阳明，也是以恶寒之有无为根据，如48条："二阳并病，太阳初得病时，发其汗，汗先出不彻，因转属阳明。续自微汗出，不恶寒。"134条："而反恶寒者，表未解也。"由此可见，阳明病之用桂枝汤、麻黄汤，不是阳明自身的表证，而是兼太阳之表。然而如肯定阳明只有里热实证，就是兼太阳之表，怎么能用麻桂？有人或者以为这是阳明里热尚不太甚的情况下权宜治法，这种推理是不符实际的。对此，庞安常与朱肱认为这里的阳明病不是阳明热证，是阳明中寒证兼太阳之表，他们说："阳明中寒，恶寒为病在经，与太阳合病属表，可发其汗。"庞、朱二氏是宋代对《伤寒论》深有研究并富有临床经验的医学家，才能有如此正确的认识，提出上述的论断，较之某些《伤寒论》注家一味随文敷衍高明得多。

有人或者提出阳明病篇183条"问曰：病有得之一日，不发热而恶寒者，何也？答曰：虽得之一日，恶寒将自罢，即汗出而恶热也"不正是表明阳明病初起也有恶寒表证吗？有些注家确实是从阳明表证解释的，难免造成概念上的混淆。这应联系上下文来看，本条紧接在182条"不恶寒反恶热也"之后，本条之后又接着提出"始虽恶寒，二日自罢，此为阳明病也"。不难看出是为了鉴别诊断而设词问答，示人于动态中分析辨证的方法，不是指阳明本身的表证，而是阳明病兼太阳表证，在太阳阳明同见阳明里热的情况下，最易化燥化热，所以说"始虽恶寒，二日自罢"，正说明化热的迅速。如果与温病热变最速的特点联系，就更易理解。温病初起也往往伴有恶寒的卫分证，但是时间短暂，程度轻微，它与"虽得之一日，恶寒将自罢"的精神完全一致。所以阳明病自身表证的说法是不确切的。

另外，对于"胃家实"提纲问题，有的专主胃，有的专指大肠，有的专主有形实邪，都有一定理由，但都不够全面。"胃家实"应包括胃与大肠两腑的邪实在内，什么叫"实"？不能理解为只有肠中燥屎阻结才能称为实，"邪气盛则实"，胃热炽盛亦是实，所以无论胃热、肠实均属于胃家实。然而《伤寒论》原文没有大肠燥实，只提到"胃中有燥屎"、"胃中有燥屎五六枚也"，所谓"胃中"，也都是部位概念，不是专指胃，这里是指大肠中有燥屎，王好古与李东垣对此曾作过专门讨论："《经》言胃中有燥屎五六枚何如？答曰：夫胃为受纳之司，大肠为传导之腑，燥屎岂在胃中哉……以是知在大肠，不在胃中明矣。"又说："广肠者地道也，地道不通，土壅塞也，则火逆上行至胃，名曰胃实……言胃中有燥屎五六枚者，非在胃中也，通言阳明也。言胃是连及大肠言……若胃中实有燥屎，则小肠乃传导之腑，非受盛之腑也"（《此事难知》）。徐灵胎也曾分析指出："按燥屎当在肠中，今云胃中何也？盖邪气结成糟粕，未下则在胃中，欲下则在肠中也，已结者即谓之燥屎，言胃则肠已该矣"（《伤寒论类方》）。这种提出问题，进行探讨研究，然后得出结论的方法，值得参考与借鉴。

5. 阳明病清法的特点　阳明病清法主要用于胃中无形之热，胸膈郁热致心烦懊侬，用栀子豉汤清宣郁热；胃热伤津致烦渴舌燥，用白虎汤清热保津或白虎加人参汤清热生津；胃热阴伤夹水气不化，用猪苓汤清热滋阴利水。尽管都是阳明胃热，但从病情、病势来看，却有偏上、偏下之异，因此，柯韵伯归纳出“上越、中清、下夺，是治阳明三大法”，颇能抓住要领，不过，以栀子豉汤为吐剂，把猪苓汤利水作用说成下夺，则不一定确切。仅就这三个方面探讨如后：

（1）栀子豉汤的作用是清宣郁热，不是吐剂，适用于胸膈郁热证。

由于论中栀子豉汤一类方剂后面都有“得吐者，止后服”的医嘱，因而大多把本方作为吐剂。如成无已说：“酸苦涌泄为阴，苦以涌吐，寒以胜热，栀子豉汤相合，吐剂宜矣。”方有执说：“所以用栀子豉，高者因而越之之法也。”柯韵伯说：“热在上焦，用栀子豉汤吐之。”王晋三也说：“栀豉汤，吐剂之祖方也。”又说：“栀豉汤、瓜蒂散，宣可决壅也。”但是，证之临床，使用栀子豉汤很少发生涌吐，可见涌吐之说不符实际。既然很少发生涌吐，为什么《伤寒论》又有“得吐者，止后服”的医嘱呢？这是因为热郁胸膈，病位偏上，服栀子豉汤后，胸膈郁热得开，可能发生涌吐，这种吐是胸膈郁热得开的反映，决不等于栀子豉汤就是吐剂，例如服小柴胡汤后，“上焦得通，津液得下，胃气因和，身濈然汗出而解”，能说小柴胡汤是发汗剂？可见，服栀子豉汤得吐，只是一种可能，而决不是必然。然而得吐则胸膈郁热可除，不需再服，所以应“止后服”，以避免过剂伤正。

有人认为栀子生用则吐，炒黑则不吐，也是属于臆测。张隐庵根据自己的实践对这种不从实际出发的论点进行驳斥，他说：“后人妄言栀子生用则吐，炒黑则不吐。夫不参经旨，而以讹传讹，不独栀子为然矣。”汪苓友对此也曾联系临床实际进行过论证，他说：“琥按栀子豉汤，仲景虽用以吐虚烦之药，余曾调此汤与病人服之，未必能吐，何也？盖栀子之性苦寒，能清胃火，润燥，豉性苦寒，微甘，能泻热而兼下气调中，所以其苦未必能使人吐也。”关于栀子的作用，《神农本草经》早有主治“胃中热气”的记载，徐灵胎在《本草经百种录》中说：“栀子正黄亦得金色，故为阳明之药，但其气体轻虚，走上而不走下，故不入大肠而入胃，胃在上焦故也。”徐氏所说的上焦，是相对大肠而言，否则说胃在上焦，是不通的。豆豉轻浮升发，与栀子相伍，可加强清宣胸膈郁热的作用，不是涌吐。如上所述，热郁胸膈，就是热郁于胃，但是，为什么不称胃而称胸膈？因为胸膈乃部位概念，固然与胃相关，但不完全相等，还包括心、肺、肝、食道在内，这些脏器有郁热，栀子豉汤都可以治疗。胸膈的范围较广，而胃的范围较狭，所以直至目前，还沿用着热郁胸膈这一病机概念。

栀子豉汤两味药成方，主药为栀子，佐药为豆豉，佐药可以不用，主药必不可少，观栀子厚朴汤、栀子干姜汤皆无豆豉可证。清宣胸膈郁热，何以独取栀子，不用其他苦寒药如黄芩黄连等？周岩曾有较详细的论证，指出栀子“为心、肺、肝、胃三脏一腑之药……体轻入气，而性阴又入血，其治在心肝胃者多，在肺者少”，并指出“苦寒涤热，而所涤为瘀郁之热，非浮散之热，亦非坚结之热”(《本草思辨录》)。对理解栀子豉汤的作用有所帮助，但是究竟怎样掌握运用，还缺乏明确标志。惟叶天士具有卓识，首先提出了“轻苦微辛，能开上痹”，说明栀子豉汤的配伍特色与作用意义，接着又提出“微苦以清降，微辛以宣通”，说明其清宣作用固然在上，但不是涌泄，而是清降，是使在上之热能清降下行，这就从根本上纠正了栀子豉为吐剂的错误。栀子豉汤的清热作用与一般苦寒直折不同，叶氏又概括指出“解其陈腐郁热”与“宣其陈腐郁结”，突出了该方的作用是宣解，主治证的病机是陈腐郁热(结)，因此，凡属中上焦气分郁热的病证，使用栀子豉汤都有较好效果。基于叶氏对栀子豉汤有全面深入的理解，所以他使用该方时，每佐入一些轻苦微辛的药物如杏仁、瓜蒌皮、郁金、枇杷叶等，从而大大提高了疗效。叶天士用栀子豉汤的范围极广，不但用于风温、暑温、秋燥等新感温病，还用于眩晕、脘痞、心痛等内科杂病；不但用于气分郁热证，嗽血、吐血证亦间用之；不但用于上中焦病，下焦病亦间用之；甚至邪势弥漫上中下三焦亦间用之，叶氏真不愧为善师仲景的典范。

本人曾治一幼儿(1 周岁多)，麻疹后发热已退，但烦扰殊甚，其父母日夜轮流抱负，依然哭闹不眠，连续三次去儿童医院门诊，都认为无病，未作处理。根据患儿唇红而干，苔薄腻微黄，舌红，手心热，小便黄，脉小数，诊为疹后余热未净，留扰胸膈，因治以清宣郁热，处方：栀子 6g，豆豉 6g，金银花 6g，连翘 6g，干芦根 15g，1 剂，水煎频饮，药后烦止得寐。

论中讨论栀子豉汤证共有 7 条条文，其中 4 条见于太阳病篇，1 条见于厥阴病篇，载于阳明病篇仅有 2 条，全部是在使用其他治法之后，76 条为“发汗吐下后”，77 条为“发汗，若下之”，78 条为“大下之后”，221 条为“若下之”，228 条为“下之”，375 条为“下利后”，似乎全属于误治之后，其实不是绝对的，要在抓住主证，明确病机。关于它的主证，太阳病篇已经说得十分清楚，就是“虚烦不得眠”，“若剧者，反复颠倒，心中懊憹”，前者是不得眠的外在表现，后者是虚烦难耐的自我感觉。由于热郁气滞不舒，轻则自觉“胸中窒”，甚则自觉“心中结痛”，这又属于栀子豉汤的旁证。关于“虚烦”问题，有些注家据正虚解释，大多数注家皆主张“虚”是对有形之实邪而言，不是虚证，可以肯定，栀子豉汤证的虚烦属实而不属虚，但也有虚烦属于虚证的，如 160 条“伤寒吐下后，发汗，虚烦，脉甚微”，该条虚烦就不属实证，所以还应具体情况具体分析。栀子豉汤证的虚烦不是有形实邪致烦，《伤寒论》本身已经提出了证据，厥阴病篇 375 条“下利后更烦，按之心下濡者，为虚烦也”，不但说清楚了“虚”字的含义，而且补充了栀子豉汤证的腹诊要点。可见学习《伤寒论》必须纵横联系，前后互参，才能避免局限片面。阳明病篇所载的两条栀子豉汤证，皆冠以阳明病，并且皆是下后，照一般说法，似应为阳明病误治变证，实际仍属于阳明病的一种证型，并非变证。就是太阳病篇与厥阴病篇的栀子豉汤证，以六经来分，也属于阳明病，而决不是太阳病或厥阴病。尽管分见于三处，而病机则是一致的。但是，每一条条文都有各自的重点，例如太阳病篇对栀子豉汤证的论述已经比较完备，但阳明病篇又补出了许多新的内容，使得栀子豉汤证的辨证内容更加完备。一是“舌上苔”，栀子豉汤证为胸膈热郁气滞，所以舌上必然具有微黄薄腻苔，如果舌净无苔，就不是栀豉证。二是“饥不能食”，胃热则饥，气滞则不能食。三是“头汗出”，这个症状，除个别属于少阴阳气越脱之外，大多由于里有郁热熏蒸而致，湿热发黄证、水热结胸证、阳微结证都会有“头汗出”，栀子豉汤证既然是胸膈郁热，所以也可能发生“头汗出”。四是“手足温”，因为在里之热郁蒸，也可出现身体有热，但是身虽热而手温，表明里热尚不太甚，所以也有诊断意义。至于“胃中空虚，客气动膈”，主要说明胃气损伤，热陷气郁的病机，栀子豉汤证与大结胸证虽然轻重有别，而形成的机制有其一致之处，所以大结胸证也有相同的论述，但本证仅是无形郁热，心下不硬不痛，文中提出“不结胸”，正是为了鉴别。

(2) 白虎剂的作用是清热保(生)津，适用于胃热津伤证，通常所说的“四大证”，并不一定必具。

白虎汤为辛凉重剂，能够清热保津，达热外出，是治阳明胃热津伤的主方，一般以“四大”为审证依据，似乎简单扼要，便于掌握，实际比较机械，临床不会如此典型，所以并无多大价值。论中有关白虎汤证的条文仅有 8 条(太阳病篇 5 条、阳明病篇 2 条、厥阴病篇 1 条)，内容虽然很简，决没有如此机械的论述，而是通过对寒热疑似、虚实模糊病情的讨论，揭示具体分析的辨证方法，因此，对临床实践富有指导意义。

176 条举出“脉浮滑”为白虎汤证的辨证依据，所说的“表有热”，指里热蒸达于外的外候，是症状不是表证。“里有寒”应当是里有热，决不是里寒。注家对“寒”字作了许多解释，其实不必强解。脉象浮滑，浮为热蒸于外，滑是热盛于里，标志着表里俱热。这是举脉略证，不应理解为单纯凭脉辨证，否则，与表证的脉浮，痰热结胸证的脉浮滑，如何区别？

350 条的“脉滑而厥”，出于厥阴病篇，对于寒厥与热厥的辨证有一定参考价值。脉滑具有脉搏有力，脉形圆转，脉势流利等特征，在四肢厥冷的同时见到滑脉，就可肯定不是阳虚寒厥，而属于热厥。其次从圆转流利来看，又可断定不是有形热实，而是无形热郁致厥，因此治用辛寒清热达邪的白虎汤，而不用苦寒攻下的承气汤。这也是举脉略证，既然以白虎汤主治，那么，胃热伤津的证候，肯定是存在的。

219条三阳合病，证情复杂，由于阳明热盛，气机壅滞，故腹满身重，难以转侧；胃开窍于口，舌体属胃，胃热灼津，故口不仁；胃热熏蒸，津气上溢于面，故面垢；胃热上扰，神明昏乱则谵语；胃热下迫，膀胱失约则遗尿。此证热势充斥内外，名为三阳合病，不过喻其范围广，而关键是阳明胃热炽盛，因为热蒸津液外泄则汗出。因此，最后又补充出"自汗出"，作为辨证参考而用白虎汤主治，阳明胃热得解，则诸证自除。

阳明胃热炽盛，热蒸于外，并非真正表证，所以不可发汗，误汗则津更伤而热更炽，因而谵语更甚（《金匮玉函经》作"谵语甚"）；胃热而非大肠燥结，故亦不可攻下，误下则热内陷，熏蒸于上则额汗，阳不外达则肢冷。王朴庄指出："下之则额上生汗者，汗欲出而不遽出之意，与手足厥冷者，皆阳郁也。"也有许多注家认为是"阴竭阳越"，似不会严重到如此地步。由此可见，治法各有所擅，热而未结，只宜清法，误用汗法固然不对，治以下法也同样是错误的。

当阳明热盛而津气耗伤程度严重时，白虎汤难以胜任，必须加入人参以补益津气，就是白虎加人参汤。论中26条是为了与25条比较，突出桂枝证与白虎加人参汤证的鉴别要点，两条都是"服桂枝汤，大汗出，脉洪大"，一则服桂枝汤，如前法，一则白虎加人参汤主之。一温一清，天壤之别，鉴别要点是"大烦渴不解"一证，乃胃热津伤严重的确据，具有大烦渴不解，必须用白虎加人参汤；如果没有大烦渴不解，其大汗出，脉洪大，乃服桂枝汤不如法所致，大汗淋漓则阳气外浮，所以脉洪大，仍当服桂枝汤，只要注意温覆、啜粥等方法，就能解决问题，切勿误用白虎加人参汤，否则，必会带来严重的后果。

168条先提出病程已经七八日，次提出病机为热结在里，表里俱热，然后列举临床症状，时时恶风，大渴，舌上干燥而烦，欲饮水数升。关于时时恶风，有的认为是表证未罢，有的认为是肌表阳虚。果然属于表证，则当解表，属于阳虚，则当温阳，但从大渴，舌上干燥而烦，欲饮水数升来看，胃热伤津的程度已经十分严重，必须及时治以白虎加人参汤。假使误用辛温解表或温阳，后果何堪设想？然而既非表虚，又非阳虚，为什么会时时恶风？多数注家主张是汗出肌疏的缘故，可作参考。

169条"无大热，背微恶寒"，尤易与阳虚证相混，但阳虚证决不会口燥渴心烦，这是胃热伤津的特征，从而不难断定不是阳虚，而是阳气内郁，表无大热，背微恶寒，皆阳气内郁之故。魏念庭说："内热盛则外阳疏，时时恶风，若似表证，而大渴云云，皆是一派实热结里之象。"观魏氏之意，不仅背微恶寒可因阳郁，时时恶风，亦可由于阳郁。舒驰远说："里阳盛极，格阴于外，故微恶寒也。"魏柳州也有这样的经验，“火盛而郁者，多畏风、畏寒”。从阳郁可以致厥，则阳郁而致无大热，背微恶寒，也是完全可能的。

通过以上三条内容的讨论，再结合 222 条“若渴欲饮水，口干舌燥者，白虎加人参汤主之”，很明显大烦渴与舌苔干燥是白虎加人参汤证中的最关键症状，只要具有这两个主证，即使没有大热、大汗、脉洪大，也应使用白虎加人参汤。由此可证，阳明白虎证必须具有“四大”的说法是比较机械的。

至于白虎汤禁例，据论中 170 条所述，主要有两点：一是表不解者不可用，二是口不大渴者不可用。清代吴鞠通提出白虎汤四禁(若其人脉浮弦而细者，不可与也；脉沉者，不可与也；不渴者，不可与也；汗不出者，不可与也)，其中只有口不渴一条必须禁用，其他都非绝对，因此，可以参考，不可拘泥。

如上所述，不难看出白虎汤与白虎加人参汤主治的主要区别在于津伤程度的轻重，然而怎样才能准确地运用？论中还不够具体，后世医家有较多的补充，如明代吴又可说：“白虎汤辛凉发散之剂，清肃肌表气分之药也。”又说：“若下后热减不甚，三四日后精神不慧，脉浮者，宜白虎汤汗之。服汤后，不得汗者，因津液枯竭也，加人参，覆卧则汗解。”近代张锡纯说：“伤寒法，白虎汤用于汗吐下后当加人参。究之脉虚者即宜加之，不必在汗吐下后也。愚自临证以来，遇阳明热炽，而其人素有内伤，或元气素弱，其脉或虚数，或细微者，皆投白虎加人参汤。”皆经验之谈。

(3) 猪苓汤的作用是清滋利水，适用于里热阴虚、水气不利证，而不是水热互结证。

自喻嘉言提出猪苓汤的病机是“热邪搏结水饮”，逐渐引申概括为“水热互结”证，其实是不确切的。从猪苓汤证原文“脉浮发热，渴欲饮水，小便不利”(223条)来看，脉浮发热为阳明气分之热，渴欲饮水是气热伤津而津液不足，小便不利是气化不利而水气停蓄，代表里热阴虚水气三组证候，所以治宜清滋利水的猪苓汤。然而五苓散证也是脉浮发热，渴欲饮水，小便不利，如果仅根据这些脉证，则将无法作出鉴别，这就需要从证候性质来认识：五苓散证的性质属寒，阳气不足，没有里热阴伤，其口渴为单纯的水蓄而津不上布；猪苓汤证的性质属热，阴液不足，没有阳虚表寒，其口渴既因水气不利，也因胃热津伤。所以前者治宜五苓散，后者治宜猪苓汤。再从猪苓汤方组来看，四味药都是利水，只有阿胶一味滋阴，可见该方虽然滋清利并举，而实以利水为主，假使胃热津伤较甚，则不宜使用。234 条“阳明病汗出多而渴者，不可与猪苓汤。以汗出多胃中燥，猪苓汤复利其小便故也。”就是对猪苓汤作用特点的具体说明。由方药作用推测病机，很明显猪苓汤证的病机是水气不利为主，而不是“水热互结”，况且水热互结易与大结胸证的“水热相结”混淆，试问猪苓汤中哪味药是破结作用？这样不切实际的病机概念，应当毫不吝惜地摒弃。

6. 阳明病下法的特点　阳明病下法主要用于大肠有形燥结，也就是肠腑燥实证。由于病情有轻重，证势有缓急，因而有峻下、和下、缓下、润下与外导等治法，峻下用大承气汤，和下用小承气汤，缓下用调胃承气汤，润下用麻子仁丸，外导用蜜煎方及猪胆汁导等，尽管还不够完备，但已初具规模。其最突出的优点是示人以活法，强调从整体出发，通过具体分析，于动态中审证，随证立法、选方、择药。主张中病即止，谨防过剂伤正；有时连续攻下，以免留邪为患。一般比较慎重，恐诛伐无过；有时极其果断，怕延误病机。或主峻攻，或主和下，或取其缓，或取其润，或用外导，或勿药等待自通，既有原则性，又有灵活性。直至今天，它的辨治内容，仍然具有积极的指导意义。

(1) 阳明腑实证的一般辨证：阳明腑实辨证主要根据四个方面：一是二便情况，大便应是多日不通，小便应是次频量多，所谓有“小便数，大便因硬”(250条)。“须小便利，屎定硬”(251条)。二是出汗情况，如“阳明病，其人多汗，以津液外出，胃中燥，大便必硬”(213条)。尤其是手足汗出乃燥屎已成的征象，“手足濈然汗出者，此大便已硬也”(208条)。三是发热情况，如“蒸蒸发热者，属胃也”(248条)。甚则“日晡所发潮热”(212条)。又“有潮热者，此外欲解，可攻里也”(208条)。四是腹部情况，如“腹满痛”(254条)。“绕脐痛”(239条)。“腹满不减，减不足言”(255条)等。第一、二方面，是就尿与汗以测知肠燥的程度，第三方面，突出阳明腑实证的发热特征，第四方面，则是阳明腑实证的腹诊。四者俱备，腑实证当然可以确诊，但是只要有大便多日不通，结合热型或腹诊，亦不难确诊为阳明腑实证。

在腑实证已经确诊的前提下，还须进一步辨别证情的轻重，根据病情选方，方能提高疗效。通常是参考患者的进食情况：能食，表明腑实程度尚轻；不能食，表明腑实程度严重。再则是参考脉象，如脉象滑疾，为燥结未甚，脉象迟实，为燥结已甚。腑实较轻的，只可用小承气汤，腑实剧重的，必须用大承气汤。

(2) 阳明腑实证的疑似辨证与预后推断：典型的腑实证并不难辨，难在证情疑似。例如过经谵语，小便自利，应属阳明腑实，但患者不是便结，而是下利，因为下利有虚实两种可能，究竟属实还是属虚？则很难确诊。论中提出结合脉诊的辨证方法，就是“脉微厥”为虚，“脉调和”为实。然而现在脉学中的二十八脉无这样名称的脉象，以致引起许多争议，终因概念不清，无法联系实际，直至今天仍属悬案。个人体会两者乃对举之词，不是脉的名称，所谓“脉调和”，意指脉无虚象，与证情相符，因而断为实证。所谓“脉微厥”，乃指脉呈虚象而不调和，所以知为虚证。既然证属阳明腑实，何以不是便秘而是下利？这可能是误用丸剂攻下所致。因此，询问治疗经过，颇有助于鉴别疑似，示人临证不可忽视。由于丸剂误下，虽然下利而里实未除，自当继续攻下，但是经过误下，胃气必然损伤，不宜枳朴破气，所以方选调胃承气汤，而不用大、小承气汤。不过，阳明腑实证下利，也有不因误下，而是“热结旁流”的，其下利大多纯是粪水，不夹渣滓，量少而臭，略加注意即可确诊，可随证情轻重，选用三承气汤。

腑实危重证的预后诊断，还是脉证合参，如“脉弦者生，脉涩者死”(212 条)。有的以“弦为肝脉”解释，似嫌牵强。个人认为这里的弦与涩，皆指脉的形态，弦，形容脉长而清楚；涩，形容脉短而模糊。脉形弦长，标志着气治而脉未绝，尚有治疗余地，所以说“弦者生”。脉形短涩，则表明气病而阴将竭，已无治疗余地，所以说“涩者死”。再则，通过前后证情的比较，如原来小便难，进而为小便闭，则知化源已绝；原来的腹满、时时哕，进而为腹满愈增，哕愈甚，表明邪壅正败，因知预后极坏。

(3) 对三承气汤运用标准的看法：关于三承气汤的运用标准，大多依据三方用药的功能划分，提出了痞满燥实悉具，用大承气汤，以枳实消痞，厚朴泄满，芒硝润燥，大黄泻实。痞满实而不燥，用小承气汤，燥实而不痞满，用调胃承气汤。似乎颇得要领，实则非常机械。首先，局限了药物的作用，并把方剂功效看成是几味药物作用的相加，既不符合辨证精神，也不符合临床实际。试问小承气汤治大便硬，怎么能说不燥？《伤寒论》明文记载着“伤寒吐后，腹胀满者，与调胃承气汤”(249 条)。怎么能说不满？尝考这一提法始于张元素“大承气汤治痞满燥实，地道不通”(《医学启源》)。但尚未提到小承气汤与调胃承气汤，经王海藏的推演，陶节庵的发挥，才渐成定论。由此把仲景用下法这一富有辩证思想极其灵活的辨证论治方法，变成形而上学的呆板的教条，不应该再墨守下去，应当遵照《伤寒论》的辨证原则，从整体出发，对全部病情进行具体分析，权衡轻重缓急，选用相应的方剂。如证重势急的，治用峻下的大承气汤，证轻势缓的，治用和下的小承气汤，邪实正伤的，治用缓下的调胃承气汤。有人认为这样区分过于笼统，其实颇符“模糊数学”精神，正是中医辨证理论的科学价值所在。

(4) “慎重”与“果断”，是正确运用下法不可偏废的两大原则。

下法是祛邪的重要手段之一，运用得当，则邪去正安，病情可立即好转；运用失当，则反伤正气，病势必更加严重。怎样才能正确运用，仲景示人用下法必须慎重而又应果断的原则。在证情疑似难辨或邪实正虚的情况下强调用下法必须慎重；当证势急剧，下缓则不通而阴竭，则主张用下法必须果断，只有当机立断，峻剂急攻，才有可能挽救垂危。稍有犹豫，就会贻误病机而鞭长莫及。阳明病篇对此有比较详细的论述，极有指导意义。

例如腑气壅滞的腹胀满，照理宜用小承气汤行气泄满，但是已经用过吐法之后，胃气必然损伤，若用枳实、厚朴与大黄相伍的小承气汤，恐胃气再伤，因此，只可用调胃承气汤。又如“腹大满不通”，按法当用大承气汤，但鉴于“其热不潮”，表明肠腑燥实尚未十分严重，因而只用小承气汤。又如谵语、潮热，为大承气汤的典型证候，然而脉不是迟实，却是滑疾，据脉勘证，滑乃流利不定，疾为异常快速，不仅标志着燥结程度不甚，而且伏有里虚之机。因此，不但不可用大承气，就是小承气汤也必须谨慎使用，所以，采用小承气汤小量试服的方法，根据试服后的情况再决定是否继续服用。假使“明日又不大便，脉反微涩者，里虚也，为难治，不可更与承气汤也”(214 条)。正如周禹载所析：“一见滑疾，便有微涩之虑，此所以一试再试而不敢攻也。”从临床来看，脉搏的过速，往往是心气虚的征象，即使腑实证已具，也不可攻下。若误用下法，不但不能收效，甚至有发生心衰的危险。由此可见，论中这一类条文，当是仲景临床实践的真实记录，否则决不会如此翔实具体，的确难能可贵。又如“得病二三日，脉弱，无太阳、柴胡证，烦躁，心下硬，至四五日，虽能食，以小承气汤，少少与微和之，令小安”(251 条)，也是脉证合参，权宜给药的范例。

当腑实程度的轻重尚未确诊时，使用下法应注意宁缓勿急，宁轻勿峻。一般可先用小承气汤，如药后矢气频转而便仍不通，所谓“屎未动而气先行”，表示燥屎已成，再改用大承气汤。如果误攻，就会损伤中气而发生“胀满不能食”及“欲饮水，与水则哕”的变证(209 条)。

以上是对使用下法应当慎重的讨论，但决不是说凡用下法都要这样慎重，遇到应当急下峻攻的证候，也畏首畏尾，小量试服，又必须果断地大胆用药，及时采用峻攻急下的方法，本篇的三急下证，就是果断用药的实例。一是“目中不了了，睛不和”(252 条)，乃燥实灼伤真阴，不能上注于目的征象，虽然腑实证不太严重，只是大便难，身微热，也应急下。二是“发热汗多”(253 条)，乃肠腑燥实，蒸迫津液外泄，必势急而量多，若不急下其里，就有阴竭阳亡之虞。三是“发汗不解，腹满痛”(254 条)，下缓则不通，所以也必须急下。少阴病篇所载的三急下证，尽管临床表现与阳明三急下证不同，但应当急下的病机大体相同，也可参考。总之，慎重与果断，都是证情的需要，不能偏执，只有全面理解，才能正确把握，避免犯因循或鲁莽的错误，从而提高下法的效果。

(5)“中病即止”与连续用攻，是使用下法应当注意的另一原则。

凡是攻邪之剂，都应该恪守中病即止的原则，如服大青龙汤后有“一服汗者，停后服”的医嘱，如果复服，则有“汗多亡阳遂虚，恶风烦躁不得眠”的变证。服大陷胸汤后，有“得快利，止后服”的医嘱，服瓜蒂散有“得快吐乃止”的医嘱，服承气汤也是如此，大承气汤方后有“得下，余勿服”，小承气汤方后有“若更衣者，勿服之”等，目的只有一个，那就是防止过剂伤正。但也不是绝对的，有时不但不是停后服，而且主张连续攻下，如“阳明病下之，心中懊憹而烦，胃中(当作肠中)有燥屎者，可攻”(238 条)。又如“大下后，六七日不大便，烦不解，腹满痛者，此有燥屎也，所以然者，本有宿食故也，宜大承气汤”(241 条)。这样下后复下，完全是根据病情的需要，同时也体现了“除邪务尽”的思想，并不像某些医家提出的“伤寒只可一下，不可再下”，应当予以澄清。

(6) 润下、外导与无药自通。

对于邪热不甚而肠燥便秘的脾约证，其特点是“不更衣十日无所苦”(247 条)，说明腹部不满不痛，不需汤剂攻邪，宜用具有滋润通下作用的麻子仁丸，并采用小量(每服如桐子大十丸)渐加，以知为度的给药方法。实践证明，这一方法既能收到通便的效果，又能避免耗伤正气，直至目前，麻子仁丸仍是临床治疗习惯性便秘的一张常用方剂。如果因津液外泄而致直肠干燥，粪便难出的便秘，又有外导的方法，代表方为蜜煎方，后又提出“若土瓜根及大猪胆汁，皆可为导”。同一外导法，提出了三张方子，正是仲景博采众方的例证，实开后世灌肠法的先河。近代报道用胆汁灌肠，治产后便难、手术后便难、气胀，麻痹性肠梗阻，大多在灌肠后半小时左右即达到排便目的，少数病例延长到两小时。通过观察研究，发现猪胆汁不仅有助胰液消化与刺激肠蠕动的作用，由于胆盐能减少肠内腐败物，又是一种天然抗毒剂。

还有一点值得提出，便秘，不一定都用攻下法，在某些特定情况下，可待其自通，并能估计出便通的大约时间，如“阳明病，本自汗出，医更重发汗，病已差，尚微烦不了了者，此必大便硬故也。以亡津液，胃中干燥，故令大便硬。当问其小便日几行，若本小便日三四行，今日再行，故知大便不久出。今为小便数少，以津液当还入胃中，故知不久必大便也”(203 条)。热病恢复期这种情况比较多见，通过询问小便的前后情况以预测大便自通的日期，颇有实践意义。这种不是“唯药观点”的思想，尤其珍贵。

此外，阳明蓄血证的喜忘与屎虽硬大便反易，其色必黑，不但突出了辨证要点，治以抵当汤逐瘀攻下，为下法另辟了蹊径。由于蓄血证已见于太阳病篇，本篇所述只是为了补充，所以仅出一条，其实，太阳病篇的蓄血证，并不是太阳腑证，实际也是阳明里实证，应当合勘。

前辈医家对下法的运用，积累了丰富的经验，不但增加了许多辨证的方法，而且补充出许多有效方剂，现仍在不断深化，并且有新的进展。然而，从流溯源，其理论基础实出于《伤寒论》，其组方规律仍源于承气诸方。特别是《伤寒论》用下的许多原则，具有普遍的指导意义，应当充分应用现代化的手段，进行深入研究。

第五章 辨少阳病脉证并治

少阳病的性质是属于半表半里热证。太阳病的症状为脉浮头痛、恶寒发热等，是正气抗邪于肌表的表现，所以说是属表。阳明病的症状为不恶寒但发热、身热自汗、腹痛便秘等，是邪热传里的象征，所以说属里。而少阳病则既离太阳之表，又未至阳明之里，处于表里之间，其证为口苦咽干目眩等，既非太阳表证，也非阳明里证，所以属半表半里热证，这一点要认识清楚，不是半在表半在里面，而是在表里之间。所以我们说太阳主表，少阳主表里之间，阳明主里，它们都属阳，属热，属实。

少阳与六经是一个什么样的关系呢？它外邻太阳，内连阳明，与厥阴为表里，所以其病多来自太阳，向阳明和厥阴发展。

少阳在六经中的排列，虽然在阳明之后，而在病情的传变中，多在太阳之后出现少阳症状。所以说外邻太阳，内连阳明，并且在传变过程中，若病者正气衰弱，多自少阳而进入厥阴，或厥阴病正气渐复而转出少阳的。它之所以这样转变，当然是由经络的相互联系，所以说与厥阴为表里，因此少阳病每多来自太阳，而向阳明和厥阴发展，但是，这只是一般情况，当然也有转为太阴或少阴的。

一 少阳病脉证治法大纲

原文第263条：少阳之为病，口苦，咽干，目眩也。

这一条是少阳病的提纲。

什么叫少阳病？凡症见“口苦、咽干，目眩”者，谓少阳病。这些证候是少阳病的提纲，也是它的特征，以后凡条文中有“少阳病”三字，就包括此等症状而言。但是过去的《伤寒论》注家对此条提纲有所怀疑，有些人认为不能作少阳病的提纲，也有些人认为虽然可以作提纲，而症状不够。到底怎么样？有讨论的必要。注家意见的意见主要集中在两点：第一种观点认为阳明病也有口苦咽干等证，从而否定这一条作为少阳病提纲，第二种说法是临床上少阳病每有往来寒热，胸胁苦满，嘿嘿不欲饮食，心烦喜呕等证，所以认为此提纲症状不够齐全。

阳明篇第189条:"阳明中风,口苦咽干,腹满微喘",又221条"阳明病,脉浮而紧,咽燥口苦,腹满而喘"。由于阳明病也有"口苦咽干"等症,所以就引起了怀疑;另一方面,在临床上少阳病的确多伴有往来寒热等症。因此认为此提纲有缺陷,而我认为:第一,阳明病有它一定的主证,口苦咽干,只是一种或然证,主证是恒存的,或然证就不一定出现,这就是两者的区别。第二,往来寒热等证,虽然在少阳病中尤为多见,但与之俱来的口苦咽干目眩等证也是常见的现象,且病在太阳则口中不干,病入阳明则口燥渴饮,今少阳病口苦咽干,正说明病邪已离太阳之表而尚未入阳明之里。因此,本条提纲是有其一定的意义和临床价值的,那么少阳病为什么会产生这些症状呢?

足少阳属胆,少阳经受病,热气渐盛,胆气随之上溢于口腔,所以感到"口苦";热必耗液,且必上炎,咽部的津液被灼,因而干燥;热熏于两目,所以发生头晕眼花的现象。总之是由于少阳经邪热上迫的关系。

少阳病虽然以口苦、咽干、目眩等为主证,但症状的出现,并不是那样一成不变的,所以仲景把少阳病归纳为少阳中风和少阳伤寒两大类型,而他们彼此间又有怎样的区分呢?

原文第264条:少阳中风,两耳无所闻,目赤,胸中满而烦者,不可吐下,吐下则悸而惊。

原文第265条:伤寒,脉弦细,头痛发热者,属少阳。少阳不可发汗,发汗则谵语,此属胃,胃和则愈,胃不和,烦而悸(一云躁)。

这两条为少阳中风、伤寒之脉证及误治病变。

我们先来分析少阳中风、伤寒的症状。

中风和伤寒,都有口苦、咽干、目眩等共同症状,但是中风则风热壅甚,所以有耳聋目赤、胸中烦满等症,而伤寒则热邪较轻,只有头痛发热,还没达到耳聋目赤那种程度。为什么会产生这些症状呢?脉象有什么区别呢?下面我们来讨论。

我们从病理方面来分析。先说中风,耳聋、目赤、胸中烦满,这和少阳经络循行有关。少阳经络荣于头目,循于胸中,风热壅于少阳经,所以会出现这些症状。

伤寒,头痛发热是木火上炎,邪热向上向外所致,脉弦细,主要是因为寒主收引。

少阳经脉的循行是目锐眦→耳后→入耳后→入耳中(支者)→缺盆→下胸中→循胁下。少阳经脉,起于目锐眦,经耳后,入耳中,其支者下缺盆,入腋下,下胸中,循胁。少阳风热壅甚,必影响其经脉而表现出症状,所谓"有诸内必形诸外"。少阳伤寒虽然也同样是少阳经受病,但热势较轻,正气仍有祛邪向上向外的趋势，所以出现头痛、发热等症。当然不能说中风证就绝对没有头痛，而耳聋目赤，是两者鉴别的关键。脉所以弦而细，正是由于邪热不甚，而寒主收引的关系。条文中虽然没有说到中风脉象，但是我们经过病理分析，知道它的脉象为弦而数。

264条说明少阳中风不可吐下。265条补说伤寒不可发汗。仲景写文章的特点，往往是互相发挥的，我们应该彼此参照。所以说不可汗、吐、下，如果误用了这些方法会产生病变。

那么如果误用汗、吐、下法，会出现什么样的情况呢？

少阳中风，属于无形之邪，如果误用吐下就会虚其中气，神志虚怯，如原文说的就会“悸而惊”。少阳伤寒邪不在表，如果误汗，就会津液外泄，胃中干燥，阳明燥结，必发谵语。

吐法，是吐胸中的痰实；下法，是下胃肠的燥热，而少阳是一种无形的热，只能用和解清热的方法，不是吐下所宜，如果误用，不但不会去病，反而伤了正气，发生神志虚怯的惊悸症状。汗法是解除表证的治法，而少阳病邪不在表，原则上已非汗法所宜，误汗则伤津，病转阳明发为谵语，这时候如果及时用调胃承气汤和其胃气，病就好转，所以条文中说：“胃和则愈。”如果没有和胃，就会进一步发展，不但谵语而且要出现烦躁不安的症状。烦而悸的“悸”字以“躁”字更为合适。

总之，见“口苦、咽干、目眩、脉弦”的为少阳病，除有少阳证外，又见耳聋目赤，胸中烦满、脉弦数为少阳中风，有少阳证而头痛、发热、脉弦细的，为少阳伤寒，治宜和解，都不可用汗、吐、下之法。

由于体质有强弱，病邪有轻重，因此少阳病也和其他经一样，有传经的，也有不传经的。

二 传经，不传经，欲解时

原文第270条：伤寒三日，三阳为尽，三阴当受邪。其人反能食而不呕，此为三阴不受邪。

本条为少阳病欲愈之证。

“三阳为尽”：根据《素问·热论》：“一日巨阳受之，二日阳明，三日少阳，四日太阴”等，这是指传变方式而言。“三阴当受邪”意思是指四日太阴受之，当见腹满而吐、食不下、自利、腹痛等症。

伤寒三日，三阳为尽，三阴当受邪，意思是说少阳病，如果转属三阴证，太阴是首当其冲，应当出现上述的太阴症状，三日四日等数字是约数，不是肯定的。

如果没有太阴症状出现，而病人又“反能食而不呕”，说明太阴经气旺盛，不受病邪侵袭，所以仲景说“此为三阴不受邪”。太阴为三阴之长，脾气健旺则少阴、厥阴也自不会受邪了。而且能食而不呕，也就是少阳病的“心烦喜呕，嘿嘿不欲饮食”等症已去，所以说少阳也解了。如果病转属三阴，它的症状又怎样呢？我们在下一条讨论。

原文第 269 条：伤寒六七日，无大热，其人躁烦者，此为阳去入阴故也。

这一条论述的是少阳传三阴之证。

我们怎样知道它是病入三阴呢？

“无大热”说明阳证已去，“躁烦”说明邪已入阴，所以仲景说“阳去入阴”。

三阳病都有热，太阳病是恶寒发热，少阳病有往来寒热，而阳明病则热度更高，有身大热，以示三阳证已罢。躁烦虽然阳证和阴证都有，但此既无三阳证而躁烦，当然是阴证的躁烦了。

正由于本条症状叙述比较简单，所以注家对“阳去入阴”有不同理解。概括来说主要有两种不同的理解。第一种认识是三阳病去，病入三阴，《医宗金鉴》就是持这种观点的。另一种理解是表证去邪入里，也就是入阳明之里，日人丹波元坚等人持这种看法。

他们这两种说法，我们应当何所适从，当然要进行分析。

我们知道阳盛烦躁，或但烦不躁，或先烦后躁，这是有根之火，内外热甚；阴盛烦躁或但躁不烦，或先躁后烦，这是无根之火，外微热。本条是身微热而烦躁，我们认为《医宗金鉴》等的说法较为合理，当然，辨证的关键，不能仅在“躁烦”等字眼上去推敲，《伤寒论》里阳证也有说躁烦的，这里提出只供临床上参考。而辨证的关键在于“无大热”，但是我们还应该理解，仲景只指出关键性的症状，条文中说明“阳去入阴”当然略去三阳症状，也略去三阴的次要脉症。

原文第 271 条：伤寒三日，少阳脉小者，欲已也。

这一条是说少阳病欲解之脉。

伤寒三日病入少阳，我们知道少阳的主脉是弦。现在出现了小脉，小脉是对大脉而言这是病将向愈的脉象。正如《黄帝内经》中说：“大则病进，小则病退。”但是这只是就一般情况而言，并不是绝对的，还须脉证合参，方能作出决定性的诊断。

小脉，在少阳病来说，大多是病欲愈的脉象，但必须与 279 条的症状相结合参照，如果能食不呕而且热退神清的，这才是欲已的征兆。反之脉虽小而高热神昏，这是阳证见阴脉，或者四肢厥冷，又为病入三阴，这些都是病进的现象。学习

《伤寒论》,就得全面互参,才能得其真谛,不能局限于某些条文或字句之下。

原文第 272 条:少阳病欲解时,从寅至辰上。

本条是说少阳病欲解时。

讨论六经病都有欲解时,这主要是人与自然环境有密切的关系,在太阳篇中已经讨论过,这里不再重复。

总之,少阳病传与不传,决定于脉与证,主要的见症是无大热而躁烦的,是病有向三阴病发展的趋势。如果病人反能食而不呕,而脉小的,这是病将向愈。关于传与不传就讨论到这里,假若病不自愈,又不传经,我们该怎么办呢?当然要进行治疗,对此问题,下面再进行讨论。

三 小柴胡汤证

(一) 小柴胡汤证正局

原文第 96 条:伤寒五六日中风,往来寒热,胸胁苦满,嘿嘿不欲饮食,心烦喜呕,或心中烦而不呕,或渴,或腹中痛,或胁下痞硬,或心下悸,小便不利,或不渴,身有微热,或咳者,小柴胡汤主之。

这一条论述的是小柴胡汤主证以及或然证。

"伤寒"指广义的伤寒。"中风"指少阳中风,表现为口苦咽干、目眩、耳聋、目赤、胸中满而烦等。"伤寒五六日中风"即外感热病,经过五六天左右而出现少阳中风症状。我们先来分析下它的主证。

"往来寒热"是邪正相争的表现,邪踞半表半里,它出与阳争则热,入与阴争则寒,所以出现寒热休作的交替热型,与太阳病的发热恶寒同时出现不同,和疟疾寒热有定型的也不同。"胸胁苦满"是邪热壅于少阳经脉所出现的症状,依据少阳经脉的循行路线,我们不难理解。"嘿嘿不欲饮食"由于邪热郁于胸中,下迫于胃,胃气受伤,不能消化水谷,所以嘿嘿然不言不语,不想吃东西。"心烦喜呕"是由于胆火上炎,迫于心神而烦,引起胃上逆而呕。总之,是由于邪踞少阳,正邪分争,风热壅甚,脏腑互相影响的缘故。

下面再说或然证。

"胸中烦而不呕",热郁胸中,而胃气没有逆,所以但烦而不呕,这是由于体质不同的缘故。"渴"是热伤津液的结果;"腹中痛"是由于木火亢盛,燥伤阴液,腹部脏器肌肉失于濡养而痉挛拘急,引起腹痛。"胁下痞硬"是邪热郁于胸胁而产生水饮停聚,所以有硬满的感觉。"心下悸,小便不利"是水停心下而下不达的缘故。“不渴而身微热”乃表邪未全解，这里的身热是经常的，与往来寒热的恶寒时身热不同。“咳”是肺寒气逆的症状，这里的咳，多为白泡沫痰，不是干咳或者咳痰黄而黏稠。

治疗用小柴胡汤。

方中柴胡气质轻清，味苦最薄，能疏少阳的郁滞，黄芩苦寒，气味较重，能清胸腹之热蕴热以除烦满，两者合用能解少阳半表半里之邪，和解少阳。半夏降逆止呕，生姜止呕，所以用姜、夏来调理胃气，降逆止呕。人参、炙甘草、大枣用以益气和中，扶助正气以祛除邪气。这个方配伍很有深意，寒温并用，升降并使，可以疏利三焦，调达上下，宣统内外，和畅气机。方后有加减法。如果胸中烦不呕，去半夏人参，加瓜蒌实，用以除热荡实。出现渴就去半夏加人参瓜蒌根，泄热生津。腹中痛去芩加芍，因为黄芩苦寒易伤脾阳，加芍药可以泻木止痛。胁下痞硬，去大枣是甘能益满，加牡蛎，则是咸可软坚。心下悸，小便不利，去黄芩，水饮得寒则停滞，所以加茯苓，得淡则渗利。不渴身有微热，去人参防滋滞碍邪，加桂枝以解表邪。咳者去人参大枣，因为它们甘壅不利气逆，生姜易干姜以温肺，加五味子，止逆气。

少阳病的原因，主要是来自于两方面：一是少阳本身直接受病；二是由太阳转属而来。下面我们先来讨论第一个方面。

原文第97条：血弱气尽，腠理开，邪气因入，与正气相搏，结于胁下，正邪分争，往来寒热，休作有时，嘿嘿不欲饮食，脏腑相连，其痛必下，邪高痛下，故使呕也。小柴胡汤主之。服柴胡汤已，渴者属阳明，以法治之。

这一条论述的是少阳病的原因、病理及转属阳明的辨证。这一条是承接上条而来，反复阐述的是少阳本身直接发病的病理机制。

“血弱气尽，腠理开，邪气因入”，说明了少阳本身直接得病的原因，是由于气血虚弱，肌腠疏松，卫阳不密，因而邪气乘虚直入。

邪入与正气相搏，结于胁下，我们知道胁下是少阳所主的部位，少阳受病，经气不利就会胸胁苦满。少阳的病位是在半表半里，正邪分争，邪胜则寒，正胜则热，所以就会往来寒热。脏腑相连，这里的脏是指肝，腑指的是胆。肝和胆相连，肝能克脾，脾能传胃，脾与胃也相连。肝位较胆为下，邪在少阳而痛在胁或者腹，所以说是“邪高痛下”。肝气横逆，胆热犯胃，胃气上逆则呕，这就表明这里的呕是胆热所致，因此呕是少阳病的主证之一。嘿嘿不欲饮食也是少阳肝胆之热影响到脾胃所致。无论是寒热往来、胸胁苦满，还是呕逆胁腹疼痛，都是由邪结少阳所致，所以仲景说“小柴胡汤主之”。

病理方面，上面已作了讨论，这里不再谈。但要说明的是，过去注家有认为本条就是为了解释上条，如"与正气相搏，结于胁下"是解释"胸胁苦满"句；"正邪分争，休作有时"是解释"往来寒热"句。我们认为不是那么简单，它应该还包含少阳本身受病的原因及转属阳明的证候特征和治法。

"服柴胡汤已，渴者，属阳明，以法治之。"这是说服小柴胡汤后的转归。

服了柴胡汤以后，少阳病解，反而渴的，这是病传阳明的证候，这里的所谓渴，与小柴胡汤或然证的渴，有轻重的区别，是指烦渴而言。呕和渴，就是它们的辨证要点，上面阳明篇 204 条"伤寒呕多，虽有阳明证不可攻之"，已经讨论过。"以法治之"，就是示人按照阳明病相应的方法进行治疗。

原文第 266 条：本太阳病不解，传入少阳者，胁下硬满，干呕不能食，往来寒热，尚未吐下，脉沉紧者，与小柴胡汤。

原文第 267 条：若已吐下发汗温针，谵语，柴胡汤证罢，此为坏病，知犯何逆，以法治之。

这两条说的是太阳传入少阳的证治及因误治而救逆的原则。

本太阳病不解，又出现胁下硬满，干呕不能食，往来寒热脉沉紧等症，说明病已由太阳转入少阳。尚未吐下，说明未经误治，正气未伤，所以没有邪陷三阴的可能。因病属少阳，所以治法宜和解，与小柴胡汤。

"若已吐下发汗温针"，说明已经误治，小柴胡汤证已经不存在。出现谵语，这是误治的结果。

266 条，说明太阳病传入少阳，而出现胁下硬满等证，故用小柴胡汤治疗。267 条，则作了进一步的发挥，举出因误治，经汗、吐、下、温针等，而柴胡证又没有了，反而出现谵语，这是因误治而成了坏病，就要按照它的具体情况，查清楚是犯哪一种错误，再根据病情去救治，不能再用小柴胡汤了。

少阳病的脉象是弦数或弦细，而这里的脉是沉紧，因此引起许多注家的怀疑，对这些问题，有进一步研究的必要。注家有三种看法：第一种观点是舍脉从症；第二种观点是把"尚未吐下脉沉紧"缩成一句看，言未经吐、下，脉也不沉紧；最后一种观点认为这是对浮紧而言，意思是太阳脉浮紧，病入少阳，脉也由浮变沉。

这三种意见，到底哪一种正确呢？我们认为第三种比较合理，因为弦脉和紧脉是相近似的，而且 151 条说："脉浮而紧，而复下之，紧反入里。"这说明病邪传入属于里，脉搏也随之而改变。

少阳病的主证及传变情况已经讨论了，而少阳病有两大类型，它们的治疗方法也有区别。

原文第 101 条：伤寒中风，有柴胡证，但见一证便是，不必悉具。凡柴胡汤病证而下之，若柴胡证不罢者，复与柴胡汤，必蒸蒸而振，却发热汗出而解。

这一条说的是运用小柴胡汤的原则以及误下后服小柴胡汤的机转。

这里的伤寒中风，指少阳伤寒或中风而言。本条是探讨柴胡汤的运用方法，也是论述少阳中风伤寒的治法。

“伤寒中风，有柴胡证，但见一证便是，不必悉具。”这句话道出了小柴胡汤的运用原则。柴胡证是指“往来寒热、胸肋苦满、嘿嘿不欲饮食、心烦喜呕”四大证。小柴胡汤是治疗少阳病的主方，无论是少阳中风或伤寒，只要有四大证之一，就可以运用，不必全部具备。这里所谓柴胡汤，包括小柴胡汤的加减而言。如果是少阳伤寒，有头痛、身热等症，就应该去人参加桂枝。其次，凡是柴胡汤证而误用汗吐下后，只要柴胡证仍在的，也应该运用，只是误下后，柴胡证仍在，而再用柴胡汤时，会出现蒸蒸而振，发热汗出而解的反应。为什么会有这些反应，下面再做解释。

“但见一证便是”，由于仲景没有明确指出是哪一证，因此引起许多注家有不同的认识，现在就先讨论这个问题。

注家的观点概括起来一共有四个。第一种是以指成无已为代表的，认为是指或然诸证。第二种观点认为是指口苦、咽干、目眩，程应旄等即是持这种观点的。第三种观点认为但指往来寒热一证，比如说恽铁樵等。最后一种观点认为指小柴胡汤四大证之一，如刘栋等。

这四种说法，哪一种正确呢？

我们认为：第一种说法太宽泛，没有一定的准则，如指或然证中的口渴，或心悸小便不利是否就可以用小柴胡汤呢？当然不可以。第三种说法不太可靠，因为太阳病中的桂麻各半汤等条，也有寒热证如疟的，就不能用柴胡汤。其他两种说法，都有片面性，不够完整，应该把第二种和第四种说法结合起来，就比较全面。也就是说，小柴胡汤的运用，是有少阳病的口苦，咽干，目眩等症，而又见往来寒热等四大证之一者才可以用。

服柴胡汤为什么会蒸蒸而振呢？这是因误下而导致阳气内陷，复又得小柴胡汤之助，正气亢奋，与邪抗争，故如同蒸热，阳气未达肌表，故外则振寒，继而正胜邪却，发热汗出而解。

（二）小柴胡汤证变局

小柴胡汤证变局，也就是少阳病的变局，我们除了上面所讨论的从正面认识少阳病以外，还要认识它的变化，本节讨论分两方面：一、“太少并病”，二、“少阳兼里虚”。现在先讨论第一部分。

原文第 99 条：伤寒四五日，身热寒风，颈项强，胁下满手足温而渴者，小柴胡汤主治之。

这一条为小柴胡汤证的变局，太少并病。

我们怎么知道它是太少并病而偏重少阳呢？当然是通过辨证。身热恶风，颈项强，这是太阳证，没有头痛身痛，所以说太阳证较轻；胁下满，手足温而渴，这是少阳证，较重，证偏于少阳，所以从少阳论治。

本条条文，是一种举方略证的笔法，我们从“小柴胡汤主之”一句，应该理解此条应该有小柴胡汤的主证，如口渴、咽干、目眩等，少阳病已见胸胁满，手足温而渴，说明邪热渐甚，已化热伤津，虽有身热恶寒等表证，也不可发汗，发汗就会津伤化燥，必发谵语，不但不能单用发汗，即使柴胡桂枝汤或小柴胡去参加桂，也不能用，这是因为已见口渴。下面继续讨论第二部分“少阳兼里虚证”。

原文第100条：伤寒阳脉涩，阴脉弦，法当腹中急痛，先与小建中汤，不差者，小柴胡汤主之。

本条论述的是腹中急痛的治疗步骤。

这里的“伤寒”是指少阳伤寒而言，少阳脉是弦，现在的脉象是浮取之则涩，沉取之则弦，涩脉是营血不足、血行不畅的脉象，而弦脉又主痛，所以法当腹中拘急挛痛。这是少阳病兼里虚的证候，所以要先服小建中汤来温中补虚。如果服了小建中汤以后，腹中急痛等症已去，而少阳病仍在的，就再用小柴胡汤治疗。

上条说太少并病见胸满口渴等症，不能用桂枝，而这里为什么又可以先服小建中汤呢？在一般情况下，少阳病出现胸胁满，是不能再用辛温药的，这里是因为兼里虚腹痛，如果不先温里补虚，就是服小柴胡汤，也很难鼓动正气，战胜病邪，此所以先与小建中汤，“与”是暂时的意思，乃适应病情的一种机动方法。

总之，小柴胡汤的变局，也就是术语“少阳病”的兼证。太少并病偏重于少阳的，就要选用小柴胡汤。兼里虚而脉涩腹痛的，则服小建中汤，然后再用小柴胡汤治疗。

（三）小柴胡汤禁例

原文第98条：得病六七日，脉迟浮弱，恶风寒，手足温，医二三下之，不能食。而胁下满痛，面目及身黄，颈项强，小便难者，与柴胡汤，后必下重。本渴饮水而呕者，柴胡汤不中与也。食谷者哕。

这条讨论的是表证兼里虚而误用下法导致病变，以及中虚饮停的柴胡疑似证。

我们怎么样知道它是少阳的类似证呢？它到底是和哪一经的症状相类似呢？主要是通过证候的分析。

脉浮弱，恶风寒，表面上看好像是太阳证，但无头痛、颈项强等症，而且脉迟，就不一定是太阳病。脉迟，手足温是太阴病的脉症，所以脉迟浮弱、恶风寒、手足温等，合起来看应该是太阴伤寒的证候。太阴篇 278 条："伤寒脉浮而缓，手足自温者，系在太阴，太阴当发身黄"，就和这里的证候相似，既然是太阴病兼表不和，就不可攻下，应当用温里和表的治法，如桂枝人参汤等。如果误下，会有哪些病变呢？

本来是太阴证的证候，医生反而再三运用泻下法治疗，势必会造成脾胃更加虚弱，所以不能食，这里的不能食，与少阳证的嘿嘿不欲饮食不同。这里是由于脾阳虚则失于运化，水饮停滞肠胃，所以见胁下满痛，和少阳证的胸胁满痛，也有所不同。面目及身黄，是由于脾不运化，寒湿郁滞的结果，呈暗黄色，与阳黄鲜明橘子色不同。颈项强是湿痹于上的关系，《黄帝内经》有云"诸颈项强，皆属于湿"，不一定太阳病才有。小便难是由于脾失健运的缘故，与阳证的小便短赤不同。渴饮水而呕，也是由于脾不运化，津液不布则渴，水气停积于胃，所以虽然渴欲饮水，但是饮水则呕，和少阳病的不饮水，喜呕不同。总之，这一系列的症状，都是由于误下而致脾胃虚寒的后果，证虽类似少阳，而实际是太阴病。如果我们误认为是少阳病，而错误地用小柴胡汤治疗，它的后果又会怎样呢？

太阴虚寒证，误用小柴胡汤，则是阴证用寒药，就会犯虚虚之弊。"后必下重"就是一误再误，中气下陷所致。"食谷者哕"更是胃气将绝的征象，阳明病篇 226 条云："若胃中虚冷，不能食者，饮水则哕。"导致这样严重的后果，预后多不良，我们做医生的人，岂不应该小心翼翼认真对待？

这里是讨论太阴病类似少阳病的鉴别，下面我们再讨论少阴病类似少阳病的诊断。

原文第 148 条：伤寒五六日，头汗出，微恶寒，手足冷，心下满，口不欲食，大便硬，脉细者，此为阳微结，必有表，复有里也。脉沉亦在里也；汗出为阳微，假令纯阴结，不得复有外证，悉入在里，此为半在里半在外也。脉虽沉紧，不得为少阴病，所以然者，阴不得有汗，今头汗出，故知非少阴也，可与小柴胡汤。设不了了者，得屎而解。

本条为阳微结的证治及与纯阴结的辨证治疗。

什么叫做"阳微结"？什么叫做"纯阴结"呢？它们之间又有什么区别呢？先来说一下什么是"结"，结就是指大便秘结。阳微结就是邪热不甚的便秘，这是相对于"纯阳结"而说的，纯阳结就是指阳明腑实证的便秘；纯阴结呢？它就是属于少阴病的便秘。

我们来条文中是怎么论述的。阳微结："头汗出"，我们知道这是郁热上蒸所致；微恶寒，属于表证，有没有发热呢？一定有的，这里是省文。又有手足冷，手足冷是由于阳郁于里而不能达于四肢所致；“心下满，口不食欲，大便硬”，这些都是由于邪气结于胸胁，津液不下，胃气失和所致；“脉细”，结合下文应该是沉紧而细，这是因为阳郁于里，气血流行不畅，所以脉道不利，脉象沉紧而细。这些都属于里证，有表里证，所以用小柴胡汤，和解表里之邪。

纯阴结呢？没有头汗出，微恶寒，属于阳虚，但有手足冷，心下满，口不食欲，大便硬，脉沉，这属于里证，悉入在里，以法治之。

阳微结，是属于阳证而热不重的大便秘结，所以有头汗出、微恶寒等表证，又有手足冷、心下满等里证。而纯阴结则为阴证的大便秘结，少阴病不会有头汗出，而只有手足冷等里证，这两者就是它们的辨证关键；虽然少阴病在虚阳外脱的时候，也有大汗亡阳的情况，那是虚脱的征候，就不是一般阴寒证的大便秘结所可比拟了。但是“阳微结”为什么要用小柴胡汤呢？因为“阳微结”不能大下，只好用和解的方法治疗，所谓“上焦得通，津液得下，胃气因和”。

“设不了了者，得屎而解”这是提示我们可以酌情用通下剂治疗。

如果服小柴胡汤后，大便不解而病不愈，如果需要外导的，可用蜜煎导或猪胆汁导等，如果想用和解兼攻里实的治法，可选用大柴胡汤等。

以上我们讨论了少阳病的正治法和太阳少阳并病的治法。那么，如果太阳与阳明并病又该怎么办呢？

四 大柴胡汤证

原文第103条：太阳病，过经十余日，反二三下之，后四五日，柴胡证仍在者，先与小柴胡汤；呕不止，心下急。郁郁微烦者，为未解也，与大柴胡汤，下之则愈。

原文第165条：伤寒发热，汗出不解，心中痞硬，呕吐而下利者，大柴胡汤主之。

这两条论述的是少阳兼里实证的辨证治疗。

所谓少阳兼阳明，就是有少阳证，而又有阳明证。在治疗上有时需要经过两个步骤，即先与小柴胡汤，后与大柴胡汤。为什么先要与小柴胡汤呢？

这是因为太阳失治，病传少阴，因误下，柴胡证仍在，所以先与小柴胡汤和解少阳而透下陷之邪，使邪从外解。

太阳病经过十多天，病已传入少阳，我们是怎么知道的呢？从“柴胡证仍在”一句，可以理解。未经攻下之前，已经有柴胡证，这是省笔法。因为太阳病经过十多天，失于发汗，病虽传入少阳，而肌表未经透发，医生反而二三攻下，阳气因而内陷，幸得病不变坏，仍有口苦、咽干、目眩往来寒热等柴胡汤证，由于太阳病时失于发汗，表气未通，按照治疗原则，应该先表后里，所以要先与小柴胡汤，透里达表，使邪从外而解，这是先与小柴胡汤的理由。如 165 条已有“汗出不解”，因此就不必再经过两个步骤了。

那在什么情况下才适用大柴胡汤呢？“柴胡证不解，呕不止，心下急，郁郁微烦，或心中痞硬下利”说明病已波及阳明，用大柴胡汤和解少阳，而兼泻阳明。大柴胡汤应该用于服小柴胡汤透表之后，少阳病仍在，仍继续呕吐，而且出现心下急，郁郁微烦或心中痞硬而下利，这时病邪已趋入阳明，造成两经并病，所以取大柴胡汤，一方面和解少阳，一方面泻阳明壅实使邪从下解。

大柴胡汤的作用是和解少阳兼通里实。

邪踞少阳、阳明，故用小柴胡汤，合小承气汤加减治疗：小柴胡汤去参草，小承气汤去厚朴，加芍药。少阳证固然不可用下法，然而兼阳明证，又不得不下，此时大柴胡汤实为最佳方剂。

以上我们讨论了太少并病和少阳兼阳明等证的症状及治法，但其中还有很多变化，没有谈到少阳病经过误治后，病变怎样，如何治疗等。下面将进一步讨论。

五　柴胡汤类证变法

(一) 柴胡桂枝汤证

原文第 146 条：伤寒六七日，发热微恶寒，支节烦痛，微呕，心下支结，外证未去者，柴胡桂枝汤主之。

这一条是说太少并病轻证的治法。

“发热微恶寒，支节烦痛”，可以看得出是太阳病的症状，然较啬啬恶寒、周身骨节疼痛的证势要轻微得多。“微呕，心下支结”，这就属少阳证了，但病情轻微，没有到心烦喜呕、胸胁苦满的程度，只不过心下觉得支撑烦闷罢了。正因为太阳和少阳的证势均不太重，所以用桂枝汤外，与小柴胡汤合方，而分量仅用两方的一半。

上面在 99 条讨论过，太少并病，而偏于少阳的辨证，和这里的偏于太阳有何不同呢？99 条已经出现“胁下满而渴”，说明少阳的热邪已甚，已见化燥伤津之象，邪气偏重于少阳。本条则偏重于支节烦痛，而心下支结比胁下满为轻，所以说偏重于太阳，是有所不同的，因此治法也就不同了。

(二) 柴胡桂枝干姜汤证

原文第 147 条:伤寒五六日,已发汗而复下之,胸胁满微结,小便不利,渴而不呕,但头汗出,往来寒热,心烦者,此为未解也,柴胡桂枝干姜汤主之。

这一条论述的是少阳病误治,水饮内停的辨证治疗。

本条省去"柴胡证仍在",伤寒五六日,病已传入少阳,因少阳不可发汗,误汗则伤正气,气机不利,宣化失职,致水饮停滞于胸胁,但是虽误治,未成坏证,而柴胡证仍在。我们怎样知道他是少阳兼水饮内停呢?当然是通过辨证。

"往来寒热,心烦"我们知道这是少阳证,我们知道如果只是少阳证,那一般是胸胁苦满,呕而不渴,小便自可,而现在是胸胁满微结,小便不利,渴而不呕,这就提示我们是有水饮内结了。少阳枢机不利,胆火内郁,每每可以导致三焦决渎功能失常,邪热与水饮搏于胸胁,胸胁满微结;水道失于通调,阳气不得宣化,所以会小便不利,口渴。胃气尚好,所以不呕。少阳的邪热未解除,热蒸于上,所以头汗出。总之,是由于少阳病误用汗、下而病不解,且伤津水停的缘故。

怎么治疗?"柴胡桂枝干姜汤主之"。

方中柴胡、黄芩和解少阳之邪,瓜蒌根、牡蛎用来止渴并开结去痰;桂枝、干姜、炙甘草合用,可以振奋中焦阳气,温化寒饮。本方是从小柴胡汤加减而来的,因为不呕所以去半夏,因为水邪内结所以去人参、大枣之甘温壅补。

这里小便不利,为什么不加茯苓呢?之所以不加茯苓,是因为无"心下悸",水不在胃而居胸胁。

方后说"初服微烦,复服,汗出便愈",这是什么原因呢?

初服微烦,桂姜振奋阳气,正邪相争,所以会微烦;复服则阳气通,水热互化,表里和,汗出而愈。

(三) 柴胡加芒硝汤证

原文第 104 条:伤寒十三日不解,胸胁满而呕,日晡所发潮热,已而微利,此本柴胡证。下之以不得利。今反利者,知医以丸药下之,此非其治也。潮热者,实也,先宜与小柴胡汤以解外,后以柴胡加芒硝汤主之。

这一条是少阳病内夹燥结的辨证与治疗。

"已而微利"是倒装笔法,应该在"此非其治也"后面,意思是误用丸药攻下后,才出现微利。

我们先来分析未下前的症状。未下前的症状是"伤寒十三日不解,胸胁满而呕,日晡所发潮热",我们来分析。外感热病,十三日左右不解,而见胸胁满等症,是病已传入少阳。日晡潮热,是阳明燥实、大便秘结的表现,阳明旺于申酉戌,所以在下午四时左右潮热. 这是少阳已经并入阳明的证候。既然是阳明燥结,又为什么会下利呢?

在原有症状上,增加了微利,这是因为误用丸药攻下的缘故。微利的症状,是由于误下而来的,丸药可能是巴豆制剂,如备急丸、紫圆等,这种药性温而下速,不是外感热病所宜,如果误用,虽然利但是燥结反加重,所以微利而仍潮热。已经微利,但是为什么还用芒硝呢?因为肠中仍有燥结。正如条文中指出的"潮热者实也",即本证的辨证要点。

总之,少阳病兼见日晡潮热的阳明里实证,应该用柴胡加芒硝汤下之,不可以温热的丸药攻下;若误下之,不但病不解,反而加微利,尽管微利,只要还有潮热的症状,仍是里实证,仍然宜用本方。为什么又要先与小柴胡汤呢?这是因为少阳证未解,所以先用小柴胡汤和解少阳,再观察病情,如果病不除的话,再用柴胡加芒硝汤,这是仲景按步骤用药的思想,我们要好好体会。

我们前面说大柴胡汤证也是柴胡加芒硝汤证少阳兼阳明腑实,那么它和本证有什么不同呢?大柴胡汤证是邪热壅实而正气未虚,所以不用参草,加枳芍大黄以通下,而本证是燥结盛而且正气已伤,所以仍用参草,只加芒硝,与大柴胡汤相比,算得上是和解枢机兼通下实热的轻剂。

(四)半夏泻心汤证

原文第149条:伤寒五六日,呕而发热者,柴胡汤证具,而以他药下之,柴胡证仍在者。复与柴胡汤,此虽已下之,不为逆,必蒸蒸而振,却发热汗出而解,若心下满而硬痛者,此为结胸也,大陷胸汤主之。但满而不痛者,此为痞,柴胡不中与也,宜半夏泻心汤。

这条是说明少阳病误下后的三种不同转归。

本条应分三段来看,"伤寒五六日"至"却发热汗出而解"为第一段,说明少阳病虽经误下,柴胡证仍在,仍用柴胡汤治疗。"若心下满而硬痛"至"大陷胸汤主之"为第二段,说明误下后成为结胸的症状和治法。"但满(硬)而不痛"至"宜半夏泻心汤"为第三段,说明误下后成痞证的证治。这就是少阳病误下后的三种不同转归。为什么有不同的转属呢?

少阳病本来禁用汗吐下等法,由于体质或误下的程度不同,而有三种不同的转归,如果正气强的体质,虽经误下仍能抵抗,不因误下而变为逆证,所以仍见少阳病的症状,在治疗上当然仍应用柴胡汤和解少阳。不过服药后,容易发生蒸蒸而振的瞑眩现象,为什么会发生这些现象,在101条已经谈过,不再重复。如果病人素有水饮,而正气又较弱的,误下后邪热内陷,与胸胁间的水邪相互搏结,便会出现心下满痛的结胸证,在治疗上就应该随证而用大陷胸汤。假若胃气不健的体质,误下后,邪热内陷,与正气搏结于中,心下满而不痛的,这又是成为痞证了，宜半夏泻心汤。但既然心下痞而不痛，为什么不用“大黄黄连泻心汤”呢？因为大黄黄连泻心证是心下痞，按之濡，而这里是满而硬，条文虽未明确指出心下硬，但“满而不痛”一句，即为与上面“心下满而硬痛”句对举，两者相同，只有痛与不痛的差别，则下一句略去“硬”字可知。此外半夏泻心汤证尚有“雷鸣下利”等痞热兼水饮的症状，这也与大黄黄连泻心汤证的单纯痞热不同。

半夏泻心汤的作用是和中降逆消痞，因为本证是以呕为主证，所以以半夏为主药降逆止呕；我们知道痞证是由寒热错杂，气机痞塞所致，所以用黄芩、黄连苦寒以泄热，用姜夏辛温散寒，参、草、枣主要是用来补益脾胃。这个方寒温并用，辛开苦降，阴阳并调，从而能够恢复中焦升降的功能，达到消除痞满的目的。

半夏泻心汤证、生姜泻心汤证、甘草泻心汤证需作鉴别，请看下表（表31）。

表31　三泻心汤证治鉴别表

方证	症状		病机		治法	
	相同	不同	相同	不同	相同	不同
半夏泻心汤证	心下痞硬呕逆，肠鸣，下利	呕逆为主	中虚热结胃气壅滞		苦泄辛开甘温益气	以半夏为君，为泻心代表方
生姜泻心汤证		干噫食臭胁下有水气		兼水食停滞		以生姜为君，和胃散水
甘草泻心汤证		痞利益甚干呕心烦不安		反复攻下胃气更虚客气上逆		以炙甘草为君，益胃缓中

（五）黄连汤证

原文第173条：伤寒胸中有热，胃中有邪气。腹中痛，欲呕吐者，黄连汤主之。

这一条是阴阳升降失常而致上热下寒的证治。

阳不得降而独治于上（上热）。

腹中痛（胃中有邪气）——阴不得升而独治于下（下寒）。

欲呕吐，是由于阳热拒于上焦，逆而欲吐，也就是胸中有热的结果，阳不得降而独治于上我们称之为上热。腹中痛，是由于寒邪居于下焦，郁滞不通而为痛，也就是胃中有邪气的结果，阴不得升而独治于下，我们称之为下寒。这里的胃其实也包括肠。总之是热邪上逆而欲吐，胃肠有寒而为腹痛。

所以治疗就用黄连汤，清上温下。方中黄连、半夏能清上热，降逆气而和胃；桂枝、干姜可以温散下寒，又可交通上下的阳气，人参、炙甘草、大枣用以益胃和中，助益恢复中焦。

我们可以发现黄连汤就是由半夏泻心汤去黄芩加桂枝而来的。这两个方虽然只有一味药之差，但主治就各不相同了。半夏泻心汤治疗的是寒热错杂，痞结心下，以呕吐为主，所以方中姜、夏、芩、连并用，辛开苦降以消寒热之痞，而黄连汤就不同了，它治的是寒热之邪分踞上下，以腹中痛，欲呕吐为主，所以重用黄连，并加桂枝，为什么呢？因为黄连能清胸胃之热，桂枝能交通阴阳以祛寒邪。

（六）柴胡加龙骨牡蛎汤证

原文第107条：伤寒八九日，下之胸满烦惊，小便不利，谵语，一身尽重，不可转侧者，柴胡加龙骨牡蛎汤主之。

这一条论述的是少阳病误下导致烦惊谵语的治法。

伤寒八九日，病已传入少阳，"下之"的后面可能略去"柴胡证仍在"等字样，因上面已经反复提到，所以就从略了。"胸满"即胸胁苦满的简称，谓在未下之前已有胸满等柴胡证，而误下后，不仅此等证候仍在，反而更增烦惊、谵语等，"烦惊"是由于误下后伤其气阴，神不内守而形诸于外为惊恐。"小便不利"是因为误下伤津和气化失司。"谵语"是误下后胃肠津伤化燥，热扰神明。"一身尽重，不可转侧"，是误下气虚气机不畅的结果。总之，是少阳病误下伤津而化热，气虚而水停所致。

所以治疗就用柴胡加龙骨牡蛎汤来和解少阳，通阳泄热，重镇安神。这个方是由小柴胡汤加减变化而来的。因为是柴胡证仍在，所以要用小柴胡汤和解枢机扶正祛邪为主，加桂枝主要是通阳和表，大黄是用以泄热清里；加龙骨、牡蛎、铅丹是用来重镇安神以除烦惊。加茯苓既可以宁心安神，又可以渗湿而利小便，因为邪热弥漫全身，所以要去甘草之缓，以专除热之力。

六 热入血室

为了讲述上的方便，我们把这三部分合并在一起讨论。

原文第143条：妇人中风，发热恶寒，经水适来，得之七八日，热除而脉迟身凉，胸胁下满，如结胸状，谵语者，此为热入血室也，当刺期门，随其实而取之。

原文第144条：妇人中风，七八日续得寒热，发作有时，经水适断者，此为热入血室，其血必结，故使如疟状，发作有时，小柴胡汤主之。

原文第145条：妇人伤寒，发热，经水适来，昼日明了，暮则谵语，如见鬼状者，此为热入血室，无犯胃气，及上二焦，必自愈。

所谓热入血室，就是妇人月经期间，适遇外感，邪热与血互相搏结所造成的病变。由于病体有强弱，邪陷有深浅的不同。所以表现的症状也不同，而治法当然也随之而异。如143条表现的症状是热退身凉。但是胸胁下满如结胸状，这是邪陷较深，瘀热主要结聚于胸胁，正气已无拒邪向外的动机，治疗上既不宜汗，透里达表的和解法也无能为力，所以又取针法，刺期门穴，泻其实邪。而144条则因出现寒热如疟等少阳症状，是正气犹有抗邪向外的动机，其邪陷也较浅，所以在治疗上则因势利导，用透里达表的小柴胡汤主治，当然，这里也有谵语症状，或有口苦、咽干等症，如果没有谵语，那就是一个太阳传入少阳的证候，而谈不上热入血室了，因此在治疗上也可以适当加入去瘀活血之药。145条仍有发热等表证，为邪陷最浅，虽然有暮则谵语，乃热扰血分的特征，而经水未停、邪热可借血行而外解，正如太阳伤寒，热随衄血而外解一样，我们不要见有谵语而误作阳明证，妄用攻下，所以仲景叮咛，无犯胃气，及上二焦，即不要见有表证就发汗，可以不药而自愈。

由于临床上热入血室的治法有虚实的不同，所以注家对经水适来或适断的虚实问题，也有不同的见解，程应旄等认为经水适来为虚，因为这是还没到经水来的时候，因病而逼血外出，胞宫就必然空虚，所以说属虚，而如果经水不到断的时候却因病而断，胞宫必然血阻，所以属实。汤本氏等的见解则刚刚相反，认为是胞宫无血为虚，胞宫瘀滞为实。成无已等则认为适来、适断皆属虚，否则病邪当无从而入血室，也有他的理由。究竟谁是谁非，下面讨论。

仲景提经水适来、适断，意在指出与血室的关系，不是辨虚实的关键。其实辨别虚实，应该从当前的脉证来决定，不能单凭适来适断来推测.我的理解是经水适来或适断都是造成热入血室的原因，而不是虚实的依据。当然程应旄等三种说法，指出了有虚实的两种情况，对我们仍有一定的启发，为了说明问题，现在我们来举例说明，如果是脉虚无力，唇面苍白，腹痛轻微，喜按，经水色淡那就属于虚，而如果是脉实有力，唇面紫赤，腹痛较剧，拒按，经水瘀黑结块，这就是属于实了。

热入血室是否仅限于妇女病？历来的注家们对这个问题，也有不同的看法，如成无已等认为男女均有热入血室，而高学山、汪琥等就有不同意见，他们认为这只属于女子病。

这两种见解，那一种正确呢？要解决这个问题，我们应该要首先弄明白血室是什么。

那血室是什么呢？这个问题，注家也有不同的认识。第一种观点认为血室指的是冲脉，如成无已、方有执等，为什么呢？他们是根据《黄帝内经》里“女子二七而天癸至，任脉通，太冲脉盛，月事以时下”这句话。第二种是以柯韵伯为代表的观点，他们认为血室指的是肝脏，他们的理由有三点，一是肝为藏血之脏，二是认为这里的证不在少腹而在胁上，三是男子也有此病。第三种认识是子宫，张景岳、山田氏等都是持这种观点的。他们的理由也有三点：一是条文多说到妇女，而且还跟月事有关。二是根据《金匮要略》妇人杂病篇里大黄甘遂汤条的论述，里面说：“妇人少腹满如敦状，小便微难而不渴，生后者，此水与血俱结在血室也。”三是阳明病篇 216 条热入血室之所以不言妇人，是因为太阳一再述及，而且已经包括在《金匮要略》条文中，所以从略。

我们认为第三种说法较准确，但肝脏与子宫也有密切关系，肝脉络阴器，又为藏血之脏，当然互有影响。

“无犯胃气及上二焦，必自愈”，我们应该怎么理解呢？这一点注家们的理解也是不一样的，有的认为禁用汗吐下三法而等其自愈，有的认为是禁下，禁柴胡剂，禁刺期门而等其自愈，还有的认为是禁汗下，而须用柴胡剂治乃愈。

我们认为“无犯胃气”，是提示我们不要误作阳明病的谵语而误下，从而避免伤及胃气，“上二焦”，即上中二焦，意思是告诉我们病不在上二焦，而在下焦。“必自愈”提示不要伤了正气，经行时热随血下就会自愈。

【小结】

少阳病的性质是半表半里的热证。以口苦、咽干、目眩为提纲证。但是要全面掌握少阳病的主证，还要和 96 条的小柴胡汤证结合起来，少阳病的主证主脉是口苦、咽干、目眩、往来寒热，胸胁苦满，嘿嘿不欲饮食，心烦喜呕，脉弦等。少阳病的病因多是由于正气较弱，病邪易入少阳，也就是文中说的“血弱气尽腠理开，邪气因入”。

正治方法是和解少阳，邪不在表，故禁汗，里不实，故禁下，胸中不实，故禁吐，所以少阳病有汗、吐、下三禁。

少阳病本证，除小柴胡汤的“往来寒热，胸胁苦满，默默不欲饮食，心烦喜呕”之外还要综合脉舌等证候，当有口苦、咽干、目眩、脉弦细、舌苔白等。治法宜和解为主，主方是小柴胡汤。运用小柴胡汤是要懂得灵活运用。深刻理解“但见一证便是，不必悉具”的含义。

少阳病主证之外，还有兼证，也有误治后形成的各种变证。如果是兼有太阳表证的，出现发热，微恶寒，肢节疼烦，微呕，心下支结就治以太少两解，用柴胡桂枝汤；如果是少阳兼阳明里实证，出现了呕不止，心下急，郁郁发热，或者心中痞硬，呕吐下利的，就应治以和解少阳，通下里实；如果是少阳传入阳明以潮热为主证的，说明燥屎已结，先用小柴胡汤解外，再用柴胡加芒硝汤；如果是误下阳气内陷，热郁水结，而柴胡证仍在的，就用柴胡桂枝干姜汤，化水饮透郁热；如果是误下气虚热郁，心神不守，胸满烦惊谵语的，用柴胡加龙牡汤和解镇固攻补兼施；误下成痞导致心下但满而不痛的，用半夏泻心汤泄痞降逆；上热下寒，阴阳升降失常腹痛欲呕的，用黄连汤和解上下。

热入血室是指妇女感受外邪发热后，适逢月经来潮，引起病机变化的一种疾病。它的主证是热除而脉迟身凉，或续得寒热发作有时，及胸胁下满或少腹满、谵语等。治法当刺期门，泄其邪实，或主用小柴胡汤，因势利导，或可因经水适来邪有出路。

附：合病、并病

什么是合病、并病呢？一般以两经或三经症状同时出现的叫做“合病”；一经之证未罢，又见他经症状的，叫做“并病”。

《伤寒论》中提出合病 7 条，并病 5 条、共计 12 条，叙证都很简略，后人有疑为错简残缺，甚至认为这不足为训，其实只要体会了仲景“举方略证”和“互相发挥”的写作特点，就不难理解它的精神实质。事实上有的条文，如柴胡桂枝汤证、大柴胡汤证，都是属于并病的范围，而在这里所提出的 12 条，正是补上述的不足，所以说，绝不是如有的注家所说的那样神秘莫测。

仲景提出合病并病的意义有两点。

一是补充说明六经不能单独归纳的证候，二是指出临床实践的机动性，以适应病情的变化。

《伤寒论》的六经分证，每经都有它的主证主脉，脉证井然不乱，所以在某经有病的时候，在症状上，就能反映它的特征来，故临床见到某某症状，就可以探知某经的病变状况和病邪的轻重如何。

但是病情变化，有时也不会这样机械固定，相反的，往往会出现错综复杂的证情；所以如果没有合病并病名称，就会彼此孤立，不能了解六经的病变关系，而且在临床治疗上，就不能认识这些变化，造成治疗上的困难或错误。所以仲景在六经辨证外；复提出合病并病之名，是有其重大意义的。

本篇所谈的合病并病，皆是阳经的病，根据定义所述，阴经亦有之，但论中三阴之病，仲景未言及合并之名，因此后人就说三阴无合并病，这是什么原因呢？我们知道，病到三阴，总是属虚寒性质，其中分太阴少阴仅不过表示正衰的微甚和病邪轻重程度而已。三阴病的性质都是里虚寒证，太阴是肠胃虚寒，少阴是全身性虚寒证，厥阴寒热胜复上热下寒证。可见它们的基本性质相同，所以在论中没有直接提出三阴经的合病并病问题，其实太阴病大实痛的桂枝加大黄汤证，何尝不是属合并病的范畴呢？所以在三阴中，虽无合并病之名，但却有合并病存在的事实。

那合病和后人所说的两感证又有什么区别呢？

合病与两感，是有它一定的区别的；所谓两感：就是互为表里的两经，同时俱病，如少阴病及发热麻黄附子细辛汤证，就是例子。而合病并不限于表里两经，如太阳与太阴，少阳与阳明，均能同时发病，所以谓之合病，这是二者不同点。

（一）太阳阳明合病

原文第 32 条：太阳与阳明合病者，必自下利，葛根汤主之。

原文第 33 条：太阳与阳明合病；不下利，但呕者，葛根加半夏汤主之。

原文第 36 条：太阳与阳明合病，喘而胸满者，不可下，宜麻黄汤。

这三条说的都是太阳阳明合病偏重太阳的证治。

我们先来分析一下总的病机。邪甚在表，热邪不得外泄，势必会迫及于里。里气扰动，下奔则为利，上逆则为呕，干于肺则为喘而胸满，三条症状，虽表现各异，但是病的症结都是在于表分，所以治当解表，表解则里自和。

太阳阳明合病的葛根汤证，是指有太阳表证，如项背强几几，无汗恶风等，同时又有下利，说明邪犯肠胃，病已波及阳明，所以说合病，但是以风寒表实为主，虽然有外邪入里伤及肠胃，但还没有化热，所以就应该以发汗解表为先，而且我们知道，葛根既能解表，又能止利，所以葛根汤在此就有发汗解表和止利的双重作用。如果是两阳合病，外邪内迫阳明只引起胃气上逆而发生呕的话，就在葛根汤解表为主的基础上再加半夏即可。虽然这里呕、利的表现不一样，可是邪犯阳明的病机是一致的，所以还是以解表为主。

葛根汤与葛根芩连汤都可以用来治利，它们有什么异同呢？相同点是它们都能用于治疗热利，不同点在于葛根汤适合于无汗恶寒表邪较盛者，葛根芩连汤主要用于喘而汗出里热较盛者。

太阳阳明合病的麻黄汤证，论中突出“喘而胸满不可下”，是有它的意义的，这从“举方略证”的观点上可以体会，“宜麻黄汤”是知道有麻黄汤症状，“喘胸满”为太阳本病，“不可下”说明是有便秘征候的，但不是里热燥实所引起，与 235 条“阳明病脉浮无汗而喘者，发汗则愈，宜麻黄汤”可以放在一起来看。

（二）太阳少阳合病

原文第 172 条：太阳与少阳合病，自下利者，与黄芩汤，若呕者，黄芩加半夏生姜汤主之。

这一条是论述太少合病偏于里热的治法。

所谓太少合病，自然也是两经症状，如头痛、发热、口苦、咽干、目眩等症，但是这里的合病，是偏重于少阳的治法，这与 146 条柴胡桂枝证，偏于表的治法不同，正是补其不足之处。正因为偏重于少阳的里热，所以热移于下则下利，逆于上则为呕。因此在治疗上不能发汗，只宜和解，因为它是里热下利，所以用黄芩汤清热止利，呕的话再加半夏生姜降逆止呕。为什么有下利而不称太阳阳明合病呢？因为有口苦、咽干、目眩等症状。

（三）阳明少阳合病

原文第 256 条：阳明少阳合病，必自下利，其脉不负者，为顺也；负者，失也。互相克贼，名为负也；脉滑而数者，有宿食也，当下之，宜大承气汤。

这一条说的是阳明少阳合病，偏重于阳明的治法。

什么叫顺和负呢？就是顺和违逆的意思，这在临床诊断上会经常用到。这里指滑数的脉和阳明的实证相合，叫做顺。如果出现弦直的脉，是肝邪太盛，木来克土，就是相互克贼的负证。

条文既然说是阳明少阳合病，那肯定有两经的证候，但条文只提出下利这一个证候，自然不会那么简单，我们应该“以药测证”来体会，就可以辨认其他的证候。

阳明证，是指不恶寒，反恶热，身热，自汗，腹满，便秘等腑实证而言，但又见下利，“宜承气汤”，则这里的下利应该是宿食热结旁流，可以理解。而所称少阳证，是指口苦、咽干、目眩等症状。这里所称合病，是偏重于阳明，所以应该从阳明宿食论治。

用大承气汤治宿食，那么这种下利肯定属于热结旁流，应该有大便秽臭，肛门灼热感。宿食应该怎么来诊断呢？这里给出了宿食的脉象，滑而数。在《金匮要略》里面也有明证，《金匮要略》里面说：“脉滑而数者实也，此有宿食，下之愈。”所以我们在诊断宿食时，一定要结合脉象。

我们来比较一下合病下利的治法。太阳阳明合病，这是表盛迫及于里，所以以解表为主，用的方是葛根汤；太阳少阳合病，是邪热偏于少阳，要以清热为主，用黄芩汤；而阳明少阳是邪热偏于阳明，里有宿食，所以要以大承气汤泄里为主（表 32）。

表 32　合病下利病机治法鉴别表

合病名称	症状	病　机	治法	方剂
太阳阳明	下利	表邪内迫大肠	解肌发表	葛根汤
太阳少阳		胆热影响大肠	清和半里	黄芩汤
阳明少阳		肠有宿滞，热结旁流	攻下里实	大承气汤

三种合病都有下利，由于病机各有侧重，所以治法也有解表、清和与攻下的不同，假使不掌握辨证，就不可能恰当地区分运用上述治法与方剂。

（四）三阳合病

原文第268条：三阳合病，脉浮大，上关上，但欲眠睡，目合则汗。

原文第219条：三阳合病，腹满身重，难以转侧，口不仁面垢、谵语遗尿。发汗则谵语；下之，则额上生汗、手足逆冷；若自汗出者，白虎汤主之。

这是三阳合病，偏重于阳明的治法。

脉浮，或有头痛发热，说明有太阳证。“上关上”是指脉搏长直如弦，自尺直过关部以上的现象，也就是有脉弦，说明有少阳证。“脉浮大”，表明热邪亢盛。“腹满谵语”这是由于热结于里则腹满，热扰神明就会谵语。“口不仁面垢”，气通于胃，胃热甚，则口不仁。“口不仁”说的是语言不利，口无知觉。《灵枢》里面说：“胃和则口能知五味矣。”面主阳明，热邪郁蒸阳明，则会面垢。面垢就是说面部油腻浊垢。“但欲眠睡”是因为热甚神昏所致，与少阴但欲寐不同。“目合则汗或自汗”：卫气行于阴，阴不内守，则盗汗，热蒸肌肤则自汗。“遗尿”是因为热邪熏蒸，膀胱失约，本证虽属膀胱经，但它是由阳明热甚所致。这些症状都属于阳明证。

共有证是“身重难以转侧”，因为太阳主背，阳明主腹，少阳主侧，三阳为热邪所困，故一身尽重。

此两条虽说是三阳合病，实则偏重于阳明，268条只谈到脉证，没有处方，从证候分析，但欲眠睡是热甚神昏的昏睡，不是少阴病但欲寐的虚寒证，目合则汗，是由于目瞑则卫气行于阴，阴不能内守，热迫而汗出。此条原列少阳篇，有的注家认为用小柴胡汤的，但也未必合适，虽有脉弦少阳等证，但阳明证比较突出，所以仍用阳明法治。必须说明的是这里的腹满，是热结于里的缘故，不同于腑实证，遗尿为热迫膀胱所致。总之，本条精神是虽然三阳经皆受邪而重点在于阳明证治。

怎么治疗？条文说“白虎汤主之”，证属三阳为什么用白虎汤清阳明经热呢？因邪热盛于阳明经，未成腑实，所以不宜攻下，如果误下或发汗则津液更伤，变证百出。条文也为我们列出了误治的后果：如果误汗就会使津液愈竭，里热愈炽，谵语更加严重。《金匮玉函经》谵语下面有“甚”字，文义就更明白了。如果误下则会亡阳，额汗出而手足逆冷。

三阳合病和风温都属于热证，它们有什么不同呢？我们列表说明（表33）。

表 33　三阳合病与风温鉴别表

脉证 病名	脉象	症　　状					
三阳合病	浮大上关上	自汗出（盗汗）	身重难以转侧	但欲眠睡	口不仁	遗尿	腹满面垢谵语
风温	阴阳俱浮	自汗出	身重	多眠睡鼻息必鼾	语言难出	被下失溲	无

（五）太阳阳明并病

原文第 48 条：二阳并病，太阳初得病时，发其汗，汗先出不彻，因转属阳明，续自微汗出，不恶寒，若太阳病证不罢者，不可下，下之为逆，如此可小发汗。设面色缘缘正赤者，阳气怫郁在表；当解之熏之。若发汗不彻，不足言，阳气怫郁不得越，当汗不汗，其人躁烦，不知痛处，乍在腹中，乍在四肢，按之不可得，其人短气但坐，以汗出不彻故也，更发汗则愈。何以知汗出不彻，以脉涩故知也。

这是论述二阳并病的原因，脉证及治法。

"太阳初得病时，发汗不彻，因转属阳明"，这是说转属阳明的原因，也就是说刚得太阳病时，或是因为用药不当，或是因为病重药轻，或是因为服药方法不对，总之是导致了汗出不透，不仅太阳病不解，而且使病邪入里化热，变成了阳明病的自汗出，太阳病的恶寒便成了阳明病的恶寒，仲景这里提出"续自微汗出，不恶寒"作为阳明病的代表症状，说明已经并见阳明病证了。"若太阳病证不罢者"，这说明既有阳明里证，又有太阳病证，怎么治呢？按照先表后里的原则，应该是先攻其表，后攻其里。太阳表证未罢，所以不可用下法，如果先用下法，就会使表邪内陷，造成结胸、痞证等多种变证，所以说"下之为逆"。又有阳明里证，所以不可峻发汗，所以仲景说"如此可小发汗"。

"面色缘缘正赤"，就是面部不断的呈现红色的意思，这是太阳表邪未解的标志，可以用熏法发汗，达到解表的目的。

文中又补充说明如果发汗不彻，会引起另一种证候，也就是条文说的"若发汗不彻，不足言，阳气怫郁不得越，当汗不汗，其人躁烦，不知痛处，乍在腹中，乍在四肢，按之不可得，其人短气但坐"。"不足言"意思是不彻底不足言，这里是汗出得很少的意思。所以邪气不能随汗出而解，郁滞在肌腠之中，营卫不能通畅，因而会烦躁不安，游走疼痛，乍在腹中，乍在四肢，用手按摸，找不到固定的痛处。由于表气郁塞，肺气被阻所以会气息短促，病人就只能坐位，而不能平卧。这些都是汗出不彻的缘故，只要再发汗，病就会痊愈的。最后仲景以问答的形式指出汗出不彻的脉象是涩脉，在临床有助于我们诊断。

原文第220条：二阳并病，太阳证罢，但发潮热，手足漐漐汗出、大便难而谵语者，下之则愈，宜大承气汤。

这条是说二阳并病，太阳证罢，全属阳明腑证治法。

本条与上条不同：上条说的是二阳并病，以汗出不彻，表邪还没有完全祛除，所以应当小发其汗；而本条是二阳并病，以太阳证罢，纯粹是阳明腑证，所以用大承气汤下之。

这里也是"举证略方"的方法，所谓"宜大承气汤"，"宜"字含有斟酌的意义，假令无腹满燥实坚等证，那么，对下法的运用，就应该很好考虑了。

（六）太阳少阳并病

原文第142条：太阳与少阳并病，头项强痛，或眩冒，时如结胸，心下痞硬者，当刺大椎第一间、肺俞肝俞，慎不可发汗，发汗则谵语脉弦，五日谵语不止，当刺期门。

这条是说太少并病的针刺和治禁。

我们先来回顾几个穴位，大椎第一间，就是第七颈椎和第一胸椎之间，此穴与肩成平线，有退热解外作用，适用于疟疾，外感咳嗽，局部治项强背膊拘急，属督脉穴，针刺宜五分左右。肺俞呢，它在第三四胸椎之间，两侧旁开一寸五分，不宜多灸，灸后必再灸足三里，治肺疾患为主，局部治小儿龟背。肝俞，在第九椎下两旁各一寸五分，此足太阳经穴，主治一切肝胆疾患，如黄疸积聚痞痛、目昏眩、红肿生翳等，也能够治胁肋间痛。

头痛项强是太阳证，眩冒是两经并有，时如结胸，心下痞硬是少阳证，故称太少并病。为什么不采取发汗和不用柴胡桂枝汤或小柴胡汤而宜针刺呢？我们知道少阳病不可发汗，所以不能太少并病也不宜汗，正如第265条所说"少阳不可发汗，发汗则谵语，此属胃"，同一个意思。胸满痞硬说明少阳病邪已甚，不适合用桂枝汤，而小柴胡又不能治头痛项强的太阳证，所以就采用针刺疗法，以补药物治疗的不足，如果医者不知道这一点，误发其汗，可引起谵语脉弦等症，这时仍然可刺期门。

那么误汗谵语脉弦为什么不用下法而刺期门呢？

这是因为误汗谵语，脉弦，还没见沉实脉，而且胸满胁痛等症仍在，所以说病还没离少阳，所以说不可下，宜泻其肝，所以刺期门。

原文171条：太阳少阳并病，心下硬、颈项强而眩者，当刺大椎、肺俞、肝俞，慎勿下之。

原文150条：太阳少阳并病，而反下之成结胸，心下硬，下利不止，水浆不下，其人心烦。

这两条放在一起讨论。第一条重申并病宜针不宜下，第二条是说并病误下成结胸恶候。

颈项强也就是头痛的互辞，这两条是相互发挥的，特点是都有头痛眩冒等见症，但也都不宜和解，不但禁汗，而且还应该禁下，禁吐就更不用说了。结胸证不仅可由太阳误下而成，如少阳误下也可以出现。前149条呕而发热的柴胡证，是因为误下而致结胸；本条因误下后，生机已戕贼无余，产生不良后果。前面原文第133条说过："结胸证悉具烦躁者亦死"，何况又复见下利不止，水浆不入的胃肠虚竭症状呢！说明病情已到危险阶段，所以称之为恶候。

附：少阳病篇争议问题讨论

《伤寒论》中的少阳病篇仅有10条条文，而且包括传经、不传经与欲解时在内，这是因为它的大部分内容已见于太阳病篇缘故。喻嘉言在《伤寒尚论篇》中将太阳病篇治少阳病之法悉归于本篇，其后有许多注家也仿喻氏的作法，这样确实有利于全面了解、认识少阳病，为此我们这里也把少阳病有关的内容归并在一起讨论。

1. 少阳病提纲问题　少阳病提纲既不同于太阳病提纲据主要脉证，又不同于阳明病提纲据病理特征，而是病人的三个自觉症——口苦、咽干、目眩。提纲三证皆与胆热有关，例如太阳表寒证，口和舌润，一见口苦咽干目眩，则知邪有内传化热之机，这时辛温的麻黄、桂枝决不可用。据此，以口苦等为少阳病提纲，对于临床辨证论治，颇有意义。也有人认为口苦等不能作为少阳病提纲，主要理由是这三个自觉症，并非少阳病所独有，如189条"阳明中风，口苦咽干"，221条"阳明病，脉浮而紧，咽燥口苦"等。也有人主张与小柴胡汤证的四个主证结合起来，也有主张以往来寒热，胸胁苦满为提纲等等，都有一定理由，似乎后者理由更为充分。但是，从临床来看，往来寒热与胸胁苦满固然是少阳病比较多见的症状，却不是一定必见的症状，因为没有这两个症状，同样可确诊为少阳病。间有典型的往来寒热，或胸胁苦满，若不伴有口苦咽干目眩，就不一定是少阳病。阳明病的热势比少阳病重，当然也能见到口苦咽干，但阳明病必定还具有自己的主证，不难与少阳病鉴别。由此可见，口苦咽干目眩三个自觉症，对于三阳病中少阳病的诊断，确实能够提高预见性。如与小柴胡汤证的四个主证结合起来，当更有利于辨证。单纯以寒热往来，胸胁苦满作为少阳病的辨证提纲，则不符实际。曾治一眩晕患者，西医诊断为梅尼埃综合征，发病1周，经治未愈，即根据口苦咽干目眩，结合舌红苔白薄腻，脉弦数，辨证为少阳痰热，使用柴胡剂收到显效。如果没有口苦咽干，而是舌淡苔润，则多属于寒饮上凌，清阳不升的苓桂术甘汤证。

2. 少阳病辨证问题　耳聋目赤，胸满而烦（264 条）。耳聋有虚实之分，寒热之异：太阳病发汗过多，病人叉手自冒心，心下悸欲得按，两耳无所闻，为心阳损伤的虚寒证；本证目赤胸满耳聋，属于少阳风火上扰，清窍不利的热实证。后世治疗耳聋属热属实的多从少阳，实源于此条精神。

头痛发热，脉弦细（265 条）。此条是脉证合参，据脉定证。头痛发热，乃三阳病均有的症状，但太阳病脉必浮；阳明病脉必大，现在脉象不浮不大，表明不属太阳，也不属阳明，脉象弦细，弦为木象，主肝胆病，细主热势未甚，据此，则可诊为少阳病。

往来寒热，胸胁苦满，嘿嘿不欲饮食，心烦喜呕（96 条）。往来寒热的特点是寒热交替，寒已而热，热已而寒，发热时不觉恶寒，恶寒时不知发热，不同于恶寒发热同时并见的太阳病，又不同于寒热定时发作的疟疾。少阳病为什么会寒热往来？成无已认为“邪在表则寒，邪在里则热，今邪在表里之间，未有定处，是以寒热往来”。喻嘉言宗方有执之说：“少阳主半表半里之间，其邪入而并于阴则寒，出而并于阳则热。”沈明宗在喻氏的基础上提出：“故邪入于阴则外寒，出阳则外热，而往来寒热者，乃少阳半表半里之证也。”唐容川对往来寒热病机的解释，与方、喻等解释完全相反，与成氏的解释比较接近，提出：“邪在腠理，出与阳争则寒，入于阴争则热，故往来寒热。”似乎都有道理，然而他们所说的阴阳究指何物？说得愈多，听得愈糊涂。其实，《伤寒论》本身就有着很好的解释，那就是“正邪分争，往来寒热”，这是何等的概括！因为恶寒发热是正邪相争的反映，少阳病正处于由表入里的过渡阶段，邪欲入而正拒之，正被邪敛束则寒，正与邪相搏而热，邪不能胜正，正亦不能胜邪，正邪相持，时而正胜邪则热，邪胜正则寒，所以会往来寒热。程郊倩说：“在表之邪欲入里，为里气所拒，故寒往而热来。”就三阳病的热型来看，太阳病发热恶寒，少阳病寒热往来，阳明病发热恶热而不恶寒，发热恶寒——往来寒热——不恶寒反恶热。可见少阳确实是在太阳之后，阳明之前，因此，寒热往来是邪传阳明的前奏，也是少阳病程在阳明之先的理论依据，从而可知《黄帝内经》“少阳为枢”的譬喻十分正确。但“枢转出入”，既然能够由表入里，当然也可以由里出表，征之临床，阳明病经过清下治疗，邪衰热减时，原来的不恶寒反恶热，转而为往来寒热而向愈，或改用和解而愈，叶天士所谓“转疟之机括”，即指这一情况而言。戴北山认为少阳传阳明与阳明传少阳都是可能的，但有转重、转轻的区别。戴氏指出：“在传变之初，是由轻转重，始则邪犯少阳，里气出与邪拒，故往来寒热，继则邪深入里，则热多寒少矣，但热不寒矣，至昼夜壮热，谵妄烦渴，而其势日重。在传变之后，是由重转轻，经过少阳也，其始昼夜壮热，渐减而为发热有时，又减而为寒热往来，又减而为战汗，至脉静身凉愈。”临床实践证明，戴氏的剖析是完全正确的。胸胁乃少阳经循行部位，少阳经气郁滞，则胸胁苦满。少阳胆病，势必影响脾胃的纳运功能，则嘿嘿不欲饮食。胆热犯胃，胃气上逆，则心烦喜呕。这里的苦、喜、不欲，不单是症状的描绘，是通过问诊，区别于一般的满、呕、不食，苦满是以胸胁满为苦，不欲饮食乃是胃气不舒，不同于不能食，喜呕有得呕方舒之意，只有少阳病才具有这些特征，所以对于辨少阳病，极有参考价值。由于这几个症状，是小柴胡汤的主要适应证，因而称为“柴胡证”。为了便于执简驭繁，论中又提出“但见一证便是，不必悉具”（101 条），并且举出许多“但见一证便是”的例证。但并不等于不要具体分析。接着又举出类似少阳病的变证，如 98 条“脉迟浮弱，恶风寒，手足温，医二三下之，不能食而胁下满痛，面色及身黄，颈项强，小便难”，乃太阴虚寒证误下变证，不是少阳病，误用小柴胡汤不但病情没有好转，反而增加了“下重”与“哕”的病变。

胁下硬满，干呕，不能食，往来寒热，脉沉紧（266 条）。本条除了往来寒热是少阳病的热型以外，其他均不典型，而脉象沉紧更与少阳病不符，因为沉脉主里，紧主邪结，热聚于胃的痞证可见到沉紧脉，所谓“脉浮而紧，而复下之，紧反入里，则作痞”。水热结胸证也可见到脉沉紧，如“结胸热实，脉沉而紧”。无论怎样分析，少阳病总不应该脉沉紧。这时的辨证，询问治疗经过具有重要意义。如果已经使用过吐下方法，脉沉紧可能属于邪陷；条文中提出“尚未吐下”，就是辨证的关键，据之可知脉沉紧不是邪陷，而是与浮紧相对而言，标志表证已罢，结合寒热往来，从而断定不属里实，仍然是少阳病，故仍以小柴胡汤主治。

潮热，大便溏，小便自可，胸胁满不去（229 条）。潮热是阳明病肠腑燥实证的主要热型，但阳明腑实证大便当硬，小便当数，今却是大便溏，小便自可，可见里实的程度并不甚，况胸胁满不去，表明邪虽传至阳明，而病机的重点仍在少阳，那么，根据先外后内的治则，也当先治少阳。

胁下硬满，不大便而呕，舌上白苔（230 条）。胁下硬满与呕属少阳，不大便属阳明，照理应是阳明少阳两经同病，但究竟阳明为主，还是少阳为主，“舌上白苔”为辨证的关键，因为阳明腑实，舌苔必然黄厚干燥，舌上白苔则表明里实未成，热邪仍在少阳，所以仍当治以小柴胡汤。然而白苔一般主寒，少阳热邪为什么舌上白苔？这是因为津气郁结之故，但苔虽白而舌质必红，为了避免误认，若能结合提纲证口苦咽干目眩，则更易明确诊断。

呕而发热（149、379 条）。所谓“呕而发热者，柴胡汤证具”，因“喜呕”是少阳主证，呕而发热同见，则表明这一发热不属太阳，亦非阳明，虽然不是往来寒热，亦可确诊为柴胡证。

阳郁假寒证(148条)。临床表现寒热疑似，虚实混淆。既有不大便，又有微恶寒；既有心下满，口不欲食，又有手足冷，脉沉细紧，颇似阴结证，其间唯有一个症状“头汗出”，非阴结证所有，乃阳郁于里而蒸于上的确证，文中特提出“阴不得有汗”，由此推断“今头汗出，故知非少阴也”。进一步论证“假令纯阴结，不得复有外证，悉入在里，此为半在里半在外也”。“头汗出”与脉细合参，则知热不太盛，从而得出“此为阳微结”的诊断。通过“头汗出”一症，抓住了病变性质不是阳虚而是阳郁，则知微恶寒，手足冷，脉沉、细、紧，皆阳气内郁而致的假寒脉证，心下满，口不欲食，也是阳郁气机不畅之故。文中“必有表复有里也”与“不得复有外证，悉入在里，此为半在里半在外也”，皆是相对之词，不应理解为表里证同具，或一半表证一半里证。有些注家解释“阳微结”是“热结尚浅，外带表证”。热结尚浅颇是，外带表证则非。如果是外带表证，就非小柴胡汤所能胜任。从条文“设不了了者，得屎而解”来看，可以断言阳微结之用小柴胡汤，目的不是解表，而是通大便。药后仍不了了，于小柴胡汤中酌加通大便药，以促进通便，便通结开，则诸证可愈。这里有一个原则必须遵循，就是“阳结”可以苦寒攻下，“阳微结”不可下，只能治以和解达邪。

3. 少阳病治疗问题与小柴胡汤的运用　少阳病的治法是“和解枢机”，乃是针对“枢机不利”的病机而言，同时也是区别以逐邪为主要手段的汗、吐、下诸法。所谓“和解”，并不意味着调和折中，邪正不分，实际是助正达邪，使邪从外解，防邪向内传，从而收到积极的治疗效果。和解法的主方是小柴胡汤，此方柴胡升清透邪，黄芩清热和阴，柴芩同用，可加强透邪之力；半夏、生姜降逆和胃，与黄芩相伍，又具有辛开苦泄作用；佐以人参、炙草、大枣甘温益气以助正，既能达邪外出，又能防邪内传，的确是一张配伍严谨，效高用广的良方。程郊倩说：“柴胡疏木，使半表之邪得从外宣；黄芩清火，使半里之邪得从内彻；半夏能开痰结、豁浊气以还清；人参能补内虚，甘草和之，而更加姜枣助少阳升发之气，使邪无内向也。”章虚谷说：“小柴胡汤升清降浊，通调经腑，是和其表里，以转枢机，故为少阳之主方。”这些注释，皆有助于对小柴胡汤作用的理解。从小柴胡汤服后的效果来看，不仅能使邪从汗解，而且有利小便与通大便的功能。它既非发汗剂，又非利水剂，更非攻下剂，何以会具有这些作用？论中230条“上焦得通，津液得下，胃气因和，身濈然汗出而解”，就是一个很好的答案。因为服用小柴胡汤，首先是上焦气机得到通畅，随之津液能够输布下行，胃气因而得和，胃气和则正气恢复，抗邪有力，正胜邪却，自然会全身濈然汗出而解。原意是说明汗解的机制，但从津液得下，可知有利水作用，从胃气因和，可知有通便功能。这些已被大量实践所证明，不多赘述。兹将小柴胡汤运用范围简述于后，以供参考。

能治胃肠升降机能紊乱,呕吐,二便失调等症。

能治肝胆疏泄不利,胁部、腹部胀痛。

能治小便短少,对慢性肾炎,腹水、少尿,肾功能严重破坏,因伴有柴胡证,投小柴胡汤加味,收到显著效果。

能治心悸,对阵发性心律失常有效。

能治长期低热及其他发热待查,特别是寒热间歇发作有效。

能治肝胆郁热之鼻渊与风火上扰之耳聋以及木火犯肺之咳嗽。据史载宋代元佑二年(1087 年)时行咳嗽,无论长幼,服此皆愈。

能治热入血室及其他血分瘀热证,可加生地黄、牡丹皮、地骨皮之类。

如上所述,可见小柴胡汤的主治范围确实是很广的。但是也有不同认识,提出"柴胡竭肝阴",以致不敢使用。这一说法对于不辨证而滥用柴胡有警戒作用,但仅是在肝阴虚的情况下禁用,并非所有的肝胆疾病均不能用。即使是肝阴损伤,在用养肝阴的方剂中少佐柴胡以调肝,不但不会竭肝阴,还会提高疗效。

4. 关于柴胡类方的运用　柴胡桂枝汤:此方即小柴胡汤加桂枝、芍药,为两解太少之轻剂,用于少阳病兼太阳之表,"发热,微恶寒,支节烦疼,微呕,心下支结"(146 条)。证情很轻,药量极小,这表明用药量大小都是根据证情的需要而定,那种以为经方用量一定大的看法是不全面的。我国医家颇善运用此方,但大多没有超出少阳兼表的范围。日人相见氏使用本方加重芍药治疗癫痫取得较好疗效,并能治自主神经失调证。据报道可用于心脏神经症、舞蹈症、遗尿症、圆形秃发、哮喘、荨麻疹、溃疡性大肠炎、偏头痛、帕金森氏病、梅尼埃病、风湿病、巴塞杜氏病、经闭、月经困难症、不妊症、手掌角化症、腰痛、带下、神经官能症、失眠症、神经痛、神经麻痹、胃溃疡等二十多种疾病。对于推广运用柴胡桂枝汤颇有启发意义。相见氏之所以能够打破常规,取得新的进展,这是在《伤寒论》理论指导下,从大量临床实践中发现的。他看到大部分癫痫患者都有胸胁苦满与腹肌挛缩同时存在的腹证,于是采用小柴胡汤与桂枝加芍药汤合方治疗,收到比较满意的疗效。以后不管有无上述腹证,凡是癫痫均使用该方,同样收到了疗效。这似乎不符合《伤寒论》辨证论治的原则,相见氏提出"休作有时"是小柴胡汤证审证要点之一,他体会所有发作性疾病都是小柴胡汤证,因此,癫痫发作本身就符合柴胡桂枝汤证。因芍药主治结实挛缩,癫痫的痉挛也是芍药的适应证,所以重用芍药亦寓有辨证精神。再则"血弱气尽",相当于小建中汤证的"阴阳俱虚",所以两方合用,能治自主神经失调证。

柴胡加芒硝汤:即小柴胡汤加芒硝。

大柴胡汤:即小柴胡汤去人参、甘草,加枳实、芍药、大黄。

这两张方剂均有和解兼下的作用，都用于少阳兼里实证。根据原文所述，柴胡加芒硝汤证是“胸胁满而呕，日晡所发潮热，已而微利”（104 条）。大柴胡汤证是“先与小柴胡汤，呕不止，心下急，郁郁微烦”（103 条），与“伤寒发热，汗出不解，心中痞硬，呕吐下利”（165 条）。除日晡所发潮热，发热汗出不解，属阳明里实证以外，三条均有呕，这是胆热犯胃，胆胃气逆；其次是心下急，心中痞硬，虽与胸胁苦满不同，实际也是胆胃气滞所致。两处均提到下利，前者是因丸剂误下，正气已伤，故仍用小柴胡汤，仅加一味芒硝以通里实；后者是里气壅滞，升降失常，正气不虚，故宜用大柴胡汤。要之以少阳气机壅滞为主，与单纯阳明腑实证不同，所以治疗必须和解兼下，而非三承气汤所能胜任，这正是柴胡加芒硝汤、大柴胡汤与三承气汤的区别所在。阳明病篇有“伤寒呕多，虽有阳明证，不可攻之”（204 条）与“阳明病，心下硬满者，不可攻之”（205 条）的禁例，无疑是指禁用承气汤。但是，不用承气，宜用何方？论中没有交代，参照少阳兼里实的特点，那么，柴胡加芒硝汤与大柴胡汤应是首选方剂。

基于柴胡加芒硝方中人参芒硝同用，凡属正气虚而邪未去的证候，均可师其配伍原则，实开后世益气攻下法的先河。大柴胡汤主要用于胆胃气机壅滞的热实证，临床上不论急性胆囊炎、急性胰腺炎、胆道蛔虫合并感染，还是急性胃肠炎，只要符合大柴胡汤证的病机，治以本方都有一定效果。

柴胡桂枝干姜汤：此方即小柴胡汤去人参、半夏、生姜、大枣，加桂枝、干姜、瓜蒌根、牡蛎而成，具有和解枢机，温化停饮，透达郁阳的作用，适用于邪留少阳，水结火郁证。邪在少阳，正邪分争，所以往来寒热；水饮逆于胸胁，所以胸胁满微结；水气内停则小便不利；津不上承则渴而不呕；火郁扰神则心烦，火郁上蒸则但头汗出（147 条）。由于证情较杂，所以方中用药亦较杂，但杂而不乱，皆有加减法度。《医宗金鉴》曾分析指出其加减化裁规律，认为本方“即小柴胡汤之变法也。去人参者，因其正气不虚，减半夏者，以其不呕，恐助燥也；加栝蒌根，以其能止渴兼生津；倍柴胡加桂枝，以主少阳之表；加牡蛎以软少阳之结；干姜佐桂枝，以散往来之寒，黄芩佐柴胡，以除往来之热，且可制干姜不益心烦也，诸药寒温不一，必需甘草以和之。初服微烦，药力未及，复服汗出即愈者，可知此证非汗出不解也。”

柴胡加龙骨牡蛎汤：此方即小柴胡汤去甘草，加龙骨、牡蛎、茯苓、桂枝、大黄、铅丹而成，既能和解达邪，又能重镇安神，既能通阳利水，又能坠痰泻实，适用于正虚邪陷，三焦壅滞证。从“胸满烦惊，小便不利，谵语，一身尽重，不可转侧”（107 条）等临床症状来看，确实是邪弥三焦，周身均病，但病机关键是少阳枢机不利，尤其是烦惊与胆热密切相关，故治选小柴胡汤和解少阳，助正达邪为主，加龙牡重镇，铅丹坠痰以止烦惊；加桂枝佐柴胡解外而除身重；加大黄和胃泻实以止谵语；加茯苓通阳而利小便。三焦壅滞一去，则诸证随解。徐灵胎经验："本方下肝胆之惊痰，治癫痫必效。"日人尾台氏《类聚方广义》与中神氏《生生堂治验》均谓此方能治癫痫，并有验案，近代《岳美中医案集》亦载用此方治疗 11 岁女孩顽固癫痫病，取得了良好效果，足资佐证。本人曾用此方治愈一例神经官能症，西医诊断为"癔症性哮喘、关节炎"。患者左胯与背部右侧疼痛，每晚喘作时，腿亦剧痛，不能稍动，时作嗳气，声高且长，右脉细涩，左脉沉弦。该证的特点是喘与痛相连，突然发作，逐渐缓解，治以此方化裁，服后立见效果。更换他药则不适。守方续服二十余剂，不再发作。近有报道，此方对阳虚饮结及肝胆失调引起的惊悸及癫痫，均有一定效果，而且补充了加减法，如肝火亢者，加夏枯草、龙胆草。夹瘀血者，加桃仁、五灵脂。铅丹有毒，可选用生铁落、白金丸、白芥子等代之。

通过以上讨论，可以看出少阳病的辨治理论与柴胡类方，不仅对外感病有指导意义，对许多杂病也有指导意义。尤其是日医运用柴胡桂枝汤加重芍药的经验，不但用于癫痫，而且广泛用于自主神经失调症以至二十余种不同疾病，对推广《伤寒论》理论与方剂的运用，颇有借鉴意义。同时也可看出《伤寒论》的理论，并非不变的教条，而必须深入理解，继承发展。因此，学习它，钻研它，切不可停留在文字表面，墨守现成理论，而应当深入领会其精神实质，打开思路，大胆、广泛地运用于临床。只有这样，才能有所突破，有所发现，有所发展，从而为继承和发扬中医学作出新的贡献。

第六章 辨太阴病脉证并治

太阴病的性质是里虚寒证，是三阴证中病情比较轻浅的病证。太阴与阳明，同主中土，在病位上本是相同，但是其证候性质却有一虚一实，一寒一热的区别，凡中土脾胃的病患，其实证热证属于阳明病，其虚证寒证即为太阴证，因此太阴病是肠胃的虚寒证，简称里虚寒证。

太阴病的成因一般不外两个方面：一是脏有寒，由于素体脾胃虚寒，发病即现太阴症状，也就是所谓的“直中太阴”，也有因脾胃素虚，外邪传里即从寒化而成太阴病的；二是误治而转属，如 279 条“本太阳病，医反下之，因尔腹满时痛者，属太阴也”。

一 太阴病大纲

（一）太阴病证治提纲

原文第 273 条：太阴之为病，腹满而吐，食不下，自利益甚，时腹自痛。若下之，必胸下结硬。

这一条是太阴病里虚寒证的提纲。

“腹满”，这里是由脾土虚寒，湿阻气滞所致。《黄帝内经》说：“诸湿肿满，皆属于脾。”正说明了腹满与脾土的关系。这里的腹满，由于气虚凝滞，它的症状是腹满时作时止，和阳明病的腹满不减，减不足言的燥屎内结者不同。“吐而食不下”：脾土虚寒之气上逆则吐，湿滞不能运化所以饮食难下。“自利”：这是脏寒湿蕴，运化失健，偏渗大肠所致。“时腹自痛”：表现为阵发性作痛，原因是虚寒气滞。这些是脾虚寒证的典型症状，所以说是太阴病的审证提纲。不论外感、杂病，只要具有上述症状，就可以确诊为太阴虚寒证。

这里的腹满，由于气虚凝滞，它的症状是腹满时作时止，和阳明病的腹满不减，减不足言的燥屎内结者不同。

太阴病属于肠胃虚寒之证，当用温中补虚之剂，不是阳明实证所以就不可用下法。如果误下，就会有两种变证。一是胸下结硬，攻下会伤及胃阳，导致寒湿凝结不化，结于胸下，则会胸下结硬。二是自利益甚，原本就有自利之证，攻下再伤胃阳，会使脾阳下陷，饮食难以运消，自利益甚。

原文第358条：伤寒四五日，腹中痛，若转气下趣少腹者，此欲自利也。

这一条指出自利的先兆证。

“下趣”的“趣”音同“区”，同趋，所以“下趣”就是向下进行的意思。腹痛转气下趋少腹，是临床上常见症状，往往见于欲下利之前，故条文中告诉我们“此欲自利也”，这是因为寒气窜注而起。但是这个症状，并非太阴病所特有，在热利寒利中都可以见到，因此在临床上还应该结合其他症状，以决定其属寒属热。

（二）太阴病欲愈脉证

原文第274条：太阴中风，四肢烦疼，阳微阴涩而长者，为欲愈。

这一条论述的是阴证转阳的欲愈之象。

太阴中风是指太阴病感受了风邪，既有腹满吐利等里证，又有四肢烦疼的表证。

“阳微阴涩而长者为欲愈”：阴阳指脉浮沉而言，阳微阴涩意思是轻取得微，重按为涩象，这为虚寒兼湿之体稍带表证的脉象，长为阳脉，为气治血和的征象，微涩之脉转见长脉，是阳生阴长之机，也就是正气来复邪气消逝之机，所以判断其为欲愈也。在症状表现上则是太阴里证逐渐消退，而转见四肢烦疼的表证。

原文第278条：伤寒脉浮而缓，手足自温者，系在太阴，太阴当发身黄；若小便自利者，不能发黄；至七八日，虽暴烦下利日十余行，必自止，以脾家实，腐秽当去故也。

上条是脉象转阳知其欲愈，本条是从证候上预测其向愈。

“手足温”，这是辨证要点，脉浮而缓手足热，这是病在太阳，三阴证都无热象，而少阴厥阴多见四肢厥逆，只有太阴病，阳气虽虚，而没有厥阴、少阴的严重，脾阳还能够布于四肢，所以手足温，而没有四逆现象。太阳为湿土之脏，湿浊郁滞最易发黄，所以说“太阴病身当发黄”，但还必须要结合小便利与不利。如果小便不利，湿邪蕴郁，湿无出路那就会发黄；如果小便自利的话，湿从下泄，湿有出路，就不会不发黄了。

病经过七八日，突然出现烦躁不安，这是正复祛邪，正邪剧争的表现。接下来的下利日十余行，这是正胜祛邪的反映，所以说，这是太阴病将愈的佳兆。由于脾阳恢复，清阳得升，浊阴得降，肠中的腐秽之物就会向下排出，利也就会自止。脾家实，是指脾的功能恢复如常，这和胃家实的含义不同，胃家实指的是邪实。

先烦后利和先利后烦是有很大不同的。先烦后利提示的是正气奋起祛邪外出指征，这是自愈之兆，如本条；而先利后烦是正脱邪扰之象，将死之候，比说300条“自利复烦躁不得卧寐者死”，临床上我们要注意辨别。

二 太阴病欲解时

原文第275条：太阴病，欲解时，从亥至丑上。

这一条指出亥子丑为太阴病欲解时。

亥子丑为下午九时至次日上午三时。这个时间段是太阴向旺之期，这与天人相应学说有关，经云：“合夜至鸡鸣，天之阴，阴中之阳也。”脾为阴中之至阴，所以解于此时。

三 太阴病治法

（一）温里法

原文第275条：自利不渴者，属太阴，以其脏有寒故也，当温之，宜服四逆辈。

这一条是说太阴病的病因和正治法。

“自利不渴”，这是太阴病的辨证要点，太阴脾土属湿，寒邪侵入，病从湿化，寒与湿合，所以自利不渴，由于病者肠胃本是阳虚有寒所致，因此，本条指出太阴病的病理是“脏有寒”。

“当温之宜四逆辈”，这就指出治疗原则和方剂范围。

论中说宜四逆辈而不说四逆汤主之，是告诉我们要灵活选用四逆汤这一类方剂，而不要套用成方，正如钱天来说的，说四逆辈而不说四逆汤者，“盖示人以圆活变化之机，量其轻重以为进退，无一定可拟之法也”。

自利兼不兼口渴是有很重要的辨证意义的。如果是自利不渴，没有表证的，这属于太阴，太阴下利如果重的话，也会出现口渴，但不重；二阳合病有表证的，多会下利不渴，比如第32条太阳阳明合病。自利而渴，可见于厥阴热证，如第271条：“下利欲饮水者，以有热故也，白头翁汤主之。”也见于少阴虚寒证，如“自利而渴者，属少阴也”。

（二）解表法

原文第276条：太阴病，脉浮者，可发汗，宜桂枝汤。

这一条是太阴病兼表证的治疗。

《伤寒论》中对于里有虚寒而外兼表证的，总宜先温其里，后攻其表，如 372 条和 91 条足以证明。本条太阴病脉浮，却以发汗为治疗，其理由是什么呢？我们认为本条的脉浮，不但代表了太阳脉象，且也包括了恶寒发热头痛身疼等表证，论中虽然没说，其实是省文的写作笔法。对病的发展来说，本病是太阴病初愈，或将愈之时，表证未解，所以从表证论治，同时更应理解，本条的“可发汗宜桂枝汤”，它的精神是指用桂枝汤必须在可发汗的条件下运用，大有斟酌之意，如果不顾表里两证那个为重，而都用发汗，那是错误的。其次太阴而兼表证使用汗法，只宜用桂枝汤，不适用麻黄汤，这是因为桂枝汤发中有守，不像麻黄汤的峻汗。

（三）表里双解法

原文第 279 条：本太阳病，医反下之，因尔腹满时痛者，属太阴也，桂枝加芍药汤主之，大实痛者，桂枝加大黄汤主之。

这一条是太阳误下，邪陷于里，而表证未罢的证治。

太阳病误下之后，病邪传里而见腹满疼痛的症状，此时还应该辨别虚实，随证施治。

“腹满时痛”，这是误下伤脾，气滞不运，所以会腹部痞满，兼有阵阵疼痛，不是硬满实痛，所以说属太阴。大实痛，是说阳明燥结不行，里有实邪，应当有不大便腹痛拒按而硬满的实证。

本证是误下后表证未解而见腹部满痛，所以治疗方剂都用桂枝汤加味；腹满时痛属于脾虚者，不可再下，宜桂枝汤加芍药以和脾止痛，大实痛者属于胃实，应当解表兼攻下，所以就用桂枝汤加大黄以攻结实。

原文第 280 条：太阴为病，脉弱，其人续自便利，设当行大黄芍药者，宜减之，以其人胃气弱，易动故也。

这是举例说明用药必须注意胃气。

讨论先解释一下几个词的意思，续，凡后起者，皆曰续。胃气弱，对脉弱言。易动，是对续自便利言。

太阴病脉弱，表示胃气虚弱，即使暂时大便正常或大便不下，但是不久一定会转为下利，不可见到大便不下就妄用攻下。这一节是承接上条而来，是说邪陷于里，即使有使用大黄芍药的病情，也应该注意病者胃气的强弱，胃气虚弱，使用时应当减轻剂量。

我们知道大黄是苦寒泻实之品，能伤胃气，所以要减去。芍药微酸而寒，虽然不像大黄那样峻攻，但也非气虚所宜。然而上条腹满时痛时加芍药，这一条又说“宜减之”，我们将怎么理解呢？我们认为上条所以加芍药是误下而转属，为脾土不和，虚气结滞而痛，且无下利的征象，虽然同是太阴病，而实有不同。

（四）先温里后攻表法

原文第 372 条：下利腹胀满，身体疼痛，先温其里，乃攻其表，温里宜四逆汤，攻表宜桂枝汤。

这一条是说里虚兼表的治疗原则。

这条与第 91 条下利身疼痛，用先里后表的治法完全一致。

“下利腹胀满”是太阴本证，为脾脏虚寒，浊阴不化，也就是《黄帝内经》所谓的“脏寒生满病”之证。

“身体疼痛”是外有表邪，但因没有其他表证，说明表邪很轻，所以先治里证，再解其表。

【小结】

太阴病的性质是里虚寒证，也就是脾胃虚寒证。发病原因是脾阳素虚，外受风寒，内伤生冷或者是脾虚不运寒湿内生；或是阳明病误治转属。

太阴病虚寒本证为腹满时痛，吐利不渴，食不下，脉弱，手足温等。治疗应当温中健脾燥湿，可用四逆、理中等方剂，禁用苦寒攻下。

如果是表病里虚者，宜先治其里，后解其表，里阳已复而表未解者，宜用桂枝汤。

如果是表未解，而又腹满时痛的，用桂枝加芍药汤，如大实痛的，用桂枝加大黄汤。

如果太阴病转见阳脉的，往往是欲愈的征兆。太阴病脾气恢复，发生暴烦下利这是正气祛邪之征，利必自止。太阴病寒湿郁滞，可发生黄疸，大便硬可以转属阳明。

附：太阴病篇争议问题讨论

太阴病篇是《伤寒论》六经病篇中内容最少的一篇，只有 8 条条文。内容尽管很少，争议问题却仍然较多。从最近出版的阐述《伤寒论》理论的专著来看，对 279 条的解释就存在着很大的分歧。如广东出版的《伤寒论选释和题答》中说：“太阳病误下，使表邪内陷入里，影响脾的运化功能，脾滞失运，产生内湿；再者入里之邪已经化热，脾滞湿热相合，所以出现腹满时痛的太阴病症状。其时恶寒发热的太阳表证未除，所以用表里双解法，以桂枝加芍药汤主之。若脾滞失运，又兼有食滞的，则腹痛情况较甚，可于前方中再加大黄以微下。”江西出版的《伤寒知要》中说：“此属太阴阴阳两虚（以阳虚为主）证，宜用桂枝加芍药汤以温阳为主，而兼滋阴……桂枝加大黄汤所主治的腹大实痛，是属太阴脾虚兼阳明胃实之候，故用桂枝加芍药以治太阴脾虚，加大黄以治阳明胃实。有的注家认为本证是太阳病并阳明的表虚里实证，故用桂枝汤以治太阳表虚，加大黄以治阳明里实。虽亦言之成理，但因本方是在桂枝加芍药汤方的基础上加大黄，而非桂枝汤加大黄，所以又当别论。”山东出版的《伤寒论语释》中说：“本证是太阳病误下之后，表邪内陷，气血凝滞于脾络而形成的。邪陷脾络，能出现两种情况，轻的脾络时通时阻，症见‘腹满时痛’，当用桂枝汤调和营卫，畅血行，倍芍药以破阴结，通脾络。重的腹部持续作痛，痛而拒按，成为‘大实痛’，应在前方的基础上，再加大黄以破血行瘀。”这些论点，不仅有理有据，而且有所阐发，对于理解 279 条的精神实质都有一定的启发和帮助。然而究竟是湿热，是阴阳两虚，还是邪陷脾络，颇有必要进行进一步的讨论。兹根据辨证论治精神与理论联系实际原则，对篇中几个主要问题试作分析。

1. 太阴病是外感病还是杂病　就太阴病“腹满而吐，食不下，自利益甚，时腹自痛”及“自利不渴”等症来看，应当是内科杂病，因为这些是内科杂病常见的症状。当然也可见于外感病程中，如“本太阳病，医反下之，因而腹满时痛者，属太阴也”，就是由太阳病演变而成太阴病。不过所谓误下，乃举例而言，不必拘泥，重要的是要辨腹满时痛的性质。只因注家有《伤寒论》为外感病专著的成见，即使是杂病，也要联系外感解释，难免牵强附会。王朴庄指出：“本篇脏寒病，是啖生冷而伤脾阳者，乃内伤，非外感。”临床上的太阴虚寒证，大多因内伤生冷所致，可见王氏论点是符合实际的。

任何疾病都有寒热虚实，太阴病自然也不例外，然而该篇所述的证候主要是虚寒证，其间或兼有实证也是虚中夹实，所出处方也都是温剂。这可能是原书残缺不全，也可能是因仲景当时对于太阴病尚缺乏全面认识。后人对于太阴病证治有较大的补充，是完全必要的，应当得到充分的肯定。但不能以此强调《伤寒论》的太阴病篇已经完备无缺，以偏赅全，就违反实事求是的精神了。

2. 太阴病提纲证性质问题　太阴病提纲证的性质怎样？成无己、汪苓友等主张属热，钱天来、程郊倩等主张属寒。主热者认为：“此条言太阴病，乃阳邪传里之证也。太阴之脉，入腹属脾络胃，邪热壅甚则为腹满，邪迫于下则利甚而腹时痛。”并提出：“阴寒在内，腹中常痛，此阳邪在里，故虽痛而不常，但时时腹自痛，言有时而痛，有时而止也。”钱天来反对主热说，认为主热说的理由是错误的，他说：“成氏谓太阴为病者，阳邪传里也，其说殊谬，岂太阴无本经自受之邪乎？又云，阴寒在内而为腹痛者则为常痛，阳邪传里虽痛亦不常，但时腹自痛，此论尤谬。”程郊倩也反对主热说，通过对证情的比较进行论证，指出：“阳邪亦有腹痛，得吐则满去而食不下，今腹满而吐，食不下，则满为寒胀，吐为寒格也。阳邪亦有下利腹痛，得利则痛随利减，今下利而时腹自痛，则利为寒利，痛为寒痛也。”从而得出太阴提纲证性质属寒而非属热的论断。《医宗金鉴》则结合误下变证分析探讨，明确提出："此太阴里虚，邪从寒化之证也……若以太阴虚寒之满痛，而误认为太阴实热之满痛而下之，则寒虚相搏，必变为脏结痞硬及自利益甚矣。此太阴病全篇之提纲，后凡称太阴病者，皆指此证而言也。"两者相衡，主寒说的论据比较充分，所以多数注家皆认为太阴病为脾虚寒证，而不从主热说。汪苓友坚持主热说，但又补充桂枝加芍药汤为主治方剂，未免自相矛盾。汪氏《伤寒论辨证广注》把《伤寒论》内容分为"伤寒"与"中寒"两大类，颇有创见。独主张太阴提纲证属热，真是千虑一失。此外，还有认为太阴病提纲证，既可属寒，也可属热，应当具体分析。如尤在泾说："此足太阴病之证也。太阴之脉，入腹属脾络胃，上膈挟咽，故其病有腹满而吐，食不下，自利腹痛等证。然太阴为病，不特传经如是，即直中亦如是，且不特伤寒如是，即杂病亦如是，但有属阴属阳，为盛为虚之分耳。"从辨证的角度来看，尤氏的分析是比较中肯的。不管传经、直中，不论外感、杂病，只要出现腹满而吐等症，就可确诊为太阴病，但性质究竟如何，又应根据具体病情进一步辨证。只有这样，才能得出比较准确的诊断。尤氏在《伤寒贯珠集·辨列太阴条例大意》中说："太阴者，土也，在脏为脾，在气为湿，伤寒传经之热，入而与之相搏，则为腹满吐利等证；直中之寒，入而与湿相搏，亦为腹满吐利等证，但有肢冷、肢温，脉迟、脉数，口渴、不渴之异耳。"既抓住了太阴的生理、病理特点，又分析了属寒属热的变化条件，还提出了寒证热证的辨证要点，堪称要言不烦。然而所说的仅是一般常规，也不能绝对看待，例如对自利辨证，口渴为热，不渴为寒。事实上口渴也有属寒，如"自利而渴，属少阴也"，就是因少阴肾阳虚衰，所以还当结合全部脉证进行综合分析，才能得出正确判断。

至于太阴病误下而致的"胸下结硬"，《医宗金鉴》认为是"脏结"，柯韵伯认为是"寒实结胸"，主张治以三物白散。从寒立论，是两家相同处，但一则主虚，一则主实，未知孰是？三阴病相较，太阴病的虚寒程度最轻，即使误下邪陷正伤，也不会成为纯阴无阳的脏结证，《医宗金鉴》的解释，似欠确切。太阴虚寒证中气本虚，误下则中气更伤，而浊阴上逆，以致胸下结硬，与桂枝人参汤证心下痞硬的病机是一致的。其痞硬乃是"胃中虚，客气上逆"所致，岂能任三物白散的峻攻，可见柯氏注为"寒实结胸"，是错误的。

本条原文有证无方，根据 277 条"自利不渴者，属太阴，以其脏有寒故也"，与 163 条桂枝人参汤主治的"心下痞硬"，以及 159 条"理中者，理中焦"等内容，似仍当治以理中汤一类方剂。

3. 腹满时痛问题　腹满时痛，是太阴病的主证之一，太阴病提纲条文中已经提到了腹满与时腹自痛，从伴有下利、吐而食不下等症来分析，应属于太阴虚寒证。而 279 条“本太阳病，医反下之，因尔腹满时痛者，属太阴也，桂枝加芍药汤主之”，不兼下利，可见与提纲证腹满时痛的性质有所不同，不应等同看待。然而本证腹满时痛的性质怎样？则颇多争议。由于叙证太简，注家往往采用以药测证的方法推断证候、分析病机，因而在讨论时势必牵涉到桂枝加芍药汤的作用，因为理法方药一线贯穿，是密切联系的。但是，注家对桂枝加芍药汤治疗作用的认识也存在着分歧，所以对腹满时痛及该条证候性质也就很难取得一致意见。归纳起来，约有以下几种认识：

一是认为腹满时痛尚兼表证。如成无己说：“表邪未罢，医下之，邪因乘虚，传入太阴，里气不和，故腹满时痛，与桂枝汤以解表，加芍药以和里。”多数注家皆宗此说，主张桂枝加芍药汤为两解表里之剂。这一主张是否正确，值得探讨。首先，原文“因尔腹满时痛者，属太阴也”(279 条)已经作出肯定的判断为太阴病，并未交代表邪未尽。论中很重视表里辨证，如 34 条“利遂不止，脉促者，表未解也”，56 条“其小便清者，知不在里，仍在表也”，134 条“而反恶寒者，表未解也”，163 条“表里不解者”以及 164 条“恶寒者，表未解也”。可见本条未提表证不是偶然的遗漏，所以说兼有表证的说法是没有根据的。再说桂枝汤能外调营卫，内调脾胃，方中桂枝温阳助卫，芍药敛阴和营，并无直接发汗作用，无表证也可用桂枝汤，如营卫障碍的自汗证，妇女妊娠的恶阻证等都没有表证。如果说桂枝汤发汗作用主要指桂枝，那么，不与芍药姜枣相伍的桂枝甘草汤，岂不成了发汗剂？恰恰相反，桂枝甘草汤固表敛液，治汗多心悸。即使桂枝能发汗解表，但桂枝加芍药汤方中芍药用量倍于桂枝，怎么能发汗？如果说桂枝加芍药汤能够解表，那么，小建中汤较该方仅多一味胶饴，也应兼有解表发汗作用了。证之临床，用桂枝加芍药汤治腹满时痛，很少见到表证。可见兼太阳之表之说是站不住脚的，说桂枝加芍药汤为两解表里之剂也是不能成立的。

二是认为“腹满时痛”属于虚证。如《医宗金鉴》说：“此属太阴里虚痛也。”柯韵伯说：“倍芍药以益脾调中。”钱天来说：“桂枝汤中已有芍药，因误下伤脾，故多用之以收敛阴气也。”这些，皆说明桂枝加芍药汤中倍用芍药的目的在于补虚。元代王好古早有“腹中虚痛，脾经也，非芍药不除”之说(《汤液本草》)。李东垣为补土派的代表医家，治疗脾胃病有丰富的经验，他于方后加减法中多次提到“腹中夯闷，此非腹胀，乃散而不收，可加芍药收之”(《脾胃论》)。可见主虚说不但言之成理，而且有实践依据。然而果真属于虚证，芍药又为补虚而用，280 条为什么又有“太阴为病，脉弱，其人续自便利，设当行大黄芍药者，宜减之”的教导？大黄与芍药并提，怎样解释？

三是认为“腹满时痛”的性质属热属实。如陈亮斯说：“属热之痛，宜加芍药之寒以和之……芍药性寒，寒能御热而泻侵脾之热邪。”王朴庄说：“盖腹中热痛者，宜芍药，以芍药性寒，能通脾络也。”余听鸿说：“加倍芍药者，因脾气实，泄木疏土之气而除满痛。”果如所说，腹满时痛属热属实，何以不用小承气汤，却用桂枝加芍药汤？芍药的用量固然偏重，性味酸苦微寒，但是方中其他四味药的性味都是辛甘而温，就方剂的总体来说，性质仍是偏温而不是偏寒，因此，说该证的“腹满时痛”为热证实证，恐怕也不恰当。

腹满时痛，指满与痛两个方面，单就腹满或单就腹痛解释都是不全面的。先就腹满来说，如果属于脾气虚寒，治宜温中运脾的理中汤。如果属于脾虚气滞，治宜消补兼施的厚朴生姜半夏甘草人参汤。如果属于肠腑燥结，治宜通下泄满的小承气汤。本证腹满，既不同于脾气虚寒，又不同于脾虚气滞，更不同于肠腑燥结，乃是因脾气散而不收，自觉腹中夯闷不舒，补气、行气、泻实皆非所宜，也不可能收效。只有用桂枝温通阳气，姜枣调和脾胃，更重用芍药收之始效。李东垣把“腹中夯闷”作为重用芍药的标志，确是可贵的经验。再就腹痛来说，一般是绵绵隐痛属虚寒，时作剧痛属实热，这可能是成无己主张时腹自痛属热的依据。但是文中只提到腹满时痛，并未说明腹痛的程度，可见并非实热证，也不是单纯的虚寒证，所以用桂枝加芍药汤一以治满，一以治痛。

芍药的性味功能究竟怎样？据《神农本草经》记载：“芍药苦平，治邪气腹痛，除血痹，破坚积，寒热疝瘕，止痛，利小便，益气。”《名医别录》记载：“芍药酸微寒，通顺血脉，缓中，散恶血，逐贼血，去水气，利膀胱大小肠，消痈肿，时行寒热，中恶，腹痛，腰痛。”可见芍药有着多方面的作用，上述主补、主敛、主清热、主泄木疏土，立论各异，实际都只是强调芍药的某一方面作用，况且离开了整个方组，自难免片面，这是长期存在分歧意见的主要原因。对于芍药作用有比较全面、深刻认识的是清末周岩，他在《本草思辨录》中指出芍药具有敛与破的双重作用，他说：“能入脾破血中之气结，又能敛外散之表气以返于里，凡仲景方用芍药，不越此二义。”“即《本经》之苦平与酸寒并体之，皆不外敛之与破，识得芍药之用，而无谓之吹求可已矣。”他正是根据敛与破两种意义，分析了许多与芍药配伍方剂作用的异同。例如“桂枝汤固卫气外泄不与营和，故于桂甘温经祛风之中，用芍药摄卫气就营气……此敛之义也”。当归芍药散治腹中㽲痛，此破之义也。桂枝加芍药汤治腹满时痛，此敛与破兼者也（满须敛，痛须破）。可见必须明确药物有多方面的作用，再结合方剂配伍研究，才能避免偏见。

4. 大实痛问题　太阴病篇提到的大实痛，指痛的程度较腹满时痛严重，故在桂枝加芍药汤基础上加大黄二两（成注本作一两）。注家对此也有不同意见。一是认为大实痛属于阳明实热，如柯韵伯说：“若表邪未解而阳邪陷入阳明，则加大黄以润胃通结而除其大实之痛。"果如柯说，为什么不用三承气汤？却用桂枝加大黄汤。该方虽然芍药大黄并用，但仍然是温药多于寒药，岂是实热证所宜？另一是认为"大实痛"属于太阴之实。如程郊倩说："倘大实而痛，于证似可急下，然阴实而非阳实，仍从桂枝例升发阳邪，但加大黄以破结滞之物。"秦皇士将太阴腹痛与阳明腹痛比较，得出"承气汤下阳明腹痛者，桂枝加大黄汤下太阴腹痛者。大肠热结，不用桂枝大黄；脾家腐秽，不用承气汤。"这种分析，比较合理，对随证选方颇有帮助。当然，太阴与阳明同处中焦，关系最切，常相互影响。既加用大黄，自离不开大肠，事实也不可能截然划分。余听鸿说："此加大黄下太阴之实邪，因阳道实则满痛，桂枝加芍药一倍，加大黄一两，是脾胃皆实不得转，使桂甘枣辛甘助脾通阳，加芍药疏脾之气，加大黄下阳道之实，借脾之气而通腑之实。"假使与"脾家实，腐秽当去"联系起来理解，则不难看出"大实痛"乃因腐秽不去所致，它与肠中燥屎阻结的大实痛是完全不同的。所以不用三承气汤苦寒攻下，而用辛苦温与酸苦相伍的桂枝加大黄汤。正由于这种大实痛是太阴腐秽，所以见到脉弱，标志着气虚较甚，"胃气弱易动"，因此又提出："设当行大黄、芍药者，宜减之。"示人应注意控制芍药、大黄的用量，以防过剂伤正。这说明处方用药，不但要求符合病机，还必须做到用量的多少因人而异，极有实践意义。

5. 下利问题　下利是太阴病的另一主证，"脾宜升则健"，脾病则气陷而清阳不升，《黄帝内经》云："清气不升，则生飧泄。"因此太阴病多有下利。但下利并非太阴病所独具，各经病都有下利证。如太阳病下利，因表邪内迫，治宜葛根汤发汗解表；少阳病下利，因胆热干肠，治宜黄芩汤清热敛阴；阳明病下利，为热结旁流，治宜三承气汤攻下里实；少阴病下利，为寒邪盛而肾阳虚，治宜诸四逆汤祛寒回阳；厥阴病下利，为寒热夹杂或肝热下迫，治宜乌梅丸辛甘温阳、酸苦泄热，或白头翁汤清肝解毒。下利同而病机异，因而治各不同，所以施治首须辨证。但是，辨证必须从整体出发，对全部病情进行具体分析，不可先有成见。如太阴病虚寒下利，就应伴有一系列虚寒证候，但在许多证候中能否找出一两个能区分证候性质的症状呢？篇中特提出"自利不渴者，属太阴"，用作太阴病自利的辨证要点，据此就能够抓住要领，执简驭繁，不致被复杂的病情所迷惑。太阴病自利为什么不渴？仲景自注因为"脏有寒"，故治疗原则为"当温之"。应当用什么方剂？"宜四逆辈"。仅用 23 字，就把太阴病自利的辨证要点、病理机制、治疗原则与例方完全揭示出来，是何等的简明、扼要。然而，即使这样简明的条文，有些注家仍要大做文章，提出："盖太阴属湿土，热邪入而蒸动其湿，则湿有余，故不渴而多发黄；少阴属肾水，热邪入而消耗其水，则湿不足，故口渴而多烦躁。若不全篇体会，徒摶注释之名，其精微之蕴，不能阐发者多矣。"并讽刺说："注谓自利不渴，湿邪也，故用四逆辈以燠土燥湿，此老生腐谈，非切要也。”似乎独具卓识，实则文不对题，原文明明指寒，偏偏解释为热，反讥笑从寒作注为老生腐谈，真有些学霸作风。又如程郊倩已承认太阴下利为寒在中焦，却又举少阴中有龙火，厥阴中有雷火等与太阴鉴别比较，未免求深反晦。这样的注释，不仅无助于原文精神的理解，反而增加人为的麻烦与障碍。因此，对任何注家的注释，都应采取分析态度，绝对不应盲从。

下利并不都属于病理表现，也有属于病将向愈的先兆。278 条：“至七八日，虽暴烦下利，日十余行，必自止，以脾家实，腐秽当去故也。”就是对这种下利机制的探讨。所谓“脾家实”，乃指脾的功能恢复，非指邪实，与“胃家实”的含义不同，不能混为一谈。本证下利日十余行，证情不能说不重，根据什么预断其利必自止？这里辨证关键是下利之前出现暴烦，它是正复祛邪，正邪剧争的反应，烦后下利为邪有去路，与脾虚气陷下利的性质完全不同，所以知利必自止。汪苓友说：“盖太阴病必腹满，腹满者，胃中有物也。胃中水谷之积，既变而为腐秽，则邪应从大小便出，其暴烦者，邪欲泄而正气与之争也。成注云，‘下利烦躁者死’，此为先利后烦，是正气脱而邪气扰也。兹则先烦后利，是脾家之正气实，故不受邪而与之争，因暴发烦热也。下利日十余行者，邪气随腐秽而得下泄也。以故腐秽去尽，利必自止，而病亦愈。”从理论上说汪氏的分析完全正确，但是临床仅据暴烦就下结论是否可靠，这还应综合全部病情。例如手足的冷与温，脉象的缓与微等。脾气恢复的下利，应是脉缓，手足温；如果脉微，手足冷，则下利是病情转剧，决不会自止。日医吉益东洞曾有类似脾实下利的治验，“某仆，四肢惫惰，有时心腹切痛，居常郁郁，气志不乐，诸治无效……根据腹中挛痛，按之不弛，乃作小建中汤饮之。其夜胸胁烦闷，吐下如倾。又召先生，意欲无复服。先生曰，余所处非吐下之剂，乃如此其甚者，盖彼病毒势已败，无所伏，因自溃遁耳，不如益攻之也。翌早病者自来谒曰，吐下之后，诸证脱然，顿如平日也。”这似为偶然性，实寓有必然性的机制，服补药而吐泻，乃是正气得补药之助，抗邪有力，正胜邪退的表现。东洞氏对病情的分析，颇有卓识，但是仅提到“毒势已败”，没有提到正气已复，似还不够全面。

以上仅是就几个主要问题略作探讨，未必允当，仅供参考。此外，还有太阴病可发汗问题，是太阴本身表证，还是兼表？太阴病发黄问题，是湿热，还是寒湿？也都存在着不同看法。从太阴为阴中至阴来说，本身都是里证，“可发汗，宜桂枝汤”，应当是兼表。太阴病发黄，其病机既有湿热，又有寒湿，应当具体分析。但从太阴病篇发黄条文的内容来看，则应是寒湿而不是湿热。阳明病篇在讨论湿热发黄证治的同时，提出了寒湿发黄，“伤寒发汗已，身目为黄，所以然者，以寒湿在里不解故也，以为不可下也，于寒湿中求之”(259条)。很明显是为了与湿热发黄作鉴别，所以只交代了治疗方向，却未出方剂。对此，宋代韩祗和曾创制了阴黄病六方（茵陈茯苓汤、茵陈橘皮汤、小茵陈汤、茵陈四逆汤、茵陈附子汤、茵陈茱萸汤)，以弥补《伤寒论》之不足。元代戴元礼也曾指出：“是知非特湿热发黄，而寒湿亦发黄也。”从太阴病篇发黄条文来看，与阳明病篇187条的内容大致相同，惟彼条是转属阳明，本条是下利腐秽。其发黄应当属于寒湿，如陆渊雷说：“此条盖有阴寒证候，而手足不冷，大便微利者，故不系少阴而系太阴，手足温者，言不逆冷也。”成都中医学院主编的《伤寒论讲义》对于太阴发黄条的解释尤其明确：“脉浮缓虽与太阳中风脉象同，但身不热而手足自温，则非中风证，故云‘系在太阴’。太阴病湿盛阳微，不能温运，若寒湿瘀滞，身当发黄；如小便通利，湿从下泄，则不能发黄，这是叙述太阴寒湿发黄的病程。”可是自喻嘉言以后的多数注家皆从湿热立论，太阴发黄虽然大多属于湿热，但也有属于寒湿，《伤寒论》很重视同中求异，比较鉴别，如果都属于湿热，还有什么鉴别意义？因此，把发黄专责之湿热，是片面的。

第七章 辨少阴病脉证并治

少阴病的性质是全身虚寒证，因为少阴统括心肾两脏，为人身之本，病入少阴，表明邪已深入，阴阳气血皆虚，病情比较严重。但以伤寒来说，少阴病以阳气虚衰的较为多见，因而以扶阳抑阴为救治的重点。

再来说病理机制。疾病的形成，都是由于阴阳偏胜偏衰所致，少阴一经兼水火二气，火虚则成为虚寒证，水亏则成为虚热证；而且阴阳是相对的，可以互相转化，因此少阴病有：阳虚阴盛和阴虚阳亢的两种转归。阳虚阴盛，则从水化寒，而为虚寒证；阴虚阳亢，则从火化热，而为虚热证。

少阴病的形成主要有四个方面的原因。一是表里相传，少阴素虚，太阳失治，因互为表里的关系，寒邪由太阳陷入少阴；二是直中，肾阳素虚，寒邪直中少阴；三是两感，也就是太阳少阴两经同时发病；四是太阴失治，太阴虚寒证，进一步发展而成少阴证。此外误治也可以转变而成少阴证，但不是主要方面。

一、少阴病脉证大纲

原文第281条：少阴之为病，脉微细，但欲寐也。

这条是少阴病的主证主脉，也是少阴病的提纲。

阳气虚衰则脉象微弱，营血不足会使脉象细小，由于阴阳气血俱虚，所以症状的表现也是虚微不振。但欲寐指的是精神委靡不振，神志恍惚的状态。本条脉证虽然很简单，但是足以显示出少阴病情的特征，所以为少阴病辨证的纲领。由于从寒化热的变化，所以我们需要结合其他症状辨证论治。

原文第282条：少阴病，欲吐不吐，心烦但欲寐，五六日自利而渴者，属少阴也，虚故引水自救。若小便色白者，少阴病形悉具。小便白者，以下焦虚有寒，不能制水，故令色白也。

这一条是少阴病虚寒的辨证。

“欲吐不吐”，下焦阳微，阴寒上逆，影响胃气，但是胃中无物，所以欲吐不吐。“心烦但欲寐”，这是由于虚阳上扰，神气不振，所以就心烦而又但欲寐。“自利而渴”，下焦阳虚里寒而下利。阴液下泄不能上济，阳气虚衰不能布津，所以就会口渴。这与邪热烁阴的口渴是不同的，本证的口渴一定是渴喜热饮，而且喝得也不多。如果单从欲吐不吐、心烦、口渴来看，这也可能是阳证热证，但全面分析，就不能鉴别，这里是心烦与但欲寐同时出现，所以说这是虚烦，而不是阳盛之证。小便色白，是说小便色清不黄，这是由于下焦虚寒，不能制水。

这是本证辨证的关键，自利口渴如属热证，必然小便黄赤，今小便清白，则是下焦虚寒之确诊症状，至此则少阴病虚寒证诊断已经明确，所以仲景说：“少阴病形悉具。”

原文第 283 条：病人脉阴阳俱紧，反汗出者，亡阳也，此属少阴。法当咽痛，而复吐利。

这条是少阴亡阳的脉证。

紧脉主寒，太阳伤寒也是脉阴阳俱紧，但太阳伤寒，寒邪束表，一定是脉紧无汗，而这里是脉紧而反汗出，这就不是太阳伤寒了，已很明确。这里脉紧既然不是表寒，那就属于里寒，应该为阴寒内盛的征象。论中说阴不得有汗，今阴证而见汗出者，是为阴盛于内，阳越于外的证候，所以称为亡阳。我们要注意到太阳伤寒，脉当浮紧，少阴寒邪在里，脉必定是沉紧，同是脉紧，又有表里的区别。

“咽痛而复吐利”，阴寒内盛则吐利，虚阳上浮则咽痛，这也是亡阳的佐证。

治疗上，本条原文没有给出方治，根据脉证分析，应该以温里回阳为治，使用姜附一类的方剂。

二 少阴病欲解脉证

原文第 287 条：少阴病，脉紧，至七八日，自下利，脉暴微，手足反温，脉紧反去者，为欲解也，虽烦下利，必自愈。

这一条指出少阴病，脉紧去，手足温为阳回自愈之征。

脉紧提示，寒盛于里。至七八日后，出现了心烦下利，脉象突然微弱无力，是不是病情转剧了呢？下面两症是辨证的关键。

一是手足反温。假如说是阴寒里盛，那应该手足逆冷，如今手足反温，所以知道本证的心烦不是虚阳上扰，而是阳复邪退，利必自止。

二是脉紧反去，说明脉暴微不是阳气变得更虚了，而是寒邪已去，脉紧变为脉微了。这一条与太阳篇 278 条“虽烦下利，日十余行，必自止，以脾家实腐秽当去”意义相同，我们可以结合起来理解。

原文第 290 条：少阴中风，脉阳微阴浮者，为欲愈。

这条是说少阴中风欲愈的脉象。

少阴中风与太阴中风的含义相同，是指少阴病感受了风邪。

这里的阴和阳是指寸脉和尺脉而言。少阴中风，寸脉当浮，尺脉当沉。现在是寸脉微而尺脉浮，寸脉微表示邪气微，尺脉浮表示阳气正在恢复，反映了正胜邪衰，所以说“为欲愈”。

在临床上当然要结合症状来决定，必须四诊合参，辨证才能正确。本条提出脉象，只是说明正气来复这一点。

三 少阴病欲解时

原文第 291 条：少阴病欲解时，从子至寅上。

这一条是少阴病欲解时的预测。

从子时至寅时，是阳进阴退，阳长阴消之时，“阴得阳则解”，所以为少阴病欲解之时。参考前太阳篇六经病欲解时示意图。

四 少阴病寒化证治

（一）附子汤证

原文第 304 条：少阴病，得之一二日，口中和，其背恶寒者，当灸之，附子汤主之。

原文第 305 条：少阴病，身体痛，手足寒，骨节痛，脉沉者，附子汤主之。

这两条是讲阳气虚弱、寒湿外盛的证治。

“口中和”说明里无邪热，口不燥渴；“背恶寒”，背为阳，又是督脉循行的部位，阳虚就会使寒湿凝滞，所以会背恶寒。背恶寒是很有辨证意义的。如果背微恶寒，无大热而且口渴的，这是阳气亢盛，就要用白虎加人参汤，可以参考第 169 条。这条是没有热证，口中和，属于里阳不振，阴寒外盛。“身体痛，手足寒，骨节痛”，这是因为阳气不能充养四肢，寒湿浸渍于筋脉骨节之间，所以出现了这些症状。我们很自然就想到麻黄汤证，因为它里面也有身体骨节疼痛，但它还伴有发热恶寒、脉浮的症状，属于风寒表实证。

以上两条，都是里阳不振，阴寒外盛的证候，尤其是第二条症状更是完备，寒湿凝滞于筋骨之间，可以作为附子汤证的主要脉证。

怎么治疗？附子汤主之。附子汤可以温经散寒祛湿。方中附子温经散寒。人参、白术、茯苓补益元气，以化水湿，用芍药开下焦阴寒之凝结，使阳气入而阴气和，能止腹痛，行水气。

病情较轻者可用灸法，助阳消阴，祛散寒邪。可灸大椎膈俞，手足寒的也可以加灸关元穴。

（二）真武汤证

原文第316条：少阴病，二三日不已，至四五日，腹痛小便不利，四肢沉重疼痛，自下利者，此为有水气，其人或咳，或小便利，或下利，或呕者，真武汤主之。

这一条是阳虚水停的证治。

本证是少阴病至四五日发展而成的，从所有症状来看，都是水寒之气为患，现在我们按照条文分主证与或然证进行讨论。

先来说主证。“腹痛”，这是由于阴寒内盛。水湿浸淫肢体，就会“四肢沉重疼痛”。脾肾阳虚，水气内停，膀胱气化不行，所以就会“小便不利”。

再说或然证。或咳或呕，是水气上逆肺胃，或小便利，或下利，说明小便的利不利以及下利与否，也不是必然之证，这是由于水寒之气或聚或散或上或下所致。虽然兼见之证不同，但都是以脾肾阳虚、水寒内停为病机的。

这一条如果和第82条结合着看，对本汤证的理解就会更为全面。

小便不利在《伤寒论》中很有辨证意义。在五苓散证、猪苓汤证、真武汤证中都有小便不利，但它们的病机是不同的。在五苓散证中，病机是太阳表热传入膀胱，表现为脉浮发热，消渴。猪苓汤证是因为阴虚有热，水气内停，所以变现为心烦不得眠，口渴。真武汤证，表现为下利腹痛，心下悸，筋惕，肉瞤，病机是阳虚阴盛。

附子汤与真武汤比较：此二方同治少阴阳虚、水湿之邪为患的病症，方中都用了术、附、苓、芍，只是一伍人参，一伍生姜，加之术、附用量略异，因而功用及主治就有所不同，柯韵伯曰：“此与真武汤似同而实异，此倍术附去姜而用参，全是温补以壮元阳，彼用姜而不用参，当是温散以逐水气”（《伤寒附翼》）。钱天来：“此以脉沉而手足寒，则知寒邪过盛，阳气不流，营阴滞涩，故身体骨节皆痛耳。且四肢为诸阳之本，阳虚不能充实于四肢，所以手足寒，此皆脉沉之见证也”（表34）。

表 34 附子、真武两方药证鉴别表

方名	药物及用量						功用		主治证候
	附子	茯苓	白术	芍药	人参	生姜	共同点	不同点	
附子汤	二枚	三两	四两	三两	二两		温阳制水镇痛	偏重于温补以壮元阳	肾阳虚，寒湿凝滞骨节经络：身体痛、骨节痛、手足寒、背恶寒、口中和、脉沉
真武汤	一枚	三两	二两	三两		三两		偏重于温散以逐水气	肾阳虚，水气浸渍内外：腹痛，小便不利，自下利、四肢沉重疼痛，心下悸，头眩，身瞤动，振振欲擗地

（三）四逆汤证

原文第 323 条：少阴病，脉沉者，急温之，宜四逆汤。

这一条论述的是少阴脉沉的治法。

少阴病主脉微细，本条所说沉脉，应当是沉而微细，是寒邪入脏反映，阳气大虚，阴寒极盛，所以说要急温之，以防止出现变证。

四逆汤，可以回阳救逆，方中用姜附之辛温以助阳胜寒，以炙甘草之甘温以养阳气，发挥逐寒回阳，温运脾肾的作用。

我们应该体会其精神，掌握时机，早期治疗的预防意义，原文上虽没有列举病证，但从药测证，肯定会有吐利、厥逆等症状。

原文第 324 条：少阴病，饮食入口则吐，心中温温欲吐，复不能吐；始得之，手足寒，脉弦迟者，此胸中实，不可下也，当吐之；若膈上有寒饮，干呕者，不可吐也，当温之，宜四逆汤。

这一条是少阴病温温欲吐的辨证。

这条我们分三段来讨论。第一段由开头至“复不能吐”，为原有病证。第二段从“始得之到“当吐之”，是辨当吐的脉证。第三段从“若膈上有寒饮”到最后，指出寒饮当温之证。

本症原有的症状，是饮食入口则吐，心中温温欲吐，复不能吐，这一症状，在少阴虚寒证，水寒之气凝聚，停积于膈上，可以出现。但是如果实痰阻滞于膈上，也能见到，在这疑似的情况下，我们必须要详加分析，所以仲景列出两种病证，进行对比。如果病初起，就见手足冷，而脉象是弦迟而不是微弱的，那就不是少阴虚寒证，而是痰涎实邪阻滞胸中，邪在上，所以不可攻下，当用吐法，也不必温阳。若脉不弦迟而是微弱，而且干呕无物，这肯定是脾肾阳虚，水寒凝聚，病邪虽在胸膈，但不可当作实证治疗，所以当用四逆汤，温运脾肾，逐寒化饮。

原文第225条：脉浮而迟，表热里寒，下利清谷者，四逆汤主之。

这条是表热里寒，里急救里的证治。

脉浮，提示我们外有表寒，“迟”是说明有里寒证。阴寒内盛，阳气衰微，不能运化水谷，所以会“下利清谷”。这一条既有下利清谷，又有脉迟，里虚寒证比较典型，而且比较重，所以虽然有脉浮发热的表证，仍用四逆汤先救虚寒的里证。

这与太阳篇91条“伤寒医下之，续得下利，清谷不止，身疼痛者，急当救里”的先里后表的法则相同，主要是从症状上来区分轻重缓急，从而决定治疗。若误用发表，必致亡阳。

（四）通脉四逆汤证

原文第317条：少阴病，下利清谷，里寒外热，手足厥逆，脉微欲绝，身反不恶寒，其人面色赤，或腹痛，或干呕，或咽痛，或利止脉不出者，通脉四逆汤主之。

原文第370条：下利清谷，里寒外热，汗出而厥者，通脉四逆汤主之。

这两条是论述下利阴盛格阳的证治。

虽然这两条都是阴盛格阳的真寒假热证，但是它们的症状和病势的程度，是有差别的。现在先讨论317条：从下利清谷，手足厥逆，脉微欲绝，可以确定这是真寒，是阳气大衰，阴寒内盛所致。而身反不恶寒，其人面色赤，便是一种假热的现象。由于阴寒内盛，下焦阳衰，真阳被格拒于外，浮越于上所致，就是临床上所称的格阳证，比四逆汤证更为严重。它的或然证：腹痛是阴上滞于里；干呕是血气上逆；咽痛是虚阳上浮；利止而脉不出者，是阴气内竭，营血不继。

370条除了下利清谷及一般的里寒外热证外，还有汗出而厥的症状，将有亡阳外脱的可能，病势较前条更为严重。

以上两条症状虽有不同，但是它的基本病机，是阴盛于内，格阳于外的真寒假热证，治疗方法，当然以逐寒回阳为原则，使外越的虚阳复返于里，不致外脱，所以用通脉四逆汤治疗。

本方和四逆汤的药味相同，只是加大了干姜和附子的用量，所以它温阳祛寒的力量就更强了。阴寒得去，真阳得复，外越的阳气自然内返，而脉就会复出，所以方后“脉即出者愈”。

我们再看后面的加减法。如果面色赤的话就加葱白，可以宣通上下的阳气。关于葱白历来争论也很大，多数注家认为葱白应该在主方之内，可以参考。腹中痛的加芍药，以缓急止痛。呕的话，加生姜，以和胃降逆。咽痛加桔梗以利咽开结。利止脉不出的，加人参，可以益气生津，固脱复脉。方后提出“病皆与脉相应者，乃服之”，这就是告诉我们选方用药一定要符合病机。

下面有个加减法表,可作参考(表35)。

表35　通脉四逆汤加减法表

兼　症	病　理	药　物	作　用
面赤	阳浮于上	加葱	辛通阳气
腹中痛	阴滞于里	加芍药	破阴凝止腹痛
干呕	阴气上逆	加生姜	散阴降逆
咽痛	虚阳上结	加桔梗	开阳结
利止脉不出	亡血	加人参	益气复脉

关于加葱的问题,方中行认为:"通脉加葱之谓,其人面色赤一句,直贯上文,则葱宜加入方中,不当附于方后。"钱璜认为:"四逆汤倍加干姜,其助阳之力或较胜,然既增通脉二字,当自不同,恐是已加葱白以通阳气,有白通之义,故有是名。"

(五)白通汤证、白通加猪胆汁汤证

原文第314条:少阴病,下利,白通汤主之。

原文第315条:少阴病,下利,脉微者,与白通汤。利不止,厥逆,无脉,干呕烦者,白通加猪胆汁汤主之;服汤脉暴出者死,微续者生。

这两条是论述下利阳微,格阳于上的证治。

先说白通汤证。结合这两条,我们可以知道条文中提出的脉证一共是两个:一个是下利,一个是脉微。有这两个脉证,又用白通汤主之,我们不难看出本证也是少阴虚寒证。下利是由于脾肾阳虚,下焦不得温煦,水谷不别所致;脉微是由于心阳虚衰所致。虽然条文中只有两个症状,我们据药测证,应该还有虚阳浮于外的面赤之证,病情较四逆汤证为严重,所以用白通汤治疗。由于病情较重,所以不用四逆汤中甘草的缓和之性,改用葱白是因为葱白辛滑通利,可以宣通上下以通阳气。

利下不止,下焦不约是病情发展的根源。这样发展下去,后果不仅仅是真阳不固,阴液也会随之内竭,所以产生了厥逆无脉证。尤其是干呕而烦,是虚阳无所依附,被阴邪格拒的上逆证,所以病情更为复杂而严重,这就是所谓戴阳证。正因为如此,本证的治疗就不是单纯的辛温回阳剂所能胜任。由于病情里寒太盛,阳药常被格拒,所以必须在热药中加入人尿猪胆汁,以苦寒反佐,使同气相求,引阳药直入阴中,也就是《黄帝内经》所述"甚者从之"的反治法。

服回阳剂后,脉象突然显露,是不正常的现象,即所谓"回光返照",孤阳离决,所以说"死";脉象逐渐恢复的,才是好现象。

四逆汤、通脉四逆汤、白通汤及白通加猪胆汁均为回阳救逆之剂，但具体作用又各有侧重，兹列表如下（表 36）：

表 36　姜附四方药物作用鉴别表

方　名	药　物	功　用	主　治　证
四逆汤	附子、干姜、甘草	回阳救逆	阳虚阴盛：下利清谷，手足厥逆，恶寒踡卧，脉沉微细
通脉四逆汤	附子、干姜、甘草（附、姜重用）	破阴回阳通达内外	阴盛格阳：下利清谷，手足厥逆，脉微欲绝，身反不恶寒
白通汤	附子、干姜、葱白	破阴回阳宣通上下	阴盛戴阳：下利，脉微，恶寒、厥逆，面赤
白通加猪胆汁汤	附子、干姜、葱白、人尿、猪胆汁	破阴回阳咸寒苦降	阴寒太盛与阳药格拒：利不止，厥逆无脉，干呕心烦

上述姜附为主的方剂，据原书所载，附子都是生用，诸家也都强调生用熟用之异，但生附子毒性很大，还是用熟附子为妥，不必拘泥。姜附大辛大热，只适用于寒盛阳虚，全身功能衰退的证候，临床应用时，必须仔细辨证。

（六）吴茱萸汤证

原文第 309 条：少阴病，吐利，手足逆冷，烦躁欲死者，吴茱萸汤主之。

这一条是说阴盛阳虚，浊气上逆的证治。

先来看条文，吐是因为浊阴夹胃气上逆所致；寒邪犯胃，升降失司，则为下利。肝胃不和，浊阴被郁，阳气不达四肢，所以就会手足逆冷。“烦躁欲死”这是辨证的关键，它标志着阴邪虽然很盛，而阳气尚能与之剧争。

本病重点是由于肝胃不和，浊阴下扰，中土失职，不能交通上下所致，所以在症状上虽和四逆汤证的厥逆吐利近似，但病机完全不同。四逆汤证是阴盛阳虚，病在下焦，以厥逆下利为主证。而本证是阴盛阳郁，浊气上逆，病在中焦，以呕吐为主证，手足厥冷不甚严重，而且从《伤寒论》吴茱萸汤证三条症状来看，阳明篇 243 条是食谷欲呕；厥阴篇 378 条说的是干呕吐涎沫，再结合本条来看就知道吴茱萸汤证是以呕吐气逆为主。治疗上应采取降逆安胃，温中化浊的法则，而用吴茱萸汤。

本条冠以少阴病，一派虚寒证，何以不用四逆汤而用吴茱萸汤？

（1）四逆汤与吴茱萸汤虽然都有温阳祛寒作用，但四逆汤温运脾肾，祛寒回阳，而吴茱萸汤温降肝胃，泄浊通阳。

（2）本证虽然也是阴盛阳虚，但吐甚于利，以气逆为主，烦躁欲死是以烦为主，表明阳气被阴寒所郁而剧烈抗争，与阴盛亡阳的躁多于烦不同。因此不用四逆汤回阳，而用吴茱萸汤通阳。这是“随证治之”，不是少阴病的常法。

本证与 296 条叙证相同，何以彼为死候？诊断的根据是什么？

主要取决于烦躁的特点，一则以烦为主，阳气虽虚尚能与邪剧争，故可治以通阳；一则以躁为主，阳不胜阴而正气将绝，故预后不良（表 37）。

表 37 吴茱萸汤、四逆汤证治鉴别表

方名	主治			作用	药物
	共同证	不同证	病机		
吴茱萸汤	四肢逆冷吐利	以吐为主	胃虚肝逆	温降肝胃泄浊通阳	吴茱萸、人参、生姜、大枣
四逆汤		以利为主	脾肾虚寒	温运脾肾，祛寒回阳	附子、炙甘草、干姜

（七）桃花汤证

原文第 306 条：少阴病，下利便脓血者，桃花汤主之。

原文第 307 条：少阴病二三日，至四五日，腹痛，小便不利，下利不止，便脓血者，桃花汤主之。

这两条是论述少阴虚寒下利脓血的证治。

首先我们从少阴病三字去体会，可以知道这是属于虚寒性的下利脓血。

“下利不止”，提示我们下焦阳虚，滑脱不固。“便脓血”，这条是因为阴寒凝滞，肠络受伤。阴寒在里，阳气不化，所以就会“腹痛小便不利”。由于脾肾阳虚，气血凝滞而成脓血，下焦不能固摄，以致利不止，从症状上分析，可知是属于虚寒性的滑脱不禁。

便脓血在临床上也有寒热虚实之分。怎么鉴别呢？一般来说色淡，腹痛喜暖，严重的话就会滑脱不禁，脉微细的，这是属于虚寒；如果是色鲜或紫暗，腹痛剧烈，里急后重，滞下不爽，肛门灼热，脉数的，就是实热了。

综上上述，本证的病情主要是下利脓血，滑脱不禁，所以采用桃花汤温中固脱，涩肠止利。方中赤石脂涩肠止利，是涩肠固脱的主药。在方中的用法比较特别，一半全用，是用它的温涩之气，一半为末冲服，使它直接黏附肠中，加强收敛涩肠的作用。干姜温中散寒，佐以粳米和胃补中。三药并用，共奏温阳涩肠固脱之效。本方所治不一定必有瘀血，只要属于滑脱不禁，都可以使用。

（八）灸刺法

原文第 308 条：少阴病，下利便脓血者可刺。

这一条是说下利脓血，滑脱不禁，可用针刺治疗。

灸刺是临床常用的治疗方法，可以补汤药之不及；原文没有指明穴位，《医宗金鉴》中说："刺足少阴之幽门、交信。"幽门在鸠尾下一寸，巨阙旁五分；交信在内踝上二寸，少阴钱，太阴后廉筋骨。可供参考。

根据近代针灸经验，治疗便泻或寒热下利，都可以选用灸法或刺法，常用穴位如天枢、足三里、合谷等。

原文第 292 条：少阴病，吐利，手足不厥冷，反发热者不死。脉不至者，灸少阴七壮。

这一条是说少阴脉不数者可用灸法。

少阴吐利，一般会伴有手足逆冷，现在是手足不逆冷，这说明阳虚的程度不重。"反发热者"，标志着里寒渐退，阳气来复，所以说"不死"。"脉不至"是由于吐利暴作，阳气乍虚，脉搏一时不能接续，所以可用灸法温通阳气。这与正阳竭绝的无脉不同。

灸少阴七壮可以温经通阻，阳气通那么脉就会自至，因灸法长于温补，适用于急救。原文没有指明穴位，历代注家认为可以灸太溪、涌泉等，临床上我们可以参考。

原文第 325 条：少阴病，下利，脉微涩，呕而汗出，必数更衣，反少者，当温其上，灸之。

这是论述少阴下利，用灸法回阳举陷的法则。

少阴病下利，脉见微涩，微表明阳气虚，涩表明血少，阳虚饮邪上逆则呕，阳虚不固则汗出。更衣就是指大便。因为气虚下陷，所以数更衣，血少无物可下，故量少。

本病证情，比较复杂，不但营血衰少，而且阳虚气陷，不但里寒盛，而且表阳不固。但是总的病情，应以阳虚为主。因下利、汗出，阳气不断外亡，营阴不能后继，所以治疗方法，应当以温阳为主，但是温热剂与营阴不足的病情不合，因而采用了艾灸的方法。

艾灸在这里的作用在于回阳急救，升举气陷，既有姜附回阳之功，又没有辛燥伤阴之弊。原文没有指明穴位，有的医家认为可灸百会穴，临床上可以作为参考。

五 少阴热化证治

（一）热化便血证

原文第 293 条：少阴病，八九日，一身手足尽热者，以热在膀胱，必便血也。

这是论述少阴热化便血的证候。

本条是少阴病传出太阳的病证，至于少阴病为什么会转出太阳？其传变的条件是什么？转出后有哪些表现？现在分两方面讨论：

一是少阴与太阳的关系，以及传变条件：我们知道少阴与太阳两经，是互为表里的，且肾与膀胱，也是脏与腑的关系，因此太阳病和少阴病，在发展过程中，常常可以互相转化。如果少阴肾阳虚弱，则太阳之邪就会内陷少阴，如果肾阳恢复，少阴之邪也可能转出太阳，所以古人有"实则太阳，虚则少阴"的说法。两者的转化，全取决于肾阳的充盛与否。

二是转出太阳的症状。少阴病从手足厥冷，转为一身手足尽热，小便有血，说明不但肾中阳气恢复，而且病邪未解，化热而转出太阳。上面我们讨论了少阴和太阳相表里，肾与膀胱是脏腑关系，而太阳主一身之表，所以少阴化热转出太阳，在经则为一身手足尽热，在腑则为溲血。虽然邪热未清，但脏邪还腑，总还算是佳候。

那怎么治呢？原文未列方治。柯韵伯说："轻则用猪苓汤，重则用黄连阿胶汤。"陆渊雷说："若少腹不急结，下鲜血者，宜黄连阿胶汤，或芍药地黄汤。"可根据具体病情，做出决定。

（二）黄连阿胶汤证

原文第 303 条：少阴病，得之二三日以上，心中烦，不得卧，黄连阿胶汤主之。

这是少阴病，阴虚阳亢的证治。

本病心烦不得卧而无躁证，则与真阳发露之证有所区别，因为真阳发露之证，是由于阴气充斥，出现呕利四肢厥逆，以至于烦而且躁，比如四逆汤证就是这样。本病则不然，只是心烦不得卧，而不见呕利四逆等症，这是病邪从阳化热，心火亢旺，心志不宁的缘故。但是肾为水脏，假使肾水不虚，则心阳不亢，自无烦扰之象，现在邪从热化，真阴被耗，而致心阳上亢，成心肾不交，水火不济之证，也就是陈修园所说的"下焦水阴之气不能上交于君火……上焦君火之气不能下入于水阴"的病理机制。

由于阴虚阳亢，所以采用黄连阿胶汤之育阴清热，滋水降火，方用芩连之苦寒，直折心火，合芍药阿胶鸡子黄之酸甘，滋养肾水，起到交通心肾的作用。李士材在《医宗必读》中说黄连阿胶汤又名黄连鸡子汤，可以治疗温毒下利脓血。后世推广运用，黄连阿胶汤也常用来治疗阴虚血分有热，或赤痢便血。

本证与栀子豉汤证都有心烦不得眠，但是病因和症状各有不同。我们来比较一下。

栀子豉汤证是因表邪误下，余热留扰胸膈，心中懊侬，舌上有苔，脉多浮数。

黄连阿胶汤证不同，它是因少阴热化，阴虚阳亢，心中烦，不得卧，舌质红绛，脉多细数。

（三）猪苓汤证

原文第319条：少阴病下利六七日，咳而呕渴，心烦，不得眠者，猪苓汤主之。

这一条论述的是阴虚水热互结的证治。

从前面阳明篇223条“脉浮发热，渴欲饮水，小便不利者，猪苓汤主之”来理解，可知本证应该还有小便不利的症状。总的病机为阴虚有热，水气不利。水气偏渗于大肠则会下利，水气上逆犯肺则会咳，犯胃则会呕，水气内停，津液不能上布，所以口渴。阴虚有热，上扰神明，则会心烦不得眠，湿热内停，水气不化，所以小便短赤。

从以上这些症状来看，可以知道本证是水热内结，阴津下泄，以致在上焦形成阴虚阳亢的证候。

治疗用猪苓汤滋阴清热利水。不用温燥及苦寒药，而用猪苓汤，是因为它利水而不伤阴，清热而不碍阳。和上一条结合着看，黄连阿胶汤证和猪苓汤证都有心烦不得眠的症状，怎么鉴别呢？黄连阿胶汤证是单纯的阴虚阳亢，不兼水气，阴虚和邪热都比较重。猪苓汤证不但阴虚有热，还夹有水气不化，而且以水气不利为主，热势较轻，阴虚也不太重。结合其他症状，临床上是不难鉴别的。

本证和真武汤证相比，同为里有水气，表现为咳、呕、下利，但是有阴虚、阳虚的区别。真武汤证是由于脾肾阳虚，水气内渍，表现为腹痛四肢重痛，小便不利或利，色清或白；猪苓汤证是阴虚而水热互结，表现为下利，心烦，不得眠，小便多黄赤不利，是不难鉴别的。

（四）猪肤汤证

原文第310条：少阴病，下利，咽痛，胸满，心烦，猪肤汤主之。

这是阴虚热扰的证治。

从本条所述的症状，以及用药上来分析，我们可以明确本证的病理机制是脾虚不能运化，肾阴下泄而虚热上扰。所以本证的下利，既不是虚寒证的下利清谷，也不是三阳经的协热下利，而是脾虚不能输化所致。阴液下泄，则肾水不足，所以就会虚热上亢，出现胸中满闷而心烦的现象，虚热循经络上至咽部，则会有咽痛之症。

根据脾虚下利，应该用健脾运化，但是本证又有虚火上炎；按照阴虚火炎，宜用滋阴降火，但又碍于脾土不健。所以要用猪肤汤，采用甘润平补之法，补脾而不燥，养阴而不泄，非常切中病情。

猪肤汤是甘润平补之剂，由猪肤、白蜜、白粉三味组成，猪肤甘寒能益阴除热，白蜜甘寒，滋阴润燥。白粉淡渗利水，和脾止利。三药合用，可以滋阴降火，养阴润燥，甘缓止痛。

（五）甘草汤及桔梗汤证

原文第311条：少阴病，而三日咽痛者，可与甘草汤；不差，与桔梗汤。

这是少阴客热咽痛的证治。

少阴经脉循喉咙夹舌本，所以在少阴篇中，列举三个咽痛证治，本条“而三日咽痛”，是病邪尚轻浅，邪热客于少阴之际，而不是虚火上炎。这一条症状叙述得很简单，我们从甘草汤和桔梗汤的作用来看，不难推出这里的咽痛一定不会太严重，局部可能会有轻度红肿，所以只用一味生甘草清火解毒，若是服甘草汤咽痛不除的话，这是肺气不宣客热不解，再加桔梗开肺利咽，以达肺气，气机宣泄，客热就会自解。

（六）苦酒汤证

原文第312条：少阴病，咽中伤，生疮，不能语言，声不出者，苦酒汤主之。

这一条说的是水亏火炎，咽中生疮的证治。

本条咽痛较前条为重，由于水亏于下，虚火上炎，循少阴经络而郁于咽喉，因而红肿腐溃成疮。咽喉局部肯定会有红肿溃破及分泌物，因溃疡疼痛而难于语言，甚至发不出声音，这是咽痛重症。这时再用甘草汤、桔梗汤就有点病重药轻了。所以用苦酒汤主之，清热利窍。方内苦酒即米醋，能消肿敛疮，半夏涤痰散结，蛋清清润利窍，共奏敛疮通声之功，而无伤津劫液之弊。

（七）半夏散及汤证

原文第313条：少阴病，咽中痛，半夏散及汤主之。

这是少阴客寒咽痛的证治。

这一条叙证很简单，仅据咽中痛一症是很难辨明它的寒热虚实的，但是我们可以以药测证。本方由半夏、桂枝、甘草组成，我们知道无寒不用桂枝，无痰不用半夏，可知本条咽痛，不同于前面两证，是属于寒客痰阻，寒邪痰湿客阻咽喉，应该还伴有恶寒，痰涎缠喉，气逆欲呕等症。

本证用半夏散及汤。本方作散服，不能服散剂者又可煎服，故名半夏散及汤，这是辛甘合剂，桂枝、甘草，辛甘散寒，半夏涤痰涎。但辨证必须明确，方可使用，如阴虚火炎者切不可服。

（八）四逆散证

原文第318条：少阴病，四逆，其人或咳，或悸，或小便不利，或腹中痛。或泄利下重者，四逆散主之。

这一条论述的是阳邪郁遏的四逆证治。

本条的四肢逆冷，和少阴病其他几条阳虚阴盛的四肢逆冷，性质上是完全不同的。这里的四逆是肝胃气滞，气机不畅，阳郁于里不能达于四末所致。虽然是逆冷，程度上并不重，并且没有其他的虚寒症状，在辨证上是不难区分的。本条冠以少阴病，放在少阴篇里，主要是鉴别辨证。

结合本条的病机特点，应该还有腹中痛，泄利下重等症，因为肝木有病，多易犯脾，则会腹痛泄利后重，这正是木邪乘土，肝气不舒的表现，所以要用四逆散疏利肝气，透达阳郁。正因为如此，柯韵伯就认为"泄利下重"四字应该放在四逆后面，不应当列入或然证中。至于或然证中咳是肺寒气逆，所以加五味子、干姜温肺以降逆，悸是因为饮邪侮心，所以加桂枝通阳化饮，小便不利是水气不化，所以加茯苓淡渗利水；下重是气郁于下，所以加薤白以利气滞。如果是属于虚寒腹痛，可以酌量加入附子。

我们来回顾一下四逆的证治：

中寒阳微的四逆，症见下利清谷，脉微欲绝，用四逆汤。

热深厥深的四逆，症见烦渴，汗出，脉滑，用白虎汤。

如果是阳郁不达的四逆，症见腹痛，虽四逆但是身必热，方选四逆散。

因此，本证既非寒厥，也非热厥，正如《医宗金鉴》所说："既无可温之寒，又无可下之热，唯宜疏畅其阳。"

所以治疗用四逆散宣逆通阳，疏邪利气，方内柴胡升发内郁之阳，枳实开结，芍药甘草以和阴气，阴阳和顺，则四肢可温。

六　少阴病兼表证治法

原文第301条：少阴病，始得之，反发热，脉沉者，麻黄细辛附子汤主之。

原文第302条：少阴病，得之二三日，麻黄附子甘草汤，微发汗，以二三日无里证，故微发汗也。

这两条是说少阴与太阳两感证治。

这两条原文，指出了麻黄附子细辛汤证，及麻黄附子甘草汤证的三个共同点：一是反发热，这是太阳表热；二是脉沉，这是少阴里热；三是无里证，即无吐利、厥逆等里证。

以上三个特点，可以说明本证的病理机制，是肾中阳气素虚，而又外感风寒，太阳、少阴同时受病。因为阴证没有发热，今有发热所以称"反"，这是太阳之表热，太阳病应该脉浮，但是是肾阳素衰，虽然是外受寒邪，脉象还是不浮而沉，发热、脉沉并见，证明病不单在太阳，也不单在少阴，而是表里同病。

302 条又指出无里证，说明本证主要是在表的虚寒证。假如有其他里虚寒证并见，则治疗方法又当考虑表里病势的轻重缓急，不是这两个方剂所能施治的。

这两条病证的基本性质都是太阳少阴两感证，因而都用温经散寒、表里兼治的方法，但病情的缓急轻重却有区别，301 条是始得之反发热，病势急而重，302 条得之二三日微发热，病势轻而缓，所以前者用麻黄附子细辛汤，取其温经达表的作用较强，后者麻黄附子甘草汤取其微发汗的作用。

麻黄附子细辛汤用麻黄发太阳之表寒，附子温少阴之真阳，细辛有助于温里达表，若病势轻缓则用麻黄附子甘草汤，以甘草易细辛，取其和中养胃，目的在于微发汗。

七　少阴病急下存阴证治

原文第 320 条：少阴病得之二三日，口燥咽干者，急下之，宜大承气汤。

原文第 321 条：少阴病，自利清水，色纯清，心下必痛，口干燥者，可下之，宜大承气汤。

原文第 322 条：少阴病，六七日，腹胀不大便者，急下之，宜大承气汤。

这三条论述的是少阴阴液耗伤，阳明燥实内结的急下证治。

少阴急下三证的成因主要是三方面：一是传经热邪；二是邪热转属阳明；三是伏邪内发。临床以第二种较多见，但不能认为第一、第三种没有，无论是传经、伏邪或是转属阳明，总是少阴虚而阳明实，而且都是以阳明为出路，因此本证病机总的趋势，应是脏邪传腑，由虚转实。

现在来分析急下证的症状，320 条口燥咽干，这是因邪热内盛，津液受伤。

仅口燥咽干一症，不能作为急下依据，而是辨证要点，必须结合 322 条互参，如果无里实便秘，则口燥咽干，又何尝不可用人参白虎之类，何必用承气急下呢？

321 条，燥实内结，迫液旁流，所以自利纯属清水，清水与清谷不同，清谷是完谷不化，由于内脏虚寒不能腐熟水谷。燥实内阻而胃气壅滞不通，所以心下必痛。色纯青也提示我们这是属于热象，徐灵胎说："纯青非寒邪。"秦皇士也说："热极假阴之象。"从口干燥可以进一步证明邪热里实。

322 条突出了腹胀不大便，说明燥屎内结，壅滞的程度很重，不是一般的腹胀，二是腹满不减。这只是里实症状，但另一方面，必有津液内竭之证，结合整个病情，可以领会。

为什么要急下呢？因为阳明燥实灼烁真阴，证重危急，如果不果断急下，则真阴就会枯竭，危亡立至。

少阴三急下证，和阳明三急下证机制相同。阳明主津液所生病，急下以存胃津液，少阴主水所生病，急下以救肾水。张路玉也认为与阳明急下三法，同源异派，至于大承气汤的使用准则，前面阳明篇作了介绍，应结合参考。

第 282 条说“自利而渴属少阴”，是脏虚无阴以济，渴而不至于干燥。本证必口燥咽干，是燥热而不是虚寒，不难鉴别。

八 少阴病禁汗禁下证

原文第 285 条：少阴病，脉细沉数，病为在里，不可发汗。

原文第 286 条：少阴病，脉微，不可发汗，亡阳故也。阳已虚，尺脉弱涩者，复不可下之。

这两条是从脉象申述少阴病汗下之禁。

少阴病是属于里证，里证一般是禁汗的，误用汗法会导致伤津或者亡阳的危险，正如尤在泾说：“病在里而汗之，是竭其阴而动其血。”脉数似乎主热，但是数与沉细并见，那就肯定不属于热证了，相反，大多数属于里虚寒证。

脉微为阳气虚，尺脉弱涩说明营阴亦不足。阳虚不可发汗，误汗则阳随汗出而外亡，营阴不足，又怎么能下之以竭其阴呢，所以少阴病，脉细沉数，或脉微，或尺脉弱涩者，都要禁用汗下攻伐之剂。

本篇既有麻黄附子汤之发汗，大承气汤之攻下，又申禁汗禁下之法，就是想告诉我们要认真审证施治，虚实不可以互混。三急下证是有里热证，其脉必滑而有力，太少两感证，必有表邪外束，且里虚并不甚，本条所述全属里虚的表现，当然不可误施汗下。

九 少阴病误治

原文第 284 条：少阴病，咳而下利，谵语者，被火气劫故也，小便必难，以强责少阴汗也。

这一条是少阴病火劫伤津的变证。

前面已介绍过少阴病里有水气所致的咳而下利，从寒化的，用真武汤；从热化的，用猪苓汤治疗。本条无脉象和其他症状的叙述，因此很难确定是属寒属热。但火法劫汗，不可否认是本病所禁忌的，火气劫是指用火法发汗。误火之后导致谵语，是因为火法必然会损伤阴液，心阴受伤以致心神浮越，因而出现谵语。肾主二便，现在“强责少阴汗”，强责就是过分强求的意思，也就是说不当发汗而强用发汗的方法，使津液受伤，化源不足，所以小便难。

关于谵语，也有注家认为是胃阴被劫所致。比如《医宗金鉴》就认为火气劫汗，化热传于胃，胃阴被劫，所以发谵语。尤在泾认为火法发汗不仅劫伤肾阴，也会耗伤胃阴。这些说法都有理，可以参考。

我们知道阳明胃家实多有谵语，少阴病也有谵语，临床上我们要仔细辨证。阳明病是燥热亢盛，表现会谵语不休，气盛音高，脉沉实有力；本证是肾阴被劫，心神浮越，表现为喃喃郑声，气衰音微，静躁无常，气衰音微，脉多细弱，临床上我们再结合其他脉证，是不难辨别的。

原文第294条：少阴病，但厥无汗，而强发之，必动其血，未知从何道出，或从口鼻，或从目出，是名下厥上竭，为难治。

这一条是论述强发少阴汗，导致动血的变证。

但厥无汗是因为阳气衰微，不能蒸腾为汗，这是少阴阳虚的本证。正如上面所讲，少阴病是禁用汗法的，即使外兼表邪，亦只宜温经达表，表里两顾。现在外无表证，而反强发其汗，则非但汗不得出，也会扰动荣血。血溢于上，或从口鼻，或从两目而出。先是阳气衰于下而为厥逆，而又误汗，营血外溢而竭于上，造成了下厥上竭。我们知道下厥当用温法，但是上竭又不能温，顾此失彼，的确难治。

这一条和上一条同是说少阴出血，但是有很大不同。上一条少阴之邪热伤及膀胱，热邪迫血妄行，血从下溢，而没有阳亡阴竭的变证，本证是血从上溢，阴阳两竭，二者的病理机转显然是不同的，所以上条不说难治，这条说难治了。

后人补方有张景岳六味回阳散，即四逆汤加当归、人参、熟地黄以回阳滋阴，可供临床参考。

十　少阴病可治不可治脉证

（一）阳回可治证

原文第288条：少阴病，下利，若利自止，恶寒而踡卧，手足温者，可治。

原文第289条：少阴病，恶寒而踡，时自烦，欲去衣被者，可治。

这两条指出手足温及心烦是阳回之证。

少阴病下利恶寒而踡卧，这是阴盛阳虚的证候。如果下利自止，手足渐渐转温，这是阳复阴退的好现象，所以说可治。但如果利止而手足不温，那就是厥逆了，利止不是阳复而是阴竭。所以辨证要点在于手足温。可治并不是不药而愈，扶阳抑阴之剂仍是不可少的。可以根据证情选用四逆汤、白通汤等方，积极治疗。

恶寒而踡也是少阴本证，阴寒内盛所致。假如又有时时心烦、欲去衣被的情况，这是阳气来复与阴邪相争，阳气获胜的现象，所以断为可治。

这两条的诊断，一是根据手足温之症状，一是根据时自烦欲去衣被的病情，临床上我们要将两条结合起来，可以更好地指导我们辨证。

（二）阳不回不治证

原文第295条：少阴病，恶寒身踡而利，手足逆冷者不治。

这一条说的是纯阴无阳的危候。

厥利并见固然是危候，但一般四逆汤证，大多都有厥利，也没有说是不治，《金匮要略·呕吐哕下利》说："夫六腑气绝于外者，手足寒……五脏气绝于内者，利不禁。"所以本证的严重性，应该在于厥利不止，病势较重，但也不能看作绝对，与前面第288条相对而论，也就是说少阴下利根据手足的温与逆冷，能够探测到阳气的有无和盛衰，从而辨明预后的吉凶。

原文第296条：少阴病吐利躁烦，四逆者，死。

这一条说的是阳不胜阴的危候。

少阴病，吐利出现烦躁，这是已经衰微的阳气与邪抗争的表现，如果阳能胜邪，就会出现阳回利止，病情由重转轻。现在又出现四逆，说明阴邪猖獗，阳气已经达到竭绝的地步，有阴无阳，所以说是死候。

舒驰远认为本条与吴茱萸汤证差不多，为什么一个说可治一个说不可治呢？我们现在来讨论。吴茱萸汤证，吐重于利，烦躁四逆都不是主证，而且烦甚于躁，这是正与邪争所产生的现象，病原在中焦脾胃，没有病及肾阳。本证以厥利为主，呕吐不是主证，和吴茱萸汤不同，而且躁重于烦，是正不胜邪，神气外亡，本证病在下焦，肾中之真阳先虚，更至神气浮越，所以说是死候。

原文第297条：少阴病，下利止而头眩，时时自冒者，死。

这一条是论述阴尽下，阳脱于上的危候。

前面第288条已经谈过，少阴病下利自止，手足温者可治，这是阳气来复的病证。本条也是下利自止，但病情不同，不是阳复，而是阴尽，因为下利之后，出现头眩，昏冒的现象，这是阴液已经竭于下。而阳无所附就会虚脱于上，阴阳离决，所以说是死候。

太阳篇第93条的“其人因致冒，冒家汗出自愈”，和本证的“冒”有什么区别呢？一个是阴家的冒，一个是阳家的冒，是有所区别的。阳病的冒证，是将欲汗解之象，阴病的冒，是阴阳离决之证。

原文第298条：少阴病，四逆，恶寒而身踡，脉不至，不烦而躁者，死。

这一条是说阳绝神亡的危候。

少阴病，四逆、恶寒、身踡，是阴寒极盛，阳气极衰的表现。现在脉又不至，这比脉微欲绝更重，表明真阳极衰，无力鼓动血脉运行。又出现不烦而躁，说明不仅没有阳复的希望了，而且神气将绝，危重到极点了，所以断为死候。295条的“恶寒身踡而利，手足逆冷者不治”和本条相比，本条虽然没有下利，但是却有脉绝而躁，所以病情更加凶险。

这一条和292条虽然都有脉不至，但它们的病理变化却是截然不同的，所以一个主生一个主死。292条的脉不至，是因为骤然吐利，阳气一时不能接续，虽然脉不至，但一定还有手足温等症状，不是阳气败绝，所以还可以用灸法治疗。而这一条的脉不至伴有四逆而手足不温，是纯阴无阳，生气以绝的变现，即使投用大剂量的姜附回阳与艾灸助阳，也是鞭长莫及，所以属于死候。

烦躁的原因很多，阳证和阴证都可见到烦躁症状，但如果细分的话，烦和躁是有区别的。烦属阳，阳盛则烦，虚阳上扰也会烦，是发于内的，是病人的自觉证；躁属阴，阴盛则躁，是形于外的，别人能够看到。躁时，病人在做无意识的动作，非大实即大虚证，临床上多烦躁互见，但有轻重之分，但烦不躁说明还有生机，但躁不烦多是死候。本条指出不烦而躁，结合无脉，完全可以证明是有阴无阳，也就是辨证的关键。

原文第299条：少阴病，六七日，息高者，死。

这是肾气绝于下的危候。

息高的意思是气高而喘，呼吸浅表，不能下达胸腹，表现为吸气少、呼气多的一种病态。我们知道，肺主出气，肾主纳气，少阴病六七日出现息高，这是肾气绝于下，肺气脱于上，上下离决的现象，所以说是死候。

原文第300条：少阴病，脉微细沉，但欲卧，汗出不烦，自欲吐，至五六日，自利，复烦躁不得卧寐者，死。

这一条论述的是少阴病失治，阳亡阴竭的死证。

少阴病脉微沉细，但欲卧，自欲吐，是少阴虚寒证的一般情况。前面说“阴不得有汗”，现在是汗出不烦，说明阳气外亡，无力与阴邪抗争，现在只有一线残阳了，已达到欲绝的阶段。这个时候急用辛热回阳，尚恐不及，何况又迁延了五六日，以致阳气更加虚弱，阴寒邪气更盛，出现了自利、烦躁、不得卧的证候，表明病情在急剧恶化。阴盛而阳脱于下则会下利，阳极虚不能上入于阴，则会见烦躁不得眠，阴盛阳脱正不胜邪，阴阳离决，所以说是死候。

【小结】

少阴病的性质是全身虚寒证。少阴一经，兼水火两气，有从阴化寒，从阳化热两个转归。太阳与少阴相表里，所以发病时可伴有太阳表证。若脏气充实，也可转入阳明之腑，由虚转实，因此也有内兼阳明里证的。但少阴多虚，仍以寒化为正证。寒化证是心肾阳虚，寒邪偏盛，所以以但欲寐，脉微细为少阴病的提纲。由于是阴盛阳虚，所以除提纲证外还伴有恶寒、蜷卧、四肢厥逆、下利清谷、自利而渴、小便色白等。因此治疗原则是扶阳抑阴。如脾肾阳虚内外皆寒的用四逆汤温运脾肾之阳；阴盛于内，格阳于外的，用通脉四逆汤通达内外阳气；治阴盛格阳于上的，用白通汤宣通上下阳气。如果服用温阳方药发生格拒的，用白通加猪胆汁汤咸苦反佐。下利便脓血，滑脱不禁的要用桃花汤涩肠固脱。寒化证阴盛阳虚，水气浸渍，治宜温阳散水，用附子汤或者真武汤。

热化证主要指阴虚阳亢，心中烦不得卧，治宜黄连阿胶汤滋阴清火。热化证阴虚有热兼气化不利的用猪苓汤滋阴清热利水。此外，肝胃气滞，阳气内郁的四肢厥冷，用四逆散疏肝和胃，透达阳郁。黄连阿胶汤治阴虚阳亢，心烦不寐，能育阴清热。

少阴咽痛，属于虚火上炎的用猪肤汤；属于少阴客热轻证的，用甘草汤及桔梗汤清热解毒；如果是咽中生疮，就用苦酒汤通声敛疮；如果是寒邪外束，阳邪郁聚之咽痛，用半夏散及汤疏散郁热。

少阴病属于里虚，治疗上一般禁用汗法和下法，但也不是绝对的，如少阴阳虚兼太阳表邪，里虚较轻的，用麻黄细辛附子汤，麻黄附子甘草汤温经达表。少阴阴虚兼有阳明燥实真阴将竭的，要用大承气汤急下存阴。

少阴病的病情较他经危重，所以预后的诊断就非常重要，就寒化证来说，主要取决于阳气的存亡。一般是阳回者可治，阳不回者，预后不良。关于阴证的预后，论中没有说到，应该取决于阴液的存亡，阴液存者可治，阴液衰竭者死。我们必须见微知著，掌握时机，做到早期诊断，早期治疗，才不会因循误事。

附：少阴病篇争议问题讨论

少阴病篇内容比全面，既有足少阴肾病的证治，又有手少阴心病的证治。既有阴盛阳虚的寒证，又有阳亢阴虚的热证。所以提到少阴病，大家都一致认为有寒化证和热化证之分。但当提到少阴病的性质时，则大多认为是全身虚寒证，或心肾阳虚证。这是与太阴虚寒证相较而言，若以此作为少阴病的性质，未免有以偏赅全之失。可是不切实际的片面说法，却长期沿袭引用，很少提出异议，其故何在？这一方面是因为《伤寒论》少阴病篇对于寒化证的论述较多，另一方面更重要的是混淆了六经与八纲的概念，误把六经中的少阴病与八纲中的里虚寒证等同起来。殊不知六经仅是辨病之所在，而每一经病都有寒热虚实之辨。不应当再墨守少阴病性质之说，而应毫不吝惜地予以摒弃。此外，少阴病篇的一些争议问题，如少阴提纲证的属性与价值问题，少阴三急下证的机制问题，也应本着实事求是的精神进一步研究评定，兹将个人浅见略陈于后，聊供参考。

1. 少阴病提纲　多数医家认为，“脉微细，但欲寐”，是少阴病的提纲。但少阴病有寒化证与热化证之异，“脉微细，但欲寐”是总括寒证热证，还是专指寒证或专指热证，医家意见颇不一致。有的认为包括寒热两证在内，不管寒证、热证，都是“脉微细，但欲寐”。如沈明宗说：“此少阴总脉证也……此乃邪传少阴，风寒总证，故仲景补出脉之微细，证之欲寐也。若邪在三阳，脉必浮紧数大，入于少阴之脏，经络在里，故脉微细。然卫气行阳则寤，行阴则寐，气入于阴，邪郁于阴，所以不论阴阳两途，必具但欲寐证。若偏于阳者，则显口燥舌干，偏于阴者，则显吐利呕逆，当分脉之浮数沉迟，即随阴阳气血，寒热虚实治之，庶无差误”（《伤寒六经辨证治法》）。张路玉说：“此言少阴之总脉总证也。盖少阴属水，主静，即使热邪传至其经，在先之脉虽浮大，此时亦必变为沉细，在先之证虽烦热不宁，此时亦必变为昏沉嗜卧，但须辨出脉细沉数，口中燥热为热证，脉沉细数，口中和为寒证，以此为辨，万无毫误矣”（《伤寒缵论》）。有的认为专主热证，如喻嘉言分少阴病为前后两篇，前篇论少阴病可温证，后篇列少阴病传经热邪正治之法，把提纲证条文放在后篇首条（《尚论篇》）。汪苓友认为“此少阴病热困极之状也。少阴者肾经也，肾为水脏，主寒，其脉当沉，今日脉微细者，与沉相类之脉也，邪在三阳，脉皆洪大，传入少阴，则变微细者，此热邪深而脉内伏也……此非真寐，乃热极而神志昏愦，若欲寐然”（《伤寒论辨证广注》）。有的认为专主寒证，如程扶生说：“寒邪深入于里则脉微细，而与三阳之滑大迥殊……邪入少阴，则阳气衰微，不能自振，故但欲寐也”（《伤寒经注》）。《医宗金鉴》说：“少阴受邪则阳气微，故脉微细也。卫气行阳则寤，行阴则寐，少阴受邪，则阴盛而行阴者多，故但欲寐也。”以上三种主张，究以何者为是？看来主热说理由不足，其误在混淆了脉微细与脉内伏，混淆了但欲寐与神志昏愦。热证不会出现脉微细，但欲寐。既然主热说是错误的，那么，总证说虽然强调区分寒热，无疑也是不确切的。恽铁樵曾就阴虚火旺与阴盛阳虚的临床表现进行比较，他说“阴虚火旺者，恒苦竟夜不得寐，阴盛阳衰者，无昼夜但欲寐。阴虚火旺之不寐，并非精神有余不欲寐，乃五内躁扰不宁，虽疲甚而苦于不能成寐。阴盛阳衰之但欲寐，亦非如多血肥人，头才着枕，即鼾声雷动之谓，乃外感之寒盛，本身阳气微，神志若明若昧，呼之则精神略振，须臾又惝恍不清，此之谓但欲寐。病入少阴，无有不如此者，故少阴篇首标此三字，然阳明证亦有迷睡，须不得误认，故又出脉微细三字。”颇能说明道理。观少阴病黄连阿胶汤证的主证“心中烦不得卧”，可见本条“脉微细，但欲寐”，属于少阴虚寒证。对此，朱肱所著的《类证活人书》早有记载，并且补充出方剂，“病人脉俱微细，但欲寐者，少阴证也，急作四逆汤复其阳，不可缓也。”然而“但欲寐”与热盛神昏的“但欲眠睡”（嗜卧）究竟有何区别，很难心领神会。祝味菊在中毒昏聩与神衰昏聩辨证一节中指出：“一切知识在脑，脑之中毒，如发电中枢损伤，则灯光熄灭而一片黑暗也。脑神衰弱，如发电能量不足，则灯光暗淡而模糊不明也。病人昏沉不语，用种种方法，不能求得反应者，中毒也。以指揿其承浆，高呼索其舌，唇张口开而舌自伸者，其神识未泯也。再揿而重索其舌，但口张而舌不伸者，神已衰矣……譬如电筒，蓄电不足，初按其钮则有光，再按则光已弱，反复按之则等于无光，此中枢因反复刺激而麻痹更甚也……以此法证之，虽不中不远矣。”这种比喻对理解少阴病寒化证的但欲寐颇有帮助。关于脉象为什么微细，也有两种解释：一是阳虚阴盛，如钱天来说：“阳气少则微，阴气盛则细，微细者，阳虚阴盛也。”高学山说：“今脉微为无阳，脉细为有阴，微而且细，是有阴无阳之诊矣。”虽然言之成理，但阴盛何以脉细，未免牵强。二是气血两虚，微指脉搏的力量，阳气虚鼓动无力则脉微；细指脉搏的形态，营血虚脉道不充则脉细，微细并举，所以是气血两虚。如沈尧封、唐容川皆持此说。沈氏并对王叔和的“细极谓之微”进行了批判：“不知微者薄也，属阳气虚，细者小也，属阴血虚。薄者未必小，小者未必薄也。盖营行脉中，阴血虚则实其中者少，脉故小；卫行脉外，阳气虚，则约于外者怯，脉故薄。况前人用微字，多取薄字意，试问‘微云淡河汉’，薄乎细乎”（《伤寒论读》）。唐容川认为“微是肾之精气虚，细是心之血虚，脉管是血之道路，血少故脉细；微属气分，气旺则鼓动而不微”（《伤寒论浅注补正》）。正如沈唐两人所析，微脉与细脉确有所不同，然而脉微细既主气血两虚，何以少阴寒化证只用姜附剂回阳祛寒，却不用气血双补？其实微脉与细脉既有区别，又有联系，王叔和所说并没有错。《脉经·脉形状指下秘诀》指出：“微脉极细而软，或欲绝，若有若无。”“细脉，小大于微，常有，但细耳。”这就表明微脉大多极细，而细脉则不一定兼微。因此，脉微细并提，重点应是脉微，所以姜附、四逆诸证不再微细同举而是但提脉微，如干姜附子汤证提到脉沉微，白通汤证提到脉微下利，通脉四逆汤证提到脉微欲绝，就足以证明。

也有人认为“脉微细，但欲寐”不能作为少阴病辨证提纲。如日人山田正珍提出：“少阴病，岂但欲寐一证得以尽之乎？若以其但欲寐谓之少阴病，则所谓‘太阳病，十日已去，脉浮细而嗜卧者’，亦名为少阴病乎？阙文明矣”（《伤寒论集成》）。陆渊雷也认为：“本条以脉微细，但欲寐为提纲，太简略，不足以包举少阴之证候。”山田氏把但欲寐与嗜卧等同，显然是错误的。脉静神恬之嗜卧，为邪去正安，病将向愈之候，怎么能与但欲寐混为一谈呢？陆氏之说似颇有理，然而为什么不以厥逆下利为审证提纲，而以脉微细，但欲寐为提纲？颇值得研究。这是因为厥逆下利不是少阴病所独有，而且少阴病也不一定都具有厥逆下利，如果据厥利辨证，难保不发生误诊。至于脉微细，但欲寐乃少阴心肾阳虚的本质反映，当见到脉微细的脉象，但欲寐的病情，就表明心肾之阳大虚，须急救回阳。因此以之为辨证提纲，不仅能够提高诊断的预见性，做到及时治疗，提高疗效，而且能避免病情进一步恶化。在任何情况下，即使是高热未退的病人，只要发现脉微细，但欲寐，就当着眼于少阴心肾阳虚，以四逆汤一类方剂急温之，清下诸法，决不可再用。由此可见，以脉微细，但欲寐作为少阴寒化证的审证提纲，有着见微知著的积极意义。

2. 少阴病寒化证证治

(1) 少阴阴盛阳虚证：少阴阴盛阳虚证的辨证要点除脉微细、但欲寐的提纲证以外，其次是自利而渴，小便清长。太阴病与少阴病都有自利，前者自利不渴，后者自利而渴，不难鉴别。不过自利而渴，不专属少阴寒证，也有少阴热证，必须参考小便情况，才能确诊无误。热证的小便必然短赤，寒证小便应当清长，所以论中有“若小便色白者，少阴病形悉具。小便白者，以下焦虚，有寒，不能制水，故令色白也”。小便清长是下焦阳虚的确据，由此推知少阴自利的口渴，乃下焦阳虚不能蒸化津液上腾之故，就可避免热盛津伤的错误诊断。再次是四肢厥冷，下利清谷。由于阴盛阳虚不能温运四末，所以少阴病可见到四肢厥冷；肾阳虚不仅不能蒸化津液上腾，也不能腐熟水谷，所以与太阴病的下利溏薄不同，而是下利清谷。有些注家把下利清谷归于太阴，这是不确切的。

少阴阴盛阳虚证的治法主要是回阳救逆，计有 8 张方剂，都是干姜附子相伍，又称为姜附剂，其基本方是主治厥冷下利的四逆汤。此方能温运脾肾之阳，方中用药仅有附子、干姜、甘草三味，但其配伍意义确存在很大分歧。有认为附子为君，干姜为臣，甘草为使。如许宏说：“必以附子为君，以温经济阳，以干姜为臣辅佐之，甘草为使以调和二药，以散其寒也。”有认为甘草为君，干姜为臣，附子为使。如成无己说:“却阴扶阳,必以甘为主,是以甘草为君……逐寒正气,必先辛热,是以干姜为臣……暖肌温经,必凭大热,是以附子为使。”《医宗金鉴》在成注的基础上进一步阐述甘草为君的配伍意义:“君以甘草之甘温,温养阳气,臣以姜附之辛温,助阳胜寒,甘草得姜附,鼓肾阳,温中寒,有水中暖土之功,姜附得甘草,通关节,走四肢,有逐阴回阳之力,肾阳鼓,寒阴消,则阳气外达,而脉自升,手足自温矣。”陈元犀则以将与帅的关系来比喻说明姜附与甘草的配伍意义:“生附子、干姜彻上彻下,开辟群阴,迎阳归舍,交接十二经,为斩旗夺关之良将,而以甘草主之者,从容筹划,自有将将之能也。”两说均有一定理由,就祛寒回阳来说,附子自是首选药物,从配伍作用来看,甘草既能降低附子的毒性,又能加强姜附的功能,两药都应是主药而不是佐使药,方中干姜也不是可有可无,前人有“附子无干姜不热”,正说明干姜附子相伍,有加强温阳破阴的协同作用。如果兼津液亏涸,加人参,即四逆加人参汤。此方出自霍乱病篇:“恶寒脉微而复利,利止亡血也,四逆加人参汤主之。”成无已注“恶寒脉微而利者,阳虚阴盛也。利止则津液内竭,故云亡血,《金匮玉函》曰,水竭则无血,与四逆汤,温经助阳,加人参生津液益血。”其后注家有认为“加人参以生津液也”(如许宏)。有的认为“加人参以补虚益血也”(如尤在泾)。好像人参为生津益血之专药,其实是不恰当的。李东垣在《脾胃论》中提出“仲景之法,血虚以人参补之,阳旺则能生阴血也”。说明人参是通过补气以生血,以生津。李氏的说法是符合实际的。若是阴盛于内,格阳于外的格阳证,则非四逆汤所能胜任,方中干姜附子的用量必须加重,即通脉四逆汤。若是阴盛于下,格阳于上的戴阳证,又宜以葱白易甘草的白通汤。前方“能大壮元阳,主持内外,共招外热返之于内”,治脉微欲绝,故方名通脉四逆。后方用葱白能通上焦之阳下交于肾,所以方名白通。如果服白通汤下利不止,更增加厥逆无脉,干呕心烦,乃是阴邪与阳药发生格拒,又当于破阴回阳方中佐入咸寒苦降的猪胆汁、人尿,即白通加猪胆汁汤。阴证服阳药为什么会发生格拒?因为阴邪太甚的缘故。王太仆说:“甚大寒热,必能与违性者争雄。”所以必须于白通汤中加入咸寒苦降的胆、尿作为反佐,即《黄帝内经》所谓“甚者从之”之意。若无猪胆汁,单用人尿亦可。服白通汤后格拒的脉证,的确十分严重,是否能有治疗余地,“心烦”与否?是一个很值得注意的问题,因为烦是自觉证,知正气未亡,神气尚存。假使不烦但躁,为神气已亡,则无法挽救。厥逆无脉,服白通加猪胆汁汤后无脉转为有脉,自然是好事,但是必须注意脉出的情况,如果脉象突然显露,急疾搏指,乃阴液枯竭,孤阳无所依附的反常现象,预后极其危恶,只有脉象逐渐恢复,才是阴液未竭,阳气渐复的佳兆。若是阴邪盛而阴竭阳亡,症见“吐已下断,汗出而厥,四肢拘急不解,脉微欲绝”,虽然尚未发生格拒,也当回阳益阴兼防格拒，可用通脉四逆加猪胆汁汤。此方之用猪胆汁，既取其反佐以防格拒，如尤在泾说："又虑温热过甚，反为阴气所拒而不入，故加猪胆汁之苦寒以为向导之用。"更取其通脉滋阴的作用，如成无己说："胆苦入心而通脉，胆寒补肝而和阴。"张隐庵亦认为"取水畜之甲胆，乃启肾脏之精汁，上资心主之血。"陈古愚更以猪胆汁与人参对比，"但人参亦无情之草根，不如猪胆汁之异类有情，生调得其生气，为效倍神也。"至于干姜附子汤与茯苓四逆汤两方虽然不在少阴篇，实际也应是少阴病阴盛阳虚证的主方，不过是以烦躁为主证罢了。干姜附子汤是四逆汤中去甘草，因而有人主张干姜附子汤主治的证情急于四逆汤证，其理由是甘草性缓。甘草在四逆汤中的作用已如前述，从两方所主的证候来看，干姜附子汤的主证仅是昼日烦躁，夜而安静，其伴有证候也不过是脉沉微，身无大热。从姜附的用量来看，均少于四逆汤。而四逆汤主治的证候，一派阴盛阳虚，有几条四逆汤证皆是"急温之"，可见四逆汤的温阳作用强于干姜附子汤，而四逆汤证的证情也急于干姜附子汤证。茯苓四逆汤是四逆加人参汤，更加茯苓组成，重用茯苓的目的，有认为是利水，有认为是益阴，我们认为决不是益阴，也不一定是利水，而应是安神。

少阴阴盛阳虚证的预后，大体不外阳存者生，阳亡者死。文中主要揭示具体分析的辨证方法，颇有指导意义。例如 287 条："少阴病脉紧，至七八日，自下利，脉暴微，手足反温，脉紧反去者，为欲解也，虽烦下利，必自愈。"诊脉的一般常规，脉紧与脉微相较，紧为邪甚，微为正虚，现在脉象暴微，由紧转微，却预断为欲解，并推断出"虽烦下利，必自愈"。这一判断是否可靠？本条提出两个"反"字，就是辨证要点，如果少阴阴盛阳虚仍甚，手足必然厥冷不温，现在手足反温，表明阳气来复，脉紧反去而暴微，表明是邪去而不是正衰，由此又可推知烦为正复祛邪、正邪剧争之故，下利不是正虚邪盛，而是正复邪除，因而预断为"必自愈"。又如 296 条"少阴病，吐利，躁烦，四逆者死"，与 309 条"少阴病，吐利，手足逆冷，烦躁欲死者，吴茱萸汤主之"叙证几乎全同，但一则断为死候，一则治用吴茱萸汤，如不仔细区别，颇难区分。前者躁多于烦，四逆不回，是阴极阳绝，所以预后不良；后者烦躁欲死，是知以烦为主，表明寒邪虽盛，阳气尚能与邪剧争，所以可用吴茱萸汤泄浊通阳。既然是少阴病，为什么不用四逆汤，却用吴茱萸汤？这是因为阴邪盛而阳虚未甚，根据病情可酌情选用。厥阴病阳虚严重时，也使用四逆汤，可以互证。

有人认为当前有了西医的急救药物和手段，中医回阳救逆的方剂已经不再需要，似颇有理，其实是片面的。通过中西医结合的实践证明，恰恰相反，不是不再需要，而是有所发展，例如治中毒性休克，已用过补液、升压药、激素，以至输血，而血压仍不稳定两天以上（最严重的收缩压曾经降到 0，时间最长 18 天撤不掉升压药），加服稳压汤（即四逆汤以黄精代干姜，黄精 30g，生甘草 30g，附子 9g），1～2 天内，就能撤去升压药，恢复了正常血压。认为该方在使用升压药后人体调节能力欠佳而血压不稳定时起稳压作用，故名稳压汤。这方面的报道虽然不是太多，但已经有了良好的开端，必将有更多的进展。

（2）少阴阴盛阳虚兼水气证：少阴阴盛阳虚兼水气证，论中原有两组证候，82 条："太阳病发汗，汗出不解，其人仍发热，心下悸，头眩，身瞤动，振振欲擗地者。"316 条："少阴病，二三日不已，至四五日，腹痛，小便不利，四肢沉重疼痛，自下利者，此为有水气，其人或咳，或小便不利，或下利，或呕者，真武汤主之。"注家对前一组证候的"汗出不解，其人仍发热"有两种解释，第一种解释为虚阳外浮，果真是虚阳外浮，则证属格阳，恐非真武汤所能胜任。另一种认为是汗不如法，表邪仍在，但以里虚较甚，故用真武汤先治其里。此说比较合理。心下悸为水气凌心，头眩因清阳不升，注家的意见一致，惟对身瞤动，振振欲擗地的机制，多数以阳虚而经脉失养解释，难免片面。尤在泾提出系水气所致，他论证说："经脉纲维一身，以行血气，故水入之，则振振瞤动也。擗犹据也，眩动之极，心体不安，思欲据地以自固也。"并通过与四逆汤比较，得出"此与阳虚外亡有别，阳虚者，但须四逆以复阳，此兼水气，故必真武以镇水"，极有见地。《金匮要略》有"其人振振身瞤剧，必有伏饮"的记载，可作旁证。后一组证候，乃水寒浸渍内外所致，阳虚水停则小便不利，阳虚寒凝则腹痛，水寒浸渍于外则四肢沉重疼痛，水寒浸渍于内则下利。临床表现虽然不同，但病机都是阳虚兼水气，所以都可以用真武汤温肾阳以散水气。当阳虚较甚，而寒湿郁滞于筋脉骨节之间，症见身体痛，手足寒，骨节痛，脉沉，背恶寒而口中和，又应着重温补以壮元阳，以真武汤去生姜，加人参，即附子汤。这两张方剂皆是以术附为主药，故又称术附剂，术附倍用，不但温阳，且能镇痛，伍以茯苓，既能利水，又能通阳，佐以芍药，既取敛阴，又取和营。真武汤佐生姜，目的在于温阳散水，附子汤佐人参，目的在于壮阳益气。真武汤的适用范围尤广，不管是消化系统疾病，如萎缩性胃炎、胃下垂、胃及十二指肠溃疡、腹泻（包括五更泻）、便秘、胃切除后引起的"倾倒症群"；循环系统病，如风湿性心瓣膜病并发心力衰竭、心衰水肿、高血压性心脏病并发心力衰竭、心房纤颤、二尖瓣分离术后心衰；泌尿系统病，如慢性肾炎高度水肿、慢性肾盂肾炎低热等，只要符合心肾阳虚水气泛溢病机，用之皆有良效。此外，还可用于寒饮上逆的肺气肿、支气管炎、阳虚夹水湿的白带等病证，充分体现了异病同治的优越性。

（3）少阴阴盛阳虚兼表证：少阴阴盛阳虚兼表证的原文仅有两条，而且文字极简，但已突出了辨证论治的关键，脉沉为少阴阳虚，发热为外兼表证，故治用温阳发汗法。然而阳虚禁汗，太阳病篇已有病人有寒不可发汗的明训，因为发汗能发越阳气，阳气外越则里阳更虚，势必发生其他变证。何以本证却能使用汗法？这有两点根据，一是病程很短，301 条“始得之”，302 条“得之二三日”，二是“无里证”，阳虚尚不太甚，自注“以二三日无里证，故微发汗也”，就是说明。其中“微发汗”的“微”字，极有意义，不同于麻桂相伍的单纯解表发汗，而是麻黄与附子相伍，一以温阳，一以发汗。赵嗣真说：“熟附配麻黄，发中有补。”寒邪较甚佐细辛，即麻黄附子细辛汤。寒邪较轻佐甘草，即麻黄附子甘草汤。发热何以称“反”？因少阴病的特点是无热，所以称为“反发热”，说明不是少阴病本身的发热，而是少阴病兼太阳表证，后世因名为太少两感。有主张六经都有表证，这两个汤证是少阴病本身表证，似亦言之有理，但混淆了表里的界限，造成概念错误。其实少阴与太阳并见，并非只有温阳发汗一法，也有宜先治其里的，如 92 条“病发热头痛，脉反沉，若不差，身体疼痛，当救其里，宜四逆汤”。发热头痛为太阳病，太阳病脉当浮而不当沉，故说“脉反沉”。从脉沉可推断为少阴里虚，故虽有表证，也当先治其里。从条文表面来看，都有发热脉沉，只是一以少阴病为主，故称“反发热”，一以太阳病为主，故称“脉反沉”。何以一是表里同治，一是先温其里，这主要取决于里阳虚的程度。但 92 条仅提到“脉反沉”，与 301 条的脉沉一样，怎么能作为先温其里的根据？必须前后联系起来比较分析，才能有比较全面深入的认识。92 条先温其里，与 302 条的“无里证”相较，必须还有其他里阳虚证，只是未明言罢了。因为 91 条“伤寒医下之，续得下利清谷不止，身疼痛者，急当救里，后身疼痛，清便自调者，急当救表，救里宜四逆汤，救表宜桂枝汤”，已经明确交代了救里、救表的标准，所以本条举脉略证，这是《伤寒论》互文见义的特点，必须联系互勘，才能避免局限片面。

关于麻黄附子细辛汤方义，大多注家皆就太阳少阴两经解释，如钱天来说：“故以麻黄发太阳之汗，以解其在表之寒邪，以附子温少阴之里，以补其命门之真阳，又以细辛之气温味辛，专走少阴者以助其辛温发散，三者合用，补散兼施，虽然发汗，无损于阳气矣，故为温经散寒之神剂云。”又如程郊倩说：“须以附子温经助阳，托助其里，使阳不至随汗而越，其麻黄始可合细辛用耳。”个人体会该方主要作用是温经通阳，不但温阳散寒，而且温经除痹。临床运用范围很广，并不限于少阴兼表证，也不一定有发热，反复发作的风寒头痛、风寒齿痛、关节痛、嗜睡症等使用本方均有良效。本人曾以本方合芍药甘草汤治愈多例寒象偏甚的坐骨神经痛。还以本方加味治愈一例危重的痦痱证。某少妇 32 岁，于 5 月 26 日晨突感左肢不遂，言语謇涩，经某医院按病毒性脑炎治疗无效，又经某精神病防治院诊断为脑干脑炎，加用激素亦无效。后经某市三家大医院检查：两目视乳头欠清，咽反射消失，左侧肢体轻偏瘫，左椎体束征，脑电图波形正常。无药可用，转中医院诊治。起病迄今已经50余日，根据面色苍白，流涎肢冷，左肢不遂，口不能张，舌不能伸，欲语无声，饮水即呛，舌淡苔白滑，脉沉微细，断为寒邪直中少阴，阳虚失展，寒痰阻络，治以温经通阳，化痰和络，方选麻黄附子细辛汤加味。炙麻黄6g，熟附片6g，北细辛3g，制半夏10g，白芥子6g，桂枝10g，九节菖蒲6g，全蝎3g。服3剂，四肢回温，流涎减少，左肢略能活动，但饮水仍呛，前方加制南星6g，续服5剂，饮水不呛，能扶杖行走，能讲话，尚欠清楚，主诉舌萎无力，不能咀嚼，再于前方去南星、全蝎，加入补肾之熟地黄、仙灵脾、巴戟天、骨碎补，连服15剂，全部恢复正常。还曾遇到一流脑患儿，血压迅速下降，虽用升压药，但血压仍不稳定，加服麻黄附子细辛汤(制附片9g，炙麻黄3g，细辛2g)，采用小量频服法，约经2小时，头煎服完，血压恢复、稳定，转危为安。实践证明，麻黄附子细辛汤的作用主要是温经通阳，而不一定发汗，也决不限于主治少阴太阳两感。

3. 少阴热化证证治　论中少阴热化证内容远较寒化证简略，然而不管在病因、病机，还是在辨证、论治以及方药运用方面，仍然存在许多分歧意见。如少阴热化证究竟是由他经传来，还是本经自病？究竟是寒极变热，还是感温热之邪？少阴热化证究是气分证，还是血分证？是虚证，还是实证？这些都有必要进一步研究。

(1) 动血、出血证：少阴出血证计有两条，一条是“少阴病八九日，一身手足尽热，以热在膀胱，必便血也”(293条)。一般认为本条便血证是阴证转阳，邪从热化，少阴之邪转出太阳，故一身手足尽热，热迫膀胱血分，则血下溢而便血。但是血从大便出，还是从小便出？注家看法不一，方有执认为二便出血，他说：“热在膀胱，太阳多血，肾司开阖，阴主下降，故热乱则血出于二便也。”柯韵伯认为是小便血，他说：“热在膀胱而便血，是指小便言。”钱天来认为不一定是小便血，他说：“必便血三字，前注家俱谓必出前阴之窍，恐热邪虽在膀胱，而血未必从小便出也。”从临床来看，小便血和大便血都有可能，膀胱泛指下焦部位，太阳病篇蓄血证“热结膀胱”与“热在下焦”并提，可资佐证。柯氏与钱氏的主张，可供参考，不必过多议论。因“必”为推断之词，血究从前阴还是从后阴，自有临床证候可凭，徒议无益。一条是血从上溢，“少阴病，但厥无汗，而强发之，必动其血，未知从何道出，或从口鼻，或从目出者，是名下厥上竭，为难治”(294条)。本条提出了“下厥上竭”的病机概念，大多注家认为下厥是阳虚于下，上竭是阴竭于上，故难治，平允可从。间有主张下厥为热深，如方有执说：“下厥，以少阴居下而热深言也，上竭以妄逆言也。”近人有引申方有执氏之意，提出“其但厥无汗，是由于热邪在里，又无津作汗而致成。这和阳衰阴盛的但厥无汗虽然症状相似，但病理不同。阳虚者误汗则亡阳，阴虚者误汗则亡阴，所以只可以育阴泄热，不可发汗。若强发之，无津作汗，必迫血妄行，变成坏证”，亦颇有理致。但是对于“下厥”病机，采用张隐庵“生气厥于下”之说，释为“生气由下而厥”，试问热邪在里，与“生气由下而厥”怎样联系？颇难领会。要之，《伤寒论》是一部综合辨证的医籍，在讨论热证时，每举出寒证作鉴别，讨论寒证时，举出热证作鉴别，讨论虚证时，举出实证相鉴别，讨论实证时，举出虚证相鉴别。似乎条理不清，凌乱无序，实则最富辨证意义，这是《伤寒论》的最大特色。

(2) 阴虚阳亢失眠证：原文 303 条“少阴病得之二三日以上，心中烦，不得卧，黄连阿胶汤主之。”由于叙证太简，有些注家即据患病日数解释，提出“二三日以上为寒极变热之时”，未免牵强附会。患病日程只能作为辨证参考，怎么能作为辨证根据？即就《伤寒论》原文来看，如桃花汤证“少阴病二三日至四五日”(307 条)，真武汤证“少阴病二三日不已，至四五日”(316 条)等，都不是热证而是虚寒证，怎样解释？可见依据患病日程解释病机是站不住脚的。就病情的发展变化来说，当然能够由寒变热，太阳风寒表证，内传化燥成实为阳明病，就是明显的例证。不过，把少阴热化证，全责之由寒变热则失之局限。事实是既可由阳明之热灼伤真阴而成，如程扶生说：“心烦不得眠者，是阳明之热内扰少阴，故不得寐也。”也可因感受温热之邪，内灼真阴而致，如吴仪洛说：“此汤本治少阴温热之证，以其阳邪暴虐，伤犯真阴，故二三日以上便见心烦不得卧。”后世温病学家都把黄连阿胶汤作为治疗温病的主方，极有见地。但是把该方所主的证候列于下焦、血分，则不完全确当。《伤寒论》注家尤在泾在注黄连阿胶汤证时，已经提到了“热入血分”的概念，并且与热归于气相较，尤氏说：“少阴之热，有由阳传入者，有自受寒邪，久则变热者，曰二三日以上，谓自二三日至五六日，或八九日，寒极而变热也。至心中烦不得卧，则热气内动，尽入血中，而诸阴蒙其害矣。盖阳经之寒变，则热归于气，或入于血。阴经之寒变，则热入于血，而不归于气，此余历试之验也。”尤氏所论，对病理变化何以有归气、入血的不同，有一定参考价值，但不可视作绝对。专从寒变热立说，亦不够全面。若联系方中用药，阿胶、芍药、鸡子黄固可属于血分药，而黄连、黄芩主要是清泄气分之热，可见把该证专属之血分，是不允当的。再就病位来说，该证为两少阴同病，足少阴肾阴虚于下，固然属于下焦，手少阴心阳亢于上，岂能属于下焦？因此，与其归于下焦，不如统称少阴。至于该证的虚实问题，有的认为侧重于实，主张是“阳亢导致阴虚”；有的认为侧重于虚，主张是“阴虚导致阳亢”，两说都嫌片面，因为该证病机为“正虚邪实”两个方面，不可偏废。正如周禹载所说，“是热邪入里劫阴”。吴鞠通说得尤其明确，“阴既虚而实邪正盛”，并在该方禁例中指出“邪少虚多者，不得用黄连阿胶汤”，确属可贵的经验总结。有些注家补充出舌苔脉象，如“舌红少苔，脉沉细数”，但仍然侧重于阴虚，忽略了邪实，因而使用黄连黄芩苦寒之品就失去了依据。关于该方的配伍意义，大多从心肾双方立论，如柯韵伯说：“病在少阴而心中烦不得卧者，既不得用参甘以助阳，亦不得用大黄以伤胃也，故用芩连以直折心火，用阿胶以补肾阴，鸡子黄佐芩连，于泻心中补心血，芍药佐阿胶，于补阴中敛阴气，斯得心肾交合，水升火降，是以扶阴泻阳之方，而变为滋阴和阳之剂也。”吴鞠通的解释尤为中肯，他说：“以黄芩从黄连，外泻壮火而内坚真阴；芍药从阿胶，内护真阴而外抑亢阳。”认为鸡子黄的作用是“其气焦臭，故上补心，其味甘咸，故下补肾”，“乃奠安中焦之圣品”。现代药理研究证明，鸡子黄有丰富的营养价值，可见该方配伍鸡子黄具有特殊效用。早在东汉时代就有如此深刻认识，实属难能可贵。少阴热化证中除阿胶、鸡子黄以外，还有鸡子白、猪肤等，皆属于动物药，因其有不同的营养作用，可适用于不同病证，这表明仲景对动物药已有比较深入的认识。

黄连阿胶汤是临床常用方剂，不仅适用于外感热病，还适用于内伤杂病，只要符合邪实正虚，阴虚阳亢病机，用之皆有良效。特别对由此而致心肾不交的顽固失眠证，疗效尤著。

(3) 咽痛诸证：少阴病篇专论咽痛辨治的条文计 4 条（310～313 条），出方 5 张，由于每条之首皆冠“少阴病”三字，因而多数注家都以少阴经脉循喉咙为理论根据，把咽痛说成是少阴病的主证，其实是不恰当的。对此，恽铁樵曾提出疑问：“既是少阴咽痛，当有少阴见症，如云冠以少阴病三字，即有踡卧、但欲寐，脉微细诸见症在，则甘草、桔梗恐无济于事，疑原文有脱漏。就学理言之，咽痛属于少阴者，以少阴经行喉咙之故，足少阴，直者属肾，贯肝膈，入肺，挟舌本；手少阴从心系上喉，系瞳子，肾病属寒，心病属热，故凡病见阴虚而热诸证象，咽痛而目眊者，知其为手少阴咽痛；见阳虚而寒诸证象，咽痛舌强者，知其为足少阴咽痛。寒当温，热当凉，如此方头头有道。今原文咽痛之外，仅有少阴病三字，教人何所遵循，各注无一不模棱，无语非曲说，此亦可见自古无有能通下半部伤寒者”（《伤寒论辑义按》）。虽不尽如恽氏所说，但因只拘文字，不究临床实际，自难免曲解附会。其实少阴咽痛证，除猪肤汤证属于少阴，苦酒汤证与少阴有一定联系以外，甘草汤、桔梗汤与半夏散及汤主治的咽痛证则是连类而及，有利于鉴别辨证，并不一定是少阴病。

就猪肤汤证来说，注家的解释也极不一致，如喻嘉言注：“下利咽痛，胸满心烦，此少阴热邪充斥，上下中间无处不到，寒下之药不可用矣，故立猪肤汤一法也。盖阳微者，用附子温经，阴竭者，用猪肤润燥，温经润燥中具散邪之义矣。”果如喻说，既然是热邪充斥，为什么不用清热药？真是“阴竭”，猪肤汤能否胜任？柯韵伯注：“少阴下利，下焦虚矣……咽痛胸满心烦者，肾火不藏，循经上走于阳分也……猪为水畜，其津液在肤，君其肤以除上浮之虚火，佐白蜜白粉之甘，泻心润肺而和脾，滋化源，培母气，水升火降，上热自除而下利自止矣。”柯氏对该证咽痛病机提出了“虚火”概念，显然较喻说确切，从肺脾肾关系分析方义，也比较合理。因为该证的咽痛胸满心烦，不仅肾阴虚而虚火上炎，心肺之阴亦虚，故治以猪肤、白蜜滋肾清心润肺；该证的下利，不但肾阴虚，而脾阴亦虚，故不用温阳益气，只用白粉益脾。该证既属阴虚，何以不用其他滋阴药物？因为滋阴药大多润滑，不宜于下利，恐滋阴之品，反有泻阴之弊。考《伤寒论》注家(包括喻氏、柯氏在内)对于猪肤汤证治虽然有许多阐发，但对该证治的特点究竟怎样？仍是依稀仿佛。伟大的临床医学家叶天士，通过他丰富的实践经验，才真正抓住了猪肤汤证治的要领。例如张某案：“阴损三年不复，入夏咽痛拒纳，寒凉清咽，反加泄泻，则知龙相上腾，若电光火灼，虽倾盆暴雨，不能扑灭，必身中阴阳协和方息，此草木无情难救耳。从仲景少阴咽痛，猪肤汤主之。”由此可见猪肤汤证的咽痛，不同于一般实火，也不同于一般虚火，而是龙相之火上腾，所以用寒凉清咽不效，反加泄泻。设譬形象生动，尤有助于理解。从“阴损三年不复”的病史，还可看出猪肤汤证不是外感、新病。

苦酒汤证由于阴火沸腾，咽伤破溃，不能语言，声不出，与少阴病有一定联系，但是实践证明，外伤性咽疮疼痛，使用该方亦颇有效果，可见不一定属于少阴病。值得注意的是该方的配伍作用，半夏与鸡子清相伍，有涤痰开结，利窍通声之功，无燥津涸液之虑；半夏与苦酒相伍，又能加强劫涎敛疮的功能。此外，鸡子壳盛药煎三沸的煎药法，与“少少含咽”的给药法，对提高疗效也有帮助。

甘草汤与桔梗汤，后世名为甘桔汤，为治疗咽喉疾患的基本方，开肺利咽，与手太阴肺的关系最切，而不关少阴心肾。半夏散及汤，药用半夏桂枝甘草，乃是通阳散寒祛痰利咽，与少阴何涉？于咽痛证中提出，亦是为了鉴别，提示咽痛并非都是热证，也有寒证。《类方准绳》载有暴寒咽痛，用本方加生姜五片，可作旁证。有些注家提出此方是治寒邪郁热于内而致咽痛的从治法，虽然能够自圆其说，但毕竟难切实际。

(4) 少阴三急下证：历来对少阴急下三证的争议较多，约而言之，不外三种：第一种主张是“真实假虚”，理论根据是“大实有羸状”，三条原文皆冠以少阴病，乃貌似少阴，实为假虚之象，阳明大实证，才是该证的本质。既然是大实证，自然当有攻下，但不一定需要急下。第二种看法是“阴证转阳，脏邪传腑”。按照传变的一般规律，阴证转阳，脏邪传腑，乃病势向好的方面发展，因势利导，酌用一些下剂即可解决问题，并无急下的必要。第三种认识是“真实真虚”，既有阳明燥结之实，又有少阴真阴之虚，若不急下阳明之实，就不能救少阴之虚。下缓则燎原莫制，旋即阴竭而死，所以必须急用攻下以救将竭之阴。少阴急下三证，是从不同角度阐述急下的标志。320 条提出了“口燥咽干”，为少阴真阴耗竭的主要征象之一，在阳明燥实的同时，见到口燥咽干，必须急下。321 条提出“自利清水，色纯清，心下必痛，口干燥”，是热结旁流，火炽津枯，意在说明阳明里实证，也有不是便秘而是下利，不过这种下利为青黑色污水，乃邪热迫津下泄，与阳明急下证发热汗多为热迫液泄于外的机制相似，只是津液外泄的途径不同而已。结合心下痛，口干燥，证明燥实的程度十分严重，燥热上干，灼伤津液，如不急下，顷刻有亡阴之变，所以必须急下。322 条“腹胀不大便”，亦必具有口燥咽干(未提，属于省文)才能急下。否则，无急下的必要。要知急下三条不是孤立的，虽然各有侧重，必须综合起来，才能全面认识，深刻理解。不仅少阴三急下证应当如此，阳明三急下证也应当如此。无论阳明三急下，少阴三急下，都应同时具有阳明之实与少阴之虚，才需要急下。对此必须深入领会，才有可能当机立断，避免延误病机。随着运用下法治疗急腹症的实践，充分证明了急下理论的正确，同时也证明急下之法不仅适用于外感热病，而且广泛适用于内外各科中许多疾病。

关于猪苓汤证，少阴病篇所载的临床表现与阳明病篇的内容不同，但阴虚有热、水气不利的病机是一致的，所以都用猪苓汤滋阴清热利水。另外，四逆散证的四逆是阳气内郁的热厥轻证，临床多见于肝胃气滞，阳郁不伸，所以治宜疏肝和胃，透达郁阳的四逆散。该方的运用范围非常广泛，如慢性肝炎、胰腺炎、胆囊炎、肥厚性胃炎、十二指肠溃疡、溃疡性结肠炎、痢疾、阑尾炎、胆道蛔虫症、胆石症、食道痉挛、胃神经官能症、肋间神经痛、颈淋巴结肿大、淋巴结核、积食发厥、小儿疳疾、眩晕、失眠、鼻渊、疝气，以及妇科月经不调、盆腔炎、附件炎等，只要具有肝胃(脾)气滞病机，使用四逆散化裁，均有较好疗效。这表明临床上早已突破了少阴病的框框，没有必要再纠缠于是否为少阴病的讨论。

从少阴病全篇内容来看，也是外感和杂病合论，因此，学习和研究该篇，同样应着眼于辨证论治理论与理法方药的运用规律，不管外感、内伤，都有指导意义。篇中冠以少阴病的条文，有的是为了鉴别比较，不一定都是少阴病。相反，有些散见其他病篇的条文，虽然未用少阴病冠首，实际是少阴病，例如太阳病篇中的四逆汤证、干姜附子汤证、茯苓四逆汤证、桂枝甘草汤证、炙甘草汤证、桂甘龙牡汤证、桂枝去芍药加蜀漆牡蛎龙骨救逆汤证等，不属于肾，即属于心。如以六经分类，只能属于少阴。学习《伤寒论》，必须实事求是，才能使其理论，更有效地发挥指导实践的作用。

第八章 辨厥阴病脉证并治

本篇内容比较复杂，因而引起后世有些注家的怀疑，甚至抱着否定的态度；但有的注家却认为有其一定的依据，并不是杂凑成章，因而在看法上未趋一致，致使后学无所适从，现在举出几家不同的意见来讨论一下。

一是认为厥阴篇条文杂乱而加以歧视的。如陆渊雷就说："本篇明称厥阴病者仅四条，除首条提纲有证候外，余三条文略而理不莹，无可研索。"《伤寒论概要》也认为："厥阴病则为杂凑。"从而这些医家认为本篇没有研究的价值。一是认为冠以厥阴名称的疾病，皆由他经转来。比如王肯堂在《伤寒准绳》中说："厥阴为三阴之尾，凡太阴少阴之病，皆至厥阴传极，故诸阴证不称名者，皆入其篇。"王氏指出本篇复杂的原因，说明符合疾病的一般的发展规律。

其实《伤寒论》六经分证，每一经的证候，都各有其共同特点，仲景把厥逆、吐利等症状归入厥阴篇来讨论，是完全合乎逻辑的科学归类法。

本篇的主要内容是把各种不同原因的厥证和厥热的病因，都合并在一起讨论。

厥的主要性质是寒热错杂证。治疗主要是温下清热，益气行血。厥阴病寒热错杂，所以寒热补泻并用者为常，纯寒纯热者为变。

厥阴病和太阴、少阴在发病特点上是有很大不同的。太阴是脾阳虚弱的虚寒证，但寒无热，少阴从阴化寒为正证，从阳化热为变证。虽然有寒热，但二者是绝对分开的。而厥阴是阴之极，阳之始，阴中有阳，或上热下寒，或厥热胜复，寒热常互见。

一、厥阴病证候大纲

原文第326条：厥阴之为病，消渴，气上撞心，心中疼热，饥而不欲食，食则吐蚘，下之利不止。

这一条论述的是厥阴病上热下寒证的提纲。

厥阴病是邪正交争的相持阶段。从生理方面来说，厥阴为三阴之尽，阴气初尽也就是阳气初生之时，而且与少阳为表里，禀风木而内寄相火，下连寒水，为乙癸同源，是其本；下接君火，子母相应，是其标。可见，它本身就是一个阴阳寒热具备的经脏，所以厥阴病也大多寒热错杂。然而它的证候尽管错综复杂，但归纳起来不外乎两大类型：一是厥与热交替发作，这是阴阳胜复，正邪消长的变现；二是上热下寒，这是因病邪深入，阴阳错乱，失去了正常的调节所致。也就是古人说的"阳并于上则上热，阴并于下则下冷"。本条既有消渴，气上撞心，心中疼热似饥的上热证，又有饥而不欲食，食则吐蛔，下之利不止的下寒证。所以一般认为是厥阴病寒热错杂的提纲。

就具体证情来看，实际是肝邪乘脾犯胃而致的胃热脾寒证。肝为风木之脏，内寄相火，主疏泄，病则木火燔灼，耗伤胃阴，所以会消渴；肝气横逆，所以气上撞心，心中疼热而似饥，这是上热。同时肝邪乘脾，脾失健运，所以虽然有饥饿感而不思饮食；因脾虚肠寒，如果体内素有蛔虫，蛔虫闻到食味就会窜动而上出于口，所以说食则吐蛔。这是下寒。如果把肝胃气逆的上热证当作阳明实证而误用苦寒攻下之剂，不但上热不能消除，相反会使中气损伤，下寒更加严重，就会发生下利不止的变证。

二　厥阴病欲解时

原文第328条：厥阴病，欲解时，从丑至卯上。

这一条是说厥阴病好转的时间。

厥阴为阴之极，阴极以阳生为愈机，丑至卯上，为阴极阳生之时，一般病能有转机。由此可以理解厥阴病阳气来复为向愈的佳兆，但也不能理解为厥阴病一定要到丑至卯上才能痊愈。

三　厥阴病厥热胜复辨

原文第337条：凡厥者，阴阳气不相顺接，便为厥。厥者，手足逆冷者是也。

这一条是说厥的病因和症状。

凡厥，泛指多种厥，不是单指寒厥、热厥，其他的蛔厥、痰厥、水厥、冷结关元之厥都包括在内。这些厥证虽然它们的成因都不相同，但是总的病机都不外乎阴阳气不相顺接。阴阳气不相顺接，也就是人身的阴气和阳气不能顺利地交接。

如果阴阳气不相顺接必然会手足厥冷，因此，手足厥冷又是各种厥证的共同特征。厥冷是逆而不顺的表现，所以又称为手足逆冷。

明确规定厥证的特点是手足逆冷，可以说是从仲景开始的。《黄帝内经》所说的厥证范围很广，包括昏厥在内，如大厥、薄厥、血厥等。在临床表现和病机治法上都是有很大不同的。比如说寒厥和热厥，在临床表现上，《伤寒论》中寒厥和热厥的特点都是手足逆冷，在《黄帝内经》中寒厥的特点也是手足逆冷，但热厥手足热；在病机治法方面也是有很大不同的，《黄帝内经》重于正气，阳气衰于下则为寒厥，治疗上主要是补阳，也就是益火之源，阴气衰于下则为热厥，治疗以益阴为主，也就是壮水之主；《伤寒论》重于邪气，寒极阳衰则为寒厥，治疗以扶阳抑阴为主，热极阳郁则为热厥，治疗以宣透郁阳为主。

虽然《伤寒论》的厥逆论，不同于《黄帝内经》，但并没有脱离《黄帝内经》的理论基础，因此，我们不能把《伤寒论》和《黄帝内经》的厥逆划分开来。其实《伤寒论》的厥逆，是《黄帝内经》学说进一步的发展，而加以灵活运用到外感中来，补充了《黄帝内经》偏于内因病机的不足。

由于《伤寒论》条文中对厥有厥、厥逆、厥冷，或者有的前面再加上“手足”两字，这些说法有什么不同吗？我们应该怎样理解呢？

前辈医家主要有两种观点。一是认为在寒冷的程度上有所不同。比如说成无己，他认为邪到少阴，说明里证已经很深，但是还没到厥的程度，手足只是不温，这是四逆。如果到了厥阴，“则手足冷矣”，所以四逆和手足厥冷是有区别的。也就是说四逆多为少阴，手足不温，所以说较轻；厥多为厥阴，手足逆冷比较重。

二是认为冷的面积大小不同。比如说李杲认为四逆和手足应该仔细区分。“四”字加在“逆”字的前面，是通指手、足、臂、胫；把“手足”两字加到“逆”、“厥”“冷”等字的前面，以及没有“手足”两字的，都是是单独指“手足”而言。也就是说四逆是手、足、臂、胫以上冷，手冷到肘，足冷到膝，比较重；厥是说手足冷，手冷至腕，足冷至踝，较轻。两人所说相反，仔细研究伤寒条文，四逆和厥，是互言不分的，所谓轻重，我们还要参考其他脉证，才能得出正确的诊断。

原文第336条：伤寒病，厥五日，热亦五日，设六日当复厥，不厥者自愈。厥终不过五日，以热五日，故知自愈。

这条是说厥热平衡，自愈之候。

病在厥阴，阴寒胜就会厥冷，然而我们知道物极必反，这是事物发展的规律。阴极阳生，当阳气来复之时，正气胜邪病机就会向外，阳气外散，就可以转化为热。如果正气不足以外张，那么病邪就会入里，阳气衰退，又变为厥冷。这一条是根据厥、热的时间长短来预测病势进退的。如果阴胜的厥冷是五天，而阳复的发热也是五天，到了第六天没有再次厥冷，热和厥的时间相等，这就说明阴阳平衡，这是自愈的好兆头。

原文第 342 条：伤寒，厥四日，热反三日，复厥五日，其病为进寒多热少，阳气退，故为进也。

这条是说寒多于热的病进之证。

厥是阴胜，热是阳复，热三日比厥四日少，是阳复不足，阳不足就会使阴邪胜，而又厥五日，这是阴盛阳衰，所以病进。病进就是说病情发展加剧。

原文第 341 条：伤寒，发热四日，厥反三日，复热四日，厥少热多者，其病当愈。四日至七日，热不除者，必便脓血。

这条说的是热多于厥为病退，热复太过便脓血。

根据阴阳胜复的原理，厥阴病热多于厥，说明阳复阴退，阳能胜阴，所以诊断其病当愈。但是当愈不等于必愈。假如阳热持续不除，这就属于阳复太过，这时病不仅不会好，还会出现其他病变，比如说内伤血络，就会发生便脓血的变证。

原文第 331 条：伤寒，先厥，后发热而利者，必自止，见厥复利。

这一条是说下利和厥热的关系。

我们知道厥阴病的特点是阴阳胜复，厥热互见的。阳气胜就会发热，阴气胜就会厥逆。阴胜的厥逆，大多又与伴见下利。本条就是说明厥、热、下利三者之间的相互关系，这对于我们临床辨证，很有指导意义。伤寒邪入厥阴，寒邪盛而邪气微，阳气郁滞于里，不能达于四肢，所以就会四肢厥冷。阳虚不能升清降浊，所以当四肢厥冷时就会发生下利，阳气来复时，阴邪渐退，四肢发热，下利也就自止。如果四肢又见厥冷，那就说明这时阴气胜，寒从内生，所以就会见厥复利。

厥热胜复，总以阴阳平衡为向愈的佳兆，太过和不及都是病态。上条阳复太过，化热而便脓血；本条阳复不及，见厥复利，都是具体的例子。

原文第 334 条：伤寒，先厥后发热，下利必自止。而反汗出，咽中痛者，其喉为痹。发热无汗，而利必自止。若不止，必便脓血。便脓血者，其喉不痹。

这条论述的是阳复太过的两种转归，一是邪热上熏为喉痹，一是下迫为便脓血。

伤寒在厥逆的时候大多会伴有腹泻，这是阳虚气陷，阴寒内盛的缘故。等到阳气来复时发热，不但手足渐暖，腹泻也会自止。从阴阳胜复的机制来说，确实是最好的转归。但是阳气来复也不能太过，如果太过，就又会发生其他的病变，这一条的后半节就是说明阳复太过的两种变证。一是邪热熏蒸，迫液外泄则汗出，上灼咽喉就会咽痛喉痹；二是邪热内陷，所以无汗，损伤下焦血分，则会下利脓血。这两种变证有上下气血的不同，并不一定同时出现，所以文中又指出“便脓血者，其喉不痹”，这就告诉我们病机是有所侧重的。

四 厥阴病寒热错杂证治

（一）干姜黄芩黄连人参汤证

原文第359条：伤寒本自寒下，医复吐下之，寒格更逆吐下，若食入口即吐，干姜黄芩黄连人参汤主之。

这一条论述的是寒热相格的证治。

本自寒下，说明原来就有下寒上热的证候，从条文“寒格，更逆吐下”来看，正是说明误治的原因。寒格就是在上之阳气被下寒所格拒。所以说单就下寒来解释是不确切的。“若食入口即吐”是辨证的关键，王太仆说“食入即吐，是有火也”。所以说本证不仅肠寒下利，而且胃热气逆也很重，所以治疗就用苦寒重于辛温的干姜黄芩黄连人参汤。

本证和戴阳证都是下寒上热，它们有什么不同吗？它们的病机不一样，戴阳证是下真寒上假热，而本证下是真寒，上是真热，而且是以热为主。

干姜黄芩黄连人参汤，是厥阴病上热下寒的主方。本证寒热格拒，又以上热为重，所以要重用芩连苦寒来清上热，热除吐就会自止，配干姜辛温以祛下寒，寒去利就会自除，佐以人参补中益气，中气健那么清热祛寒之药就会各得其所，也就更容易发挥疗效。

（二）麻黄升麻汤证

原文第357条：伤寒六七日，大下后，寸脉沉而迟，手足厥逆，下部脉不至，咽喉不利，唾脓血，泻利不止者，为难治，麻黄升麻汤主之。

这一条是说厥阴误下而至寒热错杂的变证。

病到六七日的时候，邪气已经传里，如果是表邪还没有全解的，就仍应该解表，如果是表解还有里证的就应攻其里，这是先表后里的治疗的原则。而如果不先解表邪而攻里，病不但不除，还会导致正气被伤，邪气内陷。本条就是大下之后的变证，手足厥逆，寸脉沉而迟，下部脉不至，很像是阴盛阳虚。但如果真是阴盛阳虚，那就不应该有咽喉不利、唾脓血等症。根据这些症状表现，我们可以断定这种脉象的变化是邪陷阳郁的缘故。阳气内郁不能外达四末，所以手足逆冷；

下后阴阳两伤，阴伤则肺热气痹，所以会有咽喉不利唾脓血的上热证；阳伤就会导致脾寒气陷，所以会有泄利不止的下寒证。

本证的病机为正气不足，邪气内陷，肺热脾寒，不但虚实混淆，而且寒热错杂，只用疗效单一的小方很难奏效，所以用麻黄升麻汤。方中重用麻黄、升麻为君，目的在于发越被郁在里的阳气，所以方后说“汗出愈”。当归为臣，养血以助汗源。这三味是本方的主药，所以重。其他的药量很轻，其中除了知母、黄芩、葳蕤用十八铢以外，其他八味都是六铢，真算得上是主次分明。喉痹唾脓血，是由肺热阴伤所致，所以佐用知母、黄芩、葳蕤、麦冬、石膏、芍药、甘草等清肺滋阴；泄利不止是因脾伤气陷，所以佐以白术、干姜、茯苓、桂枝等以温阳理脾。药味虽然多，但是不乱，重点突出，井然有序。

由于本条的证情和处方都很复杂，引起了各家有不同的看法，如：尤在泾认为是误下后阳邪传阴的上逆之证：柯韵伯认为是下厥上竭的阴阳离决之证：而柯氏和丹波元坚、陆渊雷等又都认为药味庞杂，方证不符，从而认为这一定不是仲景的方。本方是否出于仲景，可姑置不论，正如程郊倩所说：“大下后阳邪陷里。”如果同时还用表解的趋势，那么使用本方，应该可以收到很好的疗效。

五　厥阴病热证治法

(一) 白虎汤证

原文第 350 条：伤寒，脉滑而厥者，里有热，白虎汤主之。

这一条论述的是热厥的脉象和治法。

伤寒厥逆，有寒厥热厥以及其他病因所引起的多种厥逆类型。本条所讨论的是热厥，就是热极阳郁，阳气不能透达于四末而引起的厥逆症状。因为滑为阳脉，主热，热邪郁结于里，阳气不能达于四肢，所以会手足厥逆。如果是阳虚肢厥的话，那脉象一定会是微细的，现在是滑脉，所以肯定不是阴盛阳虚，而是热盛阳郁。这一条只说到脉象，没有详说症状，这是仲景省文的笔法，主要是想突出里有热的辨证要点。我们可以推测应该还有胸腹灼热、烦渴、口干、舌燥小便黄赤等里热症状，所以用辛寒的白虎汤清解里热，里热得清阳气就会通达，肢厥也就会随之而解了。

(二) 白头翁汤证

原文第 371 条：热利下重者，白头翁汤主之。

原文第 373 条：下利欲饮水者，以有热故也，白头翁汤主之。

这两条论述的是厥阴热利的治法。

371 条叙证很简单，只说到下重一症，下重就是里急后重，表现为腹痛急迫欲下，肛门坠重，多为肝热下迫大肠所致。本条的热利应该当做热痢来看。痢疾在古代被称为“滞下”，《黄帝内经》称为“肠澼”，表现为大便赤白黏冻，并且还带有脓血。由于是热邪下迫，所以会肝门坠重。就病机来看，主要是肝经湿热，所以治用白头翁汤清热燥湿、凉肝解毒。

373 条承接上条，补充出热利的又一个辨证要点，那就是渴欲饮水。这里的口渴有很重要的辨证意义。我们知道少阴虚寒证也有口渴，但那是因为下焦阳虚不能蒸腾，津液不能上承所致，口渴不会很重，或者是渴喜热饮，还会兼有阳虚的见证。本证下利脓血，里急后重，渴欲饮水属于里热灼伤津液，所以用白虎汤清热凉肝。

白头翁是治疗厥阴脓血利的主方。方中白头翁、秦皮清热凉肝，是厥阴热利的主药，佐以黄连、黄柏清热燥湿，坚阴厚肠，还可以增强治热利的作用。不管是细菌性痢疾还是阿米巴痢疾，只要是属于湿热证，使用本方都会有很好的效果。

本方与黄芩汤、葛根芩连汤，均有清热治利作用，而主证又不全同，兹列表如后(表 38)。

表 38　黄芩汤证、葛根芩连汤证、白头翁汤证鉴别表

方　证	共同证	主　　证	病　机	治　法
黄芩汤证	热利脓血，里急后重	下利腹痛、发热口渴，舌红，苔薄黄，脉弦	少阳胆热	清解少阳
葛根芩连汤证		下利，发热，喘而汗出，口干欲饮，舌红，苔黄，脉数	阳明肠热	清解阳明
白头翁汤证		下利后重，渴欲饮水，发热，舌红，苔黄腻，脉弦数	厥阴肝热	清热凉肝

(三) 小柴胡汤证

原文第 379 条：呕而发热者，小柴胡汤主之。

这条是厥阴转出少阳的证治。

我们知道厥阴和少阳相为表里，少阳病进可以转入厥阴，厥阴病衰也可转出少阳。这一条列在厥阴病篇里，而且见呕而发热的少阳证，所以说是厥阴转出少阳，用和解少阳的小柴胡汤。

本证没有发生厥利的情况，所以是阴证转阳，如有厥利，则发热和呕都属阴盛格阳，虚阳欲脱的危证，在下面条文中再加讨论。

（四）小承气汤证

原文第374条：下利谵语者，有燥屎也，宜小承气汤。

这一条是说实热下利的证治。

下利证，有属虚寒的，有属实热的，虚寒的下利必然是下利清谷，脉微肢厥，现在患者是下利而又有谵语，古人说“便硬是谵语之根”，所以说此证属于阳明里实。我们知道燥实内结应该大便硬才对，为什么还会出现下利，这是因为肠中有燥屎阻结，邪热逼迫津液从旁而下，所下的都是清稀粪水，不夹渣滓，臭秽难闻。同时也必定有腹部满痛、潮热、舌苔黄躁、脉沉实等。下利为热结旁流，所以用小承气汤泄热通滞，里实去，谵语下利就会自止。

（五）栀子豉汤证

原文第375条：下利后更烦，按之心下濡者，为虚烦也，宜栀子豉汤。

这条是论述下利后虚烦的证治。

本条可与上条参照，上条下利谵语属燥屎，本条下利后虚烦属余热。从更烦的“烦”字上，可知下利前已有烦的症状，本来因热而烦，下利后更烦，这是余热未尽。按之心下濡，提示我们这是内无实邪的虚烦，因为不是实烦所以称为虚烦，但不是虚寒的虚烦，虚寒的烦为“阴躁”。

本条用栀子豉汤清热除烦，叙证很简单，我们可以与太阳阳明篇的有关栀子豉汤证条文合参，就会加深对虚烦含义的理解。

六 厥阴病寒证治法

（一）冷结关元证

原文第340条：病者手足厥冷，言我不结胸，小腹满，按之痛者，此冷结在膀胱关元也。

这条论述的是冷结关元所致的手足厥冷证。

我们知道小腹为厥阴经脉所属，现在出现手足厥冷，小腹满，按之痛，这是厥阴阳气衰微，阴邪独盛，寒邪结于下焦关元所致。关元，在脐下三寸，属任脉穴。本条除了手足厥冷之外，还特别提出“不结胸”以资鉴别，主要是说明病变的部位不在胸膈，而是在下焦少腹部。虽然少腹满，按之痛，但不是结胸证，而是寒邪凝聚膀胱关元。

条文中没有列出方子，但根据病情我们可以选用桂枝加附子汤，当归四逆加吴茱萸生姜汤这一类的方剂，当然我们也可用灸法，灸关元百壮，使热力直达病所。

（二）下虚戴阳证

原文第366条：下利，脉沉而迟，其人面少赤，身有微热，下利清谷者，必郁冒汗出而解，病人必微厥。所以然者，其面戴阳，下虚故也。

这一条说的是下利戴阳轻证兼微邪郁表，可郁冒汗出而解。

脉沉而迟，下利清谷，这属于虚寒证无疑，但脉不微细，手足微厥，说明阳虽虚但不很严重，结合面稍赤、身微热，我们可以看出兼有轻微的表邪，还有汗解的可能。不过，阳气毕竟已虚，所以汗解之前会发生郁冒，这是正气蓄积力量与邪气剧争的表现，正能胜邪则会汗出而解。"其面戴阳，下虚故也"，就是对郁冒汗出而解机制的说明。

郁冒，不仅是头目眩冒，还有郁滞烦闷的感觉，这与"时时自冒者死"的昏冒不同，昏冒是不会有郁滞烦闷的感觉的。简单地说，郁冒为正与邪争，昏冒为阴竭阳脱。本证可以汗解，说明阳虚不甚，如果是阳已大虚，那就决不会是汗出而解，而是汗出而亡了。

（三）哕逆腹满证

原文第381条：伤寒哕而腹满，视其前后，知何部不利，利之即愈。

这一条论述的是里实致哕证治。

哕是一种症状，为胃气不降，原因是很多的，但概括起来不外乎虚实两种。虚证哕逆的声音很低微，并且间隔的时间长。《黄帝内经》就说"病深者气声哕"，这是胃气将败的征兆，380条说的就属于此类。此外194条、266条、232条都属于虚证一类的哕。实证是由于肺胃之气实，所以哕的声音响亮，连续发作，就如本条所举的证候。除这一条外，还有像231条"小便难，有潮热，时时哕"，98条"食谷者哕"等都属于实证。二便不利也能致哕。因不大便而哕的，如111条"或不大便，久则谵语，甚者至哕"；因小便不利而致哕的，如231条"小便难……时时哕"。本条所述的哕而腹满，属于实证无疑。但仍须进一步探讨致哕的原因，所以"视其前后，知何部不利，利之即愈"是治疗本证的治疗原则。如果是由于小便不利的就利其小便，如果是由于大便不通的就通其大便，病根得除，哕逆腹满就会自愈。

（四）除中证

原文第333条：伤寒，脉迟，六七日，而反与黄芩汤彻其热。脉迟为寒，今与黄芩汤复除其热，腹中应冷，当不能食，今反能食，此名除中，必死。

这条是误投寒凉所致的胃败除中证。

伤寒脉迟，证属里寒，在治疗上理应用扶阳抑阴的一类方剂，然而医者反而用的是苦寒清热的黄芩汤，这是以寒药治疗寒证，必然会大伤阳气而使里寒更重。腹中应冷，应当不能食。现在反而能食，这决不是胃中和，而是胃气将败的反常现象，也就是文中说的除中危候。除中是指胃气垂危，而反能食的不正常现象，预后多不良，所以说“必死”。脉迟为寒，不难辨认，为什么会误用黄芩汤呢？可能是因为六七日阳气初回，利还没有止，已见微热而渴，医者误认为是热利而用黄芩汤，所以导致了除中的死候。

原文第332条：伤寒，始发热六日，厥反九日而利；凡厥利者，当不能食，今反能食者，恐为除中。食以索饼，不发热者，知胃气尚在，必愈。恐暴热来出而复去也，后日脉之，其热续在者，期之旦日夜半愈。所以然者，本发热六日，复发热三日，并前六日，亦为九日，与厥相应，故期之旦日夜半愈。后三日脉之而脉数，其热不罢者，此为热气有余，必发痈脓也。

本条论述的是疑似除中的辨别方法与厥热胜复可能发生的几种不同情况的预断。

这条条文较长，并且比较复杂，我们分五节来进行讨论。

第一节，是“伤寒，始发热六日，厥反九日而利”这一句，说明厥热胜复，阴盛阳衰的厥利证。由于热多厥少，是阴寒盛而阳气衰，阳虚则气陷，所以不但肢厥，并且同时发生下利。

第二节，从“凡厥利者”到“恐为除中”，指出厥利能食有除中的可疑。厥利大多是阴寒的证候，由于阴寒气盛，脾胃阳气受伤，所以下利；四肢得不到阳气的温煦，所以发生厥冷。下利厥冷是脾胃虚寒，所以说“厥利者，当不能食”，现在反能食，因此有除中的可能。

第三节，从“食以索饼”到“期之旦日夜半愈”，指出除中证的诊断方法。上文的反而能食是否属于除中证，还不能确定，所以食以索饼进行试探。“索饼”，是指小麦面做的条状食品。如果食后安然无事，不发热，或者仅有微热，则表明胃气来复，食欲渐增，所以说“必愈”。如果食后忽然暴热，则是真阳尽露，如同回光返照，随即阳气外脱，热必复去，这就是除中的死证。

第四节，从“所以然者”到“故期之旦日夜半愈”，这是补充说明自愈的机制以及愈期的推测。我们知道阴阳应该平衡，不可偏胜。现在是发热六日厥反九日，这是阳微阴盛，但厥后又复热三日，加上以前的六日也是九日，也就是说热和厥的时间相等，达到了阴阳的平衡，所以这是愈候。至于所举的日数，仅是用来说明厥热的时间是否相等，作为阴阳是否平衡的标志，不可看做是固定的天数。

第五节，从“后三日脉之”到最后，说明的是阳复太过的变证。热与厥的时间相等，而热即自止，这才是阴阳平衡，病愈的正常现象。如果数日后依然是脉数发热，那就属于阳复太过，阳热偏盛，必伤营阴。热灼营血就可能会发生痈脓的变证。这与334条的喉痹便脓血以及335条的口伤烂赤等变证的机制大致相同。

（五）蛔厥证治

原文第338条：伤寒，脉微而厥，至七八日肤冷，其人躁无暂安时者，此为藏厥，非蛔厥也。蛔厥者，其人当吐蛔。令病者静而复时烦者，此为藏寒，蛔上入其膈，故烦，须臾复止，得食而呕又烦者，蛔闻食臭出，其人常自吐蛔。蛔厥者，乌梅丸主之，又主久利。

这一条是鉴别藏厥与蛔厥，并述蛔厥的治法。

这一条重点是讨论蛔厥的证治。文中首先提出脏厥，目的是和蛔厥作鉴别，通过比较可更加突出蛔厥的辨证特点，很有辨证意义。脏厥是指因肾脏真阳极虚所致的四肢厥冷。蛔厥是指因蛔虫窜扰而致的四肢厥冷。脉微而厥是脏厥和蛔厥都能见到的脉证，至七八日，肢厥又发展到全身发冷，并且是躁扰到无一刻安宁，这是真阳大虚，脏气垂绝的征象，说明病情继续恶化，预后极其不良，这是脏厥的危候。所以仲景断言“非蛔厥也”。那怎么诊断是蛔厥呢？主要有以下几点：一是四肢虽厥，但是周身皮肤不冷；二是有吐蛔史；三是病人时静时烦，饮食后又呕又烦。这是因为肠寒，蛔虫不安，向上窜扰，所以会烦。条文中说的脏寒，这里是指肠寒。蛔虫不窜扰，人就会安静不烦，进食时蛔虫闻到食气就又会扰动，所以人就烦呕，并会吐出蛔虫。这种蛔厥属于上寒下热的寒热夹杂证，所以“乌梅丸主之”，这个方还能主治寒热错杂的久利。

临床观察到蛔虫有得酸则静，得苦则下，得辛则伏的特性，所以治蛔虫的方剂大多是酸苦辛同用。本方重用乌梅、苦酒之酸，又配伍蜀椒、桂枝、干姜、附子、细辛等辛味之药，又配黄连黄柏之苦，并且佐以当归、人参、米粉、白蜜以养血益气，所以整个方子祛邪而不伤正，扶正又有助于祛邪，治疗蛔厥确有良效，被后世奉为治疗蛔虫病的祖方。但是如果把乌梅丸看作治蛔的专剂，那就缩小了它的治疗范围。条文中仲景说“又主久利”，可见乌梅丸并不限于蛔病的治疗。后世医家有的认为乌梅丸是厥阴证治的主方，这是符合乌梅丸的组方精神和临床实际的。本方重用乌梅，即能滋肝又能泻肝，酸与甘和则能滋阴，酸与苦和则能泄热，这是乌梅丸配伍意义的主要方面。另一方面辛与甘和，能够温阳，辛与苦和又能通降，所以用于厥阴病阴阳两伤，木火内炽最为恰当。

(六) 当归四逆汤证、当归四逆加吴茱萸生姜汤证

原文第 351 条：手足厥寒，脉细欲绝者，当归四逆汤主之。

原文第 352 条：若其人内有久寒者，宜当归四逆加吴茱萸生姜汤。

这两条是说血虚寒滞的厥逆证治。

先说 351 条。这里的手足厥冷，既不同于阳微阴盛的四逆汤证，也不同于热深厥深的白虎汤证，而是血虚寒凝，不能荣于脉中，所以脉细欲绝。本证大多是因平素血虚，外感寒邪，气血被寒邪阻滞，流行不畅所致，所以用当归四逆汤养血益营，温通血脉。

本方就是桂枝汤去生姜，倍用甘草，加当归、细辛、通草而成。方中当归、芍药养血和营；桂枝、细辛温经散寒；甘草大枣补中益气；通草通行血脉，全方有养血散寒，温通经脉的作用。本方主治手足厥寒，虽然不用干姜、附子，但是仍以四逆为名，这里的厥是因为血虚寒厥，所以方名为当归四逆汤，主要是区别姜附剂的四逆。

352 条紧接上条诸证，如果患者平素有久寒或者寒饮宿疾，在使用当归四逆汤时，应当再加入吴茱萸、生姜，以散寒降逆温中，也就是当归四逆加吴茱萸生姜汤。民国时的张锡纯就认为内有寒凝，加吴茱萸生姜可以温通经气。方中又有清酒，可以扶助药力，祛散寒凝。根据临床所见，本证常兼有巅顶痛、干呕、吐涎沫等症状。

本方既名四逆，何以不用姜、附？《伤寒论》中用“四逆”名方，是根据主治四逆的作用，如治疗热厥轻证的四逆散，并无姜、附，亦名四逆。当归四逆汤能治血虚寒凝的“手足厥寒”，所以亦名四逆，但四逆之前，冠以当归，以区别于姜、附组成的四逆汤。至于内有久寒，乃肝胃之寒，不同于少阴阳气衰微，所以仅加吴茱萸、生姜，而不用干姜、附子。正如陈平伯说：“仲景治四逆，每用姜、附，今本方中并无温中助阳之品，即遇内有久寒，但加吴茱萸、生姜，不用干姜、附子何也？盖厥阴肝脏，藏营血而应肝木，胆火内寄，风火同源，苟非寒邪内犯，一阳之生气欲绝者，不得用辛热之品，以扰动风火”(表 39)。

表 39　当归四逆汤证与四逆汤证鉴别表

方证	病机	症状	治法
当归四逆汤证	血虚寒凝	手足厥寒，脉细欲绝	养血通脉，温经散寒
四逆汤证	脾肾阳虚，阴寒内盛	手足厥冷，下利清谷，脉微欲绝	回阳救逆

(七) 四逆汤证

原文第 353 条：大汗出，热不去，内拘急，四肢疼，又下利厥逆而恶寒者，四逆汤主之。

原文第 354 条：发汗，若大下利，而厥冷者，四逆汤主之。

这两条论述的是阴盛阳越证治。

汗出后，热应当随之而去，现在热不去，所以这不是表热，而是阳浮欲脱的假象。大汗出则阳气大伤，阳气伤经脉就会因失去温煦而不利，所以会腹中拘急，四肢疼痛。又加上下利，更伤里阳，阴寒内盛，阳气衰微，所以会四肢厥逆，所以二者都用四逆汤温经胜寒，回阳救逆。

原文第 377 条：呕而脉弱，小便复利，身有微热，见厥者难治，四逆汤主之。

这一条论述的是呕厥难治证。

本条如果只是微热，小便利，脉弱，我们也可以把它可当作呕后一时的正气虚弱现象，还没有达到难治的地步，但是如果再加上厥逆的证候，那就证明阳气已经极度衰竭，不能外达于四肢，并见阳越于外的微热，阳从上越的呕逆，下脱的小便复利，所有症状，都说明已经出现了阳气将要脱绝的危候，所以说为难治。难治不等于不治，投四逆汤回阳救急，以救将要脱绝的阳气。

通过这一条我们可以更进一步体会到，厥逆的有无和出现的前后，在病变过程中往往是决定整个病情的关键。

（八）吴茱萸汤证

原文第 378 条：干呕，吐涎沫，头痛者，吴茱萸汤主之。

这一条是论述厥阴头痛的证治。

如果仅仅是干呕，我们可以怀疑是不是邪转少阳了，现在又出现了吐涎沫，这就说明了胃阳不足，胃寒不能温化产生涎沫，随浊气上逆而吐出。所以徐灵胎就说吐涎沫不同于少阳的干呕。舒驰远产生了疑问，他说既然已经吐涎沫了，为什么还称为干呕呢？柯韵伯回答了这个问题，他说干呕和吐涎沫是两个症，不是一起发生的。临床上我们也会经常看到先干呕而后吐出涎沫的病例。我们知道阳明之脉上于头，厥阴之经与督脉会于巅顶，浊阴之邪引动肝气上逆，所以就会头痛。本证也就俗名痰厥头痛。治疗用吴茱萸汤暖肝温胃降浊。本方对头痛如劈，而没有表证和热象的有很好的疗效。

吴茱萸汤和四逆汤都可以温中散寒，它们的不同点在于四逆汤主要用于治脾肾阳虚所致的下利，厥逆，而吴茱萸汤用于治肝胃浊阴之气上逆所致的呕吐，头痛。

（九）瓜蒂散证

原文第 355 条：病人手足厥冷，脉乍紧者，邪结在胸中，心下满而烦，饥不能食者，病在胸中，当须吐之，宜瓜蒂散。

这一条论述的是痰食结于胸中而致厥逆的证治。

这里的邪是指风寒痰实的致病因素。由于痰涎壅塞，食积停滞，胸阳阻塞不畅，所以会心下满而烦，阳气不能外达四肢，就会手足厥冷。痰食阻滞于里，所以饥不能食。脉乍紧，说明是痰凝络阻，血运不畅，而不是寒象，这是辨证的关键。

本证是邪实结于胸中，病位偏高，病势向上，瓜蒂散吐中有升散之义，所以用瓜蒂散因势利导，涌吐出胸中之邪。这也就是《黄帝内经》“其在上者，因而越之”的意思。

本条应该和第 166 条结合着看，如果有胸中痞硬，气上冲咽喉不得息等症，我们就会更容易诊断为痰实结于胸中了。

（十）茯苓甘草汤证

原文第 356 条：伤寒厥而心下悸，宜先治水，当服茯苓甘草汤，却治其厥。不尔，水渍入胃，必作利也。

这一条论述的是阳虚水停致厥的证治。

《金匮要略·痰饮咳嗽》说：“水停心下，甚者则悸。”所以心下悸是水气的主证之一，水气凌心就会导致心下悸。厥与心下悸同时出现，我们可以推知这里的厥是由水气所致。胃阳不足，水气内停，阳气被遏，不能外达四肢，所以就会手足厥冷。

既然心下悸和厥都是由水气内停引起的，那治疗就应该先治水气，用茯苓甘草汤温胃散水，水气去阳气就能布达四肢，所以说治水也就是治厥。如果不先治水，不仅悸和厥得不到痊愈，水饮一旦下渗到肠，那就会发生下利的变证。

这一条和上条都是胸阳不舒的四肢厥冷，但是它们的病因病机却是有很大不同的。瓜蒂散证是痰食之邪壅塞胸中，所以心下满而烦，属于实邪，并且还有上涌的势头，所以治疗就顺势采用涌吐；茯苓甘草汤证为胃有寒饮，水气凌心，所以心下悸，属于阳虚，并且还有下渗的趋势，所以要温胃散水。

相关方证的鉴别，见表 40、表 41。

表 40　茯苓甘草汤证与瓜蒂散证鉴别表

区别＼方证	茯苓甘草汤证	瓜蒂散证
原因	水停心下阳遏致厥	实邪阻塞胸中阳遏致厥
症状	厥而心下悸	心下满而烦
趋势	有下趋之势	有上涌之势
治法	温化水气	涌吐痰实

表 41　五苓散证和茯苓甘草汤证鉴别表

方证	五苓散证	茯苓甘草汤证
病机	膀胱气化不行，不布津脾，水津不能输布	胃阳不足，不能输化水液
症状	① 汗出口渴 ② 小便不利，少腹里急 ③ 无心下悸	① 汗出口不渴 ② 心下悸 ③ 无少腹里急
治法	温阳健脾利水	温阳和胃散水

（十一）厥证灸法

原文第 349 条：伤寒脉促，手足厥逆，可灸之。

这一条是说厥逆可以用灸法通阳。

由于这一条叙证比较简单，所以对于这里的厥是属于寒厥还是热厥，历代的注家们争议比较多，概括起来共有四种意见。一是认为这条是阳郁于里的热厥，比如章虚谷、张路玉等就是这种看法。他们认为脉促提示阳郁于里，阳郁不能布于外则会厥。第二种意见认为这是属于阴盛格阳的寒厥，如程郊倩就是这种观点。他认为这里的脉促是格阳的假象。第三种是《医宗金鉴》的观点，认为寒厥和热厥都不能肯定，所以用灸法通阳。第四种观点是要根据具体的脉象，如果是重按有力的脉促，就属于阳郁于里，如果是重按无力的脉促，就属于阴盛格阳，这是陈修园的看法。

我们知道厥属于阴证，促属于阳脉。本条阴证和阳脉相对，如果是以阴证为主，那就属于阴盛格阳；如果是以阳脉为主，那就是阳郁于里，所以《医宗金鉴》认为难以肯定；陈修园以脉象的有力无力作为辨证要点，这是非常正确的。

临床上如果要想诊断它是热厥或寒厥，我们可以结合其他症状，应该是不难鉴别出来的。

七　厥阴病禁例

（一）不可下例

原文第 330 条：诸四逆厥者，不可下之，虚家亦然。

这条是说寒厥和虚家要禁下法。

我们知道厥有虚寒和实热的不同，这里的“诸四逆厥”指的是寒厥，而不是一切的厥证。

为什么寒厥和虚家要禁下呢？因为寒厥是因为阳气衰微，阴寒内盛所致，以阳气回复为生机，如果用下法，就会损伤正气，导致中阳下陷，厥就会更加严重，阳气更难回复了。

虚家本就正气不足了，下之就会更伤正气。但这说的只是一般情况，临床上确有正虚邪实而应用下法的，则可攻补兼施，如后世之当归承气汤，养营承气汤，黄龙汤等，这些都补充了仲景的不足。

这条“诸四逆厥者，不可下之”和第335条“厥应下之”是对寒厥和热厥所指示的两种不同治疗的总则，我们必须加以注意的，好好领会。

原文第347条：伤寒，五六日，不结胸，腹濡，脉虚复厥者，不可下，此亡血，下之死。

这一条是说血虚致厥，不可用下法。

本条是腹诊和脉诊相结合的辨证方法。伤寒五六日，如果邪热传里，与痰水结于胸膈，就会造成结胸，病人会出现心下坚满石硬，或者是连及少腹，疼痛拒按，脉象一定会是沉紧脉。如果是热邪聚于肠胃而成阳明里实，那就一定会是脐腹胀满而且疼痛拒按。现在是胸部没有结胸证，腹部按之柔软不硬，脉象又是虚脉，所以我们可以知道没有实邪结聚，这里的脉虚肢厥是由于阴血亏虚，不能濡养四肢的缘故。这和阳气被郁、热深厥深的肢厥是完全不同的。里证的厥逆须用攻下的，脉象必定是沉实有力，同时还伴有潮热、腹满等见症；本证的厥逆虽然也可能有大便秘结，但肯定不是燥屎壅滞，而是因为肠中枯燥，失去濡润所致，所以没有腹满硬痛、潮热等症，而是脉弱无力，腹部柔软，所以说不可攻下。本证与阳微阴盛的厥逆也是不同的，阳微阴盛的厥逆，大多伴有下利，治疗侧重于回阳救逆。

本证的病机是血液亏虚所以治疗就应当养血补中，如归芪建中汤之类的方剂，都是很对证的。

（二）不可攻表例

原文第364条：下利清谷，不可攻表，汗出必胀满。

这条是论述虚寒下利兼有表证，而误用汗法的变证。

下利清谷表明阳虚寒盛。脾肾阳虚水谷得不到蒸腐，就会下利清谷。从“不可攻表”来看，可知本证一定兼有表证。由于阳虚阴盛，所以即使兼有表证也不可以用汗法治表。太阳病篇里已经指出里虚夹表的治疗原则，结合91条“续得下利清谷不止，身疼痛者，急当救里；后身疼痛，清便自调者，急当救表”，治疗就应该先用四逆汤回阳救逆。为什么误汗会导致胀满呢？这是因为里阳已虚，汗出阳气随汗外泄，里阳更虚，阳虚不运，浊阴内填，所以会腹部胀满。如果出现了腹满，我们可用茯苓四逆汤稍佐行气之品治疗。

原文第 335 条：伤寒一二日至四五日厥者，必发热。前热者后必厥，厥深者热亦深，厥微者热亦微。厥应下之，而反发汗者，必口伤烂赤。

这是论述热厥误汗所致的变证。

首先必须指出的是本条的“厥应下之”和第 330 条“诸四逆厥者，不可下之”是厥证治疗的两个法则：330 条“诸四逆厥者，不可下之”是针对寒厥而说的；这里的“厥应下之”针对的是热厥。

本条说的厥证，是指热厥而言，热厥我们前面已经讨论过了，是因热邪郁伏于内，阳气不能外达，所以造成四肢厥冷的证候。文中说的“厥深必发热”与“前热者后必厥”是以发热为例说明热厥的辨证要点，也就是四肢虽冷，但还伴有热证。“厥深者热亦深，厥微者热亦微”，是说热厥的轻重与热邪的程度成正比，四肢厥冷越重，表明热邪郁伏得就越深，四肢厥冷越轻，热邪郁伏得也就越轻，这是热厥的特点，对我们辨证很有价值。

厥应下之，这是热厥的治疗原则，这里的“下之”我们不能简单地理解为单纯的攻下，它还包括清泄在内，承气汤或白虎汤等都可以随证选用。

热厥是邪热郁伏在里，所以不可发汗，这是热厥的治疗禁忌，如果发汗就必然会伤及津液，导致邪热更盛，火热上炎，就可能会发生“口伤烂赤”的变证。

（三）呕家有痈脓不可治呕例

原文第 376 条：呕家有痈脓者，不可治呕，脓尽自愈。

这一条论述的是痈脓蓄积致呕的治疗禁忌。

凡是由内部痈脓所引起的呕吐，往往是机体祛除痈脓的反映，呕吐正是痈脓排出的去路，痈脓吐出后，呕吐自然就会消失。这条就是告诉我们治病要求本，并且还要善于因势利导，文中虽然没有给出治法，但从“脓尽自愈”四个字来看，我们不难得出要以消痈排脓为主，我们可以用《金匮要略》里的排脓汤来治疗。如果不去排脓，而用止呕的方法，那就会关门留寇，不仅无效，还可能会引起其他的变证。

八　厥阴病辨证

（一）厥阴病欲愈脉候

原文第 327 条：厥阴中风，脉微浮为欲愈，不浮为未愈。

这条是从脉象推断厥阴中风的预后情况。

厥阴病见到微浮的脉象，这是阴病见到阳脉，说明阳气渐渐来复，阴邪逐渐消退，这是疾病将愈的好兆头，如果不见微浮的脉象，那就表明阴邪还比较强盛，阳气未复，当然就不是愈候了。

三阴病的脉象大多都是沉迟细弱的，假使转为微浮，那就是正气胜邪阳气来复的征兆，所以说是欲愈之候。但临床还须综合全部的脉症，才能够做出正确的诊断。

（二）热除愈不愈辨

原文第339条：伤寒，热少微厥，指头寒，嘿嘿不欲食，烦躁，数日小便利，色白者，此热除也；欲得食，其病为愈；若厥而呕，胸胁满烦者，其后必便血。

这一条论述的是热厥的两种转归。

厥有轻重，热少厥少属于热厥轻证，所以仅仅是“指头寒”，由于是阳热内郁，胃气不醒，所以会嘿嘿不欲饮食，阳气被郁不得伸，所以又会烦躁不安。

病几天后，有转愈和转剧两种转归：如果是见到小便利，色白，那就表明里热已除，阴液恢复。“欲得食”说明胃气已和，这就是疾病将愈的兆头；如果厥冷的程度加重，并且呕而胸胁烦满，这表明阳郁更重，肝火犯胃，胃气上逆，形成热深厥亦深，病情恶化。如果再拖延失治，热邪势必会损伤阴络，可能会发生大便下血。

（三）渴欲饮水自愈证

原文第329条：厥阴病，渴欲饮水者，少少与之愈。

这一条是说厥阴阳复口渴，如果调护得当，就会自愈。

厥阴病本有消渴现象，现渴欲饮水，怎能“少少与之愈”？

尤在泾认为这是热邪转入阳明之表现。热还阳明，津液暴竭就会口渴欲饮水，少少与之，胃气得和，病就会向愈，如果是热在厥阴，热将耗伤津液，饮水决不能泄热，病也不会向愈。

我的体会是这样，厥阴病已经向愈，下寒上热包括消渴等症状逐渐消失，但是余热未清，尚渴欲饮水，则少少与之，微和胃气，即能自愈。

必须指出，病在向愈的时候，胃气尚弱，多饮恐水停不化，反而会造成喘满心悸，甚至水湿下渗于肠而下利，所以只可少少与之。同时也启示我们，在热病好转时，不可过用寒凉，只需稍用清热生津和胃之品，扶助正气以清余邪。

（四）下利愈不愈辨

原文第360条：下利，有微热而渴，脉弱者，今自愈。

原文第361条：下利，脉数，有微热汗出，今自愈；设复紧，为未解。

这两条都是论述厥阴寒利将愈的脉证。

360条虚寒下利，出现了微热消渴，这是阳复的征兆。脉弱表明邪气衰退，脉证合参，所以病将自愈。发热口渴为什么不属于阳盛的热证呢？关键是这个“微”字，说明发热的程度轻微，口渴也不是很严重，并且脉象也是弱脉，这就更能说明是邪退阳复的自愈之候了。

360 条的脉弱说明是邪气衰退，361 条的脉数则表明阳气来复，360 条是微热口渴，361 条是微热汗出，症状虽然略有不同，但都是阳复的表现，所以仲景诊断为自愈。如果又出现脉紧，这就表明寒邪又盛，所以说未解。

原文第 367 条：下利脉数而渴者，今自愈；设不差，必清脓血，以有热故也。

原文第 363 条：下利，寸脉反浮数，尺中自涩者，必清脓血。

这两条说的都是下利而阳复太过化热便血。

虚寒下利，见到脉数口渴，这表明阳复阴退，下利病应当自愈。假如下利后没见好转，脉数口渴仍旧存在，这就属于阳复太过了，转化为热证，热邪伤及下焦血分，就可能会便脓血。363 条寸脉浮数，也是阳复阴退的征候，而尺部出现了涩脉，这就提示我们血行不畅，这是因为热伤血络，也可能导致大便脓血。临床上可以用白头翁汤治疗。

原文第 365 条：下利脉沉弦者，下重也；脉大者，为未止；脉微弱数者，为欲自止，虽发热不死。

这一条是从脉象推测下利证的预后。

文中的“下利”两字，从整个条文来看，应该指的是痢疾，因为下利而又有里急后重，这是痢疾的特征。本条主要是从脉象上讨论痢疾的症状和预后。下利属于里证，脉沉也是主里的，脉证相符，而弦脉主痛。下利脉沉弦，表明邪结在里，由于大肠气机壅滞不通，所以会肛部下重。《黄帝内经》上说“大则病进”，脉大表明病势进展，所以说“为未止”。本条脉“微弱数”应该是“脉微弱、微数”，也就是脉略微感到弱、数、流利，而且轻微柔和，是邪气衰而正气还没有完全恢复的脉象，所以说欲自止，虽发热不死，这里的发热应当是微热。

本条从三种不同性质的脉象，推测下利的预后，在临床上应结合具体症状，才能得到更正确的推断。

原文第 348 条：发热而厥，七日下利者，为难治。

这一条是说邪胜正虚的预后不良。

关于这一条各家的说法很不一致，有的认为是热厥，有的认为是寒厥。

寒厥是前厥后热，而现在“发热而厥”，是前热后厥，那这一定不是寒厥；假如是寒厥而见发热，这是阳气来复，下利应止，现在是七日下利，而发热仍在，说明这不是寒厥的阳回现象。如果说这是格阳的假热，那应当是下利清谷。

前热后厥，好像是邪郁于里的热厥，热厥下利，而正气未虚的，轻者可用黄芩汤，热结旁流的，可用承气汤，也不至于说是难治。

尤在泾认为这属于热厥，不过正气已虚，所以说难治，这样解释也比较合理。

临床上我们可以结合具体脉证，对寒厥或热厥做出正确诊断。

九 厥阴病死候

原文第 343 条：伤寒六七日，脉微，手足厥冷，烦躁，灸厥阴，厥不还者，死。

这条论述的是阴盛阳绝的危候。

伤寒六七日，脉微，手足厥冷，这是阴盛阳衰的证候，阳气虽然已虚，但是还可以与邪抗争，所以会烦。病情很重，这个时候服汤药恐怕已经来不及了，所以用灸法急救回阳。灸后如果手足转温，表明阳气来复，还有生机；但如果是灸后手足仍然不温暖，表明阳气已经衰绝，所以是死候。

这一条只指出了用灸法，没有给出汤方，若是用药物治疗，也不外乎温经回阳，若四逆汤之类的。在运用灸法的同时，如果再加服汤药，会更有利于阳气回复。

原文第 344 条：伤寒发热，下利，厥逆，躁不得卧者，死。

原文第 345 条：伤寒发热，下利至甚，厥不止者，死。

原文第 346 条：伤寒六七日不利，便发热而利，其人汗出不止者，死。有阴无阳故也。

这三条说的都是厥阴病厥利的死证。

先说 344 条。厥阴寒证的发热有阳复和亡阳两种可能，我们必须仔细分析，不可轻下结论。如果是阳复，就会利止而厥回，现在是发热和下利厥冷同时存在，可见不是阳复，而是虚阳外亡。它的病机和少阴病阴盛格阳证一样，又加上烦躁不得卧，心神已经完全浮越于外，所以说是死候。

345 条发热下利厥冷的病机和第一条一样，虽然不是躁不得卧，但是下利很重，阴液将要枯竭，厥冷不止，阳气已经很难回复，阴竭阳绝，所以说这也是死候。

346 条病情突然变化，出现了有阴无阳的危候。从病史上来看，伤寒六七日不利，说明病情本来不是很重，六七日后忽然发生下利，并且又汗出不止。发热有点像阳复的征象，但是阳复不应该有下利和汗出不止的现象，可见病情不是好转而是恶化。下利说明阴邪重，发热是阳气外亡，所以说是有阴无阳，阳虚不固则汗出，汗出不止阳气就会衰竭，所以说是死候。

原文第 362 条：下利手足厥冷，无脉者，灸之。不温，若脉不还，反微喘者，死。少阴负趺阳者,为顺也。

这一条论述的是厥利无脉的危急证。

下利,手足厥冷,无脉,病情十分危险,使用汤药恐怕药性缓慢救不了急,所以就用灸法急救。如果灸后手足转温,脉搏微续,那就还有生机。如果灸后手足还是不温,脉搏依然不见,反而又增加了微喘的症状,这是肾气绝于下,肺气脱于上的死候。

当患者手腕部的脉搏摸不到时,我们可以再来诊察足部的脉搏,来判断预后的吉凶。

这里的少阴是指太溪脉。足部脉有太溪和趺阳两处,太溪脉属肾,趺阳脉属胃。"少阴负趺阳",也就是少阴脉不显著,趺阳脉显著。说明胃气尚存,生化有源,还有治疗的余地,所以说"为顺也"。对于危重病人的预后,诊察趺阳脉,很有价值。

原文第 368 条:下利后脉绝,手足厥冷,晬时脉还,手足温者,生,脉不还者,死。

原文第 369 条:伤寒下利日十余行,脉反实者,死。

这两条都是根据脉象预测生死的。

先说 368 条,这条所谓的下利后脉绝,应该是急剧性的暴泻,津液突然间过度损失,阳气一时脱绝,导致手足厥冷与脉搏消失。这种病证属于暂时性的暴脱,所以经过一日一夜后,阳气还有来复的可能。晬时,也就是周时,即一日一夜。如果阳气得复,手足温暖,脉搏又可以摸得到,这就有了生机;如果过了一日一夜后手足还是厥冷,仍是见不到脉,这就是死候。文中没有给出治法,应该是省文,决不是意味着我们要消极地等待,灸法和四逆加人参汤之类的方剂我们都可以采用。

再来看 369 条。虚寒性的下利脉象应该是沉而微细,现在一天下利十多次,说明阳虚程度已经很重了,这时反而出现了实脉,这是胃气已经败绝的征兆,也就是《黄帝内经》说的"真脏脉见",所以说是死候。

【小结】

厥阴病是邪正相争的垂危阶段。由于患者阴阳的消长和邪势的弛张,证情变化很大,所以表现的症状也特别地错综复杂;又加上有一些不属于厥阴病的条文,也一起归入本篇,故本篇内容较难理解,因而引起了有些前辈医家们的怀疑或歧视。其实,厥阴篇在内容上把各种不同原因的厥证和厥逆的病因,合并在一起讨论,以便于对比分析,是完全正确和必要的。

厥阴病的症状,虽然错综复杂,但也有它一定的病型,归纳起来,可分为"上热下寒”和“厥热胜复”两种类型：

1. 上热下寒　厥阴为阴之极，阴极下寒，阳气被格于上，故反映出上热的现象。下寒愈甚，上热也愈甚；第326条说：“消渴，气上冲心，心中疼热；饥而不欲食，食则吐蛔；下之利不止。”就指出了它独有的特征。

证象上热下寒，所以治宜清上温下，温凉药并用的乌梅丸、干姜黄芩黄连人参汤、麻黄升麻汤，都是厥阴病上热下寒的主要方剂。

2. 厥热胜复　厥阴为阴之极，阳之始，阴中有阳，所以丑至卯上为它的欲解时，也就是说明了以阳复为它向愈的机转，阴盛阳衰是垂危的凶象。第336、342、341、331、334五条的厥热胜复，就以“厥”“热”二者所占时间的多少，来诊断邪正交争的胜负，阴阳的盛衰，作为判断预后吉凶的主要依据。厥、利是厥阴病最主要的症状，本篇对它反复地进行了讨论。

3. 厥逆　命名：厥逆源于《黄帝内经》，仲景加以灵活地运用到外感中来，充实了《黄帝内经》的不足。

《伤寒论》说的厥，虽然有厥、厥逆、厥冷或冠以“手足”两字等好多种不同的名称，有些医家认为在寒冷的程度轻重上和面积大小上都有不同，但是根据条文的研究，却是互言不分的。

成因和机制：厥是因阴阳气不相顺接。寒厥是寒极阳衰，不与阴接；热厥是热极阳郁，不与阴接。两者都是由阳气不能达于四肢，导致手足厥冷。

4. 下利　分寒利和热利两种。寒厥是因为阴盛下寒所致。热利如果邪热下迫下焦血分，就会便脓血，有燥屎内结，就会导致热结旁流。

寒厥和寒利，二者常一起发病而互为影响，是阴盛阳衰的危象。当阳气来复的时候，厥利也随之前后消失。反之，如果厥还而利不止，后必复厥，利止而厥不还，后必复利，是阳复不足的表现。所以在厥阴病的整个证候中，厥利的有无和出现的前后、时间的长短，是决定整个病情好转或恶化的关键。

厥利的治法：寒厥而利的主要是扶阳抑阴，以四逆汤为主。属于下寒上热的以乌梅丸、干姜黄芩黄连人参汤为主。热厥属于热微厥微的多为肝胃气郁，以四逆散治疗为主。属于热深厥深但还没成实的，用白虎汤治疗；如果已经燥屎内结，热结旁流而下利的，用承气汤。如果热伤下焦血分，便脓血的就要用白头翁汤治疗。

厥阴虚寒证的阳气来复；除了厥温利止之外，常出现发热、面赤、心烦、口渴、能食、汗出等阳证，和脉浮、数、微缓、微弱等阳脉，这都是邪从外解或邪衰正虚的佳兆，但厥利是否减轻消失是辨证的关键，如果厥利不减，虽见以上脉证，也不一定是好现象，尤其是汗出不止的亡阳证，正虚脉实的真脏脉见，脉微肤冷躁无暂安时的脏厥，胃败能食的除中，和厥逆脉绝的纯阴无阳证等，都是属于阴阳离决的死候。

对以上各种症状，如果确是厥利已减或已消失的，是阳复佳兆，可不必药治，如发热而呕的是邪出少阳，可用小柴胡汤，欲饮水的，只需少与之水和胃气，即可痊愈，如是阴盛格阳的假象，仍照扶阳抑阴的治法，或稍加苦寒反佐的药味，如通脉四逆汤，白通加猪胆汁汤，都可随证施治，严重的还须急灸通阳。

除了阳郁的热厥之外，有瓜蒂散证的寒痰积于胸中，茯苓甘草汤证的水饮停于心下，遏阻了胸阳，当归四逆汤证的寒盛血虚，不能荣于四末，都能引起厥逆以及乌梅丸证的蛔厥，它们致厥的原因各有不同，但性质都是属寒证类型，所以说"诸四逆厥者，不可下之"。

其他的利后余热未清而烦的，用栀子豉汤清热除烦，呕吐脓血的用金匮排脓汤消痈排脓，厥阴干呕吐涎沫头痛的用吴茱萸汤温中降浊，各种不同的病情用各种不同的治法，都要以辨证论治为原则。

附：厥阴病篇争议问题讨论

厥阴病篇是《伤寒论》中争议最多的一篇，自陆渊雷氏提出"伤寒厥阴篇竟是千古疑案"，认为"是杂凑成篇"，作了"少阴、太阴之外更无厥阴也"的推论以来，有许多医家赞同陆说，对厥阴病篇持怀疑、否定态度，直到目前，仍然意见分歧。本人早年亦崇陆说，由于先入为主，成见作梗，影响了客观分析，深入研究。通过对《伤寒论》原文的反复研究，与理论的实践运用，逐渐认识到"更无厥阴"的说法是不能成立的。究其根源可能有两个方面，一是把《伤寒论》作为纯属外感病专著，不知六经病篇本身就有很多杂病的内容；二是只据文字表面论证，没有联系临床实际研究。其实，厥阴病篇有着自身的特点，无论证候、治法以至主方，皆与其他经不同，决非其他经所能概括。有的虽然不是厥阴病，但是与厥阴病主证连类而及，颇有鉴别意义，有助于提高"辨证论治"的水平。再从该篇的内容结构来看，虽然比较复杂，但是杂而有章，全篇 56 条，约可分为 4 节：第一节 1～4 条，和其他 5 经的体例基本一致。第二节 330～357 条，讨论厥阴病常见症之一厥证的病机、特征、治则以及其他一些厥证的辨治。第三节 358～375 条，讨论厥阴病另一常见症下利的病机与证治。第四节 376～381 条，概述了呕、哕证的治则以及干呕、头痛的主方，堪称有条不紊。其中贯穿着厥热胜复辨证以及疑似除中证的诊断等。特别是把手足逆冷规定为厥证的主要标志，从而突破了《黄帝内经》寒厥、热厥的概念，充分体现了仲景善于总结，实践第一的革新、创造精神。试就以下几个问题进行简略分析，仅供参考。

1. 关于厥阴病提纲　许多注家对厥阴病提纲持否定态度，理由是未能概括厥阴病的所有主证，间有把337条的厥证作为提纲。其实，其他五经病提纲又何尝能包括所有主证，近来严世芸氏发表了《对“伤寒六经提纲”的商榷》一文，提出：“研究伤寒应摆脱‘六经提纲’概念的束缚，从陈陈相因的片面认识中解放出来，而从仲景原文全貌进行深入研讨。”颇有见地。学习《伤寒论》确实应该这样。然而仲景虽无提纲之名，但六经病之首都有“××之为病”一条，显然与其他条文有别，有的是脉证，有的是病机，有的是病情，在一定程度上揭示出某一经病的性质特点，对于辨明病在何经有一定参考价值。从这一角度来看，是寓有提纲作用的。如“厥阴之为病，消渴，气上撞心，心中疼热，饥而不欲食，食则吐蚘，下之利不止”，既不同于少阴寒化的心肾阳虚证，也不同于太阴的脾虚寒证，只有厥阴肝病才有上述证候，因此，据之就可确诊为厥阴病。许多注家皆认为本条所述为厥阴热证，如成无己说：“邪传厥阴，则热已深也。”方有执、喻嘉言等也都认为是热证，尤在泾之注尤为具体，他说：“伤寒之病，邪愈深者，其热愈甚，厥阴为阴之尽，而风木之气，又足以生阳火而烁阴津，津虚火实，脏躁无液，求救于水，则为消渴，消渴者，水不足以制热，而反为热所消也。气上冲心，心中疼热者，火生于木，肝气通心也。饥而不欲食者，木喜攻土，胃虚求食，而邪热复不能消谷也。食入吐蚘者，蚘无食而动，闻食臭而出也。下之利不止者，胃家重伤而邪热下注也。此厥阴在脏之证，病从阳经传入者也。”据证析机，颇有理致，但认为都是传经之邪，似欠妥切。吴坤安明确指出：“此皆厥阴自病之热证，并非伤寒传经之热邪。盖厥阴内藏相火，其消渴，火盛水亏也。气上撞心，心中疼热，肝火乘心也。饥不能食，食即吐蛔，风木克土，胃中空虚也。下之即利，土受木贼，不禁自利也，不得以伤寒正病视之。”又说：“按六经之病，仲景非专为伤寒立言，如厥阴所述气冲吐蛔等证，乃厥阴风木自病，不拘伤寒杂症，但见呕逆吐蛔者，即是肝邪犯胃，宜兼厥阴而治。要知六淫伤寒，兼带厥阴者可治。若从三阳传至厥阴，则热极生风，九窍将闭，所形皆败症矣，今将厥阴本病治法列于左，勿以伤寒传经目之可也。”吴氏的论点颇具创见，一是否定了厥阴提纲证为传经热邪的传统说法；二是纠正了单纯外感的偏见，不拘伤寒杂症，凡属肝邪犯胃，宜兼厥阴而治；三是总结出六淫伤寒兼带厥阴可治，从而打破了厥阴病情必然危恶的框框，这种从实际出发，敢于疑古创新的精神，值得赞赏。然而也有人认为厥阴病提纲证是上热下寒的寒热错杂证。如《医宗金鉴》说：“此条总言厥阴为病之大纲也。厥阴者，阴尽阳生之脏，与少阳为表里者也。邪至其经，从阴化寒，从阳化热，故其为病，阴阳错杂，寒热混淆也。”舒驰远说：“此条阴阳错杂之证也。消渴者，膈有热也。厥阴邪气上逆，故上撞心，疼热者，热甚也，心中疼热者，阳热在上也。饥而不欲食者，阴寒在胃也，强与之食，亦不能纳，食必与蚘俱出，故食则吐蚘也。此证上热下寒，若因上热误下之，则上热未必即去，而下寒必更加甚，故利不止也。”前者从厥阴的生理病理研讨，后者据临床的症状表现分析，都持之有故，言之成理。然而究竟是热证，还是上热下寒证，从庞安常《伤寒总病论》引述本条的下利不止后面有“乌梅丸主之”。结合日医丹波元坚在本条后提出“故治法以温凉兼施为主，如乌梅丸实为对方”的主张来看，以上热下寒的理由更充分一些。当然这并不等于说厥阴病只有上热下寒证，也有单纯的热证如白头翁汤证；单纯的寒证如吴茱萸汤证、当归四逆汤证等。如果拘执提纲证，势必失之片面。至于四肢厥冷，固然是厥阴病中比较常见的症状，但也非厥阴病所独有，少阴病阴盛阳虚，阳明病热盛阳郁，都能发生肢厥，所以主张以“厥”为厥阴病提纲，同样不够确当。

2. 关于厥证与厥热胜复　厥证名称，早见于《黄帝内经》，但所论范围较广，包括昏厥在内，如大厥、薄厥、血厥等。就肢厥来说，仅寒厥指手足寒，而成因却责之于阳气衰于下，故治以益火之源。热厥的特征为手足热，是由阴气衰于下，故治宜壮水之主。把手足逆冷作为一切厥证的特征，实始自仲景所著的《伤寒论》，并且认识到许多因素皆能导致手足逆冷，如蛔厥、痰厥、水厥，冷结关元厥，脏厥等；认识到阳虚阴盛固能致厥，血虚感寒亦能致厥；认识到无形热郁与有形热结皆能致厥。实践证明，这些认识都是十分正确的。厥证的原因尽管很多，而发生厥逆的机制只有一个，那就是“阴阳气不相顺接”，厥阴病篇 337 条“凡厥者，阴阳不相顺接，便为厥。厥者，手足逆冷者是也”就是对厥证病机和其特征的总结。所谓“阴阳气”，大多注家据经络循行解释，认为手足三阴三阳各相接于手足十指，不能顺接，则手足厥冷。也有据邪正解释，也有从阴阳升降解释，皆不易领会，惟陈平伯氏据“阳受气于四肢，阴受气于五脏，阴阳之气相贯，如环无端”立论，阴阳意指表里，比较容易理解。阴阳之气不相顺接，实际指表里之气不相顺接，而关键是在里之阳气不能外达，寒厥是寒盛而阳虚于里，不能外温手足，为阴阳气不相顺接；热厥为热盛而阳郁于里，亦不能外达手足，同样是阴阳气不相顺接。因此厥证必然手足厥冷。厥阴病篇所属诸厥，有些属于外感，可发生于外感病的过程中；有些不属外感，属于杂病。就六经来分，有属于厥阴，有属于少阴，有属于少阳，有属于阳明，把厥专属之任何一经，都是不切实际的。至于“厥热胜复”的厥，大多厥利并见，一般不伴发热，标志着阴邪胜；当出现发热时，则阳气来复而厥回利止。如果阳复不及，而阴寒又胜，则厥利又作。正邪互胜，所以亦称厥热胜复。其辨证规律是热多于厥为病退，厥多于热为病进，厥热相等为病愈，若热久不退，则阳复太过，亦为病进。关键要领会这种根据厥与热时间长短来判断病势进退及预后良否的精神实质，论中所举日数，不必泥定。至于“除中证”，乃是胃气将竭的危候，由于与阳复胃和的能食较难区别，因此，提出“食以索饼”的饮食诊断法，亦富有实践意义。

寒厥既然由于阳虚寒盛(胜)，论治自不外乎温阳祛寒，与少阴寒厥的病机大致相同，所以也可使用四逆汤。并可佐以灸法以温经通阳。但是，厥阴寒厥，尤多血虚寒凝，其特点是“手足厥寒，脉细欲绝”，乃营血虚，寒邪凝敛，不能温于四末所致，所以治当养血通脉，温经散寒，可用当归四逆汤。

厥阴热厥，由邪热内郁所致，大多伴有发热，所谓“厥者必发热，前热者后必厥”，它与阴胜则厥，阳复厥回的寒厥完全相反。厥与热成正比，所以从厥冷程度的轻重，就可推断里热的轻重。“厥深者热亦深，厥微者热亦微”，正是指厥与热的因果关系。一般认为厥阴病的热厥都是厥深热深的重证，只有清下两法，并引“厥应下之”(335条)与“脉滑而厥者，里有热，白虎汤主之”为根据，这是囿于厥阴病为病的最后阶段的偏见，其实厥阴病只表明为肝经受病，并不代表病情一定危重。论中明明提到“厥微者热亦微”，难道热厥轻证就不是厥阴病？论中“热少微厥指头寒，嘿嘿不欲食，烦躁”，就是热厥轻证的典型证候。阳郁不甚，所以仅指头寒，热郁而胃气不苏，所以嘿嘿不欲饮食。阳虽郁而求伸，所以烦躁。虽然文中未出治法方剂，非承气、白虎所宜是可以肯定的，那么，疏肝泄热透达郁阳的四逆散，应是的对良方。由于病情是发展变化的，所以热厥轻证有转愈、转剧的两种可能：病经数日之后，小便清利，欲得食，表明里热除而胃气和，因知病势向愈。如果厥冷加重，增加呕逆与胸胁烦满，乃阳郁更甚，肝胃气逆的征象，因知病势转剧，进一步严重就可能发生便血。示人于动态中分析病机，推断病势，极有启发意义。至于痰厥之用瓜蒂散，水厥之用茯苓甘草汤，一方面突出各自的辨证要点与厥阴病厥证作鉴别，一方面也体现了治病必求其本的精神。

3. 关于下利　下利本是太阴脾病的主证，所谓“脾不伤不利”，但由于肝经属木，脾经属土，肝木之邪，最易侵犯脾土，所以肝病也多见下利。肝脾失调而脾寒气陷，在下利之前往往会有“转气下趋少腹”的先兆。厥阴寒利，多伴有手足厥冷，所以在讨论厥热胜复时，大多厥利并提，阳复则厥回利止，阴胜则厥利又作，不难辨证。厥阴热利，多因肝热下迫，必有肛部坠重，热盛则伤津，又必然口渴，所以论中特提出“下重”与“欲饮水”，作为热利的辨证依据。由于热利的病机主要是肝经湿热，所以治疗以清热燥湿、凉肝解毒的白头翁汤。利后虚烦证，治用栀子豉汤清宣胸膈郁热，虽然已数见于太阳、阳明病篇，但本篇补充出“按之心下濡”的腹诊内容，所以并不感重复，相反，使虚烦证的诊断更加具体，而且有助于虚烦不是虚证的理解。论中又举出属于阳明肠腑燥实的“下利谵语”，治以小承气汤，意在与厥阴热利进行鉴别。至于“下利清谷，里寒外热”的阴盛格阳证，乃是厥阴寒利进一步严重，累及少阴所致，所以治同少阴而用通脉四逆汤。这一方面表明厥阴病与少阴病之间的关系，一方面也示人不可误认为阳复发热。如果在寒利的同时，伴有“食入口即吐”，论中名为“寒格”证，乃下寒格热于上，又宜用苦降辛通的干姜黄芩黄连人参汤。

4. 关于呕、哕　厥阴病篇对于呕、哕的论述很少，但是重点突出，如“干呕，吐涎沫，头痛”，乃肝胃虚寒，浊阴上逆的的典型症状，必须用吴茱萸汤温降肝胃，泄浊通阳才能收效，可作为厥阴病具有自身特点的另一有力证明。又如“呕家有痈脓，不可治呕，脓尽自愈”(376 条)，不但是指治禁，更寓有因势利导，治病求本的深意。至于哕证，虽然只有两条，但一是虚寒，“伤寒大吐大下之，极虚，复极汗者，其人外气怫郁，复与之水，以发其汗，因得哕。所以然者，胃中寒冷故也”(380 条)。说明胃中寒冷可以致哕。一是实热，“哕而腹满”(381 条)，腹满即实证呃逆的审证要点。怎样治疗这种哕证？则应“视其前后，知何部不利，利之即愈”。这虽只是提出实证呃逆的治疗原则，实际带有普遍意义。正如陈修园所说：“凡病皆有虚实，不特一哕为然也。然即一哕，而凡病之虚实皆可类推矣。故于此单提哕证一条，不特结厥阴一篇，而六篇之义，俱从此结煞，是伤寒全部之结穴处也……夫以至虚至寒之哕证，而亦有实者存焉，则凡系实热之证，而亦有虚证在矣。医者能审其寒热虚实，而为之温凉补泻于其间，则人无夭札之患矣。”统观厥阴病篇辨证皆示人以法，大要不外寒热虚实，修园所说，确为深得要领之言。

5. 关于厥阴六方　厥阴病篇共出六方，其中乌梅丸、干姜黄芩黄连人参汤、麻黄升麻汤三方是寒热并用，一般认为这三个方都是厥阴病寒热错杂证的主方，其实不然。从方义来看，只有乌梅丸符合厥阴病寒热错杂的病机，其余两方亦是连类而及，不应相提并论。由于乌梅丸方出于蛔厥条下，因而多数注家皆就治蛔作用解释方义，如蛔虫得酸则静，得苦则下，得辛则伏，故用乌梅、苦酒之酸；黄连、黄柏之苦；蜀椒、细辛、干姜、桂枝、附子之辛，酸苦辛并用则蛔不堪而被制伏，厥后气血不免扰乱，又加人参、当归以奠安气血等，临床使用于蛔厥证，确实具有较好的效果，以致长期以来视乌梅丸为治蛔的专方，直至现代的《方剂学讲义》，仍以乌梅丸为驱蛔剂的代表方。其实制蛔仅是乌梅丸作用的一个方面，未免举小失大。前辈医家程郊倩就曾指出“名曰安蛔，实是安胃，故并主久利(《伤寒论》原文就有“又主久利方”的记载)。见阴阳不相顺接，厥而下利之证，皆可以此方括之也。”高学山对乌梅丸方的解释，不再拘于制蛔，他说：“君乌梅酸以入肝也，余药少于乌梅，则从性而俱为入肝可知。本为脏寒，故以姜附温之。本为脏虚，故以人参补之。夫厥为阴阳不相顺接之故，用细辛者，所以通其阳气也。用桂归者，所以和其阴气也。蜀椒辛热而善闭，盖温补其阳，而更为封固之耳。至于以连柏为佐者，又因脏寒而遽投辛热之品，阴阳相格，水火不相入者，常也，故用苦寒以为反佐，如白通汤之加人尿、胆汁者，一也。且少厥二阴为子母，厥阴阳微，其来路原从少阴，加黄连于乌梅之次，而尊于众药，且以黄柏副之，是温厥阴而并分引其热，以温手足之少阴，二也。至其酸苦辛辣之味为蚘所畏，而使之俯首，则又其余义矣。借之以主久利，其方义如壶天，又是一番世界，绝非主蛔厥之用意也。盖利起本寒，成于化热，始于伤气，久则脱血，故辛热以治本寒，苦寒以治化热。蜀椒固气，而以细辛提之；当归益血，而以桂枝行之，加人参合补气血，而总交于乌梅之酸温，所以敛止其下滑之机制而已"（《伤寒尚论辨似》）。高氏所论，对深入理解乌梅丸的配伍意义，极有帮助。陈灵石也有见于此，提出"此为厥阴病之总方，注家第谓蚘得酸则静，得辛则伏，得苦则下，犹浅之乎测乌梅丸也"（《长沙方歌括》）。章虚谷更明确提出："乌梅丸为厥阴病正治之主方也……木邪肆横，中土必困，故以辛热甘温助脾胃之阳，而重用酸以平肝，佐苦寒泻火，因肝木中有相火故也。"吴鞠通曾以药物性味功能对乌梅丸进行探讨研究，得出"乌梅丸酸甘辛苦复法"，"酸甘化阴，辛苦通降，辛甘为阳，酸苦为阴"。因为"肝为刚脏，非纯刚所能折，阳明阳腑，非刚药不能复其体"，所以"乌梅丸寒热刚柔同用，为治厥阴，防少阳，护阳明之全剂"。章氏所说的"重用酸以平肝"与吴氏所说的"寒热刚柔同用"，正是乌梅丸与其他寒热并用方剂的区别所在。叶天士曰"木犯阳明之疟痢，必用乌梅丸法而化裁之，柔则加白芍、木瓜之类，刚则加吴萸、香附之类，多不用细辛、黄柏。若久痢纯然厥阴见，但无犯阳明之呕而不食撞心者，则又纯乎用柔。"师其法而不泥其方，叶天士真不愧为善师仲景的典范。基于叶吴等医家对乌梅丸的组方意义有着深入、全面的认识，所以不但善于化裁加减，而且能根据病情需要，创制出新的方剂。如针对暑邪深入厥、少二阴，消渴麻痹，创制酸甘化阴、酸苦泄热的连梅汤。针对暑邪深入厥阴，土败木乘，正虚邪炽最危之候，创制酸苦辛甘复法的椒梅汤。实践证明，乌梅丸不仅对胆道蛔虫与蛔虫性肠梗阻等有较好的疗效，不管外感（温病、暑病）内伤（慢性胃炎、慢性结肠炎、久痢、久疟等），只要具有寒热错杂的厥阴病证，用之都有一定效果。

干姜黄芩黄连人参汤出于寒格条下，自应是寒格证的主方，而且药仅四味，似乎不难理解，可是从方中药物苦寒倍于辛热来看，就有些不够贴切。试问寒格证既然是"下寒格热于上"，怎么能重用苦寒？况且患者"本自寒下"，岂不违反治病用药应注意病人素质的原则？注家对此，大多顺文释义，如方有执说："黄连黄芩，反佐以通其格。"钱天来对方注颇为赞赏，认为是"词简理明"。其实未必确当，首先不符合方药配伍规律，佐药怎么能量重数多？至于反佐，乃是在主药的前提下，略佐与主药性味相反的药味以做向导，称为反佐。例如服白通汤祛寒通阳，发生格拒，因增加人尿、猪胆汁为反佐，是寒证用温剂，少佐寒药。本证虽云寒格，实际以胃热气逆为病机矛盾的主要方面。故重用芩连苦降泄热，怎么能算作反佐？许宏说："以黄连为臣而和其阴，黄芩为佐以通其格。"尤在泾说："故以芩连之苦，以通寒格。"似较方有执氏为优，然而以苦寒药以治寒格，终嫌牵强。王晋三认为治寒格的主药是干姜，他说："以干姜为之向导，开通阴寒，但误吐亡阳，误下亡阴，中州之气索然矣，故必以人参补中，俾胃阳得转，并可助干姜之辛，冲开寒格而吐止。"陈古愚亦宗王说，指出："方名以干姜冠首者，取干姜之温能除寒下，而辛热之气，又能开格而纳食也。"陈氏更以他的临床经验为证："若汤水不得入口，去干姜，加生姜汁少许，徐徐呷之，此少变古法，屡验。"以辛热开格，显然较苦寒开格的说法合理。但囿于寒格，仍嫌含混不清。惟《医宗金鉴》具有卓识，通过寒格与热格临床特点的比较，得出"若食入口即吐，则非寒格，乃热格也，当用干姜人参安胃，黄连黄芩降胃火也"。不过热格为什么用干姜人参？除寓有辛热开格的精神以外，可能为了兼顾本自寒下。丹波元坚提出："然大旨不过胃虚膈热，因误吐下，故热搏于上，而冷甚于下也。"陆渊雷也提出"本方证胃虽热而肠则寒，故芩连与干姜并用"，比较符合实际。要之，本方主治的重点是胃热呕吐，"若食入口即吐"，就是审证用药的确据。但是还兼有虚寒的一面，所以在重用苦寒泄降的同时伍以人参干姜益气温中，一以顾护正气，一以防止苦寒伤阳，药虽四味，实邪正兼顾的良剂。细玩原文"本自寒下"，似指病人素质虚寒，也可能指原来是下寒上热，但根据误吐下后的变证，乃热象偏重，治上热必须苦寒泄降，所以重用芩连，但又不同于单纯的热实证，因而又用干姜人参以顾正气。即针对当前主证设药，又兼顾患者素质或宿恙，乃原则性与灵活性相结合的范例。有些注家泥定寒格，固然脱离实际；有些注家如山田正珍直接目为"阙误错乱"，亦未免武断。柯韵伯经验："凡呕家夹热者，不利于香砂橘半，服此方而晏如。"《方函口诀》载："本方治膈有热，吐逆不受食者，与半夏、生姜诸止呕药无寸效者，有特效。又治噤口痢。"皆可作为使用本方的借鉴。本方无一味治肝药，所以与乌梅丸不同，不应属于厥阴病方。

麻黄升麻汤是《伤寒论》中药味最多的一张方剂，计有 14 味药，显得十分庞杂，而且用量悬殊，多的用至二两半，少的只用六铢，因而有些注家认为非仲景方，如柯韵伯说："六经方中，有不出于仲景者，合于仲景，则亦仲景而已矣，若此汤之大谬者也……且用药至十四味，犹广逻原野，冀获一兔，与防风通圣等方，同为粗工侥倖之符也。"但《伤寒论》别本《金匮玉函经》，唐·孙思邈《千金翼方》均载此方。王焘《外台秘要》第一卷不仅载方，并引《小品方》注云："此仲景《伤寒论》方。"从 357 条原文所述的证候来看，确实极为复杂，用药过简势难兼顾，正如尤在泾所析："阴阳上下并受其病，虚实寒热混淆不清，欲治其阴，必伤其阳，欲补其虚，必碍其实，故难治。"临床也的确有这种情况，特别复杂的病情，往往是因同时患有几种疾病，治疗不得不多方兼顾。陈逊斋治李梦如子因患伤寒误用下法，致表邪内陷，触动喉痰旧疾案，诊后概括不出病机，连拟数方均觉欠妥，直至了解到"始终无汗"与"曾服泻盐三次，而至水泻频仍，脉忽变阴"的情况之后，才认定"邪陷阳郁，而非阳虚"，改用麻黄升麻汤，终于获得满意效果。可见麻黄升麻汤是针对病情特别复杂而制定的处方。因为该证的关键病机是邪陷阳郁，所以方中重用麻黄升麻为君，目的在于发越郁阳。喉痹唾脓血，乃肺热伤阴，故佐以清肺滋阴。泄利不止，乃脾伤气陷，故佐以健脾温阳。药味虽多，仍然是重点突出，主次分明，决不同于杂凑成方。由此可见否定本条方证的理由并不充分，应当进一步深入研究。王朴庄曾经分析指出："君以麻黄，取捷于得汗也。升麻解毒，当归和血，故为臣。然后以知母、黄芩清肺热，葳蕤、麦冬保肺阴，姜甘三白（白术、白芍、白茯苓）治泻利。复以桂枝、石膏辛凉化汗，入营出卫，从肺气以达四末。纪律森严，孰识良工苦心哉！"颇能说明道理，可供参考。此证肺热脾寒，此方发越郁阳，清肺温脾，与肝经毫无关涉，所以也不应属于厥阴病方。有些注家把以上三方都当作治厥阴寒热错杂证的方剂，是不恰当的。

当归四逆汤养血散寒，是治厥阴血虚寒凝致厥的主方。论中提出"手足厥寒，脉细欲绝"就是有别于少阴阴盛阳虚的辨证要点。方有执说："细为血虚，阴血不足也。当归、芍药，养血而收阴；通草、细辛，行脉而通闭；桂枝辛甘，助阳而固表；甘草、大枣，健脾以补胃。夫心主血，当归补其心，而芍药以收之。肝纳血，甘草缓肝，而细辛以润之。脾统血，大枣益其脾，而甘草以和之。然血随气行，桂枝卫阳，气固则血和也。"汪苓友说："此条乃寒中厥阴血分之证，手足厥寒与厥逆、厥冷略异。逆冷者，寒深入脏，故手足不顺利而如冰，斯为厥逆厥冷。厥寒者，手足厥而自觉畏寒之甚，乃寒中于经，成注所云，阳气外虚，不温四末是也。脉细欲绝者，寒伤营，成注所云，阴血内弱，脉行不利也。与当归四逆汤，助阳生阴也。"汪氏解释病机引用成氏之说，但对成氏所释方义却提出了异议，如"足厥阴之脏本属肝，肝者藏血之腑，成注不言当归入肝，反言补心，殊非紧要语"。王晋三的解释尤其明确，他分析说："当归四逆，不用姜附者，阴血虚微，恐重劫其阴也。且四肢虽寒而不至于冷，亦惟有调和厥阴，温经复营而已。故用酸甘以缓中，则营气得至太阴而脉生；辛甘以温表，则卫气得行而四末温，不失辛甘发散之理，仍寓治肝四法。如桂枝之辛以温肝阳，细辛之辛以通肝阴，当归之辛以补肝，甘草之甘以缓肝，白芍之酸以泻肝，复以通草利阴阳之气，开厥阴之络。"以上诸注，对理解当归四逆汤的作用均有帮助。但也有一些医家提出否定意见，如柯韵伯说："既名四逆汤，岂得无姜附？"主张："当是四逆本方加当归，如茯苓四逆之例。"钱天来也主张是四逆汤加当归。通过多方论证，提出疑问："不谓方名虽曰四逆，而方中并无姜附，不知何以挽回阳气？"并批评："从来注伤寒家皆委曲顺解，曾不省察其理，亦何异成氏之随文顺释乎？"两家所论迥出诸家，独具卓识，实际纯属偏见，未免千虑一失！其实柯氏在他另一部著作《伤寒附翼》中已经修正了自己原来的主张，指出："……不须参术之补，不用姜附之燥，此厥阴之四逆与太少不同治，仍不失为辛甘发散为阳之理也。"正因为厥阴病不同于太阴、少阴，所以虽然内有久寒，也只加吴茱萸、生姜，即当归四逆加吴茱萸生姜汤。柯氏对此也是从肝立论，提出："若其人内有久寒者，其相火亦不足，加吴萸之辛热，直达厥阴之脏，生姜之辛散，行气于筋，清酒以温经络，经脉不沮弛，则气血如故，而四肢自温，脉息自至矣，此又治厥阴内外两伤于寒之剂也。"

从临床来看，血栓闭塞性脉管炎、早期雷诺氏病、小儿麻痹症恢复期、坐骨神经痛、腓肠肌痉挛、冻疮、手足麻木、痛经，以及头痛、胁痛、腰痛、腹痛、疝气痛等许多病证，只要符合血虚寒凝病机，使用当归四逆汤都有较好的疗效。

白头翁汤为治疗厥阴热利的主方，它与葛根黄芩黄连汤治阳明肠热下利不同，主要与肝热下迫大肠有关。程郊倩说："下重者，厥阴经邪热下入于大肠之间。肝性急速，邪热甚则气滞壅塞其恶浊之物，急欲出而不得，故下重也。"汪苓友说："肝主疏泄，而反下重者，邪热壅瘀，气滞而不行也。"白头翁、秦皮皆能清热凉肝，佐以黄连、黄柏清湿热解毒。本方除用于湿热痢疾之外，还可用于肠风下血，男子偏坠疝疾。现代临床证明，不管是阿米巴，还是细菌痢，只要证属湿热，用之都有效果。但是必须注意邪实而正不虚，如果稍有虚象，即不可用。正由于这种热利与肝热下迫有关，所以不属于阳明，而属于厥阴。

吴茱萸汤温降肝胃，泄浊通阳，主治厥阴肝寒犯胃，浊阴上逆诸证，各家看法基本一致，不需赘举。

综上所述，不难看出厥病证治确实具有自身的特点，而不是"更无厥阴"。只是由于外感与杂病合论，并且举出的类似证较多，以致内容较杂，然而皆环绕主证论述，并非杂乱无章，而是有章可循，况且处处突出寒热虚实辨证，极有指导意义。因此，厥阴病篇并非"千古疑案"，而是有着现实意义的。

毋庸讳言，厥阴病篇所载厥阴病理论的内容并不完整，而且存在较大缺陷，就外感病来说，既没有邪闭心包证，也没有肝风内动证；就杂病来说，既无肝阳上扰证，也无肝气郁结证。只有一分为二，辩证地看待厥阴病篇，实事求是地分析研究，才能不被传统说法所囿，从而加深理解，达到"古为今用"。

第九章

辨霍乱病脉证并治

所谓霍乱病，它的主要症状有上吐下泻，而且发病非常急骤，有挥霍缭乱之势，所以用霍乱两字来形容它。如果是一般的呕吐下利，病情并不急迫，则不属于霍乱的范畴。

霍乱病主要是由于饮食不节，气候的冷热不调，以致内伤肠胃而外感病邪，邪袭中焦，清浊相干，所以呈现上吐下泻，或头痛发热恶寒等症。但是，我们在临床上如何去认识和治疗呢?

原文第382条：问曰：病有霍乱者何？答曰：呕吐而利，此名霍乱。

原文第383条：问曰：病发热头痛，身疼恶寒，吐利者，此属何病？答曰：此名霍乱。霍乱自吐下，又利止，复更发热也。

这两条叙述的是霍乱的症状及类型。

霍乱的症状主要是呕吐而利。它的特点是起病急骤，吐下交作，有挥霍缭乱的势头，所以称为霍乱。

霍乱病是由于饮食不节，寒热失调，以致脾胃受伤，宣化失职，不能升清降浊，清浊之气相互搏结，发生阴阳乖隔，所以暴发上吐下泻。如果这时又感受外邪，就会出现头痛发热等症。

霍乱病由于病邪轻重的不同，有无兼证等的变化，出现的证候也不完全一致，如果是病邪直中于脾胃，只是上吐下泻而没有表证；如果兼感外邪，除有吐泻之外，还有头痛发热恶寒的表证；或者感受外邪，由于里证急剧初无表证，而吐利止后，邪复还表则出现头痛发热。正因为病变的不同，所以把它区别为三种类型。

除了上述三种情况之外，还有在病霍乱的过程中又感受外邪的，亦属于表里俱病的一种类型，但它的转归比较严重，关于这个问题，我们在下面讨论。

原文第384条：伤寒，其脉微涩者，本是霍乱今是伤寒，却四五日，至阴经上，转入阴必利；本呕，下利者，不可治也。若欲大便而反失气，仍不利者，此属阳明也，便必硬，硬则能食者愈。今反不能食，到后经中，颇能食，复过一经能食，过之一日当愈；不愈者，不属阳明也。

本条论述的是霍乱和伤寒的脉证异同以及转归。

病吐泻而脉微涩，这本来是霍乱病，现在又病伤寒，有头痛发热恶寒等表证，脉微而涩是气血俱虚的脉象，阳证见阴脉，病已属危候，再过四五日，表邪侵入太阴，又出现吐泻并作的现象，吐则亡阳，泻则伤阴，必然会导致阴阳俱亡的恶候。如果欲大便而反失气，没有吐泻症状，这是正气渐复，病从阳化，所以说“此属阳明也”。病虽属阳明，由于体质的不同，也有不同的转归，大便硬而能食，是胃气和，病就会痊愈，如果初硬不欲食，过一候渐能食，再过一候而能食的，这是胃气逐渐恢复的表现，前后要十三日才会痊愈。病虽然属于阳明，但是没有腹满身热脉实等证，所以不可妄用攻下。如果大便虽硬而不欲饮食，病也不愈的，那就不属阳明也，应该根据具体病情辨证论治。

上面我们讨论了霍乱病的症状、类型和病变情况，下面就讨论治法。

原文第385条：恶寒，脉微而复利，利止，亡血也，四逆加人参汤主之。

这一条论述的是霍乱亡阳脱液的证治。

霍乱证见恶寒脉微，这是亡阳的脉证，如果这个时候利还没停止，就会更伤津液，直到津液耗尽，无物可下而利自止，这并不是阳复利止的征象，所以说“利止，亡血也”。利虽止，必然还有恶寒脉微甚至烦躁等虚寒证，所以急需投以四逆加人参汤，回阳救逆，益气生津。

这一条是说明邪直中脾胃而兼阳亡液脱的救治法。假若是表里俱病的，又应该怎样治疗呢？我们在下边讨论。

原文第386条：霍乱，头痛发热，身疼痛，热多欲饮水者，五苓散主之，寒多不用水者，理中丸主之。

这条论述的是霍乱表里俱病的证治。

霍乱有头痛、发热、身疼等表证，又有吐泻或腹痛等里证，怎晓得有吐泻等里证呢？条文说用理中丸主之，这是举方略证的笔法，略去腹痛的主证。又说“热多欲饮水者，五苓散主之”，同样也略去“脉浮小便不利”等脉证，所以热多欲饮水而脉浮的是阳邪偏盛，应该用五苓散来和解表里。寒多不用水的是寒邪偏盛，所以用理中丸先温里寒。同时我们还应该理解，这里所谓“热多、寒多”，都是相对的，谓五苓散证应较之理中丸证为热，其实就是以是否欲饮水和脉浮来进行二者的鉴别。

理中丸中人参、炙甘草补中益气，白术健脾胜湿，干姜温中散寒。这个方是治疗太阴虚寒证的主方，因为具有温运中阳、调理中焦的治疗作用，所以取名“理中丸”。

我们再来分析一下方后的加减法。如果脐悸动，这是肾虚水气冲动之象，所以去白术的壅滞，加桂枝以温肾降冲。“吐多者去术加生姜”。去术的原因，是因为它甘壅而升脾阳，加生姜以降逆止呕。“下多者还用术”，下多是脾虚不运，所以仍用白术健脾燥湿。“心下悸动加茯苓”，心下悸动，是水气停于胃脘部之征，所以要加茯苓淡渗利水宁心定悸。“渴欲得水者加术足前成四两半”，渴是由于津液不布所致，所以要重用白术健脾气，助运化而升津液。“腹中痛者加人参足前四两半”，腹痛与吐利并见，这是里气虚的表现，所以加重人参的用量，补中益气。“寒多者，加干姜，足前成四两半”，所谓寒多，就是不渴而下利重，所以重用干姜以温脾阳。“腹满去术加附子一枚”，腹中胀满属于寒凝气滞不行的，去白术之甘壅，加附子辛温通阳。表里俱病，寒多的用理中丸先温其里，如果里和利止，而表证仍在又怎么办呢？

原文第387条：吐利止，而身痛不休者，当消息和解其外，宜桂枝汤小和之。

这条是说霍乱里已和而表未解的证治。

本条是承接上条而言，即霍乱有表里证而偏寒的，用理中丸先温其里，如果里已和，吐利消除，而表证仍在的，可酌用桂枝汤，和解肌表，但不需啜热粥和温复其汗，这是因为吐利已经伤了津液，不可再发汗以免再伤及津液。这里仅指出身痛一症，也是省文，应当还有头痛发热等症状。

上面我们讨论过，霍乱利止而见肢厥恶寒等症状的用四逆汤加人参。吐利偏于里寒而尚未出现亡阳证的恶寒肢厥逆等症状的用理中丸，如果吐利未止，而出现亡阳虚脱证，又怎样处治呢？

原文第388条：吐利汗出，发热恶寒，四肢拘急，手足厥冷者，四逆汤主之。

这一条为吐利而亡阳伤津的救治法。

这里是发热恶寒与四肢厥冷同时出现，当然不是表证，必然没有头痛脉浮等症状，而是由于吐利汗出，导致虚阳外越，这是阴盛阳微的真寒假热现象，我们不能为这些假热所迷惑；四肢拘急，也是由于阳亡津伤，失于濡养温煦所致，所以应该用姜附四逆汤，急急回阳救逆，否则就会一“厥”不振，大汗亡阳而死。

本条是说明吐利偏于亡阳的救逆法，如果亡阳而里寒又重，出现下利清谷等症，又当如何治疗呢？

原文第389条：既吐且利，小便复利，而大汗出，下利清谷，内寒外热，脉微欲绝者，四逆汤主之。

这一条论述的是阴盛亡阳的证治。

本条的病情比上条更加急剧，除了同样有四肢厥冷，拘急等症外，不但汗出，而且大汗，不但下利，而且下利清谷。既吐且利已经大伤津液，在这种情况下，一般来说，应该小便不利，现在反而小便复利，这是下元大虚，肾气不司固摄所致；津液大伤，应该无汗，现在反而大汗出，是卫阳失职，阳气浮越于外，阴液不能固守于内的现象。阴阳气俱微，阴寒内盛，所以下利清谷，脉微欲绝，到了这个地步，虽如条文所说，治以四逆汤，犹恐不及，我认为应该加重干姜，而用通脉四逆汤。如果在这个时候，失于治疗，它会有哪些演变呢？下面讨论。

原文第 390 条：吐已，下断，汗出而厥，四肢拘急不解，脉微欲绝者，通脉四逆加猪胆汁汤主之。

这条论述的是霍乱阳亡阴竭的证治。

本条承上条而来，同样有真寒假热的证候，但已进一步发展。“吐已、下断”并不是病愈的现象，是阴液大伤，无物为吐为利，如果是病愈，应当是脉和阳复厥愈肢温，而不应该存在汗出而厥四肢拘急不解，脉微欲绝等证候。正因为阴阳两亡，所以急当投以通脉四逆汤回阳救逆，加猪胆汁以益阴和阳。但为何不用四逆汤加人参这个问题，我们可以参考少阴篇第 315 条“……利不止，厥逆无脉，干呕烦者，白通加猪胆汁汤主之……”和 317 条“少阴病……身反不恶寒，其人面色赤”，这里可能也有干呕心烦面赤等阴阳拒隔现象。

我们除了对霍乱病应该注意治疗以外，还要重视护理工作，尤其是饮食方面的调养，以免治愈后还会引起其他病变，会引起哪些病呢？

原文第 391 条：吐利发汗，脉平，小烦者，以新虚不胜谷气故也。

这条是说病后胃气尚虚，应注意饮食。

“吐利发汗”这句话的意思说得不够清楚，我们可以这样理解：吐利已止，里证已去，或经发汗之后，表证已解，脉象平和，说明大邪已去，阴阳调和，这是邪去正复的康复期，如果这期间有点微烦不适的，这是因为霍乱吐利后身体比较虚，脾胃气还很弱，饮食水谷不能消化所致，这不是病态，不需要治疗，适当地减少饮食就好。

【小结】

霍乱是以猝然发作，上吐下泻为主证的一种急性肠胃病。病因主要是饮食不节，冷热不调。

治疗根据临床上的不同表现，一般分为三种类型。

一是表里同病，热多，欲饮水、脉浮的用五苓散，寒多不用水的用理中丸（或汤）。

二是亡阳脱液，如果是利止亡血，偏重于脱液的，用四逆汤加入人参汤；如果是吐利交作而偏重于亡阳的，用四逆汤；如果有四逆汤证，而偏重于里寒，有下利清谷，小便反清利，里寒外热，脉微欲绝的，用通脉四逆汤；如果有通脉四逆汤证，而发生格拒现象，如干呕心烦面赤等症的，用通脉四逆汤加猪胆汁汤。

三是里和而表不解的用桂枝汤消息和解外邪。

附：霍乱病篇争议问题讨论

霍乱，指暴发吐泻的急性胃肠病。因发病急而病变剧，故名霍乱。霍为挥霍，乃时间概念，乱为缭乱，是病变特点，挥霍之间便致缭乱。完全是根据病情特点命名，不同于专指感染霍乱弧菌而致的霍乱。其名称虽早见于《黄帝内经》，但具体治法则始于仲景《伤寒论》，所以《伤寒论》也是后世霍乱证治的基础。然而其内容仅是湿霍乱中的寒证，没有论及热证与干霍乱，应当历史地实事求是地看待，不应以偏赅全。即就几个认识问题，结合原文精神简析如后。

1. 为什么不把霍乱病纳入六经病篇　根据柯韵伯“伤寒杂病，治无二理，咸归六经之节制”的论证，那么，霍乱证治也可归入六经，运用六经进行辨析病机，确定治法，没有另立篇章的必要。可是《伤寒论》却在六经病篇之后，另立霍乱专篇，其意何居？对此，长期以来，认识不一。有些注家保持林亿校正本的原貌，如成无己《注解伤寒论》。有些注家将霍乱病篇全文删除，如喻嘉言《尚论篇》。有些注家将霍乱病篇的方证分别归并入太阴病篇与少阴病篇，如柯韵伯的《伤寒来苏集·伤寒论注》。有些注家调整了霍乱病篇的编次，不再列于六经病篇之后，如钱天来《伤寒溯源集》把该病篇移作太阴病篇的附篇。尤在泾的《伤寒贯珠集》把该病篇编入太阳病类病法中。真是各行其是，令人莫衷一是。其实这一问题并不难理解，因为六经分病辨证体系虽然具有普遍意义，但它所揭示的仅是病变的一般规律，不可能代替各种疾病的具体辨证，霍乱病的证治固然也离不开六经，但毕竟有其自身的特点，所以需要另作专篇论述，使人既知六经辨证的共性，又知霍乱病的个性，看来成无己仍然遵照林氏校正本的编次，是有道理的。从霍乱的病变部位来看，自然与太阴病关系最切，然而太阴病的吐利病势不急，而且不一定兼表证，霍乱则大多表里证同具，病势急骤而病变缭乱。钱天来把它改为太阴病附篇，可能有见于此。从霍乱病的证候特点与治法来看，多兼太阳表证，但是它的病变重心在里而不在表，就表里关系来说，也只能是里证兼表，而不是表证兼里，所以尤在泾把霍乱病编入太阳类病中，未免主次颠倒。至于喻氏、柯氏等将霍乱病篇全文删除及将该篇条文分属于太阴、少阴病篇的作法，完全抹杀了霍乱自身的证治特点，不仅是主观武断，而且是严重失误。

2. 怎样评价《伤寒论》中的霍乱病篇　《素问·六元正纪大论》：“太阴所至，为中满霍乱吐下。”《灵枢·经脉》：“足太阴厥气上逆则霍乱。”《灵枢·五乱》：“清气在阴，浊气在阳……清浊相干……乱于肠胃，则为霍乱。”表明《黄帝内经》对霍乱的病因、病机及病变特点已经有了比较全面的认识，但是有证无方。时至汉末，仲景《伤寒论》才首次论述了霍乱病的具体治法和方药，从而奠定了霍乱辨证论治的理论基础，这也应算是仲景对医学贡献的一个方面。然而必须明确《伤寒论》中所述，仅是湿霍乱中的寒证（寒霍乱）。有些注家因条文中提到了“热多”、“寒多”，强调仲景已经交代霍乱有寒热之辨，并且已有了相应的治法和方剂。错误地把“热多”理解成“热证”，以致误用五苓散治热霍乱，长期得不到纠正，带来极其严重的后果。金代刘河间总结了误用五苓散的教训，主张于五苓散中加入石膏、滑石、寒水石、甘草，改名桂苓甘露饮，变辛温为辛凉，始避免了以热治热的错误。但是，对于热霍乱的病因、病机以及治法，医家仍然缺乏全面认识，没有系统的论述。直至清末王孟英通过丰富的临床实践与认真细致的观察研究，总结了正反两方面的经验，著成了《霍乱论》，才真正解决了霍乱病篇“热多”不是热证这一悬案。

3.《伤寒论》中霍乱病的证治特点　霍乱病篇所载的主证是呕吐下利，可知是湿霍乱，不是干霍乱。所载处方都是辛甘温之剂，可知是寒霍乱，不是热霍乱。其证候的显著特点是呕吐而利的同时大多伴有恶寒发热表证，也就是表里证同具，但不同于表证为主的二阳合病，而是以里寒证为主。魏荔彤对此曾有一段比较精辟的分析：“伤寒者，外感病，霍乱者，内伤病也。伤寒之发热头痛，身疼恶寒，风寒在营卫；霍乱之头痛身疼恶寒，必兼吐下，风寒在胃腑也。风寒之邪，何以遽入于胃腑，则平日中气虚歉，暴感风寒，透表入里，为病在内。因其风寒客邪，故发热头痛，身疼恶寒，与伤寒同；因其暴感胃腑，故兼行吐利，与伤寒异，此二病分关之源头也。其所以吐利时不热，利止复热者，则亦因中气虚弱，当吐利行时，邪虽在胃而气散，热不能发，利止气收反发耳。亦异于伤寒之热在表，无作息时也。”颇有助于对霍乱证治的特点理解。

再从具体方剂来看，不仅五苓与理中所主是表里证同具，四逆诸方也同样是表里证同具，只是里阳虚更为严重，与“表里证同具，里虚者先治其里”的原则，是完全一致的。所不同的，霍乱病在使用理中、四逆以后，里和而表亦大多随解，如果万一未解，然后“消息和解其外，宜桂枝汤小和之”。总之，《伤寒论》中所述的霍乱，属于虚寒性质的湿霍乱，临床特征是表里证同具，治疗特点是温里为主。

4. 关于热多用五苓、寒多用理中问题　自 386 条提出“热多欲饮水者，五苓散主之”以来，许多注家把“热多”解释为热证，如“热多欲饮水者，阳邪胜也”，解释五苓散作用为“水行则热减，是亦两解之谓也”以及“导湿清热滋干”等，试问阳邪胜，怎么能用辛温？五苓散为辛温之剂，怎么能够清热？张路玉指出“呕吐泄泻者，湿土之变也……有一毫口渴，即是伏热，凡术附姜桂种种燥热之药，误服即死，虽五苓散亦宜慎用”。王孟英更联系 386 条原文进行剖析：“盖仲圣虽立热多欲饮水，五苓散主之之法，然上文有头痛发热之表证，仍是伤寒霍乱，故用两解之法。其虽兼表证而非风寒之邪，或本无表证而热盛口渴者，岂可拘泥成法，不知变通，而徒藉圣人为口实哉！”又通过五苓散与理中比较，得出“二方皆从风寒而设，热多谓表热未衰，寒多谓里寒较甚，于一病中察其内外之轻重而辨其邪气之聚散以施治法，圣人辨证详尽如此，而后人颟顸，或至误会，凡夏秋霍乱之口渴者，辄用五苓，多致偾事！"这些皆论证了"热多"不是热证，只是由于概念混淆，误把症状当作病机，因而认为五苓散是治热霍乱的方剂，以致造成十分严重的后果。可见求得一个正确的认识，要付出多么大的代价。

通过以上讨论，可以断定五苓散所主的霍乱也是寒证，五苓之用是两解表里，使用标准是"热多欲饮水"，所谓热多乃相对寒多而言，这就是里寒不甚的意思，解释为"表热多于里寒"，尚欠不太确切。因为霍乱总是以里证为主，观五苓散的药物组成，也是以温运脾阳，化气利水为主，兼和肌表。热多，表明里寒尚轻，而不是表热偏甚，如果里寒较甚，虽然渴欲饮水，也当使用理中丸。理中丸方后有"渴欲得水者，加术，足前成四两半"，就是有力的证明。五苓与理中皆是主治中焦脾胃的方剂，阳虚里寒的程度轻，用五苓散运脾利湿；阳虚里寒的程度重，用理中丸温中祛寒。正如徐灵胎所说："五苓所以分其清浊，理中所以壮其阳气，皆中焦之治法。"

至于"寒多不用水者，理中丸主之"。成氏解释其方义："脾欲缓，急食甘以缓之，用甘补之，人参、白术之甘，以缓脾气调中；寒淫所胜，平以辛热，干姜之辛以温胃寒。"然而既是温中为主，方名为什么不曰温中而曰理中？方有执解释："理，治也，料理之谓；中，里也，里阴之谓。"程郊倩又从理论上进一步阐述："阳之动，始于温，温气得而谷精运，谷气升而中气赡，故名曰理中，实以燮理之功，予以中焦之阳也。"又"参术炙草，所以守中，干姜辛以温中，必假之焰釜薪而腾阳气，是以谷入于阴，长气于阳，上输华盖，下摄州都，五脏六腑，皆以受气，此理中之旨也。"丸剂可以预备以供急需，是其优点。但是丸剂作用的发挥缓慢，不及汤剂快速，所以又有"丸不及汤"，改丸作汤的主张。为了提高疗效，又总结出随证加减诸法，即所谓"理中八加减"。但由于其中有些加减用药比较特殊，因而引起一些不同意见。如钱天来说："后加减方，文理背谬，量非仲景之法。"钱氏不满意成无己对该方加减法的解释，进而肯定"非仲景之法"，未免武断。细析加减法内容，对于随证选药仍有一定指导意义。例如"脐上筑"，"吐多"，"腹满"均去术，与"下多"仍用术，"渴欲饮水"加术相比较，加减的意义更加明确。因为白术的主要作用是运脾升清，脐上筑有肾气动而上逆之机，所以去白术，加桂以平冲逆。吐多则胃气上逆较甚，所以去白术，加生姜以和胃降逆。腹满由于阳虚不运而气滞，所以去白术，加附子以温壮阳气。下多则脾虚气陷较甚，所以仍用术。渴饮既非阳盛，也非阴伤，而是脾虚不能正常输布津液，津液不能上腾，所以加重白术的用量，以助脾的输布津液功能。至于悸者加茯苓通阳利水，寒甚者重用干姜温中散寒，注家都无异议。惟对"腹中痛加重人参"，尚存在不同认识。其实仍是根据腹痛性质而决定的，这种腹痛是因气虚不运，因虚而致，"壮者气行则愈，怯者著而成病"，所以必须重用人参益气，庶可气行痛止。这些加减化裁，都有它的针对性，正证明不同质的矛盾，只有用不同质的方法才能解决。也正是《伤寒论》辨证论治理论的重要价值所在。

5. 关于四逆诸方的运用问题　388条："吐利汗出，发热恶寒，四肢拘急，手足厥冷者，四逆汤主之。"许多注家解释病机为阳亡津竭，如尤在泾注："此阳虚霍乱之候，发热恶寒者，身虽热而恶寒，身热为阳格之假象，恶寒为虚冷之真谛也。四肢拘急，手足厥逆者，阳气衰少，不柔于筋，不温于四末也。故宜四逆汤助阳气而驱阴气。"陈修园注："霍乱之为阴虚者，中焦之津液，内灌溉于脏腑，外濡养于筋脉，吐则津液亡于上矣，利则津液亡于下矣，汗出则津液亡于外矣。亡于外则表虚而发热恶寒，亡于上下，无以荣筋而四肢拘急，无以顺接而手足厥冷者，以四逆汤言之，助阳气则生阴液，方中倍用炙甘草以味补阴。"霍乱病变急剧，确实最易阳亡阴竭，两注均有一定理由。但是阳格于外，不应当有恶寒。果然是阴盛格阳，则应当用通脉四逆汤；果真阴液竭，则应当用四逆加人参汤，均非四逆汤所能胜任。以理法方药一致的原则相衡，就显得十分牵强。其实恶寒发热是表证，汗出则为表虚，吐利，四肢拘急，手足厥冷是里寒证，也是里虚寒兼表的表里证同具，只因里虚寒的程度较重，故不用理中丸而用四逆汤。其实成无己早已提出"汗出发热恶寒，表未解也"，钱天来也曾作过专门论证，指出："汗出发热恶寒，似桂枝证，然霍乱与中风迥异，盖中风之初，有表证而尚无里证，但治其表可也。霍乱则方有表证，而寒邪已先入里，故上吐下利也。且吐且利，而又四肢拘急，则诸寒收引也。手足厥冷，则阳气衰微而不充于四肢也。其证之里急甚于表，故急宜救里，当以四逆汤主之。寒中霍乱，本无汗下及寒凉之治者，皆以寒邪在里，阳气虚衰故也，所以但用温经散寒，而其表证亦无不解也。"不仅突出了霍乱的证候特点，而且阐明了温里而表自解的机制。由于理明辞达，也得到一些医家的赞同，如王朴庄说："虽外证有发热恶寒等，而其本从寒邪犯里而来，急当以四逆温里为主，阳复则表自解也。"章虚谷亦说："此以表阳不固，寒邪由太阳直入于里，故吐利又兼汗出发热恶寒，四肢拘急而厥逆，表里之证并见也。主以四逆汤回脾肾之阳以散寒邪，里邪去，表亦自和矣。"这些阐述，无疑是正确的。

389条："既吐且利，小便复利，而大汗出，下利清谷，内寒外热，脉微欲绝，四逆汤主之。"本条证情十分严重，阴竭阳亡之变，迫在眉睫，其外热不是表证，而是阳气外亡，此证恐非四逆汤所能胜任。日医丹波元简主张："据少阴篇、厥阴篇之例，此条所主当是通脉四逆汤。"这种从实际出发的精神值得提倡。

390条："吐已下断，汗出而厥，四肢拘急不解，脉微欲绝者，通脉四逆加猪胆汁汤主之。”吐已下断，仍伴有汗出而厥，四肢拘急不解，脉微欲绝等脉证，可见不是阳回液复，而是阳亡液竭。其机制与385条“恶寒脉微而复利，利止亡血也，四逆加人参汤主之”是一样的。两条相较，385条证情尚轻，所以仅于四逆汤加人参以补益气阴；本条的证情更重，故用通脉四逆加猪胆汁汤。加猪胆汁的目的可能有两个方面：一是取其反佐，恐寒邪太甚，阳药被格拒不受，加之以为向导。一是取其滋液，成无已谓：“胆苦入心以通脉，胆寒补肝而和阴。”有些注家只强调“反佐”，难免片面。张隐庵、张令韶、高士宗、陈古愚等对方中用猪胆汁的意义都有所阐发，可供参考。但其作用究竟怎样，还当进一步研究。

6. 关于桂枝汤和解其外问题　387条：“吐利止，而身痛不休者，当消息和解其外，宜桂枝汤小和之。”从本条内容来看，更有力地证明论中所述霍乱病的特点是表里证同具。吐利止而身痛不休，是里虽和而表尚未和，故用桂枝汤和表。大家知道，桂枝汤并不是什么峻猛之剂，为什么却那么慎重，既指出“当消息和解其外”，又交代“宜桂枝汤小和之”。这是提示治病择方不但要符合病机，而且必须注意病人的体质情况。因为霍乱的主要病机是中焦阴盛阳虚，吐利虽然暂止，中阳虚不可能完全恢复，桂枝汤方中芍药酸苦微寒，毕竟与中阳虚不利，所以应斟酌使用。根据太阴病篇“设当行大黄、芍药者宜减之”的经验，那么，略减芍药用量也未尝不可。从“消息和解其外”与“宜桂枝汤小和之”的治则来看。可见桂枝汤是和剂而非汗剂。王晋三与王旭高都强调桂枝汤为和方之祖，《绛雪园古方选注》把桂枝汤作为和剂的祖方，绝不是偶然的。

7. 关于384条的争议问题　注家对本条内容，历来有两种意见，以致争论不休。以成无已为代表认为本条是探讨霍乱病之后又病伤寒的病机变化；以《医宗金鉴》为代表认为本条是讨论霍乱与伤寒的鉴别。各执一是，直至目前，仍处于这种状况。我们认为伤寒与霍乱的主要区别是伤寒有六经传变，霍乱没有六经传变。本条内容除开始“伤寒，其脉微涩者，本是霍乱，今是伤寒”，表明本是霍乱，与单纯伤寒有所不同，寓有鉴别的意思以外，其余都是反复论证在伤寒过程中可能发生的情况，由于曾病霍乱之后，中气已虚的缘故，据此可见成注更合理一些。另外文中所说的“属阳明”指胃和能食，是向愈之候，“不属阳明”指胃尚未和，非愈候，乃是生理概念。有些注家仍从阳明病解释，则于理难通，如果是阳明病，怎么能够十三日愈？征之临床，腹泻病人，泻止后往往转成便秘，这是胃气复的佳兆，所以说属阳明。但也不是绝对的，还应参考进食情况，如果能食，则可肯定为阳明胃和，待期自愈。如果不能食，则不一定属于胃和，就不是愈候。还有一种情况，即使能食，也只能预断为当愈，而不能说必愈，因为也有能食而不愈者，所以说“不属阳明也”，这充满了具体分析的辩证法思想，多么难能可贵！

第十章

辨阴阳易差后劳复病脉证并治

原文第 392 条：伤寒阴伤易之为病，其人身体重，少气，少腹里急，或引阴中拘挛，热上冲胸，头中不欲举，眼中生花，膝胫拘急者，烧裈散主之。

这一条论述的是阴阳易的证治。

大病刚好，元气还没有完全恢复，病人因房劳而产生病称为阴阳易。

大病瘥后，症见少腹里急，或阴中拘挛，膝胫拘急等，而无结痛现象，当然不是瘀滞或寒湿阻滞所引起的，而是由于久病阴伤，失于濡养的缘故，身重少气，是中气不足的结果。热上冲胸，头重不欲举，眼中生花等是由于阴虚不能敛阳，而虚阳上扰；总之乃阴虚阳亢的后果。

治疗用烧裈散。《神农本草经》中说："裈当解箭毒并女复劳。"又本方后云："日三服，小便及利，阴头微肿，此为愈矣。"说明虚火被药引下。

关于阴阳易的名称，注家有不同的见解，归纳起来主要有两大类：

一是认为是互相感染。"易"作"交易"讲；二是认为该病是女劳复。"易"作"改易"讲。我们认为第二种说法比较正确，根据上述症状的分析，这是属于阴虚阳亢证，如果是男病传女，或女病传男，没有说对方一病就成了阴虚者，所以说这是女劳复无疑。

瘥后劳复的原因很多，刚才所讨论的是女劳复。如果因饮食不节而引起劳复的，其治疗方法在下条讨论。

原文第 393 条：大病差后，劳复者，枳实栀子豉汤主之。

这一条是说劳复的治疗。

大病愈后因劳而复发，称为"劳复"。病后气血还没有完全恢复，余邪未尽，如果这时操劳过度，或饮食不节，七情伤感，房劳等就会使病复发，所以通称为劳复。那么本条所论述的，究竟属哪一种劳复呢？本条虽然叙证不详，但如果我们以药测证，就会知道应当有胸腹胀满，发热心烦等症，并且方后还说："若有宿食者，加大黄三到五克。"

治疗用枳实栀子豉汤清热除烦，宽中行气。枳实宽中下气，栀子、豆豉清胸膈，除烦热，清浆水就是淘米泔水，久放有酸味者，能够调中开胃，扶助胃气。

以上我们讨论了女劳复和食复，如果是外感新寒所引起的病复又是怎样呢？

在下面讨论。

原文第 394 条:伤寒差以后,更发热,小柴胡汤主之;脉浮者,以汗解之;脉沉实者,以下解之。

这条是说瘥后更发热的治法。

外感热病,病愈以后,引起复发热的原因很多,这里所举例说明的,只是根据本条所提到的;如果是由于外感新寒所诱发的,应该根据当前的脉证体质等慎重处理。如果是脉浮而有头痛、恶寒等表证的,可用汗解法;但病后身体较虚,一般不宜过汗。如果脉弦而有口苦、咽干、目眩等少阳证的,当用和解法,用小柴胡汤主之。如果因饮食不节而有宿食,且脉沉实的,可用下法,但也不可过下。

由于本条文对"以汗解之""以下解之"等只论及法而未出方,所以注家有不同的见解。

《类证活人书》认为脉浮当汗,当用柴胡桂枝汤;脉沉当下,宜大柴胡汤;《医宗金鉴》认为汗宜枳实栀子豉汤;下宜枳实栀子豉汤加大黄。

我认为,还是要以当前证候来决定,但发热而脉浮的,宜斟酌汗解。但发热而脉沉实的,可用枳实栀子豉汤加大黄。若里证严重,有腹满痛、便秘、谵语等,调胃承气汤,小承气汤也可以斟酌选用,但是不可以用峻剂攻下。

原文第 395 条:大病差后,从腰以下有水气者,牡蛎泽泻散主之。

这一条是说病愈后,腰以下有水气的治法。

病后发生水肿,原因也很多,这里只是从虚实两个方面略举例对比,浮肿而属实的,如果肿于上,可用汗法,以后在《金匮要略》中要详细讨论。肿于腰以下,腿足肿胀而坚,二便不利,脉沉实而有力的,就应当攻利水邪,宜牡蛎泽泻散。若属虚的,也要审察其原因,一般来说,病后水肿,每多脾肾两虚,见头面浮肿,胸腹胀满,少气,脉沉细等;或由于病后气虚,发为虚浮,按之即起,这些都不可用本方,而当选用实脾、温肾、补气等方法。

病后为何会发生腰以下肿呢?这里的水肿,主要是利水功能发生障碍,导致小便不利,以致水气停于下焦,而致腰以下皆肿,所以治以牡蛎泽泻散,利尿逐水。

方中牡蛎海藻软坚散结行水,葶苈子、泽泻宣泄上下,通调水道以利水,蜀漆、商陆祛逐水饮,破水热互结,瓜蒌根生津止渴,与牡蛎相伍又可以行津液,散郁结。用散剂不用汤剂,这是急药缓用,速达水所而不助水气。"白饮和服"主要用意是保胃气、存津液而不伤正气。

原文第 396 条:大病差后,喜唾,久不了了,胸上有寒,当以丸药温之,宜理中丸。

这一条是说病后虚寒喜唾的治法。

胃阳衰微，津液上泛，所以会口不渴而喜唾。病后喜唾的原因，也有种种，这里所指出的是由于胸上有寒，其实是由于胃阳衰微，胃中虚寒，水气停蓄不化，时时上泛，因此除喜唾涎沫之外，当有口不渴、小便清长、喜热饮等症，所以用理中丸来温养中焦。

病后喜唾的原因也不只是胃中虚寒。临床上我们要仔细辨证，如果是涎沫清稀，小便清长的那就属于本条的胃中虚寒证；如果是涎沫稠浊，小便黄赤的，那就提示我们胃中有热。

原文第 397 条：伤寒解后，虚羸少气，气逆欲吐，竹叶石膏汤主之。

这一条是说余热未清，津气两伤的证治。

伤寒病解后，虽然大邪已去，但由于久病而导致气阴亏损，正气还没有完全恢复，所以形体消瘦。中气不足，所以气短不足以息。余邪未尽，则生痰热，热气上逆，则气逆欲吐。这些是主要的症状。此外可有口渴，虚烦，脉虚数等情况。

治疗应当清泄余热，益气养阴，用竹叶石膏汤。方中竹叶石膏清热除烦，人参麦冬益气生津，甘草粳米和中养胃，半夏降逆止呕。本方也就是人参白虎汤去知母，加竹叶、麦冬、半夏而成，方中配以半夏，很有意义，因为大队阴药，滋阴有余，降逆不足，且半夏麦冬同用，我们就不用担心则半夏温燥伤津，麦冬滋腻碍胃了。

原文第 398 条：病人脉已解，而日暮微烦，以病新差，人强与谷，脾胃气尚弱，不能消谷，故令微烦，损谷则愈。

这条是说明病后要注意饮食调节。

这条主要是说病虽然能痊愈，但胃气还很薄弱，消化能力还很差，应该注意调节饮食，不可过饱，如果勉强多食，会引起宿食不化，出现日暮微烦的症状，这时不必服药，只需节减饮食即愈。“损谷则愈”是说节减饮食病就会自愈。“损谷则愈”也有人认为是用小下法以损宿食，仅供参考。当然如果有发热脉沉实的，可与枳实栀子豉汤加大黄微下之。

【小结】

本篇所选，有虚有实，有寒有热，有表有里，有表里之间，有水气等病变，虚者如阴阳易，实者如枳实栀子豉汤加大黄证（有宿食），寒者如喜唾，久不了了。热者如竹叶石膏汤证，表者如发热脉浮，以汗解之。里者如发热脉沉实，以下解之。表里之间者，如伤寒差以后更发热小柴胡汤主之。水气者，如牡蛎泽泻散证。

附：阴阳易差后劳复病篇争议问题讨论

阴阳易差后劳复病篇是《伤寒论》中的最后一篇，阴阳易证治的疑点较多，而且阴阳易的含义也不太明确，通常有“换易”与“变易”两种解释，前者根据《诸病源候论》：“阴阳易者，男子病新瘥，未平复，而妇人与之交接得病者，名曰阳易；妇人得病新瘥，未平复，而男子与之交接得病者，名曰阴易。”所谓“易”，即交换之意。后者主张“阴阳易者，便是伤寒变证，故冠以伤寒二字。阴阳二字，对房事言之，易者变易也。此平素好淫人，伤寒病中更犯房事，夺精血，以致此变易者，是以谓之阴阳易”（山田正珍《伤寒论集成》）。从临床病案所载房劳复的证候来看，极与阴阳易的证情相似，而且所用烧裈散皆配伍其他药味，可见取效不在裈裆，而在调散之方。虽然柯韵伯有“至秽之品，为至奇之方”的赞语，毕竟属于纸上空谈，难以置信。病人的裈裆烧灰调服，决不是什么科学方法，也绝不是中医学的精华，所以不作讨论。本篇专论劳复只有一条，其余都是论述瘥后证治，既有发热，又有腰以下有水气，既有胃寒喜唾，又有胃热欲吐，还有因强食而致的日暮微烦等，内容虽然很少，但已揭示出瘥后病有寒热虚实之辨与汗下温清诸法，以及瘥后调护等，从而奠定了瘥后劳复证治理论的基础，这些对临床实践，同样有指导意义。可是，对《伤寒论》理论素有研究并卓有贡献的柯韵伯却将本篇瘥后劳复内容全部删除，未免千虑一失。他把理中丸列于少阴病篇已很勉强，把竹叶石膏汤说成为三阳合病的主方，并批评“若用于伤寒解后，虚羸少气，气逆欲吐者，为谬之甚矣”，更属偏见，这正表明柯氏对于瘥后劳复证治缺乏实践体会。

篇中“差后”条文皆冠以大病。所谓“大病”，即指伤寒热病。刘河间说：“古人以百病皆为杂病，惟伤寒名曰大病。”“差”同瘥（音柴去声），称为“小愈”，指临床症状解除，尚未完全恢复。山田正珍说：“差者，言差解而未复常也，与愈不同。”瘥后往往余邪未尽，加之病中正气损伤，或伤阴，或伤阳，因而会续发各种病证。如果因劳力或劳神而病复作，称为劳复。如果因饮食失节而病复作，称为食复。如果因早近房室而病复发，称为女劳复。

1. 劳复机制与枳实栀子豉汤作用　大病瘥后为什么会发生劳复？《诸病源候论》专责于虚，认为：“伤寒病新瘥，津液未复，气血尚虚，若劳动早，更复成病，故云复也。”“若言语思虑则劳神，梳头澡洗则劳力，劳则生热，热气乘虚还入经络，故复病也。”果如所说，则劳复都是虚证，治疗劳复也应以补虚为主了。事实并不如此，可见巢元方主虚说是片面的。成无己指出：“病有劳复，有食复，伤寒新瘥，气血未平，余热未尽，早作劳动复者，名曰劳复。病热少愈，而强食之，热有所藏，因其谷气留传，两阳相合而病者，名曰食复。”从邪正两方面分析，显然较巢氏主虚说全面。然而如果进一步研究发生劳复的原因，是正虚为主，还是余邪为主？只要结合治疗劳复的主方——枳实栀子豉汤的作用，不难得出劳复成因的主要方面应是“余邪未尽”，否则，虽然早劳，也不会发生病复。

由于枳实栀子豉汤方后有“温覆微似汗”的医嘱，许多注家皆视该方为汗剂，其实是不恰当的。大家知道栀子豉汤并无发汗作用，加入行气除痞的枳实，是为了加强清宣郁热，怎么反能发汗？成无己提出：“热聚于里，苦则发之。”引用《黄帝内经》“火淫所胜，以苦发之”作为根据，虽然于理可通，但用以解释该方的作用则非常牵强。事实上该方主治证的病位并不在表，而是在胸膈。汪苓友分析说：“劳复证，以劳则气上，热气浮越于胸中，故用枳实为君宽中下气，栀子为臣以除虚烦，香豉为佐以解劳热。”丹波元坚亦同汪氏的意见：“差后劳复者，大邪既解，阴阳未谐，早有劳动，余热复集是也。热必自内发，故枳实栀子豉汤为其对治。此条不举其证，想心烦不眠等，为其必有也。”既然不是表证，枳实栀子豉汤也不是发汗剂，为什么服药后要提出“温覆微似汗”呢？其得汗机制可能与服小柴胡汤“上焦得通，津液得下，胃气因和，身濈然汗出而解”相近。方用清浆水煎药，即取其和调胃气。汪苓友说：“煮以清浆水，以差后劳复病，宜助胃气也。胃气升则劳复之热降矣。覆令微似汗者，胃家之气既升，则遍身得以和畅，故云微似汗出也。”王朴庄说：“妙在空煮酢浆，使酸味先入厥阴，而后三物从之以达三焦，则阴阳调，水火交济而汗自出矣。”这都是说明服枳实栀子豉汤后，覆取微似汗，是胃气升降复常，三焦通畅，阴阳调和的结果。假使夹有宿食，还可酌加大黄以下积滞。该方不仅适用于劳复，“凡食膏粱之物过多，烦热闷乱，宜服之”（李东垣《内外伤辨惑论》）。

清浆水究竟是什么？有的认为是酢浆，《千金翼方》载本方以酢浆煎药，可证。有的认为是一种特制饮料，如《本草蒙筌》载：“造浆水法，炊粟米，热投冷水中，浸五六日，生白花，色类浆者。”《医方祖剂》载：“浆水乃秫米和曲酿成，如酢而淡。”吴仪洛《本草从新》亦采是说，并提出：“若浸至败者，害人。”有的认为是米泔水，如徐灵胎说：“浆水，是淘米泔水，久贮味酸者佳。”陈修园说：“清浆水是淘米水，二三日外味微酸者。”按煎药用水，应当是易取之物，若临时制作，待五六天后使用，岂不延误病机？而贮存二三日的淘米水，随时皆有，容易取用，似以淘米水为是。但是也不能排除特制饮料，现在贵州省苗族仍有制作“酸汤”的习惯（其做法是每天用米煮饭时，多放一些水，待水稍滚，舀出多余的水储存起来，使之发酵变酸，用这酸水煮蔬菜，即为“酸汤”）。汉代是否有这种习俗，有待进一步考证。

清浆水的作用如何？除了“助胃气”与“取酸味先入厥阴”的说法以外，大多皆宗朱丹溪“性凉善走，能调中宣气，通关开胃，解烦渴，化滞物”之说，王肯堂曾提出商榷意见，他指出：“按浆水能止渴，以其酸也，能化滞，以其米味之变也，亦犹神曲麦芽之消食，非性凉善走之谓。”观王氏之意，可见清浆水煎药，要在取其助消化，和胃气，有利于药物作用的发挥。

清浆水煎药，为什么要空煮，有人认为是加强酸味，以防栀豉涌吐。有人认为取其性熟下沉，但也有反对此说，现在看来，似含有煮沸消毒之意。

2. 瘥后更发热的病机与治法　本条只提瘥后，表明与上条劳复不同。有些注家（如沈明宗、《医宗金鉴》、丹波元坚等）仍然按劳复解释，似欠允当。有些注家（如成无已、汪苓友、尤在泾等）就余邪未尽解释，比较合理。瘥后余邪为病，为什么治法又有宜和宜汗与宜下等不同呢？这是因为临床表现与病机不同的缘故。正如喻嘉言所说："然余热要当辨其所在。"为什么用小柴胡汤？尤在泾说："不因作劳，亦未过食，而未尽之热自内而达于外也，故用小柴胡汤因其势而解之。"汪苓友说："此为半表半里之间有留邪也。"两人说法虽略有差异，但对邪在少阳的看法是一致的。钱天来则认为瘥后病不单是余邪，也可能复感外邪，只要见到半表半里的少阳证，就可使用小柴胡汤。

至于"脉浮者以汗解之，脉沉实者，以下解之"，似乎是"据脉定治"，实际也是举脉略证，举脉以示病机所在。方有执说："脉浮，有所重感也；脉沉，饮食失节也。"为什么只提宜汗、宜下的治则，却不出主方？目的示人随证选方，故未出方以避免刻板。可是注家对此偏要补充方剂，未免蛇足。例如以汗解之，喻嘉言、《医宗金鉴》等主张仍用枳实栀子豉汤。日医尾台氏主张选用桂麻两方，沈明宗主张用小柴胡汤。其实都不一定恰当。因为枳实栀子豉汤与小柴胡汤均非发汗剂，麻桂两方也宜于表寒证，而表热证严格禁用。再如以下解释，有的主张用枳实栀子大黄豉汤，有的主张用大柴胡汤，有的主张用调胃承气汤或大承气汤。这些也只能作为参考，不可拘泥。

3. 瘥后腰以下水肿的病机、治法与牡蛎泽泻散的配伍意义　大病瘥后，为什么会发生腰以下有水气？成无已认为："大病差后，脾胃气虚，不能制约肾水，水溢下焦，腰以下为肿也。"方有执认为："差后新虚，土未强而无制也。"喻嘉言认为："乃大病后脾土告困，不能摄水，以致水气泛溢。"果如所说，何以不用补脾方法，却用牡蛎泽泻散？钱天来通过对浮肿特征的比较分析："大病后，若气虚则头面皆浮，脾虚则胸腹胀满。此因大病之后，下焦气化失常，湿热壅滞，膀胱不泻，水性下流，故但从腰以下水气壅积，膝胫足跗皆肿也。以未犯中上二焦，中气未虚，为有余之邪，脉必沉数有力，故但用排决之法，而以牡蛎泽泻散主之。"既突出了虚实辨证，又指出了腰以下水气的病机，特别是提出"中气未虚，为有余之邪"，真如画龙点睛，切中要害。最后得出"盖湿热下流，有余之证耳，非脾胃虚衰，土崩水泛也"的结论。《医宗金鉴》也郑重提出"此方施之于无形气实者，其肿可随愈也。若病后土虚不能制水，肾虚不能行水，又当别论，慎不可服也"的告诫！

许多注家认为牡蛎泽泻散为逐水之剂，实际并不确切。因方中没有芫花、大戟、甘遂等峻攻水邪的药物，可见与十枣汤、大陷胸汤等逐水剂是不同的。方用牡蛎、泽泻、海藻相伍，旨在软坚利水，佐葶苈子利肺气而导水之源，商陆破水积而疏水之流，瓜蒌根、蜀漆酸苦相合，泄在下之湿热。正如王晋三所说："咸软之，苦平之，辛泄之，酸约之，其性必归于下而胜湿消肿。"诸药共用，有较强的利水作用。所以方后有"小便利，止后服"的医嘱。但是本方利水，既不同于健脾温阳利水的五苓散，也不同于清热滋阴利水的猪苓汤，而是清泄疏导下焦湿热。本证水壅于下，用葶苈泻肺，是下病上治，有利于水道通调。用瓜蒌行津液，导肿气，先引水液上升，后使水液下降，所谓"不升则不降也"。据临床报道，本方主用于心脏病引起的下肢水肿，有较好的疗效。

4. 瘥后喜唾的病机与治法　本证喜唾是中焦虚寒，故用理中丸。然而对中焦虚寒为什么喜唾却存在不同认识：一种看法是"津液不摄"。津液何以会不摄？又有两种解释，一是着眼于脾，如张锡驹说："脾之津为唾而开窍于口，脾虚不能摄津，故喜从外窍而出也。"二是着眼于胃，如尤在泾说："胃阳虚者，津液不摄，故口不渴，喜唾。"脾与胃密切相关，不论主脾，还是主胃，都属于中焦虚寒。另一种看法是"津液凝结"，如喻嘉言说："身中津液，因胃寒凝结而成浊唾。"沈明宗说："微者，津液凝成，则为喜唾，故不了了。"也有认为本证"胸上有寒"的"寒"字，指饮邪，如山田正珍说："按论中寒字，有对热而言者，有指留饮而言者，有指痰而言者，此条与小青龙、四逆汤条皆以留饮言之。"津液凝结与津液不摄似乎不同，而主因都是中焦脾胃虚寒，所以但用温中祛寒，则喜唾自愈。周禹载说："唯温补其胃，自使阳气得以展布而积自去，去者不复积已。"高学山说："人参之补，干姜之热，白术之温，而和以调中之甘草，则胃阳四达，而上泛之唾乘阳气而化为津液以滋脏腑，则不了了者亦愈矣。胸中有寒，指因阳虚而生寒。尤在泾说："胃上有寒者，非必客气也，虚则生寒耳。"似不必引申为留饮，果真有留饮，岂有不用化饮药物之理？喜唾何以会久不了了？应以津液不摄为主，所以许多医家主张于理中汤中加益智仁。如果中阳虚的程度不甚，改用六君子汤加益智仁效果亦好。但是瘥后喜唾，也有不属虚寒，而因阴虚有热的，则又应治以培土敛阴清热，如《千金要方》"口干喜唾，或咽痛，用大枣十枚，乌梅三个共捣，蜜丸枣核大，食口中，徐徐咽下"，可供参考。

5. 虚羸少气，气逆欲吐的病机与治法　成无己对本条的解释比较平允，他说："伤寒解后，津液不足而虚羸，余热未尽，热则伤气，气逆欲吐，与竹叶石膏汤调胃散热。"程扶生亦宗成说，谓："津液不足则虚羸，余热不尽则伤气。"可是自方有执提出了"病后虚羸，脾胃未强，饮食难化则痰易生，痰涌气逆，故欲吐也"的解释以后，许多注家分析该证的病机皆联系到痰或饮，如尤在泾说："气不足则因而生痰，热不除则因而上逆。”王朴庄说：“尚有余火与津液相搏而为热痰。”可能因方中有半夏，并认为半夏是化痰药的缘故。如方有执说：“半夏豁痰而止吐。”《医宗金鉴》说：“半夏降逆更逐痰饮。”王朴庄说：“用石膏协半夏以降热痰。”尤在泾说：“故用半夏之辛以下气蠲饮。”钱天来说：“半夏蠲饮而止呕吐。”汪苓友说：“上方乃和解肺胃虚热，兼消停饮之剂。”应当承认半夏有化痰蠲饮作用，但是，是否凡用半夏方剂都取其化痰蠲饮？再则竹叶石膏汤所主的证候，是否一定夹痰或饮？假使无痰，能否使用该方，又能否使用半夏？这一问题，还应从方药配伍规律方面来寻求答案。石膏与半夏相伍，固然能清化痰热，但麦冬与半夏相伍，就不一定是取其化痰，而是借其辛开，一以防麦冬滋腻，一以加强麦冬滋养胃阴的作用。喻嘉言在麦门冬汤的方解中说：“大补中气以生津液队中，又增半夏辛温之味，以开胃行津而润肺，岂特用其利咽下气哉！顾其利咽下气，非半夏之功，实善用半夏之功也。”说明滋阴药中佐以半夏的意义。徐灵胎也没有拘执化痰之说，认为竹叶石膏汤是“专于滋养肺胃之阴气以复津液”，是有见地的。不过只突出滋阴一面，忽略了清热一面，尚不够全面。假如把本方与白虎加人参汤及麦门冬汤相互比较一下，就容易区别异同，有利于掌握运用。竹叶石膏汤即白虎加人参汤化裁而成，去知母加竹叶，则清热力弱，加半夏、麦冬，则半夏不燥，麦冬不腻，不但滋阴，且能降逆。麦门冬汤又是竹叶石膏的加减方，去竹叶、石膏，则清热之力更弱，加大枣以培脾补胃，一变滋清两用为专门滋养肺胃的方剂。

关于竹叶石膏汤的临床运用，凡属胃热津伤气逆证候，用之都有良效。《张氏医通》就有“上半日嗽多，胃中有火，竹叶石膏汤泄降之”的记载。本人曾用本方加姜汁少许治疗一例疑难病证。陆某，男，60 岁，病经 3 天，历经针灸、中西药物未效。剧烈呕吐，开始呕出大量酸苦水，继则饮食均吐，滴水不能进，周身战栗恶寒，虽重被覆盖，寒战不止，大便多日未通，小便少而不畅，昨起迄今小便全无，舌苔薄黄干燥，毫无津液，舌质深红，脉沉细数。证属胃热津伤气逆，治拟竹叶石膏汤加姜汁反佐。药用：生石膏 30g　党参 12g　炙甘草 6g　麦冬 15g　制半夏 6g　粳米 10g　鲜竹叶 20 片　生姜汁少许冲，1 剂。为了防止饮药即吐，嘱每次只进药一匙，若药入即吐，继续进药一匙，若药入未吐，10 分钟后再服，略增量。如法服药，未吐，头煎药服完，战栗全除，呕亦全止。次日复诊：舌上津回，小便稍通，略进饮食，未吐。原方再进 1 剂，竟收全功。其后始悉患者起病腹痛呕吐，疑房室后寒，曾用艾灸关元、气海等穴，及服桂附椒萸等辛热药多剂，以致胃津被劫，胃热更甚，热邪内郁，故反而战栗恶寒，呕甚则气逆不降，故二便皆闭。病机符合胃热津伤气逆，故用竹叶石膏汤取得预期效果。

6. 日暮微烦，损谷则愈的意义　病人脉已解，说明不仅邪去，而正气亦和。

日暮所以微烦，这不是病态，而是勉强进食所致。只需节减饮食，则微烦自愈。本条主要有两个方面的意义，一是病后调护，必须听其自然，不可勉强，强制进食，就会发生日暮微烦。二是忌唯药观点，滥用药物，本证微烦，既不当用补，也不可用下。

人强与谷，为什么会发生微烦？尤在泾认为："胃虚谷实，不能胜之，则发烦热也。"高学山认为："微烦为胃液略短，胃火略动之应，凡食物入胃，阴以滋之，阳以化之，略多食，则胃中阴津以润食下送而一时未还，胃中阳气以消谷告困，而一时浮动，故微烦。"尤、高之注虽不一定完全确切，但对深入理解微烦的机制，有一定启发和帮助。

至于"微烦"为什么在日暮，有的认为日暮是阳明之旺时，有的认为日暮是阳衰之时，其实不必强解。

第十一章 《伤寒论》相关问题评说

《伤寒论》为中医的经典著作，前人誉为“众法之宗，众方之祖”，历代医家都极重视《伤寒论》的学习、研究，专为作注的就有数百家，其中不乏真知灼见，对于深入理解《伤寒论》的精神实质很有帮助。但是，有些认识尚不一致，见仁见智，给学习又带来一定的麻烦。特别是附加的成分较多，如传经学说，气化学说，以及太阳病三纲论，太阳腑证，阳明经证等名词，或失之机械，或脱离实际。原文注释，也有曲解臆断的地方。即使大家公认对《伤寒论》理论卓有贡献的医家如喻嘉言、柯韵伯等，也在所难免。可见对任何注家都不可盲从、迷信，正如辩证法所证明，“科学权威观点，未必都是真理”，“认识未知，要善于利用前人的成果，但不能盲从，不能迷信”。因此，学习《伤寒论》及其注释自然也不例外。兹本着“实事求是”的精神，试对《伤寒论》理论进行探讨，对于一些不切实际的传统概念加以商榷。但是由于水平所限，“求是”却不一定“是”，今天认为“是”，明天又未定“是”。仅作引玉之砖，提供同志们参考。希望通过共同讨论，使得《伤寒论》的理论得到更广泛的运用，更有效地发挥指导临床实践的作用。

一 张仲景与《伤寒论》

（一）张仲景对中医学的巨大贡献

张仲景是我国历史上的伟大医家，尽管因史籍没有记载他的医绩，远不如与他同时代的另一位医学家华佗那样名传遐迩，然而从他对中医学理论的贡献来看，实有过之而无不及。是他总结了汉代以前的医学成果，著成我国第一部理、法、方、药具备的医学典籍，为临床医学的发展奠定了基础。是他创立了六经与八纲相结合的辨证体系，揭示了具体分析的辨证方法。是他制定了许多带有普遍意义的治疗原则和方法及历验有效的方剂，从而形成我国医学所独有的“辨证论治”理论体系。

仲景能够作出如此巨大贡献，绝不是偶然的。首先，他具有崇高的理想。鄙视热衷于“竞逐荣势，企踵权豪”，不去“留神医药”的人士；敬慕能够起死回生，察色知病的良医扁鹊，立志做一个能为人民解决疾苦的医生。第二，他具备勤奋、刻苦的毅力。对当时的医学典籍，真正做到了“勤求”，不是浅尝辄止，满足于现成结论，而是博览精思，探求其所以然。第三，他具有谦虚求教的态度。所谓“博采众方”，就是广泛搜集有效良方，如果没有谦虚态度是根本做不到的。第四，他具有不断进取的革新精神。坚决反对那些“凡医”“各承家技，始终顺旧”，提倡“求经旨以演其所知”，因而能不断地提高理论水平，并有所创新。第五，他具有认真踏实的医疗作风。批判那些“相对斯须，便处汤药”的马虎敷衍态度，指出如不彻底改正，就不可能做到“视死别生”。第六，鉴于许多人因疫病流行，得不到有效治疗而致死，“伤横夭之莫救”，更加坚定了他钻研医学的决心。此外，他还具有较高的文学素养，善于总结正反两方面的经验。这些，都是他取得成就的因素和条件。总之，仲景对中医学确实起到了“承先启后”作用，堪称为“继承发扬”的典范。

（二）《伤寒论》的沿革

《伤寒论》原名《伤寒杂病论》，由于汉末战乱频作，成书不久即已散佚，经西晋时期王叔和搜集编次，始改名为《伤寒论》。由于被一些医者所珍藏，很少流传，以致唐初孙思邈在著《千金要方》时还未见到原书，因而有“江南诸师，秘仲景要方不传”之叹。直到孙氏晚年，才发现比较完整的《伤寒论》原文，通过整理，编入《千金翼方》的九、十两卷。如果就时间来说，孙编当是现存《伤寒论》的最早版本。孙氏所以要积极搜求《伤寒论》，是因《伤寒论》理论能够切实有效地指导实践，鉴于当时的“大医疗伤寒，惟大青、知母诸冷物投之，极与仲景本意相反，汤药虽行，百无一效。伤其如此，遂披伤寒大论，鸠集要妙，以为其方，行之以来，未有不验”。但是“旧法方证，意义幽隐，乃令近智所迷，览之者造次难悟，中庸之士，绝而不思，故使闾里之中，岁致夭枉之痛，远想令人慨然无已”，于是“以方证同条，比类相附”，以期达到“须有检讨，仓卒易知”，就是他整理《伤寒论》的动机与目的。其后王焘编写的《外台秘要》也引载了《伤寒论》一部分条文，但内容与《千金翼方》不尽相同，这可能是因传本不同的缘故。

宋代治平年间，林亿、高宝衡等据节度使高继冲所藏的《伤寒论》校正、印行，这就是现在所说的宋版《伤寒论》。同时又刊行了翰林学士王洙在馆阁中从蠹简里获得的《金匮要略方》三卷。此外，还刊行了《伤寒论》的别本《金匮玉函经》，由此《伤寒论》始得广泛流传。

宋代有名医家，都很重视《伤寒论》的研究，且有专门论著，如韩祗和的《伤寒微旨论》，庞安常的《伤寒总病论》，朱肱的《类证活人书》，许叔微的《伤寒发微论》、《伤寒九十论》、《伤寒百证歌》等，对于《伤寒论》的理论都有所阐发。金代成无已开始对《伤寒论》作了全文注释，其后注家愈来愈多，据说现在已达数百家。日本医家特别重视《伤寒论》，也有很多为全文作注的注家，现代日本的汉医杂志，刊登运用《伤寒论》理法方药及其研究的文章仍然占很大的比例，这充分表明《伤寒论》的理论，仍在不断得到印证和继续向前发展。

（三）《伤寒论》的价值

《伤寒论》的价值怎样？历来看法极不一致：有的认为《伤寒论》理论不容易联系临床实际，价值不大；有的认为《伤寒论》是外感病专著，与杂病无涉；有的认为其理论只适用于风寒性质的外感病；有的认为其辨证论治的理论对临床各科均有指导意义等等。就原书内容来看，虽然书名“伤寒”，实际上不是专论伤寒，而是伤寒与杂病合论。方有执说：“论病以明伤寒，非谓论伤寒一病也。”柯韵伯说：“自王叔和编次，伤寒杂病分为两书，于本论削去杂病，然论中杂病留而未去者尚多，是叔和有《伤寒论》之专名，终不失伤寒杂病合论之根蒂也……世谓治伤寒，即能治杂病，岂知仲景杂病论即在《伤寒论》中，且伤寒又最多杂病夹杂其间，故伤寒与杂病合论，则伤寒杂病之证治井然，今伤寒与杂病分门而头绪不清，必将以杂病混伤寒而妄治之矣”（《伤寒论翼·自序》）。方柯两人的论证是正确的。《伤寒论》中虽无杂病名称，但是许多误治变证，实际属于杂病。外感与杂病的最大区别是有没有表证，当表证已罢，邪已传里，则外感、杂病并无多大差异，既可发生于外感病程中，也可出现于杂病中。论中的许多方证，如苓桂术甘汤证、茯苓甘草汤证、五苓散证、小青龙汤证、黄连汤证、五泻心汤证、吴茱萸汤证、真武汤证、当归四逆汤证、白头翁汤证等，都是杂病中常见的证候，而这些方剂以及其他大多数方剂，也都是治疗杂病的常用方，这是无可辩驳的事实。至于六经与八纲辨证，皆是对疾病共性的概括，六经辨病之所在，八纲辨病之性质，两者相辅相成，相得益彰，对于临床辨证具有普遍意义。六经可统诸病，决非仅限于外感风寒。柯韵伯说：“原夫仲景之六经，为百病立法，不专为伤寒一科，伤寒杂病治无二理，咸归六经之节制，六经各有伤寒，非伤寒中独有六经也。治伤寒者，但拘伤寒，不究其中有杂病之理；治杂病者，以《伤寒论》为无关于杂病而置之不问，将参赞化育之书，悉归狐疑之域，愚甚为斯道忧之。”这一分析极有理智，切中时弊。当前，对《伤寒论》仍然存在这种片面的看法，把六经辨证专属之外感热病，甚至专属之风寒性质的外感病，与温病学对立起来，与内科杂病对立起来，显然是不恰当的。八纲是《伤寒论》辨证体系的重要组成部分，应当重点突出，有些学者把八纲排除于《伤寒论》之外，肯定是不对的。现代的《伤寒论讲义》，虽然在概论中提到八纲，但仅是在“六经与八纲关系”段落里进行一般论述，而没有强调八纲辨证为《伤寒论》的重点，这对全面认识《伤寒论》的辨证理论是不利的。《伤寒论》

理论之所以重要，因为它揭示了辨证论治的规律。后世医学尽管有许多流派，有着很大发展，但是，并没有离开仲景所奠立的理论体系。方有执说："昔人论医，谓前乎仲景，有法无方；后乎仲景，有方无法；方法具备，惟仲景此书。然则此书者，尽斯道体用之全，得圣人之经而时出者也。后有作者，终莫能比德焉！是故继往开来，莫善于此。"方说似乎褒扬过甚，近于厚故薄今，但在一千七百多年前，竟能总结出这样一部富有规律性的伟大医学著作，并且经得起长期的实践检验，张氏的贡献确实是了不起的。正由于《伤寒论》的理论在一定程度上揭示了医学方面的客观规律，所以后世医学只在它的基础上充实、发展，而不能从根本上推翻、改变。随着自然科学的发展，《伤寒论》理论的科学性，必将得到愈来愈多的印证，也必将得到进一步的发扬与发展。

(四)《伤寒论》的特点

《伤寒论》与其他医籍不同，主要具有以下几个特点：一是"变"，论中内容言变多而言常少，对于常规的如六经病的主证主方论述不多，绝大部分是探讨非典型的、证情疑似的、病势不定的复杂证候。通过对这些复杂病情的讨论，从而揭示诊察的规律和方法。二是"辨"，每个病篇都以"辨"字冠首，如辨××病脉证并治，全书贯穿着"辨"的精神，不但要辨病在何经，而且要辨病性的阴阳，辨病位的表里，辨病性的寒热，辨邪正的虚实(即八纲辨证)。不但要辨简单的证候，而且要辨复杂的疑似的证候。三是"严"，方药配伍极其严谨，其中一两味药的变动，或仅是药量的增减，作用就有显著不同，而且皆有一定的规律，药味少而功效高，充分体现了经方的优越。四是"活"，辨证上很少固定证型，强调具体分析；治疗上不是刻板呆法，主张"随证治之"；方药上反对执方治病，重视加减化裁。五是"简"，《伤寒论》六经病篇连同霍乱、劳复等篇在内 398 条条文，只有 13 404 个字(赵开美复刻宋本)，的确十分简要，有些条文只提出一个症状或一种脉象，作为辨证论治的依据，这是举主略次，举变略常，举脉略证，举证略脉，切不可孤立看待。

(五)《伤寒论》的辨证体系与方法

1. 辨证体系主要是辨六经与辨八纲两大部分。

(1) 辨六经。《伤寒论》六经病篇的"之为病"条，就是六经病的标准和依据，所以又称为六经病提纲。由于六经病实际是六经所属脏腑经络病理反应的证候概括，辨清病在何经，就能够明确主治方向，避免药石乱投。朱肱曾指出："治伤寒先须识经络，不识经络，触途冥行，不知邪气之所在，往往病在太阳，反攻少阴，证是厥阴，乃和少阳，寒邪未除，真气受毙。"虽然仅就寒邪立论，而且局限于经络，不够全面，但从"邪气之所在"一语，不仅突出了辨六经的价值与意义，而且肯定了六经的物质性，则是完全正确的。正由于六经病是对人体病理反应的概括，无论外感，还是杂病，都离不开六经，所以辨六经具有普遍意义，由此可见“六经钤百病”的主张，还是有一定道理的。持此种主张的医家不少，如俞根初说：“以六经钤百病，为确定之总诀。”何秀山说：“病变无常，不出六经之外，《伤寒论》之六经，乃百病之六经，非伤寒所独也。”俞东扶说：“仲景之六经，百病不出其范围。”章虚谷说：“举六经以统诸病，非伤寒一端而已。”事实就是这样，如叶天士就善用六经去分析病机与决定治法，当代已故名医蒲辅周、岳美中等也大都如此。至如范中林之治内科病，陈达夫之治眼科病，李树勋之治儿科病，以及王友章之治妇科病等，更是以六经辨证理论为主要依据。本人也曾运用六经辨证理论解决一些疑难危重疾病，如用麻黄附子细辛汤加味治愈一例脑干脑炎病，用清下法治愈一例顽固皮肤瘙痒症，还治愈一例高龄的胃穿孔急腹症，中西医结合以内服中药为主，先用四逆汤，后用大柴胡汤。总之，六经辨证，决不是仅适用于狭义伤寒。

近来有些学者主张六经辨证应当是六经辨病，提出“六病”概念，符合辨病之所在，以区别于其他辨证，颇有见地。但是把六经病当作六种不同的独立的病，则未必确切。因为六经病是对疾病共性的概括和分类，不是独立病种，假使是独立的病，就不能够统诸病了，它与现代医学的辨病是有所不同的。

(2) 辨八纲。《伤寒论》中虽然没有明确提出“八纲”名称，而八纲辨证的具体运用实始于《伤寒论》。前辈医家对此早有认识，南宋许叔微的《伤寒百证歌》中，就有表证歌、里证歌、表里寒热歌、表里虚实歌、阴阳两感歌等，但没有把八者联系在一起。把八者联系在一起的始于明代陶节庵，他在《伤寒全生集》中一再强调指出：“夫伤寒三百九十七法，无出于表里虚实，阴阳冷热八者而已，若能明此八者，则三百九十七法，可得一定于胸中也。”又“大抵伤寒，先须识证，察得阴阳表里寒热亲切，复审汗下和解之法，治之庶无差误。”又“察其阴阳表里寒热虚实，如见肺肝然，无所逃其情矣。”但还没有提到“纲”字，突出“纲”字的为明代徐春甫，他说：“表里虚实阴阳寒热八字，为伤寒之纲领”(《古今医统》)。清代程郊倩更提出了“教人如何辨”，他说：“《伤寒论》乃医门之规范，其中教人如何辨阴阳表里，如何察寒热虚实。”这皆说明辨八纲确实是《伤寒论》辨证的主要内容，六经与八纲必须密切配合，不可偏废。

2. 辨证方法是很多的，《伤寒论》辨证方法的最大特色是“具体分析”，怎样具体分析？主要有以下几点：

一是脉证合参，全面权衡。一证可见到多种脉象，如阳明肠腑燥实证，治当攻下，但必须脉象沉实，如果脉象滑疾，则提示有里虚之机，用下即须慎重；如果脉迟有力，则表明燥结程度严重，必须大剂峻下。一脉可伴见多种证候，热证脉数，不难诊断，虚寒证脉数，则较难诊断，122 条："病人脉数，数为热，当消谷引食，而反吐者，此以发汗，令阳气微，膈气虚，脉乃数也。数为客热，不能消谷，以胃中虚冷，故吐也。"就体现了具体分析，通过讨论，不但指出了辨证要点，而且交代了虚寒证发生脉数的机制。脉证合参，诊脉时还应注意寸关尺三部情况，切忌"按寸不及尺"，例如太阳表实证，脉象浮紧，治宜麻黄汤发汗，但必须是寸关尺三部脉俱紧，如果尺中脉迟或微，则提示营血不足或里阳亏虚，那么，即使表实证悉具，也不可发汗。否则，必然会发生其他变证。

二是同中求异，于共性中求个性。例如"胃家实"病机，是阳明病的共性，但必须辨明是无形热盛，还是有形热结。又如头痛这个症状，既有太阳风寒，又有少阳风热，既有阳明燥热，又有厥阴寒逆，只有同中求异，才能作出区别。

三是局部证候，着眼整体。例如痞证是胃气壅滞而致胃部痞塞的一组证候，但导致胃气壅滞的原因颇多，有因胃热，有因中寒，有因中虚热结，有因中虚饮阻，有因水蓄气滞，如果不从整体去分析，就不可能得出确切病机。

四是抓主证与注意病人喜恶之情。例如白虎加人参汤证的主证是"舌上燥"与"大烦渴"，只要抓住这一主证，就不会被无大热，背微恶寒或时时恶风等类似阳虚证或表证所迷惑而发生误诊。如果没有这一主证，即使大汗出、脉洪大，也不一定是白虎加人参汤证。又如身大寒而不欲近衣，身大热而反欲得衣，仅据身体的大寒大热，定会发生错误诊断，只有根据喜恶情况，才能得到正确诊断。所谓"寒热之象可假，喜恶之情必真"，就是从实践中得来的结论。

五是结合既往病史、体质、嗜好与参考施治情况。例如已经确诊为太阳表实证，还要仔细询问有无衄家、疮家、淋家、亡血家等病史，只要有某一种病史，辛温发汗就严禁使用，否则势必造成严重的后果。又如平素大便微溏，表明阳虚体质，虽是热郁胸膈证，栀子豉汤亦应慎用。又如嗜酒的人，大多内蕴湿热，虽具有桂枝证，也不可用桂枝汤。论中"若酒客病，不可与桂枝汤，以酒客不喜甘故也"，就是具体说明。至于询问治疗经过，对诊断亦有参考价值，例如下利日数十行，谷不化，腹中雷鸣，心下痞硬而满，干呕心烦不得安，医生用下法治痞而其痞益甚，由此得出"此非结热，但以胃中虚，客气上逆，故使硬也"的正确判断。这是参考既往治法以辨虚实的范例。临床上每见一些患者自觉脘腹痞塞胀满，用行气法皆稍效而复甚，亦属于气虚不运，必须补益中气才能收效，由此可见，询问治疗经过颇有助于辨证，亦不应忽视。

（六）《伤寒论》的治疗思想、原则与方法

《伤寒论》的治疗思想，主要是消除致病因素，纠正病理状态，恢复人体生理的动态平衡，在这一思想指导下，确定祛邪扶正、调整阴阳与因势利导等治疗原则。祛邪为了安正，论中急下存阴，急温救阳，就是明显的例证。扶正有利于祛邪，论中益气养血滋阴生津诸方皆属于扶正，正虚则邪易内陷，正复则祛邪有力，邪始易除。怎样祛邪才能事半功倍，那就是因势利导，就其近而逐之，邪在表用汗法，大肠燥实用下法，胸中实邪用吐法，这皆属于因势利导。如果不遵循这一原则，那么，不仅达不到治疗目的，必然增加新的病变。在正气方面主要是阴阳失调，或则阳虚阴盛，或则阳盛阴虚，必须根据阴阳偏颇情况进行调整，或补阳，或滋阴，以期阴阳恢复相对的动态平衡而病愈。论中多次提到"阴阳自和者，必自愈"，"得小便利，必自愈。""此里虚，须表里实，津液自和，便自汗出愈"以及"胃和则愈"等，皆表明生理上恢复动态平衡是病愈的先决条件。然而怎样才能做到攻补恰当，有的放矢？这是一个非常重要的原则问题，论中在坏病条中提出了"观其脉证，知犯何逆，随证治之"的治疗原则，这一原则，实际也是一切疾病的治疗原则。然而对于"证"的含义，却存在不同认识：有认为"证"是症状或证候，果如所说，中医仅是根据现象治病了。须知临床辨证固然离不开症状或证候，但绝不是仅仅停留在表面，而是通过对全部病情的分析、综合，得出关键性的病机，针对病机确定治法和选用方药。有的认为辨证目的是求其病因，所谓"辨证求因，审因论治"，这种看法比较合理，但是必须明确这里所说的"因"，应包括邪与正两方面，是内外因的综合，实际是"病机"，不应理解为单纯外因。"病机"是施治的依据和前提，治法必须符合病机，才有可能取效，否则，不仅不会有效，势必导致病变增重或发生其他变证。

《伤寒论》中的治法，除一般所说的"八法"外，还有许多各具特点的治法如利水法、固涩法等。现在有人归纳为 23 法，实际远远不止此数。根据"法寓于方"的精神，《伤寒论》有 112 方，也就等于有 112 法，许多方剂后附有加减法，那又是法中之法了。《伤寒论》中的方剂虽然不多，方中用药一共仅有 89 种，但是由于它的配伍极其严谨，具有一定规范性，强调随证化裁，又有很大的灵活性。往往是一味药的增减，或仅是用量的大小，作用就有显著不同。大多数药味很少，而应用得当，功效很高，"药少效宏"，值得深入研究。《伤寒论》中方剂，广泛应用于临床各科，其配伍规律，更是具有普遍性指导意义，朱丹溪说："仲景诸方，实万世医门之规矩准绳也，后之欲为方圆平直者，必于是而取则焉。"洵非虚誉。

（七）学习《伤寒论》的几点体会

1. 切勿拘泥外感病专书之说，把《伤寒论》作为单纯外感病来学，即使十分强调"广义伤寒"，也收效甚微。因为《伤寒论》详于风寒而略于温暑，这是客观存在的事实。应当作为"辨证论治"的基础学来学。近人范中林提出"《伤寒论》是仲景学说的总论，讲的是一切疾病辨证论治的原则”，许寿仁提出“《内经》是理论基础，《伤寒论》、《金匮要略》是临床辨证论治基础”，范、许两人之说极有见地。但是，《伤寒论》与《金匮要略》虽然都是临床辨证论治的基础，却又不全同，前者是讨论辨证论治的共性，后者以病为单位，乃讨论各种疾病的个性。共性可以包括个性，而个性不能包括共性，据此，《伤寒论》理论又是《金匮要略》的基础。就基础课程来看，《伤寒论》既是诊断学的基础，又是方剂学的基础。就临床课程来看，《伤寒论》不但是温病学的基础，也是内科学的基础，因此，是临床治疗学的基础。只有这样认识《伤寒论》，在思想上才不致受到局限，才能提高学习效果。

2. 着重学习具体分析的辨证方法。例如 25 条与 26 条同样是“服桂枝汤，大汗出，脉洪大”，而治法与处方截然不同，一则仍用桂枝汤如前法，一则用白虎加人参汤。通过比较，就不难看出两者的主要鉴别点是有无口渴？26 条伴有大烦渴不解，表明病机已经由风寒表虚证变为阳明里热伤津证，而且津伤颇甚，所以必须随证转方，改用白虎加人参汤。25 条虽然大汗出，脉洪大，却无烦渴，则知在表的病机未变，其大汗出因汗不如法，脉洪大乃因大汗出而表气外浮的缘故。证不变则法亦不变，故仍与桂枝汤，但须注意遵守服桂枝汤的调护方法。

又如 148 条的阳微结证，脉与证都是虚寒现象，最易误认为虚寒证。不过虚寒证不应该有“头汗出”，于是抓住这一点，进行反复论证，终于排除了纯阴结，排除了少阴病，也排除了阳明腑实，从而确诊为阳微结证，决定治从少阳，用小柴胡汤。

又如同样是小便利，在不同的情况下可起到不同的辨证作用。①可据以推断病势的在表在里（56 条）；②可据以测知燥结程度的微甚（229 条、251 条）；③可据以预测疾病的预后良否（111 条、232 条）；④可作为鉴别蓄水与蓄血的参考（125 条、126 条）；⑤可作为少阴寒化证的佐证（282 条）；⑥可作为热厥证里热除的依据（339 条）。

又如烦燥，指心烦与躁扰，是密切关联常常同时发生的临床症状，六经病中均可出现烦躁，而且有表里寒热虚实之异，只有通过具体分析，才能得出确切诊断。然而烦与躁也可单独出现，一般是烦轻躁重，当病情危重的时候，但烦的预后良好，不烦而躁的预后不良（289 条、298 条）。

3. 着重学习方剂的配伍规律。主要运用分解与综合两种方法。所谓分解，就是把大方分为小方，从中找寻规律。例如桂枝汤可分解为桂枝甘草汤与芍药甘草汤，反之，两方合剂加入姜枣，即是桂枝汤。桂枝甘草汤功能温阳，芍药甘草汤功能益阴，姜枣能内调脾胃而外和营卫，于是就更有助于理解桂枝汤的配伍意义。所谓综合，就是把作用相近或主药相同的方剂归纳在一起，求同析异，明确其异同点。例如茯苓桂枝白术甘草汤、茯苓甘草汤与茯苓桂枝甘草大枣汤三方，均用茯苓、桂枝、甘草，因而均有温阳利水作用，所不同的，苓桂术甘汤伍以白术，旨在运脾化饮，主治心下逆满，气上冲胸，起则头眩，脉沉紧的脾虚夹饮证；茯苓甘草汤伍以生姜，旨在温胃散水，主治厥而心下悸，不渴的胃虚饮停证；苓桂甘枣汤伍以大枣，旨在培土制水，主治脐下悸，欲作奔豚证。这样，就容易明确界限，有利于掌握运用。

4. 学习必须独立思考。因为《伤寒论》注家极多，见解不一，同样一条条文，常有几种不同解释，甚至完全相反的意见，必须充分发挥独立思考，深思熟虑，反复推敲，然后决定取舍，切忌盲从。

5. 学习必须紧密联系实际。联系的方法有二。一是将原文内容与临床对照，看是否符合实际？例如麻黄杏仁甘草石膏汤证条文是"汗出而喘，无大热"，假使是"无汗而喘，大热"，该方能否使用？从临床来看，就容易得出"汗出而喘，无大热"，不是麻杏甘石汤证的必见证，而是可能发生的变局。论中所以要举变略常，是为了与风寒表虚证的气喘作鉴别。所以两条都郑重指出"不可更行桂枝汤"，这并非闲笔，也非讹误，而寓有辨证深意。二是联系临床验案，通过对验案中理法方药的分析，证明《伤寒论》理论对实践的指导意义，这就更有利于《伤寒论》理论的推广运用。

6. 学习必须前后对勘，纵横比较。不但需要理解条文的正面，而且需要探讨条文的反面、侧面，只有这样，才能获得全面深入的理解。

此外，在理解的基础上背诵一些条文，有助于对条文的理解，所谓"熟能生巧"，但切忌死背教条，庶免死于句下。

最后，还须明确任何理论都不可能完美无缺，《伤寒论》自然也不例外，必须辩证地看待，才能不断发展，古为今用。

二 怎样研究《伤寒论》方

《伤寒论》虽说是 113 方，因禹余粮丸有名无药，又有 4 方是单味药，所以具有配伍意义的实际上只有 108 方。方中药味一般不多，由两味药组成的计 8 方，由 3～4 味药组成的计 46 方(各 23 方)，5 味药组成的计 17 方，6 味药组成的计 8 方，7 味药组成的也是 17 方，8 味药组成的计 6 方，用药至 9 味以上的仅有 6 方，可见仲景方用药组方的精纯！由于选药确切，配伍严谨，一味药的增减，以至用量的多寡，皆有法度可以遵循，因此被后人誉为"方书之祖"。《伤寒论》注家对论中方剂都有专门解释，临床家对《伤寒论》方的运用又积有大量验案，皆是研究《伤寒论》方的宝贵资料。然而由于见仁见智，主张不一，又给学习《伤寒论》方带来较多的麻烦。关于研究方法，古今医家皆有不少论述，个人对此也有一些肤浅体会，兹略述如后，聊供参考。

(一) 方药类比

所谓类比，就是求同析异，归类比较的方法。把许多具有共性的方剂先行归类，再就同类方剂进行比较，从中找出各个方剂的特点和配伍规律，以有利于掌握运用。最早使用本法研究《伤寒论》方的为唐初孙思邈，他把太阳病篇的方证条文，按法归类，分为用桂枝汤法，用麻黄汤法，用青龙汤法，用柴胡汤法，用陷胸汤法，杂疗法 7 大类，同类方剂附列于后。宋代朱肱《类证活人书》中的“药证”，明代施沛所著的《祖剂》，亦是类比法。清代徐灵胎在前人经验的基础上著成《伤寒论类方》，将论中全部方剂归纳为 12 类，则更臻完备。他的做法是：“每类先定主方，即以同类诸方附焉。其方之精义妙用，又复一一注明，条分而缕析之，随以论中用此方之证列于方后，而更发明其所以然之故，使读者于病情药性，一目了然。”这一方法的优点很多，正如徐氏所说：“见证施治，无不吻合，岂非至便之法乎！”颇受很多医家的赞赏，已发展成为《伤寒论》注家中一大流派。现在常用的类比法主要有两种：

一是以主方增减的类比法，例如以桂枝汤为主的类方共 21 方，其中以桂枝汤原方加味的有 9 方。桂枝汤原方加葛根，名桂枝加葛根汤，治太阳表虚兼项背强几几。如果不是表虚而是表实，方中再加麻黄，名葛根汤。两方的主药均是葛根，因项背强几几是太阳经俞不利，而葛根能升津液以和经俞，所以葛根为必用的首选药物，直至目前还未发现能代替葛根的药品。正由于葛根能升发胃肠津液外达肌表，不但善治项背强几几，还善治表邪内迫的下利，32 条“太阳与阳明合病，必自下利，葛根汤主之”即指风寒表邪内迫的下利。如果不下利但呕，于葛根汤中再加半夏，即葛根加半夏汤。从以上三方的配伍意义来看，皆是以桂枝汤为基础，而不是麻黄汤加葛根，这是一个值得深思的问题。假使以麻黄汤加味，虽然葛根为主药，也不可能得到预期的效果。这是因为麻黄汤的作用是宣肺而开皮毛，桂枝汤的作用是调脾胃而和营解肌。葛根也是胃肠药，前人因有葛根为阳明经药的说法。用桂枝汤加葛根（麻黄）组成葛根汤，就可取得协同作用而相得益彰，提高治疗项背强与下利的效果，这说明一个真理，方剂优于单味药。

桂枝汤加麻黄、杏仁，即桂枝麻黄各半汤。在太阳病病程较久，微邪郁表不得外解的情况下，因邪微，非麻黄汤所宜，无汗，桂枝汤又不能胜任，于是合两方为一方，变大剂为小剂，意在助正达邪，轻微发汗。如果表闭程度很轻，则桂枝汤的剂量略增，麻黄、杏仁的剂量相应减少三分之一，即桂枝二麻黄一汤。两方主治基本相同，都是微邪郁表的轻证，主要区别是表闭程度的轻重，前者始终无汗，所谓“始终不能得小汗出”，后者大汗出之后而表邪复闭。至于如疟状，一日二三度发或一日再发，不能作为选方的依据。如果微邪郁表，兼有郁热而热多寒少，又当兼清郁热，轻则以石膏易杏仁，即桂枝二越婢一汤；如果证情重而又应去芍药加石膏，并加大剂量，即大青龙汤。一去杏仁则开表力弱，一去芍药则开表力强，这就是桂枝二越婢一汤与大青龙汤相较而言。若就两方的基础方来看，大青龙汤只能属于麻黄汤的加味方，而不是桂枝汤的加味方。

桂枝汤加附子，即桂枝加附子汤，治阳虚液脱的汗漏不止，恶风，溲难，肢急。因液脱由于汗漏，汗漏由于阳虚，故治以复阳固表为急务，阳复则表固，表固则汗止，汗止则液不外泄而自复，诸证即可随之而愈。所以只加附子一味，而不用其他滋液药物，示人治病选方用药，应着眼于病机矛盾的主要方面，只有这样，才能真正做到药少效宏。

桂枝汤加厚朴、杏仁，即桂枝加厚朴杏子汤，条文提出是治“喘家作”与“太阳病下之微喘”，较难掌握，一般主张治太阳表虚兼肺气上逆的喘证，厚朴杏仁宣降肺气，燥湿化痰，临床上凡属肺胃痰湿而致的喘证，不论有无表证，使用本方均有较好疗效。

桂枝汤原方加重桂枝用量，即桂枝加桂汤，治肾邪上逆之奔豚，因桂枝本身有平冲降逆作用，所以加重桂枝用量即可达到治疗目的。如果肾阳虚较甚，则须加入肉桂，其效方著。历来有加桂枝与加肉桂之争，其实无多大意义。

桂枝汤中去桂加茯苓白术，即桂枝去桂加茯苓白术汤，治“服桂枝汤，或下之，仍头项强痛，翕翕发热，无汗，心下满，微痛，小便不利者”。本方长期存在去桂去芍之争，各执其是，至今尚未达成一致意见。个人认为空争无益，要在随病情而定，该证为饮停小便不利，该方主要是化饮邪，利小便，如果有热证则应去桂留芍，无热证则不必去桂。

桂枝汤中去芍药，即桂枝去芍药汤，因胸阳损伤而致脉促胸满，芍药苦酸微寒，故去之。若阳虚较甚(微恶寒，表明阳虚，也有主张是脉微恶寒)，再加附子温阳，即桂枝去芍药加附子汤。如方中的桂枝附子的用量加重，桂枝由三两增加到四两，附子由一枚增加到三枚，名桂枝附子汤，不但温阳，且取镇痛，为治风湿相搏，身体疼烦的代表方剂。如加蜀漆、龙骨、牡蛎，即桂枝去芍药加蜀漆牡蛎龙骨救逆汤，功能温复心阳，劫痰安神，治心阳损伤而心神浮越的惊狂，卧起不安。

桂枝汤加重芍药、生姜的用量各一两，再加入人参三两，即桂枝新加汤，意取益气养营活血，治疗营血虚身痛。加重芍药，目的在于养营活血，但芍药性偏酸寒，故又加等量的生姜以济之，就可受其功而免其弊，至于加人参，则取其益气以生血，李东垣说："仲景之法，血虚以人参补之，阳旺则能生阴血也"(《脾胃论》)。方名新加，可能是仲景自己创制的新方。柯氏对此方提出了异议，认为"发汗后身疼是表虚，不得更兼辛散，故去生姜，沉为在里，迟为在脏，自当远阴寒，故去芍药。当存甘温之品以和营，更兼人参以通血脉，里和而表自解矣。名曰新加者，见表未解无补中法，今因脉迟而始用之。"虽然言之成理，但据此竟把方名改作桂枝去芍药生姜加人参汤，未免过于武断。

桂枝汤中芍药倍用，即桂枝加芍药汤，能益脾和络，治太阴腹满时痛。如果大实痛，又当加大黄以温通泻实，即桂枝加大黄汤。两方均出于太阴病篇 279 条，因为原文有"本太阳病，医反下之，因尔腹满时痛者，属太阴也"，所以有许多注家皆认为是两解表里之剂，如成无己说："与桂枝汤以解表，加芍药以和里。"柯韵伯说："若表邪未解，而阳邪陷入阳明，则加大黄以润胃燥，而除其大实痛，此双解表里法也。"这皆因误把桂枝汤作为解表专剂的缘故，其实两方的目的并不在于解表，即使桂枝有解表作用，那么，芍药用量倍于桂枝，怎样发挥解表作用？高学山对此曾有一段精辟的议论，他强调指出："夫圣人制方，常则用其相成，变则用其相恶，甚至相反之性亦可暂用，要皆各有奥理。乃有不就本条病理脉证中议方，又不从本方轻重多寡间讨论，一见桂枝，便曰解肌，一见人参，便云固表。不观同是马也，披甲以战，驾犁以耕，推而至于引重致远，而马之见用遂异。此等是眼前至理，愿与天下后世之读《伤寒论》者共明之。"说明各种药物皆有多方面的作用，随配伍不同而异，而决非只有一种作用，也绝不是一成不变，因此，在分析研究方药的配伍作用时，也必须具体分析，才能避免被前人偏执之见所囿，才能深入领会方剂的配伍意义，灵活运用到实践中去。桂枝加芍药汤再加胶饴，即小建中汤，功擅温养中脏，治阴阳两虚的悸烦，与中虚木制的腹痛，为理虚的代表方。如果说桂枝加芍药汤能两解表里，那么，小建中汤也可称作两解表里的方剂了。能够说得通吗？再如具有通阳散寒活血通脉作用的当归四逆汤，实际也是桂枝汤的加减方，乃是桂枝汤去生姜，加当归、细辛、通草，凡属血虚寒滞的病证，使用此方均有良效。若里寒较重仍用生姜，再加吴茱萸，即当归四逆加吴茱萸生姜汤。病在肝胃，不在脾胃，所以不用干姜附子为主药的四逆汤。有提出当归四逆汤是厥阴的表剂，这也是拘泥桂枝解表的论调，试问厥阴之表有哪些表现，难道"手足厥寒，脉细欲绝"，是厥阴表证？显然是不切实际的。

二是据方药作用归类的类比法。例如麻黄杏仁甘草石膏汤、栀子豉汤、黄芩汤、葛根芩连汤、小陷胸汤、大黄黄连泻心汤等都具有清热作用，适用于热证，但由于药物的性味不同，加上配伍药物有别，就存在很大的差异，绝对不能混淆。

麻杏甘石汤与栀子豉汤同具清宣作用，但石膏辛寒，与宣开肺气的麻黄、杏仁相伍，则主治肺热气闭的喘证；栀子轻苦，与轻清透散的豆豉相伍，则主治热郁胸膈的烦证。黄芩汤与葛根芩连汤均治热利，前方只用黄芩，清热之力较弱，并且与芍药、甘草、大枣相伍，苦甘合化，则苦而不燥，酸甘化阴，能益阴和营，故治阴伤有热，腹痛下利的轻证；后方黄芩黄连同用，清热之力较大，虽佐以甘草，亦苦多于甘，君以葛根解肌升清，合为清热达邪之剂，治阳明肠热较重而阴未伤的下利。小陷胸汤与大黄黄连泻心汤两方均有黄连，而且均治心下痞，但前者按之痛，为痰热相结的小结胸证，故君以全瓜蒌，佐以半夏，意取清热消痰；后者按之濡，乃无形邪热壅滞的热痞证，故芩连同用，更佐大黄清热泄痞。此证用大黄，意不在攻下，故改煎剂为浸剂，取其轻扬清淡之气，以加强清热泄痞的作用。

再如苓桂术甘汤与真武汤均用茯苓白术以运脾利水，前者伍以桂枝、甘草，则温脾阳以化饮，治脾阳虚而饮逆，心下逆满，气上冲胸，起则头眩等症；后者伍以附子、芍药、生姜，则温肾阳而散水，治肾阳虚而水泛，心下悸，头眩，身瞤动，或四肢沉重疼痛，腹痛下利。三泻心汤与乌梅丸均是寒热并用，具有苦泄辛开的方剂，又都用于寒热夹杂证，但乌梅丸重用乌梅为君，酸苦既能泄热，酸甘又能柔肝，因此，三泻心汤仅治中虚热结的痞证，而乌梅丸却为厥阴病寒热错杂的主方。

（二）方证互勘

研究《伤寒论》方必须联系证候，丢开证候去研究方剂，就不可能获得正确的认识。因为《伤寒论》文字简略，有时只提出一个症状或脉象，就出方药，如“脉浮者，病在表，可发汗，宜麻黄汤”（51 条）。这是举脉略症，假使没有风寒束表的表实证，单据脉浮，怎么能用麻黄汤？又如“发汗，若下之，病仍不解，烦躁者，茯苓四逆汤主之”（69 条），这是突出主证，省略了一般脉证，若不全面了解，仅据烦躁一症，怎么能用茯苓四逆汤？通常采用“以方测证”法求其脉证，然而对茯苓四逆汤作用的理解也很不一致，有的认为是“回阳益阴”，有的认为是“温阳利水”，究竟如何？只有用“方证对勘”法，不但以方测证，并且就证析方，才有可能得出比较符合实际的结论，从而收到相得益彰的效果。怎样互勘？首先对茯苓四逆汤的用药有概括的了解，它含有干姜附子汤、四逆汤、四逆加人参汤三方，则当具有与三方主治证性质相近的证候，然后就证析方，庶可得到要领。

干姜附子汤 → 干姜、附子 → 迅复阳气 → 阳气乍虚 → 昼烦夜静，脉沉微

加甘草 → 四逆汤 → 回阳救逆 → 阴盛阳虚 → 脉微肢厥下利

再加人参 → 四逆加人参汤 → 回阳益阴 → 阴阳两虚 → 脉微利止

再加茯苓 → 茯苓四逆汤 → 宁心安神 → 心神烦扰 → 烦躁

由此可见，茯苓四逆汤中用茯苓的目的是宁心安神。许多药物都有多方面的作用，茯苓自然也不例外，既有利水作用，也有宁心作用，常随配伍药而异，本方所伍为四逆加人参汤，当不是利水，但也不能完全排除。至于益阴作用主要是指人参而言，绝对不是茯苓。就是人参也是通过补气以益阴，所谓人参补益气阴，与一般的滋阴药是有区别的，不能等同看待。

又如方后加减法，有的症状虽同而加药不同，也须"方证互勘"，才能透彻理解，掌握运用。姑以口渴与腹痛为例，来看看随证加减的意义。

口渴
- 理中汤→重用白术运脾生津→因脾虚而津液不布
- 小青龙汤→去半夏，加瓜蒌根清热生津→因有化热伤津趋势
- 小柴胡汤→重用人参，去半夏，加瓜蒌根益气清热生津→因热伤津气

腹痛
- 理中汤→重用人参益气以行滞→因气虚不运
- 四逆散→加附子通阳散郁→因阳郁不伸
- 小柴胡汤→去黄芩，加芍药制肝和脾→因木邪乘土

由于病机不同，所以加药迥异，必须辨证择药，才能收到预期效果。有人认为使用经方不可加减，这是极其片面的说法。其实仲景本身就非常强调随证加减，论中的很多方剂都是加减方，一些方后又附有加减法。只有随证加减，才能使方药更切合病机，从而提高疗效。朱肱曾指出："古人用药，如斗运转，故攻病的而取效速，一剂知，二服愈。"又说："然后知不可执方疗病，须是随证加减。"确实是经验之谈。

（三）临床验证

实践是检验真理的标准。联系临床实际，不仅能验证方剂的效果优劣，而且能加深对配伍意义的理解，有助于解决一些疑难、争议问题。例如桂枝甘草汤治"叉手自冒心，心下悸，欲得按"，桂枝去芍药汤治"脉促胸满"，传统解释有心阳虚与胸阳虚之分，似乎毫无关联，实则病机是一致的。临床上心病患者大多有心动过速，脉象的至数必然偏快，如果伴有歇止，就是"脉促"。心气虚而心阳失展，往往自觉胸部满闷。可见两条内容只是从不同角度描述。再就两方比较，主药都是桂枝甘草，仅后方多姜枣和中而已。该方可作为治疗心律不齐的基本方，只要属于心阳虚证，用之皆有较好疗效，就是有力的证明。

又如葛根芩连汤，向来有专清里热与两解表里之争，直到目前认识仍不一致。从临床来看，该方用于肠热下利，其使用标准是舌红苔黄，脉数口渴，发热，一般没有恶寒，初起间可见到恶寒，也很轻微，表明该方主治证以里热为主，即使兼有表证，也是表热证，决不是表寒证。如果是外兼表寒证，葛根芩连汤是不能

用的。

实践也是认识的源泉。通过临床，又可取得新的认识和经验。例如柴胡桂枝汤，过去只知用于少阳兼表证，而日医报道该方重用芍药治疗癫痫收到满意疗效，用于自主神经失调症也收到效果，从而广泛用于哮喘、梅尼埃病、帕金森病、荨麻疹、溃疡性大肠炎、失眠等二十几种疾病，大大扩充了该方的运用范围。

又如真武汤，通过临床广泛运用，发现不管是消化系统病（如萎缩性胃炎、胃下垂、胃及十二指肠溃疡病、便秘、腹泻、胃切除后的倾倒症群），还是循环系统病（风心、高心并发心衰），还是泌尿系统病（慢性肾炎高度水肿、低热），还是呼吸系统病（慢性气管炎、肺气肿），以及妇女的虚寒带下病等，只要病机符合心肾阳虚，水气泛滥，用之皆有效果。

本人曾用芍药甘草汤加覆盆子，略佐桂枝，治愈少女多尿及失禁症；用麻黄附子细辛汤加味治愈喑痱危证（脑干脑炎），前者据芍甘合用，缓急舒挛，后者据麻附相伍，发中有补，均收到显著效果。可见认识永无止境，只有通过实践，才能不断前进。

（四）寻根究底

研究任何问题，都不应满足于现成结论，必须有寻根究底的精神，只有寻根究底，才能不断深化，明确是非。对于《伤寒论》方的研究，同样需要如此。怎样寻根究底？就是提出问题，深入研究探讨。例如大青龙汤治风寒两伤营卫问题，自宋代朱肱提出这一说法以后，得到许叔微的附和，方有执、喻嘉言的发挥，几乎已成定论，如果要问大青龙汤哪些药物治风邪，哪些药物治寒邪？必然无言以对。其实大青龙汤是辛温发汗为主，兼清郁热的方剂，所谓风寒两伤，完全出于附会。

又如桂枝汤是否为发汗剂问题，有的认为是发汗剂，理由是论中有“可发汗，宜桂枝汤”的条文，服桂枝汤后有温覆微汗的医嘱。有的认为非发汗剂，理由是论中有“桂枝本为解肌，若其人脉浮紧，发热汗不出者，不可与之也”的禁例。孰是孰非，必须寻根究底，一是向各种医籍中去找答案，李东垣与王好古曾有“问桂枝汤发字”的专题讨论，结论是：“凡桂枝汤条下言发字，当认作出字，是汗自然出也，非若麻黄能开腠理而发出汗也……如是则出汗二字，当认作营卫和自然汗出，非开腠理而发出汗也。”陶节庵通过桂枝汤与麻黄汤的比较，得出“桂枝汤辛甘温之剂以实表……麻黄汤轻扬之剂以发表”的结论。方有执强调指出：“固表敛液，无出桂枝之右矣。”这些皆说明桂枝汤不是发汗剂。既然不是发汗剂，为什么服药后要啜粥助汗？其机制是怎样的？徐灵胎曾进行如下论证，“桂枝本不能发汗，故须助以热粥，《内经》云，‘谷入于胃，以传于肺’，肺主皮毛，汗所从出，啜粥充胃气以达于肺也。”也有认为桂枝汤的发汗作用主要指方中的桂枝，似颇有理，实际也不一定确当。邹润安《本经疏证》概括“用桂枝之道有六：曰和营，曰通阳，曰利水，曰下气，曰行瘀，曰补中。”独未提到发汗，不可能是偶然的脱漏。

再则是向《伤寒论》原文中去找答案，如果说桂枝发汗，那么，桂枝甘草汤、桂枝去芍药汤、桂枝加桂汤、桂枝附子汤等方，都应该是发汗剂了。事实证明，桂枝甘草汤用于汗多心悸，桂枝加桂汤用于肾邪上逆奔豚，桂枝去芍药汤治心阳损伤的脉促胸满，桂枝附子汤治风寒湿相搏的痹证，都非取其发汗，可见桂枝发汗的说法也是不能成立的。

又如三泻心汤所治的痞证，一般都根据柯韵伯“寒热相结”之说，可是要问寒热怎样相结？能否相结？显然站不住脚。所谓寒热相结成痞，无非是因三泻心汤方皆寒药与热药同用，由药测证推断出来。假使再问，三泻心汤主治痞证有哪些特点？哪些证属热，哪些证属寒，应当有一定标志，而不应模糊印象，又必语焉不详。惟叶天士以临床实例“中焦痞阻，冷饮不适，热邪易清，胃阳亦须扶护”，既指明了审证要点，又阐明了寒热相结的实质，还交代了寒热并用的原则。所谓寒热相结成痞，实质是正虚邪实，胃阳不足，邪热壅滞。寒热并用，实际是助正阳，清邪热。吴玉纯根据五泻心证的特点，归纳出“痞因湿热交阻，故以芩连为主，痰湿盛者，必佐姜夏，阳气虚者，主以附子，中气弱者，佐以参甘”。在一定程度上揭示出泻心剂的配伍规律，颇有启发意义。由此引申，气滞甚者，可增入理气；夹阴虚者，也可佐入滋阴。以上仅是举例而言，总之，寻根究底，是研究任何学科都必须具备的精神，也是研究《伤寒论》的一个基本方法。

三　略论《伤寒例》

西晋太医令王叔和在整理编次《伤寒论》的同时，撰写了一篇序例——《伤寒例》，放在《伤寒论》原文之前。一般说来，序例应该是对原著体例的说明或内容的简介，可是《伤寒例》除有一条是说明编次《伤寒论》目的是“拟防世急”以外，其余都是对外感病病因、病机以及病种分类等方面的探讨，并且提出了许多新的论点和概念，很明显是对广义伤寒的补充，为外感时病理论作出了卓越的贡献。

然而，无论是从内容还是从理论体系来看，都与《伤寒论》不同，因而引起了后世医家的争议，自明代方有执《伤寒论条辨》提出《伤寒例》非仲景之文，乃后人伪撰，主张删削以后，得到了多数注家的赞同，大多数注本不再保留《伤寒例》，全国统一教材《伤寒论讲义》也只取《伤寒论》原文，因此目前中医界的中青年医师，对于《伤寒例》大多不甚了解。兹拟就《伤寒例》的历史争议问题及其主要精神略作探讨，以供参考。

(一) 对《伤寒例》的几种看法

1. 主张全文删除。最早提出的是方有执，认为“仿例而行，仲景之道反愈晦”。提出“伪不容有，无之可也，既应无之，削之可也，故从削”。但是，《伤寒例》究系何人所作，方有执之意不一定是王叔和，可能是成无己。他说：“贤如叔和，愚意其智不乃尔也。或曰无已，谓无己者，以其注解也，此则近似。”这不过是推测而已，所以他又提出：“事属久远，理在难明，必欲求其人以实之，斯亦凿矣。”同意方有执删削的注家较多，但对《伤寒例》作者一致肯定是王叔和，而非成无己。如钱天来说：“第阅叔和所作序例一篇，其妄用经文，创立谬说，亦殊不足观，不若遗忘之为愈也。”又如章虚谷说：“王叔和既辑仲景之论，又援《素问》之言，杂以己意，而以《内经》‘冬伤于寒，春必病温’为主脑，则与仲景之旨不合，徒使后学者惑于多歧，历来注家多削之，故亦不采也。”

2. 主张逐条批驳。以喻嘉言为代表，他认为方有执“削去叔和序例，大得尊经之旨”，又认为全文删削，“未免失之过激”，主张“不若爱礼存羊，取而驳正之”。赞同喻氏做法的是程郊倩，作“王叔和序例贬伪”，不但是批，而且是骂。喻氏对《伤寒例》批驳多于肯定，但认为毕竟还有一些肯定的内容，如“入腑未入腑，少变《内经》入脏原文，此处却精!”又如“入理深谈，正未可及。”又如“两感病治有先后，发表攻里，本自不同，持说甚正。”而程郊倩较喻氏更甚，不是一分为二，而是一笔抹杀，全盘否定。

3. 主张学习《伤寒论》必先学习《伤寒例》。持此主张的先有闵芝庆，他说：“伤寒之不明于天下，由不得其要领，而昧夫其例者，众也。反谓仲景之道晦而不明，厄于此例可乎?”继有王朴庄，他把《伤寒例》划分为十三章，前三章为《伤寒论》提纲。“第四章以热病之日传一经，为最危之证，补出逐日之脉以示人，又兼言病后之感受异气而变生诸证者。第五章以少阴伤寒最虚，蹉跎入脏。第六、七章以伤寒之邪，必从外解，重在得汗，不当早下也。第八章言汗下之宜，两不可错。第九章专论两感，欲死中求活，当知发表攻里之先后。其后四章则随笔杂记。”又“合诸章观之，语语皆本《内》、《难》二经，精详审慎，为后学阶梯，凡读《伤寒论》者，不可不先读此例也。”

4. 主张《伤寒例》不单是叔和之言，亦有仲景之原文。汪苓友说：“仲景《伤寒例》，其中杂入叔和之论颇多，金时成无已随文溷注，不为分别。至明万历间，歙人方中行著《伤寒论条辨》以其例非仲景之书而削之。近今时有西昌喻嘉言云，此例乃叔和所作，遂从而驳正其失，复有程子郊倩，更起而漫骂之，其毁讪前人，失之太过。愚家有宋版《伤寒论》，其例首有四时八节气候决病法，此实出仲景手述，非叔和所能道及。今读方、喻、程三家之书，知尊仲景矣，独略仲景决病法而不载，何昧昧也。愚意《伤寒例》原系仲景之书，其中有与《内经》相悖处，大都是叔和所撰。然叔和之言，亦有可采处。学者须悉心体认，则前人得失，迥然自出。”陆九芝根据《外台秘要》于“伤寒之病，逐日浅深”一章之前有“王叔和曰”，推断“此章之前均为仲景原文，此章之后乃叔和之言”。

5. 认为《伤寒例》并无大错，只是欲推广反成拘执。持这一论点的为魏荔彤，他指出：“《伤寒例》叔和修辑医圣之书，发其凡例也，列于论首，名之曰例……成氏注之，方有执氏削之，喻氏驳之，程郊倩氏嬉笑而怒骂之，以为僭滥，以为悖谬。愚平心静气论之，其意亦未大舛，特欲推广伤寒于伤寒外耳……例之大概，谓四时皆有外感之气，惟冬月乃正伤寒之名，欲推广而反成拘执矣……乃欲以多求胜，备其缺略，岂知医圣之文，言近而旨远，辞简而意赅乎？”

从以上各种意见来看，以魏氏的说法比较平允，汪氏提出“然叔和之言，亦有可采处，学者须悉心体认”，极有理智，对于前人的理论，应当持这种态度，而不应以人废言。那种任意批驳、漫骂，即使有理，也是不对的。至于作者究属何人？还是叔和所作的可能性较大，因为内容体系与《伤寒论》完全不同。至于强调学习《伤寒论》必先学习《伤寒例》的主张，是不切实际的。但是，《伤寒例》也绝不是毫无价值的，就外感病理论来说，实际是王叔和对外感病理论的一次大总结，同样应当深入研究。

（二）《伤寒例》对《伤寒论》的影响

王叔和撰写《伤寒例》是为了补充《伤寒论》内容之不足。因为《伤寒论》详于风寒而略于温暑，以广义伤寒相衡，存在很大差距，叔和既认定《伤寒论》所述是广义伤寒，因而不得不写《伤寒例》以补充临床常见的温病、暑病等，并环绕对外感病的有关病因、病机等问题作出必要阐述。应当肯定，这是叔和对《伤寒论》理论的充实和发展。

然而，由于只补充出病证而没有补充治法，使人误认为治温暑病的方药都在《伤寒论》中，以致误用辛温方药治疗温暑病，造成严重的后果。究其错误根源，并不是《伤寒论》，而是叔和的《伤寒例》。有些医家不责怪自己辨病不清，辨证不明，立法选方不当，反而认为《伤寒论》理论不能指导实践，由怀疑进而否定，这则是《伤寒例》给《伤寒论》带来的不利影响。

仲景原著《伤寒杂病论》，虽然经过王叔和整理编次为《伤寒论》，但书中仍有许多杂病的内容，何况论述有关辨证的方法，论治的原则，以及方剂的配伍规律等，具有诊断治疗的共性，对临床各科都有指导意义。由于《伤寒例》专论外感，以致长期以来皆把《伤寒论》看作外感病的专著，大大限制了对《伤寒论》理论的运用，这又是《伤寒例》给《伤寒论》带来的另一不利影响。

（三）《伤寒例》对时病理论的贡献

《伤寒例》的最大贡献是关于时病理论的阐述，不仅对发病学方面，而且对病因、病机学方面也有所创见。从所提出的许多论点来看，已基本具备了后世温病学说的雏形。就这一意义来说，《伤寒例》应该是时病，尤其是温病学说的基础。早在一千七百多年前，王叔和能有这样的认识，的确是非常了不起的。其主要贡献约有以下几个方面：

1. 首次提出“时气病”的概念，认识到“时气病”有“四时正气为病”与“时行疫气为病”的不同，主张“皆当按斗历占之”。可见王氏已经相当了解，并十分重视气候变化与时病的关系。掌握气候变化，必须知道四时、八节、二十四气、七十二候的特点。四时正气一般并不致病，只有当调摄不慎，机体抵抗力降低时，才会触冒四时之气而病，这类病的病情大多轻浅，略加调治，即可痊愈。时行之气乃“非其时而有其气”，如“春时应暖而反大寒，夏时应热而反大凉，秋时应凉而反大热，冬时应寒而反大温”。其临床特点是“感时行之气而病，长幼之病，多相似者”。由于具有较强的传染性，故又名“时行疫气”。《素问·刺法论》虽早有“五疫之至，皆相染易，无问大小，病状相似”的记载，但并无“时行疫气”的名称。《伤寒例》对于时行疫气致病，仅举“冬温”与“寒疫”为例，并不是说只有此两种病。冬令的时气病，既有正气为病的“伤寒”，又有非时之暖为病的“冬温”，尽管都有发热症状，但病因截然相反，所以王叔和郑重指出“冬温之毒与伤寒大异”，示人必须注意区别。冬温病势的轻重，随季节时间的迟早而异；寒疫病情的轻重，亦与发病季节的先后有关。为什么发病季节时间的先后关系到病情的轻重？以“寒疫”为例，“三月四月或有暴寒，其时阳气尚弱，为寒所折，病热犹轻；五月六月，阳气已盛，为寒所折，病热则重；七月八月，阳气已衰，为寒所折，病热亦微”。由此不难看出，病热的轻重取决于阳气的盛衰。天人相应，人的生理、病理离不开自然环境，因此，季节气候与疾病的变化密切关联，所以临床辨证，分析病机时应将季节气候联系起来考虑，而不应忽视。寒疫的性质为寒，不管发热轻重，初起都是寒证而不是热证。不过，寒疫发病的季节（春分之后至秋分之前），也是温、暑病的发病季节，寒疫的发热症状，也颇与温、暑病相似，但病因各别，治法迥异，如果不联系气候的正常、异常，就很难得出正确的判断。总之，不论四时正气为病，还是时行疫气为病，都与四时气候变化有关，因而统名“时气病”。温、暑病只是“时气病”中属于温热性质的一大类外感病，因此，“时气病”似较“温病”为全面，雷少逸著《时病论》应是受到叔和《伤寒例》的启发。

2. 论证了感邪有即病不即病之异，开温病学说“新感”、“伏邪”理论的先河。《伤寒例》提出“四时之气，皆能为病。但以伤寒为毒”，故举冬时感寒，即病者为伤寒。那么，春感温邪，夏感暑邪，秋感燥邪而即病者，自然也应名为温病、暑病、燥病了。感邪随即发病，即后世所说的“新感”。冬日感寒没有及时发病，则“寒毒藏于肌肤，至春变为温病，至夏变为暑病”。《黄帝内经》虽有“冬伤于寒，春必病温”与“夫病伤寒而成温者，先夏至日为病温，后夏至日为病暑”，但都没有提到邪伏部位。惟《素问·疟论》有“此皆得之夏伤于暑，热气盛，藏于皮肤之内，肠胃之外”的论述，可能是叔和创“寒毒藏于肌肤”说的依据。因风寒之邪由体表侵袭，当时没有发病，从而推断可能藏于肌肤，这是推理的假设，不必拘泥。至于“变温”、“变暑”，无非表明病证性质已不同于伤寒，切莫误作寒治，从认识论的角度相衡，仍有一定意义。

伏寒变温、变暑与“时气病”的春温、夏暑如何区别？其根据仍是结合当时的气候变化。《伤寒例》第6条“从立春节后，其中无暴大寒，又不冰雪，而有壮热为病者，此属春时阳气，发于冬时伏寒，变为温病。”同时，观察到辛苦之人冬时多触冒风寒，以致春夏多温热病的客观事实，也是“伏寒变温”的佐证。所谓“寒毒藏于肌肤”，固然是后世“伏邪”论的理论基础，但是它只表明寒邪内藏，并无临床的特殊意义，与后世温病学中所说的“邪伏少阴”、“邪伏募原”等具有独特证型的病机概念，作为确定治法、选用方药的依据，存在着本质差异。

3. 创“重感异气变病”理论。所谓“异气”，指病因的多样性，“重感”，指感邪的复杂性。冬时感寒，是春夏病的远因，重感异气，是春夏病的近因，病种差异的决定不是远因，而是近因，因此，重感异气，才是变病的主因。《伤寒例》中提出的“四变”：“重感于寒，变成温疟；更遇于风，变为风温；更遇温热，变为温毒；更遇温气，变为温疫。”现在看来，这几种病虽不一定属于重感异气，但就病因学与发病学来说，仍然有研讨价值。这种重感理论，颇似“新感引动伏邪”，但又并不全同，重感发病的主因是“异气”，新感引发的主因是“伏邪”。我们认为只能看作理论的发展，而不应该等同。

综上所述，足以证明《伤寒例》对于温病学说的形成、发展，确实起到了启蒙和奠基的作用。王叔和所以能取得这么大的成就，绝不是偶然的，除具备《医林列传》所说的“性度沉静，博好经方，尤精诊处，洞识养生之道，深晓疗病之源，采摭群论”的优点以外，还有一个最大优点，就是富有创新精神，不迷信古人，不墨守现成结论。对于任何事物都抱着分析态度。即使为他所最服膺的张仲景，对于他的著作和理论，也是有所抉择、取舍的。如《伤寒例》中的六经形证，仍采自《黄帝内经》，而不宗《伤寒论》，这决不是否定《伤寒论》，而是因为《素问·热论》

所述的六经证候，临床仍然比较多见。例如太阴病，《黄帝内经》为热证、实证，《伤寒论》为虚证、寒证。如果只宗《伤寒论》而不究《黄帝内经》，则只知有太阴虚寒证，而不知太阴热实证，势必脱离实际，失之片面。叔和作《伤寒例》的目的，本为补充《伤寒论》之不足，六经形证仍宗《黄帝内经》，正是临床实际的需要，而不是自相矛盾。再从六经形证的具体内容来看，也不是照抄《黄帝内经》原文，也是有所增减、修订。如在六经形证之前，增加了脉象，体现"脉证并重"。将《黄帝内经》三阳病之后"未入于脏者，可汗而已"，改为"未入于腑者，可汗而已"，一字的更换，则更加合理。《黄帝内经》三阴病之后，未出治法，叔和增补了"此三经皆受病，已入于腑，可下而已"的内容，这样就突出了用汗用下的标准。

此外，《伤寒例》中还有许多极有价值的内容，如"春夏养阳，秋冬养阴"的摄生经验；"时气不和，便当早言，寻其邪由，及在腠理，以时治之，罕有不愈者"的治疗思想；"皆宜临时消息处方"的论治原则，以及给药要注意时间，饮水不可过量等调护原则，对于临床都有指导意义。

《伤寒例》虽然为《伤寒论》而作，但对《伤寒论》理论的理解运用，并无帮助，相反造成《伤寒论》为外感病专著的错觉，大大约束了《伤寒论》的范围，降低了《伤寒论》理论对实践的指导意义。但另一方面，其时病理论的阐述，对后世温病学说的发展有很大助益，起到了积极的启蒙奠基作用，应进一步深入研究，而不应简单地否定。

四 略论孙编《伤寒》

孙思邈是隋末唐初的大医学家，著有《备急千金要方》与《千金翼方》。

(一) 孙氏编次伤寒的时间

据唐制"为医者皆习张仲景《伤寒》、陈延之《小品》"(按《小品》已失传，其内容散见于《备急千金要方》、《外台秘要》中)。这就意味着在唐代《伤寒论》已被规定为医者必读的医籍。可是，由于当时医家的自私保守，孙氏虽多处搜求，只得到《伤寒论》中的个别条文与方剂。故在孙氏编著的《备急千金要方》中，几乎包括了当时及唐以前的医学成果，以及许多濒临失传的医籍，独缺《伤寒论》，真是十分可惜！孙氏在《备急千金要方》"伤寒门"注说："江南诸师秘仲景要方不传。"在《备急千金要方》序言中，大段引用《伤寒杂病论》仲景原序，可见孙氏对仲景是多么敬仰和赞佩！

在孙氏的第二部医学巨著——《千金翼方》中，却比较完整地写入《伤寒论》

内容；通过孙氏的整理，特别是太阳病篇，内容更觉条理化，且将方证突出，实开后世《伤寒论》注家“辨证派”与“类方派”的先河。在编写时间上，孙编不仅早于成无己的注本，与宋校本相较，亦要早近400年，因此，孙编《伤寒论》就是现存《伤寒论》最早版本(表42)。

表42 《伤寒论》源流与时间比较表

原作者	张仲景	《伤寒杂病论》十六卷	东汉建安十年(公元205年)?	据仲景序推断
第一次整理	王叔和	《伤寒论》十卷	西晋咸宁二年(公元276年)?	据《甲乙经》序推断
第二次整理	孙思邈	《千金翼方》九、十两卷	唐永淳元年(公元682年)?	据孙卒年推断
校正者	高保衡等	《伤寒论》十卷	北宋治平三年(公元1066年)?	据新校正推断
首次作注者	成无己	《注解伤寒论》	金皇统四年(公元1144年)?	据严器之序推断

(二)孙编《伤寒》的特点

孙氏为什么那样积极搜求《伤寒论》?目的是什么?他自己曾经有这样一段说明:“尝见大医疗伤寒,惟大青、知母诸冷物投之,极与仲景本意相反,汤药虽行,百无一效。伤其如此,遂披伤寒大论,鸠集要妙,以为其方,行之以来,未有不验。”孙氏搜集《伤寒论》,不是为古而古,而是古为今用。正如孙氏所说:“方虽是旧,弘之惟新。”在这样的思想指导下,孙编《伤寒论》是有所抉择,有所取舍的。首先是删去了“平脉”、“辨脉”、“伤寒例”。编次方法上提出了“方证同条,比类相附”的原则。例如太阳病篇以方归类,划分为桂枝汤法、麻黄汤法、青龙汤法、柴胡汤法、承气汤法、陷胸汤法六大类。有些条文归纳于“杂疗法”中。这就突出了《伤寒论》不是单纯的外感病,尚包括着许多杂病在内。把可、不可诸篇统属于“伤寒宜忌”项下,并增添了“宜温”、“忌火”、“宜火”、“忌灸”、“宜灸”、“忌刺”、“宜刺”、“忌水”、“宜水”等节,较叔和原编更加全面。“发汗吐下后病状”,王氏本编在可、不可诸条之后,孙氏则另立一项。这样,就能使重点更加突出。有些条文次序进行适当的调整,如把112条桂枝去芍药加蜀漆牡蛎龙骨救逆汤条文移于桂枝加桂汤条文处;把159条五苓散证移在陷胸汤法内;221条移到与228条一起,因为同是栀子豉汤证;236条移在260条处,因为同是茵陈蒿汤证;371条移在373条处,因为同是白头翁汤证等。这样,就更有利于全面掌握汤证。至于把桃核承气汤证移在承气汤法内,把抵当汤、丸诸条移于杂疗法中,均有一定意义。从五苓散、桃核承气汤等条文的安排,可见孙氏当时不存在太阳腑证的概念。此外,还删去了个别内容重复的条文,如 30 条"证象阳旦……",162 条"下后,不可更行桂枝汤……",178 条"脉按之来缓……",这些条文删除之后,不仅文字更加精炼,而且避免了许多不必要的争论。对于 140 条"太阳病下之,其脉促,不结胸,此为欲解也……"单纯据脉定证,不符合脉证合参的辨证原则,自然也应该删除。但是,也有一些应当保留,却被删除的条文,如第 6 条"太阳病,发热而渴,不恶寒者,为温病。若发汗已,身灼热者,名风温……",11 条"病人身大热,反欲得衣者……",110 条与 111 条的"火逆证"等,对于识病、辨证都颇有指导意义,删除则未免欠当。至于《伤寒论》112 方,宋本复出方 72 张,孙编将复出方全部删除,这样就大大减少了重复,从而缩短了篇幅。

(三) 孙编《伤寒论》的优点

孙编《伤寒论》的优点很多,除了上述的特点其实也是优点以外,现行《伤寒论》通行本中的许多存在问题,皆可从孙编中得到解决。兹略举数端说明如下:①桂枝汤证的"阳浮阴弱"(12 条),注家历来有两种解释,一认为是指浮沉而言,因卫阳浮盛抗邪于表,故脉应之而浮,营阴不足,故脉沉取无力;一认为阳指寸脉,阴指尺脉,阳浮阴弱,就是寸浮尺弱。各执一是,颇难统一。孙编"阴弱"作"阴濡弱",濡脉的特点是浮细无力,虽然只增一个濡字,就不难看出释阴为沉是不恰当的,解释尺脉才是正确的。如果联系"尺中脉迟"、"尺中脉微",不可与麻黄汤,就更加明确。②"寒实结胸,无热证者,与三物小陷胸汤,白散亦可服"(141 条)。既然证属寒实结胸,怎么能用清热涤痰的小陷胸汤?这是很明显的错误。可是《伤寒论》注家大多不敢更改原文,只说"疑衍",或"疑有讹误",这是何等的保守,孙编直接写作"三物小白散",又是何等的直截了当。③太阳病"三纲鼎立"说,是《伤寒论》注家中一大流派的主张,立论的主要依据是辨脉法第 20 条"脉浮而紧,浮则为风,紧则为寒,风则伤卫,寒则伤荣"。近来又有人引《千金翼方》"夫寻方之大意,不过三种,一则桂枝,二则麻黄,三则青龙,以此三方,凡疗伤寒不出之也"为据,认为"三纲鼎立"说倡始于唐代孙思邈,这完全是悬想臆度,断章取义。其实孙氏不仅没有"三纲鼎立"的主张,相反,把此条归纳在麻黄汤法项内,并在该条末尾补充出"宜麻黄汤"。尝考宋本辨可发汗篇第 13 条亦作"……荣卫俱病,骨节烦疼,可发其汗,宜麻黄汤",可见孙氏的做法是正确的。④对于一些有争议的方剂,如 28 条的桂枝去桂加茯苓白术汤,117 条的桂枝加桂汤与 62 条的桂枝加芍药生姜各一两人参三两新加汤等方,究竟是去桂,还是去芍;是用桂枝,还是用肉桂;是加芍药、生姜、人参,还是去芍药、生姜、人参?前两方孙编与宋本基本一样，后方孙编作桂枝加芍药生姜人参汤。如果宋校本与成注本有误，孙编决不会同样讹误，这就有力地证明持错简论的不一定正确(表 43)。

表 43　孙编与宋本编次章节比较表

孙编本	宋校本
上下两卷，十六篇	十卷，二十二篇
无	辨脉法第一、平脉法第二、伤寒例第三
太阳病　用桂枝汤法第一(包括痉湿暍) 用麻黄汤法第二，用青龙汤法第三 用柴胡汤法第四，用承气汤法第五 用陷胸汤法第六，杂疗法第七	辨痉湿暍脉证第四 辨太阳病脉证并治上第五 辨太阳病脉证并治中第六 辨太阳病脉证并治下第七
阳明病状第八 少阳病状第九(上卷) 太阴病状第一 少阴病状第二 厥阴病状第三	辨{阳明、少阳、太阴、少阴、厥阴}病脉证并治第{八、九、十、十一、十二}
伤寒宜忌第四计十五节(第一至第十五) 发汗吐下后病状第五	辨霍乱病脉证并治第十三 辨阴阳易差后劳复病脉证并治第十四
霍乱病状第六 “阴易、病已”劳复第七(下卷)	辨汗吐下可不可诸篇第十五至二十二
注：①太阳病篇条文变动较大，阳明病篇次之。②少阳与三阴及霍乱、劳复篇与宋本基本相同。③伤寒宜忌在汗吐下之外，增入温、火、灸、刺、水等法。④发汗吐下后病状另列，并载方剂	注：可、不可诸篇内容大多与六经篇重复，未载方剂

(四)孙编《伤寒论》的缺点

任何事物都不可能十全十美。孙编《伤寒论》距现今已有 1300 年左右，尤其难免鲁鱼亥豕之误。有些补充条文，无法索解，如桂枝汤法中“太阳病三四日，不吐下，见芤乃汗之”，又如柴胡汤法中“发汗多，亡阳狂语者，不可下，以为可与柴胡桂枝汤和其荣卫以通津液，后自愈方”均属之。至于将 180 条阳明病提纲条文，移在 179 条之前是合理的；然而“胃家实”改为“胃中寒”，则是错误的。阳明病的性质，主要是里热实证，也就是胃肠燥实证，怎么能“胃中寒”呢？还有三承气汤，泛称承气汤；白虎加人参汤，统称白虎汤；桂枝加葛根汤与桂枝加厚朴杏子汤，不加区别地笼统称为桂枝汤，也都是不恰当的。

总之，孙编《伤寒论》瑜多瑕少，王朴庄之《伤寒论注》即主张以《千金翼方》之定本为宗，极有见地。正如陆九芝说：“《伤寒》自注家各自为说，倒乱已极，惟此书为唐时序次，最古之本，犹见仲景当时原次，大可宝贵！"

五 略论《伤寒论》注家中的气化派

《伤寒论》注家的流派较多，有随文顺释，维护原貌的信古派，以金代成无己《注解伤寒论》为代表；有割章换句，重新增删的错简派，以明代方有执《伤寒论条辨》为代表；有以方名证，证因类聚的辨证派，以清代柯韵伯《伤寒来苏集》为代表；有按法类证，随证出方的治法派，以清代尤在泾《伤寒贯珠集》为代表；有以方归类，每类先定主方，同类诸方附焉的类方派，以清代徐灵胎《伤寒论类方》为代表；有援用五运六气之理，解释六经病证的气化派，以清代张隐庵《伤寒论集注》与张令韶《伤寒论直解》为代表等。气化派立论的主要根据之一是"六气本标中气"学说，这一派注家对气化学说备极推崇，以致陈修园在《伤寒论浅注·读法》中提出"六气本标中气不明，不可以读《伤寒论》"。事实是否如此，拟初步探讨如后。

(一) 气化派注家立论的思想基础

张隐庵在《伤寒论集注》中说："天之六气为本而在上，人身之三阴三阳为标而上奉之，所谓天有此六气，人亦有此六气也。"又说："夫人与天地相参，与日月相应，故撰用阴阳大论……学者于大论中之五运六气求之，伤寒大义，思过半矣。"张令韶在《伤寒论直解》中说："三阴三阳，上奉天之六气，下应地之五行，中合人之脏腑，合而为一，分而为三，所赅者广。"又说："仲景序云，撰用《素问》、《九卷》、《阴阳大论》，是以本文(指《伤寒论》原文)中无非阐发五运六气，阴阳交会之理，故解(指《伤寒论直解》)内亦以经解经，罔敢杜撰，以贻天下后世之讥。"唐容川在《伤寒论浅注补正》中说："盖伤寒以六气立论，而此序(指《伤寒论原序》)则以五行开宗。五行为体，六气为用，人禀五行，而有五脏，然后有六腑，有五脏六腑，遂有经络俞穴，而成为三阴三阳，总皆禀天之阴阳，以为人身之阴阳，其间脏腑经俞贯通会合，必先洞悉，而后可见病知源。病之用药，亦因药在万类中，同秉五行之运，故借以治人之病，要皆天地万物，阴阳一体之意。"由此不难看出，他们的思想基础是"天人相应"，人与自然界确实具有一定关系。然而把一部阐述"辨证论治"理论，极有指导临床价值的医学典籍，强加上五运六气色彩，结果变成玄奥难知，艰深莫测。再则他们认为先有五运六气，后有五脏六腑，不仅是牵强附会，而且从根本上违反了客观、唯物的认识论的原则。至于引用仲景原序来证明《伤寒论》中无非阐发五运六气、阴阳交会之理，这一说法也不切实际。要知《伤寒论》固然继承了《黄帝内经》中的许多理论，但决非原封不动地照抄，而是有所取舍，有所创新。就是六经分证内容，也与《黄帝内经》有很大差异，何况五运六气？这种“以经解经”的方法，脱离实际，缺乏进取，是保守的。当然，也不是说一概不能引用《黄帝内经》理论，而是反对教条主义式地“以经解经”。

（二）“六气本标中气”的内容与精神实质

“六气本标中气”的具体内容，见于《素问·六微旨大论》与《素问·至真要大论》。《素问·六微旨大论》以六气分主六经，区分六经的性质，并据以提出六经之间互为中见的特定关系，“六气本标中见”的变化规律，如“少阳之上，火气治之，中见厥阴；阳明之上，燥气治之，中见太阴；太阳之上，寒气治之，中见少阴；厥阴之上，风气治之，中见少阳；少阴之上，热气治之，中见太阳；太阴之上，湿气治之，中见阳明。所谓本也，本之下，中之见也，见之下，气之标也，本标不同，气应异象。”六气在三阴三阳之上，故六气为本，三阴三阳为标。“治”，主管之意，六气主管三阴三阳，实际是指六经的性质，少阳的性质为火，阳明的性质为燥，太阳的性质为寒，厥阴的性质为风，少阴的性质为热，太阴的性质为湿。就三阴三阳之间的关系来说，少阳相火与厥阴风木，阳明燥金与太阴湿土，太阳寒水与少阴君火（热），是脏与腑、阴与阳、表与里的关系，既相互对立，又相互转化，因而互为中见。它对说明三阴三阳的病理机转，推断三阴三阳的病变趋向，有着一定帮助。

“六气本标中见”示意图

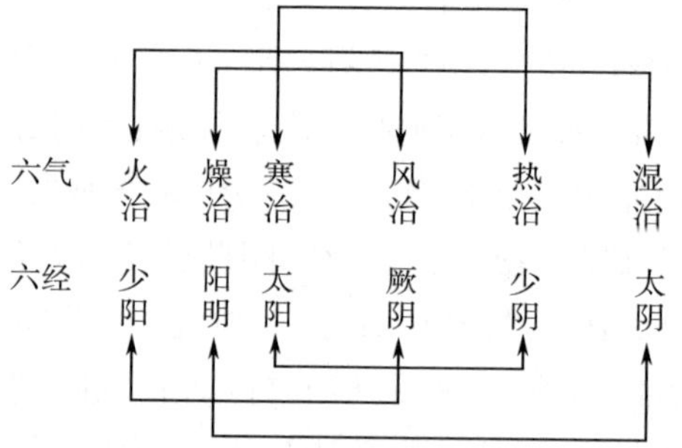

① 六气在上为本，六经阴阳为标；② ←—→表示三阴三阳互为中见。

《素问·至真要大论》在“六气本标中见”的基础上，进一步论证了六经变化各有自身的特点，有的从本，有的从标，有的从中。如：“少阳、太阴从本，少阴、太阳从本、从标，阳明、厥阴不从标本，从乎中也。故从本者，化生于本，从标本者，有标本之化，从中者，以中气为化也。”所谓从本，指病理变化以本气为主，所以说化生于本。少阳的性质为火，太阴的性质为湿，标本性质相同，故从本化。少阴本热而标阴，太阳本寒而标阳，本标异气，既可以从阳化热，又可以从阴化寒，所以说有标本之化。阳明中见为太阴湿土，燥从湿化；厥阴中见为少阳相火，木从火化，所以以中气为化。

“六气本标中气”从化之理示意

少阳　火　阳
　本　标　——本标同气，故从本化
太阴　湿　阴

少阴　热　阴
　本　标　——本标异气，故——或从本化 / 或从标化
太阳　寒　阳

阳明　燥　阳
　本　标　　中见　太阴——燥从湿化 / 少阳——风从火化　——故从中化（中见之化）
厥阴　风　阴

在《黄帝内经》成书年代，能够总结出如此带有规律性的学说，确实难能可贵，直到今天，仍然具有一定的研究价值。然而六经病的病机变化并不一定按照上述公式，因为临床病情千变万化，任何机械的公式，都是不切实际的。气化派注家用死板公式去硬套变化多端的六经病证，怎么能使人信服呢？

（三）气化派注家以外医家对“六气本标中气”的认识

唐代王冰注《素问》，曾对“六经本标中气”作了全文解释，但只是随文敷衍，没有说清道理。金代张子和颇有阐发，作“标本运气歌”：“少阳从本为相火，太阴从本湿土坐，厥阴从中风是家，阳明从中湿是我，太阳少阴标本从，阴阳二气相包裹，风从火断汗之宜，燥与湿兼下之可。”他把六气归结为火、湿两气，主张治以汗、下两法。但是，六气从化，皆作有余，虽有发挥，却嫌片面。而且燥与湿兼为什么宜下，亦难理解。清代何报之对此也进行了专门讨论，他认为“从前解者，殊欠明白”。提出：“少阳，经之属阳者也，少阳之上，火气治之，火亦阳也，故少阳从本，为以阳从阳。不言从中者，中为厥阴，木从火化，彼反从我，故不言也。太阴，经之属阴者也，湿亦阴气也，故太阴从本，为以阴从阴。不言从中者，中为阳明，燥从湿化，亦彼反从我，故不言也。少阴，经之属阴者也，热气则为阳矣。太阳，经之属阳者也，寒气则属阴矣。标本异气，故或从本，或从标也。亦俱不言从中者，少阴之中为太阳，言从本之阳足以赅之。太阳之中为少阴，言从本之阴亦足以赅之。至于阳明，亦经之阳者也，燥亦气之属阳者也，宁非以阳从阳？而不言从本者，以从本一义，已于少阳太阴发之，而有燥从湿化者，其理不可不明，故特举从中言也。厥阴，亦经之阴者也，风亦气之属阳者，宁非标本异气？而不言或从标或从本者，以从标一义，已于少阴太阳发之；而本之风，则又从乎火化，本标同气，其理无疑。若燥湿相反，其从化理似难说。然观仲景治伤寒燥渴，反用五苓去湿，盖其理可推。盖脾土之湿壅滞不行，则气化不布，津液不流，而胃与大肠均失其润，反成燥结，固有之矣。按从中之说，不过于常理之外，另立一义，以示木能生火，湿郁成热之例，非谓厥阴病必有阳无阴，阳明病必有湿而无燥也。若执泥，便说不去。"何氏的分析颇为中肯，尤其对厥阴、阳明不从标本，而从中见问题，是指另外一种情况，故特举从中见也，尤其透彻。若泥定厥阴病只有阳证没有阴证，阳明病只有湿证没有燥证，无论怎样解释，也是说不通的。何氏举五苓去湿治疗燥渴以释燥湿相兼之理，仍然十分牵强，因为五苓散证的本质是湿，而燥渴为现象，是不能相提并论的。怎样才能避免执泥？明代张景岳针对张子和论点的不足，提出六气皆有太过与不及两个方面，这样"六气本标中气"之说就不再是机械的公式，而能够灵活变通了。他在《类经图翼》中说："夫六经之气，时有盛衰，气有余则化生太过，气不及则化生不前。"通过讨论，得出"五行之气，正对俱然，此标本生化之理所必然者"，从而得出"化而太过者宜抑，化而不足者，不宜培耶"的结论。也就是太过者宜攻邪，不足者宜补正。所谓"不宜培耶"，乃针对"六气从化皆为有余"提出的反诘语气，决不是不宜培。有把"耶"字误为"也"，写成"不宜培也"，那就一字之差，谬以千里了。张景岳的意见是正确的，阳明厥阴不从标本而从中见，也可从太过不及两个方面来解释。例如：厥阴中见少阳，火太过则木从其化，如厥阴热利则用白头翁汤；火不足则木失其化，如肝寒上逆之用吴茱萸汤。阳明中见太阴，湿太过则燥从其化，可发生湿热郁蒸的发黄证；湿不足则金失其化，而为燥热灼津的胃肠燥实证。如果泥定从中之说，那么，厥阴病就不应有虚寒证，阳明病就不应是燥热证了。要之，所谓从本、从标、从中见之气，皆不是绝对的，必须根据具体病情，进行具体分析。寒太过必然伤阳，热太过必然伤阴，湿太过则燥从湿化，燥太过则湿亦从燥化。"此盈则彼虚，盛则从化"，才是一定的规律。所以，根据化之太过、不及，决定或抑或培的治则，是有普遍意义的。

（四）气化派注家怎样运用"六气本标中气"学说

兹以张令韶《伤寒论直解》为例：如解释太阳病恶寒发热的病机，"太阳以寒为本，恶本气之寒也。"又"已发热者，得太阳标阳之热化也；未发热者，未得标阳之热化也。太阳以寒为本，故无论已发热，未发热，而必皆恶寒也。"大家知道，恶寒发热是太阳病表证的临床特征，外邪束表则恶寒，不管风寒、风热，只要侵犯肌表，都必发生恶寒，决不是性质一定属寒。发热是卫气抗邪的反映，其性质也不一定属热。因此，硬要联系本气之寒，标阳之热，实在牵强。又如解释正阳阳明的病机，“天有此燥气，人亦有此燥气，燥气者，阳明之本气，燥化太过，无中见太阴湿土之化，此阳明之胃家自实，所谓正阳阳明者是也。”阳明病为胃热伤津或大肠热结的燥实证，其病理特征与“燥”密切相关，这是通过长期实践所证明的事实。既然是阳明不从标本而从中见之气，为什么又能“无中见湿土之化”？实难自圆其说。又如解释太阴病的病机，“太阴之上，湿气治之，中见阳明，是以不得中见之化，则为脏寒之病；中见太过，湿热相并，又为发黄之证，此太阴之有寒有热也。”如果根据“太阴本湿而标阴，标本同气，故从本”的论述，则太阴病机自应以湿为主，没有必要涉及中见之化。至于太阴发黄，固然有属于湿热，但亦有属于寒湿，硬联系中见太过，湿热相并，未免蛇足。仅从以上数例，已可充分证明气化派注家引用“六气本标中气”学说，大多出于附会。

总之，气化派注家的共同特点，是把“六气本标中气”学说，贯穿到《伤寒论》的全部内容中，由于大多强词夺理，以致玄奥艰深。因此，不仅无助于理解《伤寒论》辨证论治的理论，相反，造成人为的障碍，增加学习的困难，甚至把学者引入机械、唯心论的歧途。

必须明确“六气本标中气”，是运气学说的重要组成部分，不仅不应抱否定态度，还应当进一步深入研究。但是，也必须知道《伤寒论》的理论，并非源于运气学说，尽管六经病的性质及其病理变化与六气有一定关联，而与运气学说则是完全不同的两回事，应有所区别而不可混同。只有剔除其附加成分，才有可能把《伤寒论》的理论真正学到手，并运用到临床实践中去。

六 叶天士对《伤寒论》方的运用

(一) 对桂枝汤的运用

桂枝汤桂枝、芍药、甘草、生姜、大枣同用，具有外和营卫、内和脾胃的作用，叶天士《临证指南医案》中运用本方的治案虽不多，但应用范围颇为广泛，无论风寒、温热、各种杂病，凡是病机上具有卫阳受伤、营气虚寒，或在里的阴阳不和，在外的营卫失调等，都可以本方化裁治疗。这对掌握运用桂枝汤是极有启发意义的，试分析如下：

1. 治外感病　叶氏运用桂枝汤治外感，并不局限于风寒，也不一定是太阳表虚证。如虚人患外感，只有轻微的寒热，表明正气较虚，邪亦不重，用本方加人参、当归以益气养营，佐广陈皮以理气和中；治病后复感寒邪，症见背寒、头痛、鼻塞，肺气失宣，用本方加杏仁以宣肺；又如治阴虚风温，气从左升，用桂枝汤加杏仁宣肺外，更加天花粉以生津清热；又如脉数促，苔白，不饥，寒热，汗出，初起腹痛，脐左有形，叶氏断为劳倦复感温邪，照理应用寒剂，但鉴于病延两旬又六，微咳有痰，并不渴饮，且寒来微微齿痉，足见营卫之气已经大伤，再延搁下去就有虚脱的可能，根据“随证治之”的原则，此时则应以复阳为急，故用桂枝汤去生姜的辛散，加黄芪、牡蛎以固护卫阳，希望营卫之气复，庶几寒热可解（风门沈案、寒门某案、风温门某案、温热门曹案）。

2. 治咳嗽　叶氏运用桂枝汤主治的咳嗽，大多由于阳伤饮结，或中虚少运，湿痰阻遏气分。所以在咳嗽的同时多伴形寒畏冷（间有发热），头痛，苔白，脉或沉细，或兼神疲，而且咳嗽的时间往往缠绵不已，或虽暂愈却容易复发，针对这一病机，自以温阳化饮为治，故以桂枝汤温阳，或加杏仁苦降以肃肺，或加茯苓、薏苡仁淡渗以利饮，或加半夏辛燥以祛痰；如果阳虚较甚，芍药酸寒，生姜辛散，可减去不用；痰湿较甚，大枣的泥滞亦可去而不用；若因卫阳受伤而遇风则咳的，还可以加黄芪、白术、防风（玉屏风散）以固卫，佐当归以温营；若兼见津伤口渴，也可加入天花粉以生津止渴（咳嗽门某案四则、又王案、朱案、吴案、痰饮门黄案）。

3. 治寒热如疟　叶案所载的寒热如疟，既不是风寒之邪郁于肌表，也不是风热之邪羁留少阳，而是起于产后失调，或烦劳抑郁伤阳，以致阴阳并损，营卫循行失其常度，累及阳维所致。其证候特点是：恶寒多从背起，而后发热，热过无汗，故知不是疟邪，且寒热戌起丑衰，解时无汗，与外感表证亦不相同。由于寒热时作，经岁不痊，正气大虚，故脉衰（或脉空大，按之不鼓）、形夺（肌消神铄）；但二便颇利，并不渴饮，亦非里热；气虚则血痹，故或兼经闭，中虚则金失养，故或伴久嗽，且多入暮倚枕，气自下冲，呛咳不已。这种如疟，固非桂麻各半汤等小发汗法所能治，亦非小柴胡汤等和解法所胜任，叶氏宗《黄帝内经》“阳维为病苦寒热”的理论，独创性地采用桂枝汤加当归、茯苓以宣通气痹，温养营分，或去芍药加鹿角霜（一例用生鹿角）以补奇脉，或另服回生丹以推陈致新（调经门董案、产后门陈案、种福堂公选医案沈案）。

4. 治疟、泻、喘、痞　桂枝汤主治的疟疾，据案中所载，高年发疟，寒热夜作，胸闷不欲食，烦渴热频，虑其邪陷为厥，所以用本方和营达邪，因胸闷故去甘草，因烦渴热频，故加黄芩、天花粉、牡蛎清热滋阴（疟门孙案）。关于所主的洞泄不已，乃是针对营气不振，清阳亦伤的病机特点，确定辛润宜减，甘温宜加的治疗原则，故用本方，以煨姜易生姜，更加肉桂、人参、茯苓以增强养宫温阳的力量（便血门朱姓又案）。《伤寒论》中治喘，原有桂枝加厚朴杏子之制，叶案所载的喘证，因中焦虚而痰饮留伏，故亦用桂枝汤去甘草以温中，佐杏仁泄肺，茯苓、薏苡仁淡渗，这样，三焦得通则伏饮自化，然饮伏既久，有酿热之虑，故又佐以糖炒石膏，取其清热而不伤胃，且石膏借辛热亦能豁痰(《名医方论·喻嘉言》)，何况石膏本身亦具镇坠能下胃家痰热的作用(缪仲淳《医学广笔记》)，至于对该证的诊断，如询问过去服药的情况，据曾用苦寒不效，服三拗汤音出喘缓，因知里有伏饮；再如询问以往的病史，据曾有“呕逆下血”的宿恙，因知中焦必虚。这对临床辨证亦颇有指导价值(痰饮门某案)。叶氏运用桂枝汤治疗的痞证，主要病机是“中阳虚而旋运失司”，诊断方法同样是参考以往的治疗经过，据患者精气内损，是皆藏病，过去用山茱萸、熟地黄，虽然未为悖谬，但是，清阳先伤于上，阴柔之药反碍阳气之旋运，遂致中痞食减，再结合患者“食姜稍舒”的特有情况，证明这是辛以助阳的缘故，从而确诊为阳虚致痞。既属阳虚失运，那么，辛甘理阳自是的治，桂枝汤去芍药加茯苓自是针对性方剂。方证切合，“可效”也自是意料中事。理阳可效，那么，以往曾用黄芪、麦冬、枣仁诸药，反蒙上焦，肯定是极其悖谬了(痞门沈案)。

5. 治胃脘痛、腹痛、胁痛、身痛　桂枝汤主治的胃脘痛，多因劳力伤阳，或久泄伤营而致，其特点是劳力则痛作，得食自缓，虽亦间有得食而反痛甚的，但手按必少缓，再参合纳食不甘，嗳噫欲呕以及脉软形寒(或背寒)等脉证，胃阳败伤(按当是虚甚的意思)无疑，古谓：“络虚则痛”，故用温阳养营的桂枝汤，胃阳虚甚，故去芍药，加人参、茯苓以益气通阳。或加当归，桃仁以养营和血。由于证属虚寒，攻痰破气等药，自当严禁使用(胃脘痛门顾案、费案、某案、盛又案)。桂枝汤主治的腹痛，其特点是：一为腹痛的时间较长，如腹痛两月，或当脐腹痛，发于冬季，春深渐愈；二为遇寒则发，过饥劳动亦发；三为腹痛的同时多伴有嗳气，或心悸欲呕，或胸痹咽阻，或寒慄、冷汗，或周身刺痛等；四为脉象虚弱，如脉右虚，左虚弦数等。究其性质多属内损，若是妇女患者，则有经闭成劳之虑。治疗这类腹痛，不是偏寒偏热可以攻病，所以要使用桂枝汤，也不是因寒投热，目的在于温养气血以使条达，故加当归、茯苓以增强温营通阳之力，如果寒较甚的，以肉桂易桂枝，炮姜代生姜。如在阳虚较甚的情况下，芍药也可不用，假如患者情怀少畅，必须开导其开怀安养，勿徒恃药物的作用，这也是医护上值得注意的问题(产后门余案、调经门王案、腹痛门袁案)。至于所治的胁痛，亦属虚寒性质，案载左胁下痛，食入则安，就是营分虚寒的确证，改用桂枝汤加当归、肉桂以温营止痛(胁痛门沈案)，桂枝汤还有治疗身痛的作用，但《伤寒论》仅是治表证身痛，而叶氏却用以治内伤身痛，如案载劳力伤，身痛无力，用桂枝汤去生姜加当归、五加皮；又如脉虚身热，腰髀皆痛，少腹有形攻触，是因藏阴奇脉受伤，用桂枝汤加当归、茯苓。叶氏惟恐误认为外感，滥用发表的方法，在案语中特别指出“不可作外感治”，是寓有深意的(虚劳门邢案、腰腿足痛门吴案)。

6. 治时常发疹　案载因气血凝滞，以致五六年来时常发疹，发时身不大热，每大便则腹痛里急。这种发疹既有数年之久，而且时常发作，用过的治法一定很多，叶氏却据发疹时的证候特点，断为气血凝滞，指出当从郁病推求，因之采用桂枝汤去姜、枣加当归以温通营血，加酒制大黄、枳实以行气通滞。细绎方义，颇似桂枝加大黄汤，但比桂枝加大黄汤的作用更觉完备(腹痛门徐案)。

由于叶氏对于桂枝汤的运用，大多属于虚寒性质，所以在31案中有14案去了芍药，14案加入茯苓，15案加入当归，这样就可以大大增强温营通阳的力量。至于欲宣肺气可加杏仁，欲理中气可加广皮、枳实，欲益胃气可加人参，欲助卫气可加芪、术、防风，欲温奇脉可加鹿角霜，以及加肉桂之温，半夏之燥，薏苡仁之利，桃仁之活血，大黄之通滞，还有天花粉的生津，牡蛎的固涩，黄芩、石膏的清热等，都有一定规律可循，值得深入研究。

(二) 对栀子豉汤的运用

1.《伤寒论》有关栀子豉汤的记载　栀子豉汤首见于《伤寒论》，是治疗无形邪热郁于胸膈而致之胸脘窒闷、烦扰不安的有效方剂。据《伤寒论》所载：该方所治多属于汗吐下后余邪为患；其主证胸闷，虚烦(如烦热、虚烦不得眠、下利后更烦、心中懊侬、胸中窒及心中结痛等)；其他见症，有舌上苔，按之心下濡，饥不能食，但头汗出，其外有热，手足温等。舌上苔，表明邪已去表入里，热郁气滞，按之心下濡，证明是无形热结；饥不能食，是因胃热消谷故知饥，热郁气滞故不能食；但头汗出，是热郁于里而蒸于上的缘故，其外有热，手足温，既不是太阳、少阳病，也不是三阴病，同时也未达到阳明经热炽盛与阳明腑实的程度。此外，还有“病人旧微溏者，不可与服之”的用方禁例。因为栀子豉汤毕竟是苦寒之剂，所以脾阳素虚的人，虽具有栀子豉汤证，也不可使用该方，这就意味着治病必须照顾病人素质，用方既要知其所长，也要知其所短，才能受其功而免蹈其弊。由此可见《伤寒论》中有关该方的叙述，是比较全面的。这对掌握栀子豉汤的运用，有很大的指导意义。

2. 叶氏对运用栀子豉汤的贡献　然而，临床上像虚烦懊侬那样典型的证候固然会有，但毕竟不是太多，而且也不一定是汗吐下后。因此，要想达到理论密切联系实际，更好地运用该方，仅据《伤寒论》所叙述的症状，远远不够，必须进一步领会它的精神实质，叶氏以他的丰富经验，对该方的具体运用，作出了巨大贡献。

首先，他对该方的作用有深透的理解，如：解其陈腐郁热、宣其陈腐郁结等。其次，对栀子豉汤证的病机有全面的认识。仅从《临证指南医案》运用该方治疗的37案来看：既用于外感病如风温、暑湿、秋燥等，又用于杂病如眩晕、脘痞、心痛等；气分郁热证固然用之，嗽血，吐血证亦间用之；上中焦病用之，下焦病亦间用之，甚至邪热弥漫上中下三焦亦用之。这就大大扩充了该方的运用范围。由于该方仅有栀子、豆豉两味，叶氏在运用时，每佐入一些微苦微辛的药物，意取“微苦以清降，微辛以宣通”，这更使得栀子豉汤的作用大为增强，从而提高了疗效。

3. 叶氏运用栀子豉汤治案的分析

(1) 治风温入肺，肺气贲郁：风温从上而入，肺先受病，肺气不得舒转，故外则形寒，头胀，身疼，内则胸脘痞满，咳嗽，懊侬，或外发皮毛为疹，或内熏膻中而神迷，要以舒展肺气为主，故四案都用栀子、豆豉、杏仁、瓜蒌皮、郁金五味，一则因形寒而用苏梗（肺痹门某女案），一则因不饥而用橘红（风温门某案），一则因肺热而用桑叶（风温门郭案），一则因神迷而用石菖蒲（公选医案方案）。另一案未用郁金，却用黄芩、枳实汁（风温门叶案），当是增强清肺开痞的力量，至于脉数，暮热，头痛，腰疼，口燥一案，里热较甚，故用栀子、豆豉、杏仁，伍以桔梗，连翘、黄芩（温热门某案）。

(2) 治暑湿内侵，肺胃不和：叶氏用栀子豉汤治疗这类疾病，常佐杏仁、郁金，如症见痰多咳呕，暑郁于上加杏仁、郁金、石膏、半夏以辛开涤暑（暑门范姓又案）；脉寸大，头晕，脘中食不多下，加杏仁、郁金、竹叶、滑石，并以甘淡渗湿（暑门龚案）；头胀，脘闷不饥，腹痛恶心，当三焦同治，故加杏仁、橘红、半夏、厚朴、黄芩、滑石以宣中为主（暑门某案）；不饥不食，机窍不为灵动，加瓜蒌皮、郁金、枳壳、桔梗、降香（《温病条辨》名三香汤），芳香逐秽，开上为多（湿门李案）。

(3) 治秋燥咳嗽：叶氏根据脉证合参的诊疗原则，同属秋燥咳嗽，而右脉数大的，是纯属手太阴气分燥热，故用栀子豉汤加桑叶、杏仁、沙参、贝母（吴鞠通增入梨皮名桑杏汤）以清上燥（燥门某案）；如果脉见沉弦，则知内有宿饮，然秋燥乃是新病，故用栀子豉汤加杏仁、姜皮、郁金、沙参，辛凉暂解上燥，略佐橘红、薏苡仁并治宿饮（咳嗽门施案）。

(4) 治少阳、阳明痰火眩晕：叶氏根据脉左浮弦数，痰多，脘中不爽，烦则火升眩晕，静坐则精神稍安的特点，确诊这种眩晕属于少阳、阳明痰火，故治用栀子豉汤佐羚羊角、连翘以清少阳，佐广陈皮、半夏曲以和阳明（眩晕门徐案，痰门徐姓又案）。

(5) 治胃热遗肺，久咳音嘶：脉左弱，右寸独搏，久咳音嘶，寐则成噎阻咽，结合患者素有嗜酒的习惯，从而诊断为胃热遗肺，故治以栀子豉汤加杏仁、瓜蒌皮、郁金、石膏以清泄肺胃的蕴热（咳嗽门范案）。

(6) 治木火犯胃，纳谷哽噎：叶氏据患者主诉悒郁强饮，参合脉小弦，诊断纳谷哽噎的病机是木火犯胃，因而治以苦辛泄降，除用栀子、豆豉、郁金以外，更用黄连之苦降，生姜、半夏之辛开，牡丹皮佐栀子以泻木火，竹茹伍豆豉以和胃气（木乘土门张案）。

(7) 治肺胃痰热，脘痞不饥：见脉涩，脘痞不饥，口干有痰，当清理上焦（痞门张案）；而食进颇逸，胸中未觉清旷，亦宜辛润以理气分（痞门陈案）。故叶氏都用栀子豉汤加杏仁、姜皮、郁金、枇杷叶，所不同的，仅是一用竹茹，一用橘红而已。假如因气郁必热，陈腐黏凝胶聚，致脘腹热气下注，隐然微痛，这是热必生痰，气阻痰滞，又当开气与涤痰同进，所以用栀子豉汤加杏仁、瓜蒌皮、郁金、桃仁、降香，煎送白金丸（痞门宋案）。

(8) 治吐伤胃津，噫气，下泄气：据两番探吐，脘痛立止的情况，可见吐法是有效的，可是，气固宣畅，胃津未能无损，风木来乘，致发生多噫、多下泄气的症状，叶氏从诊脉右大，并不搏指，证明胃津受伤，故确立调和中焦之法，用栀子豉汤加橘红、半夏、竹茹、石斛；并注意调护，少少进谷以养胃（呕吐门吴案）。

(9) 治肠痹大便（或二便）不通：凡因湿热阻遏，以致大肠气闭不通者，轻则食进脘中难下，大便气塞不爽，肠中收痛（肠痹门张案）；重则舌白，不渴不饥，大便经旬不解，皮肤麻痒，腹中鸣动（肠痹门吴姓又案）。或上见鼻渊，胸满，目痛（肠痹门蒋案）。叶氏宗朱丹溪用辛润自上宣下法。病在下而治其上，这是根据开肺气以宣通，以气通则湿热自走；与肺气化则便自通的机制。至若因肠痹而致的二便不通，亦当治以开肺。案载高年疟后，内伤食物，腑气阻痹，浊攻腹痛，二便至今不通，脉诊右部弦搏，渴思冷饮。昔丹溪大小肠气闭于下，每每开提肺窍，《黄帝内经》谓：肺主一身气化，天气降，斯云雾清而诸窍皆为通利。若必以消食辛温，恐胃口再伤，滋扰变证（肠痹门董案）。不仅病机分析切当，即治疗宜忌的阐释也切中肯綮。治用栀子豉汤加瓜蒌皮、杏仁、郁金，或再加枇杷叶，或更加紫菀，或加枳壳、薏仁，要皆不出微苦微辛以开上痹的原则。

(10) 治热邪内郁，胃中不和：热病后，不饥，能食，不寐（温热门陈案）；或脉左弦，呕吐，发热后，脘中痞闷不爽（疟门李案）；或脉数，按之涩，腹痛呕吐（腹痛门裴氏案）。病情虽略有不同，但病机都属热邪内郁，胃中不和，故都治以栀子豉汤，或加半夏、枳实、广陈皮，专于和胃，或再加白蔻仁、杏仁、桔梗等，上中二焦同治。

(11) 治湿热散布三焦，喘肿便少：案载初因面肿，邪干阳位，气壅不通，二便皆少，桂附不应，即与导滞，滞属有质，湿热无形，入肺为喘，乘脾为胀，六腑开合皆废，便不通爽，溺短浑浊，时或点滴，视其舌绛口渴，腑病背胀，脏病腹满，更并倚倒左右，肿胀随着处为甚，其湿热散布三焦，明眼人难以决胜矣。这样复杂、严重的病情，确实难以处理。叶氏根据《黄帝内经》从上之下者治其上，与从上之下而甚于下者，必先治其上，而后治其下的治疗原则，仿徐之才轻可去实之义，用栀子豉汤加杏仁、枇杷叶、滑石、薏苡仁、通草、茯苓皮等气味俱薄之药以清肃上焦（肿胀门朱案）。

（12）治积劳再感，湿热发黄：因素积劳倦，再感湿热之气，误以风寒发散消导，湿盛生热，所以致黄，症见不饥溺赤，湿热内郁无疑。治用栀子豉汤加连翘、赤豆、通草、天花粉（吴鞠通名为连翘赤豆饮），煎送保和丸（疸门黄案）。清热宣郁，消导和中同用，实开治黄的另一法门。

（13）治嗽血、吐血：一般说来，嗽血、吐血，多用凉营和血之品。叶氏治嗽血，着眼于痰多，胃纳减于平昔，脉数促，喘逆脘闷等，采用清肃上焦气分的方法，用栀子豉汤加杏仁、桔梗、瓜蒌皮、郁金、苏子、降香等药（吐血门倪案）。治吐血根据气阻不饥的特点，用栀子豉汤加杏仁、瓜蒌皮、郁金、橘红等以宣开气痹（吐血门高姓又案）。设不知此理，不能辨证用药，妄用治血等药物，势必导致不良的后果。

（14）治肝郁胃痛：因郁怒而致心胸背痛，甚至气阻咽喉，呼吸有音，吐涎沫，又不热渴，用栀子鼓汤加杏仁、瓜蒌皮、郁金、枇杷叶等苦辛轻剂先理上焦（公选医案叶案）。因气火上郁，脘中窒痛，呕涎，除加杏、蒌、郁金以开上，更佐竹茹、半夏曲以和胃（肝火门唐女又案）。因肝阳直犯胃络，心痛，则用栀子豉汤清热宣郁，合金铃子散凉肝止痛（胃脘痛张案）。

他如治痹塞胀闷，食入不安，用栀子豉汤原方（诸痛门章案），治气急不寐不饥（呕吐门曹案），及高年食下欲噎（噎膈反胃门程案）用栀子豉汤加杏仁、瓜蒌皮、郁金，或佐橘红，或伍枇杷叶，也是取微苦清降，微辛宣通之义。通过上述分析，不难看出叶氏运用《伤寒论》方栀子豉汤之所以能如此广泛，切中肯綮，关键在于不为表面文字所拘，能够深入地掌握该方证治的精神实质，并能兼采各家之长。这对如何运用理论，如何运用“经方”，确有很大的启发与帮助。

至于随证加味，不但不会降低栀子豉汤的价值，相反，更能加强其作用，从而更推广了该方在临床上的运用。叶氏在栀子豉汤轻清宣泄的理论指导下，突出了微苦微辛能开上痹的论点，因而他在运用时，每每加入杏仁、瓜蒌皮、郁金之类，如有 26 案用了杏仁，23 案用了郁金，21 案用了瓜蒌皮。这样，就大大提高了栀子豉汤的疗效。他如欲加强清宣肺气之力，选佐桔梗、紫菀、枇杷叶、桑叶、贝母等，欲加强行气开结之力，选佐橘红、苏梗、枳壳、枳实、降香、半夏、生姜、蔻仁、厚朴、延胡索等，欲增强清热作用，选用羚羊角、连翘、石膏、竹叶、黄芩、黄连、牡丹皮、竹茹等；欲兼以渗利，选佐薏苡仁、通草、滑石、茯苓皮、赤小豆等；欲兼以滋阴，选佐沙参、石斛、天花粉等；他如芳化开窍的石菖蒲，活血去瘀的桃仁等，都可以随宜选用。这些也有一定的规律可循，果能触类引申，灵活运用，就可逐渐达到左右逢源的境地。

（三）对泻心法的运用

泻心法系指以五泻心汤化裁运用的治疗法则，它是寒热并用补泻兼施的常用方剂之一。按其性味，除大黄黄连泻心汤纯属苦寒以外，余均为苦寒、辛温同用，能泄降、又能开通，因此，泻心汤可称辛开苦降法的代表方，应用范围较广。历代医家对该方的研究，多未跳出《伤寒论》、《金匮要略》原文圈子，在实际运用时不免带有一定的局限性。历史上能师古而不泥古，善于继承发挥前人经验的，首推叶天士，他不仅是一代著名的温热学家，有完整的理论体系，对经方研究，也同样取得了重要的成就。以运用泻心法为例，他从不生搬硬套、照抄原方，而是往往灵活地相互协同运用，如用半夏泻心汤，有时加附子，用附子泻心汤有时减去大黄，却加人参、干姜、半夏。指出“辛可通阳，苦能清降”；“苦寒能清热除湿，辛通能开气宣浊”。认为泻心方，并不限于痞证。在元代戴元礼“诸泻心方取治湿热最当”的启示下，得出“湿热非苦辛寒不解”的临床体会，从而扩大了对湿热病通治的范围。不墨守“寒热互结”、“上热下寒”之说，揭示要掌握“清邪之中，必佐扶正”、“热邪宜清，胃阳亦须扶护”的治疗规律，这都是在中医临床医学方面所取得的进一步成就。兹仅就叶氏《临证指南医案》用泻心法主治的60个案例，初步综合探讨如下：

1. 用于痰湿热痹阻的痞证　痰热的形成，有因热邪与津液胶结成痰，或因嗜酒而湿热蓄积生痰，致痰热痹阻而胸脘痞闷。亦可由湿浊凝滞，中阳不运而成痞。胃气痞结，故不食；胃气上逆，故呕恶；胃气不降，故便秘；当湿热下迫时，又可发生下利。总之，痞证因湿热（痰热）阻滞的，当用苦降辛通的泻心法，药物必须芩、连、姜、夏同用。不属有形食滞的，则主张“不可误投消导攻下”。各案因正虚，或体丰阳气不足，或兼有脉不清，神烦倦等，多用人参以益胃气；如见舌干无津，表明胃阴消烁，又增乌梅、白芍以敛津液。另案虽非痞证，但据不饥不食不便，味变酸浊的征候，结合季节，断为暑热伤气，热痰聚脘的胃病，故亦适用半夏泻心汤，此证属热、实，虚象不著，故于原方去甘草、干姜，增杏仁、枳实（木乘土门周案，痞门孙、某、刘、尤又、刘各案，暑门胡案）。

2. 用于温热内结、肝风犯胃等导致的呕吐　据案中所述，呕吐主要有三种：一为“食已即吐”，断为湿热内结，采用“辛以通阳，苦以清降”，药用黄连、半夏、姜汁为主，佐厚朴、茯苓通阳化浊，以增强和胃止呕之力。如果兼不饥不寐而舌质红赤，表明阴液耗损，厚朴温燥易伤阴；代以微苦性寒的枳实，颇有见地。如口不渴或渴不思饮，胃阳已虚，虽证属湿热，亦忌纯投苦泄，须佐人参、干姜以扶胃阳，以免苦寒伤中。另一种是肝风犯胃，致呕吐不能进食，胃虚肝乘，厥阳上冒。其特征是于呕吐的同时，伴有眩晕、头胀等。使用泻心方时，加川楝子、乌梅、白芍等药，意取酸苦泄肝而和胃。如兼见阳虚证，又当加附子以温阳（呕吐门钱、某、陆、王、孙、何、某各案）。

3. 用于湿热阻滞的反胃　反胃，因下焦虚寒者较多，所谓“火不暖土”之证，一般治宜温补命门之火。但也应根据症状分析，如胸脘痞闷，嗳逆，三四日必呕吐黏腻，或黄绿水液，辨证确非虚寒，而属湿热阻滞，胃气上逆。故亦本泻心法，药用黄连、半夏、姜汁，并加枳实、竹茹、郁金等理气和胃，使浊降呕止（噎膈门包案）。

4. 用于上不能食下不得便的“关格”　本病多由阳结于上，胃气阻结，致脘胀气逆，呕吐，不能纳食，阴衰于下，大肠失其濡润，失传导之常，致不得大便。以老人为多见，其病，初起仅纳食脘胀，继而大便干涩难解，脉小而涩，或呕恶吞酸，久则纳谷不下，二便交阻。用泻心法主要针对着在上阳气之结，阳结则津液不行而痰气凝遏，故在用黄连、半夏、干姜、人参的同时，或加枳实、茯苓以行气除饮，或伍竹沥以清热涤痰，杏仁、枇杷叶以宣肃肺气。如上热下寒，阴阳逆乱，关格已成者，附子泻心汤实为对证要方。若寒热邪气扰中，胃阳大伤，涌吐酸浊，脘痛如刺，其病机为阳衰阴盛，胃气不得下行，必得温暖中宫，气血流畅，此时须通阳泄热并重。又如脉象弦迟，汤水不下膈，呕吐涎沫，断为阳结，饮邪阻气。以上两例，均适用附子泻心汤，因治疗侧重辛热通阳，故原方都去大黄，加人参、干姜、半夏、枳实。在给药方法上，改麻沸汤渍为芩连半枳滚水煎，仿附子浓煎之意，将参附姜先煎，然后两汁和服。这是通过煎剂操作程序的改进，借以提高药效（噎膈反胃门某、濮、吴、杜、卢各案，呕吐门江案）。

5. 用于酒热郁伤与暑秽外侵的胃痛　《伤寒论》以心下痞满不痛为五泻心证的审证要点，疼痛则属结胸证。因此不敢大胆运用泻心法以治疗胃痛病证，叶氏却独具卓见，不论胃痛或结胸，都一概应用，打破了历史常规。如案载酒热郁伤，食阻脘痛；另案心下坚实，按之痛，二便涩少，喘急不能进食，舌白烦渴，此病在气分；又有饱食动怒，肝木犯胃，或有冲气胃痛病史，痛发为呕为胀，兼见先寒后热，烦躁，面赤汗出等症；有因暑秽身热引起胃痛呕吐宿恙，断为浊聚三焦，将内闭痉厥者；有因温病误下后热陷于里而成结胸，表现为身不大热，短气，胸满烦躁，呈热炽内陷之象。病在厥阴阳明，当从泻心法施治（痞门王案，噎膈反胃门俞案，胃脘痛门陈案，呕吐门毛案，温热门某案）。

6. 用于湿热疟疾或疟病的某一阶段　叶氏用泻心法治疗疟疾，随证化裁，极具巧思。如湿热疟，心下触手而痛，自利，舌白，烦躁，用苦降辛通以开内闭。

药后神气即稍清，且痛处渐下至脐，湿热虽已下行，但吐咯带血，上行为逆，于是遵“热病留瘀，必以下出为顺”之旨，于原方中再加炒白芍、炒山楂肉兼和血分。暑疟证湿热阻于气分，中焦痞闷，当用苦辛寒开泄，因冷饮不适，知胃阳已虚，必用人参，加茯苓，兼顾健胃以扶正去邪，而免寒凉伤胃。叶氏曾创造性地提出人参、半夏、茯苓同用为“通补阳明法”，作为泻心法的补充。有因强截疟疾，里结成痞，呕吐痰水，或疟母已成，疟发时气痞呕逆，以及疟发匝月，热闷不饥，胃伤邪留等案，都属寒热并见，虚实夹杂，都适用泻心法标本兼治。如呕吐痰沫，痞结较甚，可加厚朴、杏仁；如脉象沉涩（较有力），则去人参，酌加橘红。又如因热劫胃液，致不饥、不饱、不食、不便，渴不嗜饮，味变酸浊，“药能变胃”，人参与黄连、干姜、枳实、牡蛎等配伍，相得益彰。又如疟病见脉右大，寒热微呕，脘痞不纳，于泻心方中既加知母、乌梅以酸泄和阴，又加厚朴、草果之燥烈劫疟。但上药只可暂投而不宜久服，尝指出“邪势再减二三，必从清补可愈”，这种不拘一格随证施治的方法，值得深思与学习。又如太阴脾疟，不渴多呕，寒起四末，热聚心胸，湿热郁滞中焦，治宜苦辛开泄，药用芩、连、姜、夏、枳实，或佐白芍，或加陈、朴。设兼热扰心包而烦躁太甚，另用牛黄丸以宣解里热，兼大肠燥实，可加瓜蒌仁或脾约丸以润下通腑。至于伏暑成疟，有气虚身麻者，主张“凉药只宜少用”，治拟生姜泻心法化裁，但方中未用芩连，仅用姜汁、半夏、甘草、大枣之辛甘，加茯苓之淡渗通阳。然而不用芩连，即不成生姜泻心汤，颇有可商之处，但方药与证情尚较切合（疟门曹三、四案及项、杨、金、马、姬、钱、程、毛又、柳、孙各案，吐蛔门席四案）。

7. 用于湿热痢疾　由于《伤寒论》生姜、甘草等泻心汤证均有“腹中雷鸣下利”的条文，故多数注家都认为下利属寒，泻心汤则是治上热下寒的下利主方，芩连清上，干姜温下。似乎条理清楚恰当，实则亦不尽然。叶氏运用泻心法治疗痢疾，紧紧抓住“湿热”二字。对痞利合并证，析其病机为“阳结于上则胸痞，阴走于下则频利”，下利乃湿热下迫所致。对疟痢兼见，断为“热陷下利”，结合中痞不欲食等症，用苦辛通降的泻心方，加金银花、山楂、当归、芍药以清热活血。另案气衰热伏，腹痛下利，脘中痞闷，不欲纳食，曾先患疟疾，而由疟变痢，经邪入腑，病变转重。痢疾古称滞下，叶氏指明此滞字非停滞饮食，乃暑湿内侵，腑中流行阻遏而为滞，误用消导、升举、温补，则暑邪无出路，易致胸痞，不饥，不食，黏腻未已，肛门沉坠里结，三焦皆受邪蒸，上下浑如两截，甚至延为休息痢，缠绵难愈。至于阳虚体质，湿热内蕴，中焦痞结，自利不爽，虽神志昏乱，有变柔痉的趋势，亦不可乱投他药。以上两例，仍主泻心法为主治，一般治湿热痢，如能食腹痛，可加白芍兼和其阴，若兼里阳不足，加附子以温其阳，这又具有特殊意义（疟门某案，痢门沈、张、陆、徐、蔡四、五案）。

8. 用于情志所伤，肝胃不和　因悲泣太过，或情怀内郁，以致心下坚硬，先从气结治，法以苦辛通降，用黄连、姜、夏，加茯苓、瓜蒌。又案因惊而致先厥后热，神志昏狂，面青舌白，微呕渴饮，胸次按之而痛，另案气臌宿恙，复因跌仆呕吐受惊，因惊而气火更逆，遂致胸臆填塞胀满，惟二便皆通，知非实滞，根据喜凉饮，面起瘅瘰，确诊属于热证。两案病情虽有差异，但同属胃热气郁，故治法亦无出入。惟前案面青舌白，实中夹虚，更用人参，后案骤胀属实热而无虚象，不必用参。他如寡居多郁，宿病在肝，近又感暑邪，吐蛔下利虽止，不思谷食，心中疼热，仍是肝胃本证，暑湿多伤气分，故泻心法中仍用人参，取其扶胃开痞。并于按语内说明“扶胃有益，幸无忽致疲”，实寓深义（郁门胡案，痞门伊案，肿胀门唐案，木乘土门王案）。

9. 用于厥阴热证吐蛔　案载外因暑湿侵袭，内因嗔怒动肝，致邪气入于厥阴，胸腹满胀，消渴，寒热，自利，呕吐蛔虫，方用泻心汤去人参、甘草，加枳实、芍药以开痞泄肝。另案身热之候不解，胸痞，入暮谵语耳聋，吐蛔，亦属热结厥阴，故亦用泻心汤，去人参、甘草、大枣的甘补，加枳实通滞，茯苓利湿，石菖蒲化浊，以收苦辛开泄之效（痞门周案，吐蛔门叶三案）。

10. 用于湿热内陷，神志如蒙　暑温、湿温病，在中、后期易出现神志如蒙证候。叶氏认为此证多因“阳虚挟湿，邪热内陷”，设误投内闭心包诸法，会促使病情恶化，宜用泻心法治之。这是极有价值的经验总结。惜按语过于简略，殊难掌握。后来吴鞠通对此有所发挥和补充，辨证注意“舌滑脉缓”，病理则阐明“或因中阳本虚，或因误伤于药，其势必致内陷，湿之中人也，首如裹，目如蒙，热能令人昏，故神识如蒙”，方组重在“里虚故用人参以护里阳，白芍以护真阴，湿陷于里，故用干姜、枳实之辛通，湿中兼热，故用黄芩、黄连之苦降，此邪已内陷，其势不能还表，法用通降，从里治也”（湿门蔡案）。

11. 用于湿热困脾的脾瘅　“脾瘅”，最早见于《黄帝内经》。其症为口泛甜味或渗出甜液。叶氏指出病机是“无形气伤，热邪蕴结，中焦困不转运”，常伴有不饥不食，口舌黏腻，脘痞等，多由过食肥甘与脾胃伏热所致。案中除用温胆汤法外，亦用泻心法，其中人参补正气，加枳实以降浊邪。固然脾瘅以湿热居多，但也有属于虚寒的，如胃虚纳少，或脾肾两虚，当兼温补通阳，不可拘守成法（脾瘅门某案，疟门李案）。

12. 用于湿热郁阻中焦的肢厥　《伤寒论》对厥证论述较多，如阳虚之用四逆汤，血虚寒郁之用当归四逆汤，阳郁轻证之用四逆散，重证之用白虎汤，腑实之用承气汤，胸中痰、食之用瓜蒂散，胃中水饮之用茯苓甘草汤，肝胃浊阴上逆之用吴茱萸汤，以及冷结关元与纯阴无阳的脏厥等，但从未提到湿热郁阻中焦致厥的证治。案中以恶心，吞酸，胸满，大便六日不通，而见肢厥的症状，断为湿热阻滞中焦所致，非《伤寒论》治厥诸法所宜，亦主应用泻心法化裁，于原方中去黄芩、甘草、大枣，加枳实、陈皮、茯苓（痞厥门王三案）。

《临证指南医案》是叶天士临床治案的一部分，可以看出他的辨证用药，深得经方精髓，泻心法仅是其中的一个侧面而已，这使我们获得有益的借鉴：首先认识到扩大使用泻心汤的范围，除痞证之外，不论内伤外感，凡属肠胃系统湿热阻滞的病证，都可用以加减主治。其次，加深了对方剂配伍与药物变化在临床作用上的理解，从而纠正对经方与时方的界限偏见。